# ATLAS-MANUEL

## DE

# CHIRURGIE GÉNÉRALE

# Atlas-Manuels de Médecine coloriés

ATLAS MANUEL DE CHIRURGIE SPÉCIALE, par le professeur Georges *Sultan*, édition française par G. *Kuss*, 1908, 2 vol. in-16 de 500 pages chacun, avec planches coloriées et figures intercalées dans le texte.

ATLAS MANUEL D'ANATOMIE PATHOLOGIQUE, par les D<sup>rs</sup> *Bollinger et Gouget*, 1902, in-16, de 137 planches coloriées et 27 figures............ 20 fr.

ATLAS MANUEL DE BACTÉRIOLOGIE, par les D<sup>rs</sup> *Lehmann, Neumann et Griffon*. 1906, in-16, avec 74 planches comprenant plus de 60 fig. col. 20 f.

ATLAS MANUEL DES BANDAGES, PANSEMENTS ET APPAREILS, par les D<sup>rs</sup> *Hoffa* et *P. Hallopeau*, 1900. 1 vol. in-16 avec 128 planches.... 14 fr.

ATLAS MANUEL DES MALADIES DE LA BOUCHE, DU PHARYNX ET DES FOSSES NASALES, par les D<sup>rs</sup> *L. Grunwald* et *G. Laurens*, 1903, in-16 de 42 planches coloriées et 44 figures.................... 14 fr.

ATLAS MANUEL DES MALADIES DES DENTS, par les D<sup>rs</sup> *Preiswerk* et *Chompret*. 1905, in-16 de 366 pages, avec 44 planches coloriées et 166 fig. 18 fr.

ATLAS MANUEL DE CHIRURGIE OCULAIRE, par *O. Haab* et *A. Monthus*, 1905. in-16 de 270 pages, avec 30 planches coloriées et 166 figures... 16 fr.

ATLAS MANUEL DE CHIRURGIE OPÉRATOIRE, par les D<sup>rs</sup> *O. Zuckerkandl* et *A. Mouchet*, 2<sup>e</sup> *édition*, 1900, in-16 de 436 pages, avec 266 figures et 24 planches coloriées.................... 16 fr.

ATLAS DE CHIRURGIE ORTHOPÉDIQUE, par *Lüning*, *Schulthess* et *Villemin*, 1902, in-16 avec 16 planches coloriées et 250 figures............ 16 fr.

ATLAS MANUEL DE DIAGNOSTIC CLINIQUE, par les D<sup>rs</sup> *C. Jakob* et *A. Létienne*, 3<sup>e</sup> *édition*, 1901, in-16 de 396 pages, avec 68 planches coloriées et 86 figures ............................ 15 fr.

ATLAS MANUEL DES MALADIES DES ENFANTS, par *Hecker, Trumpp* et *Apert*, 1906, in-16 de 423 pages, avec 48 planches coloriées et 174 fig... 20 fr.

ATLAS MANUEL DES FRACTURES ET LUXATIONS, par les D<sup>rs</sup> *Helferich* et *P. Delbet*. 2<sup>e</sup> *édition*, 1901, in-16 avec 68 planches col. et 137 fig.. 20 fr.

ATLAS MANUEL DE GYNÉCOLOGIE, par les D<sup>rs</sup> *Schæffer* et *J. Bouglé*, 1903, in-16 avec 90 planches coloriees et 72 figures.................. 20 fr.

ATLAS MANUEL DE TECHNIQUE GYNÉCOLOGIQUE, par les D<sup>rs</sup> *Schæffer*, *P. Segond* et *O. Lenoir*, 1905, in-18, avec 42 planches coloriées....... 15 fr.

ATLAS MANUEL D'HISTOLOGIE PATHOLOGIQUE, par les D<sup>rs</sup> *Durck* et *Gouget*, 1902, in-16, avec 120 planches coloriées........................ 20 fr.

ATLAS MANUEL D'HISTOLOGIE ET D'ANATOMIE MICROSCOPIQUE, par les D<sup>rs</sup> J. *Sobotta* et *P. Mulon*, 1903, in-16 avec 80 planches coloriées....... 20 fr.

ATLAS MANUEL DES MALADIES DU LARYNX, par les D<sup>rs</sup> *L. Grunwald* et *Castex*, 2<sup>e</sup> *édition*, 1903, in-16 avec 44 planches coloriées............ 14 fr.

ATLAS MANUEL DES MALADIES EXTERNES DE L'ŒIL, par les D<sup>rs</sup> *O. Haab* et *A. Terson*, 1905, in-16 de 284 pages, avec 40 planches coloriées . 16 fr.

ATLAS MANUEL DES MALADIES DE L'OREILLE, par les D<sup>rs</sup> *Bruhl, Politzer* et *G. Laurens*, 1902, in-16 de 395 pages avec 39 planches coloriées et 88 figures................................ 18 fr.

ATLAS MANUEL DES MALADIES DE LA PEAU, par les D<sup>rs</sup> *Mracek* et *L. Hudelot*, 2<sup>e</sup> *édition*, 1905, in-16, avec 115 planches, dont 78 coloriées.. 24 fr.

ATLAS MANUEL DE MÉDECINE ET DE CHIRURGIE DES ACCIDENTS, par les D<sup>rs</sup> *Golebiewski* et *P. Riche*, 1903, in-16 avec 143 planches noires et 40 planches coloriées .............................. 20 fr.

ATLAS MANUEL DE MÉDECINE LÉGALE, par les D<sup>rs</sup> *Hoffmann* et *Ch. Vibert*, 2<sup>e</sup> *édition*, 1900, in-16, avec 56 planches coloriées................ 18 fr.

ATLAS MANUEL D'OBSTÉTRIQUE, par les D<sup>rs</sup> *Schæffer* et *Polocki*, 1901, in-16, avec 55 pl. col. et 18 fig.................... 20 fr.

ATLAS MANUEL D'OPHTALMOSCOPIE, par les D<sup>rs</sup> *O. Haab* et *A. Terson*, 3<sup>e</sup> *édition*, 1901, in-16 de 276 p., avec 88 planches coloriées........... 15 fr.

ATLAS MANUEL DE PSYCHIATRIE, par les D<sup>rs</sup> *Weygandt* et *J. Roubinovitch*, 1903, in-16 de 643 p., avec 24 planches col. et 264 fig............. 24 fr.

ATLAS MANUEL DU SYSTÈME NERVEUX, par les D<sup>rs</sup> *C. Jakob*, *Rémond* et *Clavelier*, 2<sup>e</sup> *édition*, 1900, in-16, 84 planches coloriées et fig......... 20 fr.

ATLAS MANUEL DES MALADIES DU SYSTÈME NERVEUX, par les D<sup>rs</sup> *Seiffer* et *G. Gasne*, 1904, 1 vol. in-16 de 450 pages, avec 26 planches coloriées et 264 figures.............................. 18 fr.

ATLAS MANUEL DES MALADIES VÉNÉRIENNES, par les D<sup>rs</sup> *Mracek* et *Emery*, 2<sup>e</sup> *édition*, 1904, in-16 avec 71 planches coloriées et 12 pl. noires.. 20 fr.

ATLAS MANUEL DE PROTHÈSE DENTAIRE ET BUCCALE, par les D<sup>rs</sup> *Preiswerk* et *Chompret*, 1908, in-16 de 450 pages avec 21 planches coloriées et 362 figures.............................. 18 fr.

DIJON. — IMP. DARANTIERE.

# ATLAS-MANUEL

## DE

# CHIRURGIE GÉNÉRALE

PAR LE DOCTEUR

## Georges MARWEDEL

ÉDITION FRANÇAISE

PAR

**Le Docteur Maurice CHEVASSU**
Prosecteur à la Faculté de Médecine de Paris

Avec 28 planches chromolithographiées et 171 figures

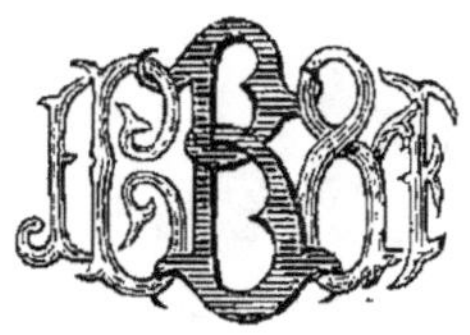

## PARIS

LIBRAIRIE J.-B. BAILLIÈRE ET FILS

19, RUE HAUTEFEUILLE, PRÈS LE BOULEVARD SAINT-GERMAIN

1908

Tous droits réservés

# AVERTISSEMENT DU TRADUCTEUR

Nous ne possédons pas en France de Précis comparable à celui qu'a publié dernièrement le professeur Marwedel, d'Aix-la-Chapelle. Nos traités de pathologie générale ou de pathologie chirurgicale générale ne sont pas faits pour les débutants ; nos précis et nos manuels, bien que destinés aux commençants, sont souvent un peu trop exclusivement techniques ; surtout, ils ne parlent pas assez aux yeux. Le précis que nous présentons aujourd'hui au lecteur français a su éviter ces deux écueils : tout en restant un précis de chirurgie, il est bien un exposé de chirurgie générale, de cette partie de la chirurgie qui est unie à la médecine par les liens les plus étroits ; le chapitre des *infections*, en particulier, est tout à fait au courant des idées les plus modernes, et plus d'un praticien pourra prendre là un aperçu rapide d'une série de notions avec lesquelles il n'a pas été familiarisé jadis. De plus, ce précis est illustré d'une façon tout à fait remarquable ; dans le chapitre des néoplasmes, en particulier, il est difficile de réunir en moins de pages une plus belle série de types néoplasiques, tels que l'étudiant les peut observer dès ses premiers pas à l'hôpital, et tels qu'il pourrait en étudier la structure s'il avait de temps en temps la curiosité de jeter les yeux sur un microscope.

Ce précis est la condensation des cours que, pendant dix ans, le Dʳ Marwedel a professés à Heidelberg, tandis qu'il était assistant du professeur Czerny.

J'ai respecté d'une façon absolue le texte de l'auteur ; la « Chirurgie générale » donne ainsi un aperçu sur l'état actuel de la science chirurgicale allemande (1). Je me suis permis d'y adjoindre des annotations de deux sortes : les unes, répandues un peu partout dans le texte, soulignent les points de vue différents sous lesquels certaines questions sont envisagées en Allemagne et en France, ou mettent le lecteur au courant de certaines acquisitions récentes ; les autres ont trait aux néoplasmes. Particulièrement attaché, depuis des années, à l'étude des tumeurs, j'aurai l'occasion d'exposer d'une façon un peu spéciale peut-être certains points de leur histoire.

Dr MAURICE CHEVASSU.

Mai 1908.

(1) Ce précis de pathologie chirurgicale générale est complété par les deux volumes de *Chirurgie spéciale* du Dr SULTAN, traduits par le Dr Georges Küss.

# LES PRINCIPALES ADDITIONS PORTENT SUR LES POINTS SUIVANTS

Procédés de stérilisation actuels (Quenu, Pierre Delbet) des instruments, des mains de l'opérateur, de la peau des opérés, p. 6 à 13. — Appareil à chloroforme de Ricard, p. 23. — L'anesthésie cocaïnique suivant la méthode de Reclus, p. 30 et 31. — Le traitement des grands écrasements des membres, d'après Reclus, p. 83. — Les appareils à fractures (Hennequin, Pierre Delbet), p. 106. — Le traitement des panaris (Reclus), p. 182. — La classification des phlegmons, p. 186. — Le traitement des septicémies, p. 231. — Les traitements du tétanos, p. 247 et 248. — La classification des tumeurs, p. 301. — La nature des lipomes et des myxomes, p. 312 et 313. — Les ostéomes hétéroplastiques, p. 316. — Les leucoplasies, p. 330. — La signification des adénomes, p. 332. — Les tumeurs atypiques, p. 334. — Discussions sur les sarcomes, p. 335 et suivantes. — Les lymphomes malins, p. 346. — Les ostéosarcomes, p. 359. — L'aspect clinique des sarcomes, 352. — Le carcinome, p. 355. — Les épithéliomas glandulaires, p. 362. — Les réactions inflammatoires dans les épithéliomas, p. 365. — Les étapes du cancer, p. 369. — Tératomes et tumeurs mixtes, p. 377.

# ATLAS-MANUEL

## DE

# CHIRURGIE GÉNÉRALE

## I. ANTISEPSIE ET ASEPSIE

Le *traitement des plaies* est l'un des plus importants devoirs du chirurgien. Avant d'exposer les moyens qui permettent de remplir exactement cette tâche, il importe essentiellement de s'entendre sur la « propreté » au sens rigoureux du mot.

Une plaie ne guérit bien, en règle générale, que si on écarte d'elle les impuretés qui peuvent lui être nuisibles.

Par impuretés nous n'entendons pas seulement les malpropretés grossières, visibles à l'œil nu, mais aussi les éléments microscopiques les plus petits, *microorganismes ou bactéries*, qui, grâce à leurs dimensions extrêmement réduites, constituent pour les plaies le danger principal.

Partout où nous nous trouvons, nous sommes entourés de semblables bactéries. Elles sont suspendues dans les poussières de l'air, elles s'accrochent à nos vêtements, dans les moindres replis de notre peau ; on les rencontre dans l'eau et en particulier dans les liquides stagnants. Il suffit que nous ayons une plaie minime au bout du doigt pour qu'immédiatement les bactéries venues de la peau, des vêtements, de l'air, puissent pénétrer dans la plaie et y élire domicile. Le nombre des bactéries sera bien plus considérable encore si la même plaie est manipulée avec des mains sales ou des instruments malpropres.

Les bactéries ne sont pas toutes nuisibles ; cette nocivité est le propre de certaines espèces ; mais ces espèces sont justement celles qui se trouvent abondamment répandues autour de nous. Une fois introduites par une plaie dans les tissus humains, elles ont la propriété de les irriter, de les enflammer; et elles peuvent ainsi entraver la guérison.

De plus, ces bactéries ont la propriété de se multiplier rapidement dans l'organisme et de sécréter des substances toxiques. Elles peuvent ainsi produire les plus dangereuses des maladies des plaies, les suppurations graves et même mortelles, la putréfaction et la gangrène.

Jusque vers 1870, ces notions, qui nous sont aujourd'hui si familières et que nous exposerons tout à l'heure dans leurs détails, ont été complètement ignorées. Aussi, à cette époque, la fièvre traumatique ou la pourriture d'hôpital, justement redoutées, emportaient-elles le plus grand nombre des blessés ou des opérés.

## ANTISEPSIE

Nous devons au chirurgien anglais Lister (1867) la connaissance de la méthode antiseptique. Il nous apprit que les microbes, si redoutés qu'ils fussent, pouvaient être rendus inoffensifs par l'emploi de certains médicaments; ces médicaments présentaient des propriétés « antiseptiques », c'est-à-dire tuaient les bactéries par leur seule action chimique. Lister recommandait l'acide phénique en solution à 3 ou 5 0/0. Depuis, nous avons appris à connaître une longe série d'antiseptiques dont les principaux sont : le sublimé en solution à 1 0/00, le lysol à 1 0/0, l'acide borique à 2 ou 4 0/0, l'acide salicylique à 1/3 0/0, enfin l'iodoforme en poudre.

Mais dans le traitement antiseptique d'une plaie, il était indispensable, non seulement de tuer les microorganismes dans l'intérieur de la plaie, mais encore d'éviter que les bactéries pussent être apportées dans la plaie par tout ce qui doit être en contact avec elle. Il fallait donc nettoyer non seulement les plaies elles-mêmes, mais les mains de l'opérateur, ce qu'on obtenait au moyen de l'acide phénique (ou d'un autre antiseptique); on trempait les instruments dans l'acide phénique, on imbibait d'acide phénique les produits de pansement, enfin l'air lui-même était purifié par des vapeurs phéniquées (le spray).

La méthode de Lister a par la suite été progressivement modifiée. L'acide phénique a cédé la place à d'autres antiseptiques et nous avons cité tout à l'heure quelques-uns d'entre eux. Mais l'impulsion donnée par Lister à la chirurgie avait été si puissante, sa méthode si bienfaisante, qu'on se mit à faire des antiseptiques un véritable abus. Or leur action sur les éléments vivants est souvent trop puissante, car elle s'exerce non seulement sur les bactéries mais sur les tissus qu'elle devrait protéger. Une application antiseptique trop intense ou trop prolongée est capable de provoquer chez les malades des intoxications allant jusqu'à la mort (intoxication phéniquée).

[Les antiseptiques ne sont plus aujourd'hui employés qu'au minimum, et seulement là où ils ne peuvent pas être remplacés par les méthodes aseptiques, qui seules donnent l'absolue certitude. On les emploie donc, soit en applications, en bains, en lavages, dans les cas de plaies infectées, soit pour désinfecter la peau des malades, les mains du chirurgien et de ses aides au moment des opérations. Mais il importe de bien savoir qu'*aucun antiseptique n'a une action immédiate.* Les plus énergiques et les plus employés sont : l'eau oxygénée, le sublimé, l'oxycyanure de mercure, le formol.]

A côté des désinfectants chimiques, nous connaissons maintenant des moyens (Koch), plus puissants encore et pourtant inoffensifs qui nous permettent de stériliser, c'est-à-dire de priver de tout germe, les instruments, les produits de pansements, etc. ; ce sont l'eau bouillante à 100 degrés et la vapeur d'eau à 100 degrés. Ainsi s'est développée progressivement, à côté de la méthode antiseptique, la méthode moderne du traitement « aseptique » des plaies (von Bergmann, Schimmelbusch).

### ASEPSIE

.C'est Robert Koch (1) qui a étendu à la pratique l'emploi de la stérilisation par les moyens physiques. Il a montré, par ses travaux fondamentaux de bactériologie générale, que les germes, même les plus résistants, les spores charbonneuses par exemple, étaient détruits d'une façon certaine par l'immersion dans l'eau bouillante à 100 degrés pendant 2 minutes et pendant 15 minutes au plus dans la vapeur d'eau à la même température. Naturellement ces

---

(1) [Pasteur est, avant Koch, le père de la méthode aseptique. C'est aux découvertes pastoriennes que la chirurgie doit ses progrès fantastiques de ces trente dernières années.]

moyens ne peuvent pas être employés pour stériliser la peau et les tissus ; pour eux nous devons toujours nous en tenir à la désinfection par les moyens chimiques. Mais *pour les objets de pansement, les instruments et divers autres ustensiles qui ne souffrent pas du contact de la chaleur, l'emploi de celle-ci est absolument indiqué.*

L'étuve à vapeur de Schimmelbusch est le plus employé des appareils à stérilisation. Elle se compose (fig. 1) d'une grande cage à double paroi dans l'intérieur de laquelle on place les objets à stériliser. La double paroi

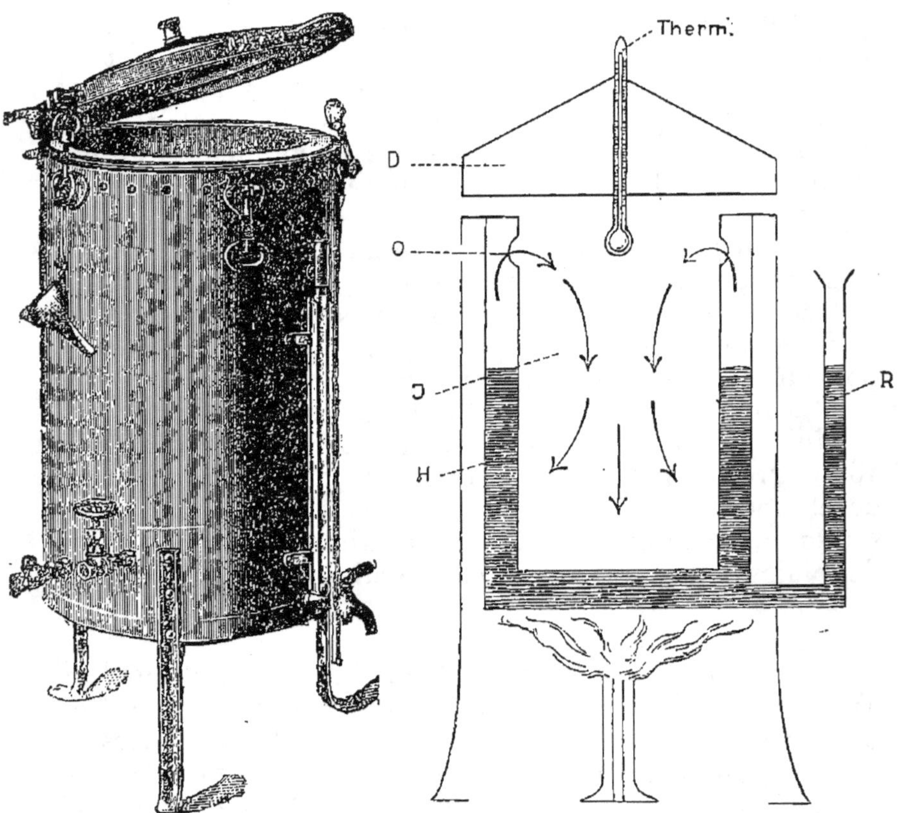


Fig. 1. — Appareil de Schimmelbusch, stérilisation par la vapeur.

extérieure renferme une cavité (H) que l'on remplit d'eau jusqu'à une certaine hauteur. Une lampe à gaz, placée sous l'appareil, porte cette eau à l'ébullition. Tout l'appareil est fermé par un couvercle (D) fortement serré au moyen de vis. La vapeur d'eau bouillante formée dans le manchon périphérique gagne les parties hautes du manchon, pénètre par une série d'orifices (O) dans l'intérieur de la cavité J et traverse cette cavité de haut en bas, pénétrant ainsi les objets de pansement qui y sont contenus. Les objets de pansement sont placés dans des boîtes en fer blanc (fig. 2), présentant des ouvertures latérales qui permettent à la vapeur d'y pénétrer. La vapeur d'eau qui a parcouru l'appareil vient se condenser dans une cavité froide. Cette eau, évidemment dénuée de tout germe,

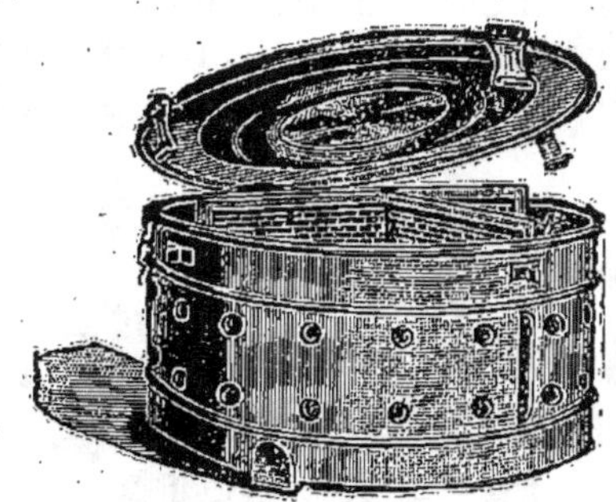

Fig. 2. — Boîte à pansements

peut être directement utilisée comme eau stérilisée pendant le cours de l'opération ou pour le nettoyage des instruments.

Dans les grands hôpitaux, au lieu de placer de l'eau dans l'appareil, puis de la porter à l'ébullition, on emploie de la vapeur d'eau que des conduites amènent directement à l'appareil.

On a construit, sur le principe de Schimmelbusch, toute une série d'appareils à stérilisation par la vapeur d'eau. Le petit appareil transportable de Schimmelbusch, que nous reproduisons fig. 3, rend de grands services en pratique. La boîte en fer blanc (A) est remplie partiellement d'eau dans laquelle on place les instruments à stériliser. Une lampe à alcool permet de porter cette eau à l'ébullition. Si l'on veut stériliser des objets de pansement, on place sur la boîte (A) la grande boîte (B) dont le fond est creusé de trous. La vapeur de l'eau qui bout en A passe par les trous, monte en B et imprègne les pansements qui y sont contenus. La vapeur s'échappe

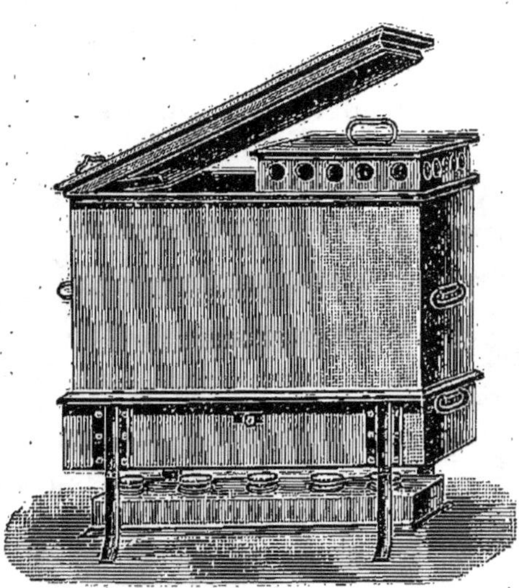

Fig. 3. — Appareil à stérilisation des instruments par l'ébullition.

à la partie supérieure. Il existe des appareils analogues de Braatz, Beck, etc.

[On ne peut espérer avoir stérilisé un objet quelconque par l'eau bouillante si on ne l'y a pas laissé 10 minutes au moins ; mais Pasteur nous a montré que l'ébullition, même prolongée pendant 1 heure, ne peut pas donner une stérilité absolue. Même en chirurgie d'urgence, on pourra toujours ajouter à l'eau du carbonate de soude, 2 0/0, ou de la lessive de soude, 2 0/0 ; la solution bout à 104° et la stérilisation peut être considérée comme certaine au bout de 10 minutes.

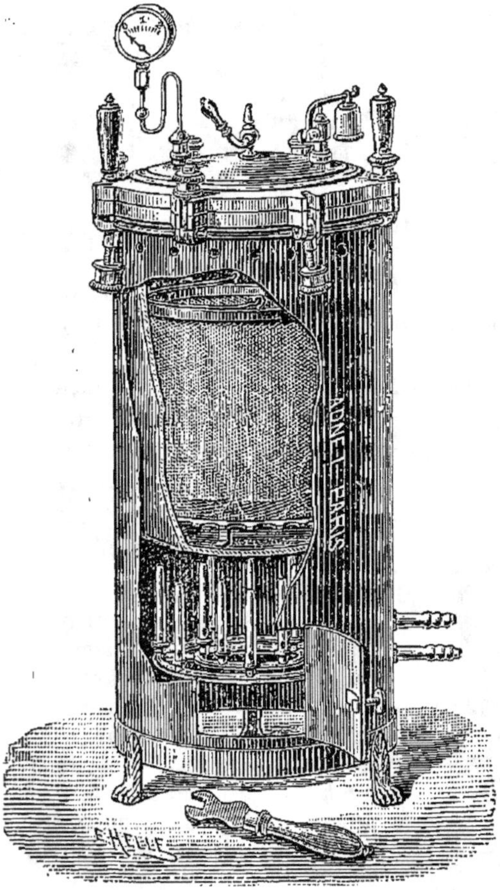

Dans les hôpitaux, on emploie généralement la stérilisation par la vapeur d'eau sous pression. On emploie à cet effet des autoclaves (voir fig. 4), étuves particulièrement résistantes, capables de supporter des pressions de plusieurs atmosphères lorsque leur couvercle est fermé hermétiquement au moyen de vis disposées à cet effet. A la température de 120 à 130°, 20 minutes suffisent pour assurer la stérilisation.

La chaleur sèche, également fort employée, ne stérilise qu'après 1 heure de chauffage à 160°.]

Fig. 4. — Autoclave de Chamberland.

[Il est toujours sage de s'assurer que la stérilisation désirée a bien été obtenue. Il suffit pour cela d'introduire dans l'autoclave, avec les objets à stériliser, des « *tubes-témoins* », petits tubes de verre contenant des substances chimiques qui changent de couleur lorsqu'elles atteignent leur température de fusion.]

Une fois effectuée la stérilisation des instruments et des objets de pansement, il faut nous efforcer d'effectuer les différents temps de l'opération et le pansement de la plaie opératoire, de manière telle qu'aucun germe ne puisse pénétrer dans l'organisme. En fait, nous le verrons dans un instant, cela n'est pas possible d'une façon absolue, car le seul contact de l'air suffit à introduire des germes dans la plaie. Mais en pratique, on peut dire que l'infection par l'air ne joue qu'un rôle tout à fait minime, tandis que le vrai danger est dans les infections par contact direct.

Une opération aseptique comprend donc dans ses préparatifs et son exécution une série de conditions que nous allons exposer.

LA PEAU DU MALADE doit être nettoyée largement dans toute la région opératoire [et au-delà]; on la brosse avec de l'eau chaude et du savon pendant 10 minutes, les poils seront rasés. On enlève ensuite le savon, et on applique sur la peau, d'abord de l'alcool à 70 0/00, puis une solution de sublimé à 1 0/00, pendant 2 ou 3 minutes.

[La peau du malade est certainement la chose la plus difficile à désinfecter qui soit. On ne peut guère agir sur elle que par la brosse (1) et le savon: l'alcool et l'éther que nous passons ensuite à sa surface n'ont qu'une très faible valeur antiseptique; ils agissent surtout en dissolvant les graisses qui forment un vernis sur la peau; et il serait certainement plus rationnel de les employer avant le savonnage qu'après lui. Quant aux antiseptiques que nous pouvons passer ensuite sur la peau, leur application, toute momentanée, est absolument sans effet, à moins qu'on utilise un antiseptique particulièrement puissant comme la teinture d'iode, qui, expérimentalement, donne à peu près la certitude. Le mieux est encore de procéder, quand on le peut, par nettoyages successifs, et de décaper la peau du patient sous un pansement humide pendant les 3 jours qui précèdent l'opération. Il sera enfin prudent, pendant l'opération, de toujours considérer la peau du malade

---

(1) La brosse est avantageusement remplacée par des tampons remplis de fins copeaux de bois, ils sont beaucoup moins « offensants » pour la peau, et peuvent être changés une série de fois au cours du nettoyage.

comme une cause d'infection possible, et l'opérateur devra s'en protéger, en recouvrant la peau dont la stérilisation est douteuse par des compresses aseptiques dont la stérilisation est certaine.]

Les mains et les avant-bras de l'opérateur et de ses aides subiront le même nettoyage, eau chaude, brosse et savon (1), puis désinfection sérieuse à l'alcool et au sublimé. On s'attachera spécialement à nettoyer les rainures sous-unguéales.

La méthode de désinfection à l'alcool et au sublimé est la méthode de Furbringer. D'autres, comme Mikulicz, remplacent le sublimé par du lysol à 1 0/0.

Les brosses qui servent au nettoyage de la peau seront chaque jour stérilisées à la vapeur, on les plongera ensuite dans une solution de sublimé à 1 0/00.

On ne peut pas compter, même après la désinfection la plus approfondie de la peau et des mains, sur une stérilité absolue. Les microbes ne siègent pas en effet seulement à la surface de la peau, ils pénètrent dans les couches profondes, au niveau des orifices des glandes cutanées, le long des gaînes des poils, et nos moyens ne nous permettent pas de les atteindre là. Aussi toute une série de chirurgiens ont-ils récemment proposé de revêtir pour l'opération les mains désinfectées avec des *gants stérilisés en caoutchouc* mince et imperméable. Si le chirurgien n'emploie pas les gants pour les opérations aseptiques, il doit au moins s'en servir dans tous les cas d'opérations septiques, de manière à éviter de s'infecter lui-même ; l'emploi des gants s'impose également lorsque le chirurgien présente aux mains de petites écorchures, de petits furoncles, etc. Dans la pratique de guerre l'emploi des gants rendrait certainement des services considérables.

Le chirurgien et ses aides revêtent des blouses blanches stérilisées par la vapeur ; le patient lui-même est, dès qu'il arrive sur la table d'opération, recouvert d'un drap blanc qui ne laisse libre que la zone opératoire (fig. 5).

Les instruments sont stérilisés par une ébullition de

---

(1) [M. Quenu emploie, pour le savonnage des mains, au lieu de la brosse et du savon, le seul savon entouré d'une compresse. Le frottement très doux obtenu de cette manière suffit comme moyen de nettoyage mécanique, et a le grand avantage de ne pas abimer, comme les brossages répétés, la peau de l'opérateur.]

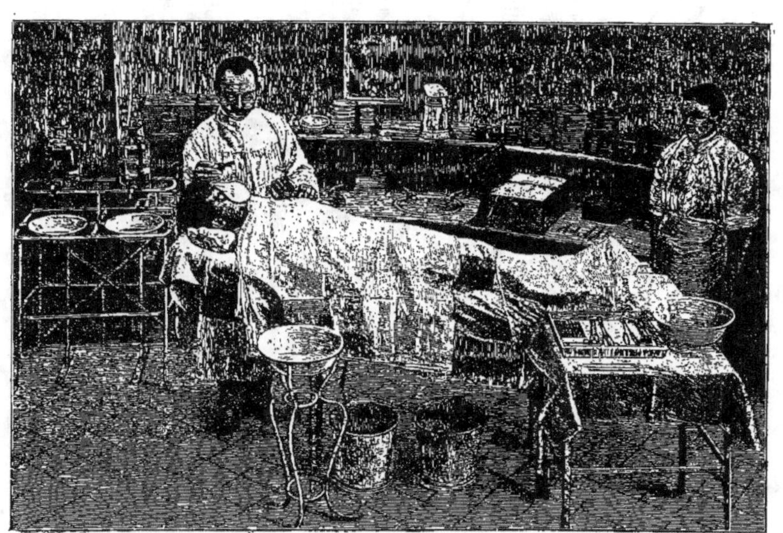

Fig. 5. — Dispositif d'une opération aseptique sur le genou.

5 minutes; tout récipient propre peut suffire pour faire
bouillir l'eau. On emploie volontiers l'appareil à ébullition de Schimmelbusch (fig. 6) où les instruments sont
placés sur une grille en fil de fer mobile. Il vaut mieux

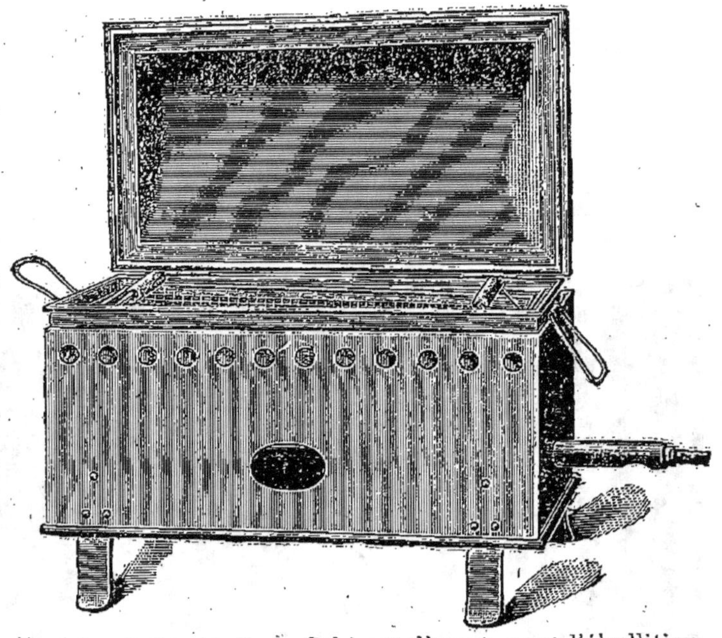

Fig. 6. — Appareil de Schimmelbusch pour l'ébullition
des instruments.

employer comme liquide une solution de soude à 1 p. 0/0,
car par l'ébullition dans l'eau pure ou dans une solution
phéniquée faible, de même que dans la stérilisation par la
vapeur ou par l'air chaud, les instruments s'altèrent et se
rouillent. [On évite la rouille par ébullition en ne plaçant
les instruments dans l'eau que lorsqu'elle est déjà bouillante. Mon maître le professeur Quenu stérilise ses instruments par le chauffage dans la glycérine à 120°; c'est un
procédé particulièrement sûr. Dans la plupart des hôpitaux de Paris, les instruments sont stérilisés directement
à l'autoclave, dans des boîtes plates qui servent ensuite
de plateau à instrument. Pour éviter la rouille, il suffit de
recouvrir les instruments d'une compresse trempée dans
une solution de borate ou de benzoate de soude à 2 0/0.]
Il est très important qu'après chaque opération les instruments soient débarrassés avec soin, par un brossage

mécanique, de toutes . les impuretés qui les souillent, sang, pus, etc. Pour rendre ce nettoyage plus facile et plus sûr, les instruments doivent autant que possible présenter des surfaces lisses, sans rainures et sans ornement, car au niveau de ces irrégularités les impuretés s'accumulent. Les instruments à manches de bois, qui ne supportent pas l'ébullition, doivent être absolument proscrits. On préférera, autant que possible, les instruments métalliques en une seule pièce.

Pour l'opération on place les instruments bouillis dans des plateaux en émail ou en porcelaine contenant une solution de soude stérilisée à 1 0/0 ou une solution de sérum artificiel (sel de cuisine à 0,9 0/0). On peut aussi employer les instruments à sec.

[Le flambage des plateaux à l'alcool est un procédé tout à fait insuffisant. lorsqu'il n'est pas très prolongé ; il est plus sûr de ne pas employer les plateaux tels quels, mais de les recouvrir de compresses dûment stérilisées.]

LES OBJETS DE PANSEMENTS, tels que gaze, ouate, bandes, tous les linges destinés au chirurgien, au personnel, au malade, les tabliers, les serviettes, etc. seront stérilisés dans l'appareil à vapeur. La durée de la stérilisation est habituellement de trois quarts d'heure à partir du moment où le thermomètre marque 100 degrés.

Lorsque sont terminés tous ces préparatifs, l'opération commence. Pendant toute sa durée aucun des intéressés ne devra entrer en contact avec quoi que ce soit de non stérilisé et cela, jusqu'à la fin de l'opération, jusqu'à ce que soit terminé le pansement. L'opérateur et ses assistants éviteront tout contact inutile de la plaie avec leurs doigts ; c'est un principe capital. De temps en temps, lorsqu'elles auront été souillées par du sang par exemple, l'opérateur se rincera les mains dans une solution faible de sublimé. Pour nettoyer la plaie on se servira de sérum chaud (solution d'eau salée à 0,9 0/0).

**Stérilisation du matériel de suture.** — Le matériel de suture comprend les soies [et les fils de lin], les crins de Florence, les catguts, les fils métalliques.

1. *La soie* se stérilise très simplement à la vapeur. On la place pour cela dans de petites caisses en fer blanc (fig. 7) dans lesquelles elle est enroulée sur des bobines, ou mieux sur de petits cadres métalliques qui permettent

une plus absolue pénétration. Mais la soie se laisse imbiber facilement ; elle peut être souillée au moment des ligatures ou des sutures par les mains de l'opérateur ; aussi préfère-t-on depuis quelque temps préparer la soie par les méthodes antiseptiques. On la plonge pendant 12 heures dans l'éther et dans l'alcool, on la fait bouillir ensuite pendant 10 minutes dans une solution de sublimé au millième et on l'enroule enfin sur des bobines de verre. Avant l'emploi on la fera bouillir une fois encore, et pendant l'opération on la mettra dans du sublimé à 1 0/00 (Kocher,

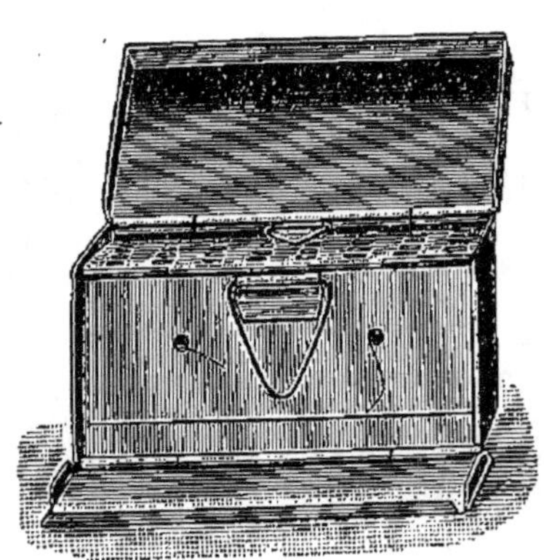

Fig. 7. — Boîte à fils de soie (modèle d'Heidelberg).

Haegler). [En France, on emploie habituellement, au lieu de ces procédés très compliqués, la stérilisation par la chaleur : une demi-heure d'autoclave à 120°. Les fils de lin sont stérilisés de la même façon.]

2. *Le crin de Florence* est le suc durci de l'appareil à filer du ver à soie. Il constitue des faisceaux longs de 25 centimètres environ, qui sont lisses, ne s'imbibent pas, mais sont raides et pour cette raison ne sont pas propres à tous les usages (sans compter leur prix élevé). Ils se stérilisent également bien dans la vapeur ou l'eau bouillante.

3. *Le catgut* est certainement le plus difficile à stériliser de tous les fils à ligature, mais il a l'avantage d'être resorbable. Il provient de l'intestin du mouton, et est de ce fait extrêmement riche en microbes. L'ébullition, la vapeur détruisent la solidité du catgut, aussi est-on obligé de recourir à une série de modes de désinfection chimique ; nous signalerons les plus employés de ces modes de préparation.

*a. Catgut au sublimé.* — On place le catgut brut sur des lames de verre (voir fig. 8) ; on le dégraisse dans l'éther pendant 24 heures, puis on le place pendant 24 heures dans une solution aqueuse de sublimé à 1 0/00 ou dans une solution acide (sublimé 1 0/00, acide tartrique 5 0/00). On le conserve dans l'alcool au sublimé mélangé de glycérine (sublimé 1, alcool 900, glycérine 100) ou dans l'alcool à 80 0/0.

*b. Catgut Juniperus.* — 48 heures dans l'huile de Juniperus, 12 heures dans la glycérine, conservation dans l'alcool à 95 0/0.

*c. Catgut à la formaline.* — On tend le catgut brut sur des lames de verre, puis on le plonge pendant 24 heures dans une solution de formaline de 2 à 4 0/0 ; on le met ensuite dans de l'eau courante bouillie pendant 12 heures pour enlever le formol et enfin on le fait bouillir dans l'eau pendant 15 à 30 minutes. Conservation dans l'alcool absolu avec 5 0/0 de glycérine et 1 0/00 de sublimé.

*d.* Enfin le catgut peut être stérilisé dans un liquide bouillant à haute température comme le *xylol* ou le *cumol*, mais la préparation en est compliquée. On trouve dans le commerce des catguts de ce genre, tout préparés.

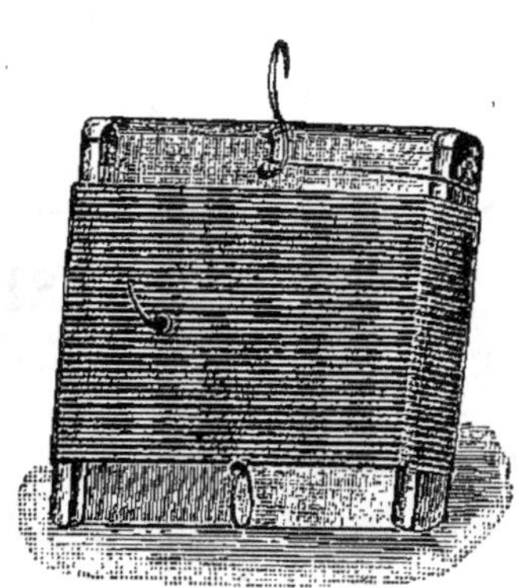

Fig. 8. — Catgut roulé sur une plaque de verre.

[D'après la thèse récente de Baudoin, les procédés les plus sûrs de stérilisation du catgut sont : le chauffage sous pression (à 140°) dans un liquide anhydre, comme le chloroforme, ou la tyndallisation dans l'alcool à 90°, à raison de 10 heures par jour pendant trois jours au moins.]

4. Les *fils métalliques* sont en bronze d'aluminium ou en argent, il suffit de les faire bouillir.

*Drains, sondes, seringues.* — Les drains en gomme ou en verre seront stérilisés par ébullition.

Les *seringues en caoutchouc* ne supportent pas l'ébullition, aussi préfère-t-on actuellement les seringues en métal ou en verre avec armature métallique, qui peuvent être bouillies.

Les *sondes* ne supportent l'ébullition que si elles sont en métal ou en gomme. Pour stériliser les sondes en soie lacée on les entoure de gaze et on les stérilise à la vapeur. Il y a d'ailleurs pour les stériliser toute une série de méthodes et d'appareils divers [vapeurs d'aldéhyde formique].

[On peut caractériser en quelques mots les différences qui séparent les méthodes françaises et allemandes de stérilisation. En Allemagne, on emploie surtout la vapeur d'eau à 100°, et on ne craint pas de lui adjoindre tel ou tel antiseptique. En France, on stérilise essentiellement par la vapeur d'eau sous pression ; cette dernière méthode seule donne une sécurité absolue.]

# II. — L'ANESTHÉSIE GÉNÉRALE ET LOCALE

Les chirurgiens possèdent aujourd'hui deux méthodes pour pratiquer leurs opérations sans douleur. Ils peuvent anesthésier le corps tout entier, c'est *l'anesthésie générale* ou narcose; ou bien, pour certaines opérations limitées, ils peuvent se contenter de *l'anesthésie locale*.

## A. — L'ANESTHÉSIE GÉNÉRALE OU NARCOSE

On obtient la narcose en administrant au patient certains médicaments volatils qui provoquent d'abord la stupeur, puis un profond sommeil. Les anesthésiques les plus employés actuellement sont le chloroforme et l'éther. Le chloréthyle convient aux opérations très courtes que l'on pratique en art dentaire.

### I. — L'anesthésie chloroformique.

Le *chloroforme* $CHCl^3$ a été employé pour la première fois par Simpson, chirurgien d'Edimbourg, en 1847. C'est un liquide incolore, très volatil, d'odeur douce, qui se décompose facilement à la lumière du jour et que l'on doit pour ce fait conserver dans des flacons foncés.

On verse le liquide sur une compresse; souvent on dispose la compresse sur un bâti en fil de fer constituant un véritable masque (fig. 9), que l'on applique sur la bouche et le nez du malade (voir fig. 5). Le chloroforme se volatilise et ses vapeurs sont transportées jusqu'au poumon, avec l'air de l'inspiration. Là, le chloroforme passe directement du poumon dans le sang. Par la circulation sanguine il gagne le système nerveux central. Il agit alors directement sur les cellules nerveuses, paralyse d'abord les centres sensitifs, puis les centres moteurs. Cette paralysie n'est pas immédiate ; en général, il se produit d'abord, au cours de la perte de connaissance, une phase d'agitation excessive, *phase d'excitation*. Les malades parlent à tort et à travers, ils crient, ils chantent, ils se débattent, ils veulent se lever, etc. Puis les sens s'apaisent, les membres retombent inertes, les patients sont indifférents aux excitations extérieures, c'est le *stade de tolérance* [phase de dépression]. Tout l'art d'une bonne anesthésie consiste à endormir les malades de manière à ce qu'ils restent constamment dans ce deuxième stade. Trop peu de chloroforme, et le malade revient à la phase d'excitation et se réveille ; trop de chloroforme et des accidents apparaissent qui peuvent aller jusqu'à la mort. On reconnaît le stade de tolérance au

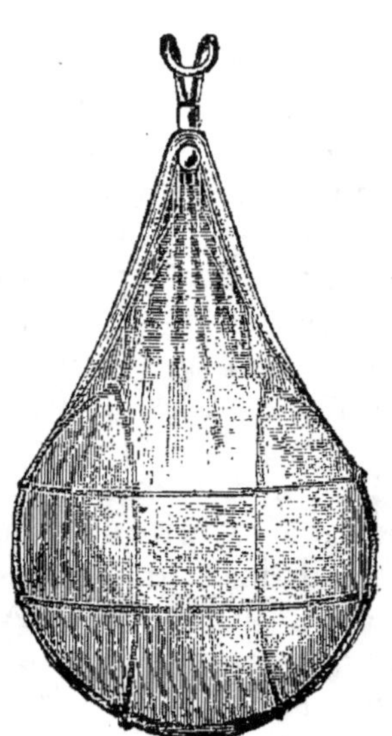

Fig. 9. — Masque à chloroforme.

relâchement des muscles, au calme de la respiration et à la *diminution des réflexes*.

L'état du réflexe pupillaire est d'une importance capitale. Au début de l'anesthésie et au stade d'excitation, il est de règle que la pupille soit dilatée, elle réagit vivement. Au stade de tolérance elle se rétrécit — elle a le diamètre d'une tête d'épingle — et elle ne réagit plus à la lumière. On recherche le réflexe pupillaire en soulevant brusquement la paupière supérieure. Si la pupille est très rétrécie, et si elle ne présente qu'une réaction minime au moment de l'ouverture de l'œil, on a atteint le degré d'anesthésie désirable.

On peut également employer pour la recherche du degré d'anesthésie l'examen du réflexe cornéen. Après avoir soulevé la paupière supérieure on touche légèrement la cornée avec le doigt ; à l'état normal la paupière inférieure s'élève alors brusquement. Si la paupière reste immobile, c'est la preuve d'un profond sommeil. La recherche du réflexe cornéen a l'inconvénient de provoquer parfois, par les attouchements répétés qu'elle nécessite, une inflammation de la cornée.

*Quand la période de tolérance est poussée trop loin,* l'action paralysante du narcotique atteint les centres de la respiration et de la circulation. Le pouls devient petit, irrégulier, il s'arrête, la respiration cesse et la mort survient avec le tableau de la syncope ou de l'asphyxie. Habituellement ces symptômes sont annoncés par une brusque et violente dilatation de la pupille (paralysie du sphincter); c'est un symptôme capital et menaçant, car il traduit l'imminence de la paralysie cardiaque.

**Accidents de la narcose.** — **1. Les vomissements** surviennent fréquemment, en particulier au stade d'excitation. Ils présentent un danger, c'est la pénétration du contenu de l'estomac dans le larynx, puis dans les voies aériennes, provoquant l'asphyxie. Il se peut aussi que des particules minimes pénètrent dans les petites bronches et y traduisent par la suite leur présence par une bronchite ou une pneumonie. Aussi est-ce une règle absolue de *ne pratiquer la narcose que sur des malades à jeun et à estomac vide;* on prendra soin également de faire nettoyer la bouche et les dents du malade avant l'anesthésie. Si des vomissements se produisent, il faut immédiatement *incliner la tête du patient sur le côté* de manière à faciliter l'écoulement des matières vomies ; au moyen d'une compresse on nettoiera ensuite la bouche et le pharynx. A cet effet, comme le doigt recouvert d'une compresse ne saurait toujours suffire, on emploie de longues pinces courbes armées d'une éponge, d'ouate ou de gaze, et on les introduit jusqu'à l'orifice du larynx pour le débarrasser des débris alimentaires qui peuvent y être restés.

Les malades, dans leur demi-sommeil, appliquent souvent les arcades dentaires si fortement l'une contre l'autre que l'on doit commencer par écarter les mâchoires. On emploie pour cela l'ouvre-bouche de Roser, dont les branches fermées sont introduites comme un coin entre les dents et qu'on écarte ensuite en rapprochant avec la main les deux manches de l'appareil (voir fig. 10 et fig. 13). L'ouvre-bouche de Heister remplit le même office (fig. 11).

**2. Les troubles de la respiration** peuvent s'observer au début pendant la période d'excitation. Ils tiennent à ce que les malades en contracture retiennent leur souffle. L'inconvénient disparaît à mesure que l'excitation s'affaiblit.

3. Beaucoup plus dangereux sont les accidents de la période de tolérance ; et d'abord **la chute de la langue.** Par suite de la disparition du tonus musculaire au cours du sommeil anesthésique, la langue, obéissant à la pesanteur, se rabat en arrière et refoule l'épiglotte sur l'orifice du larynx. La respiration s'arrête, le visage bleuit, ainsi s'annonce cet accident qui nécessite un traitement rapide. Le meilleur remède est indiqué par la figure 12. On place les mains de chaque côté de la tête de telle manière que l'extrémité du médius soit en arrière de la branche montante de la mâchoire, sous l'oreille ; les pouces se rejoignent sur le front. Il est dès lors facile, avec les médius, de repousser la mâchoire en avant jusqu'à ce que les dents de la mâchoire inférieure dépassent le rebord alvéolaire supérieur. Si l'on n'arrive pas à repousser la mâchoire, et par suite la langue en avant, on ouvrira la bouche avec un des ouvre-bouche signalés plus haut et l'on attirera directement la langue soit avec le doigt disposé en crochet sur la base de la langue, soit au moyen d'une des pinces à langue construites à cet effet (voy. fig. 13). Chez les hommes à barbe suffisamment développée il suffit souvent d'exercer une traction sur celle-ci en la saisissant à pleine main.

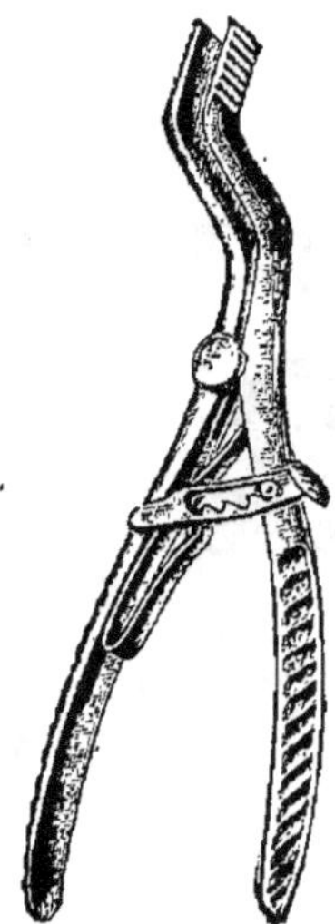

Fig. 10.
Ouvre-bouche
de Roser.

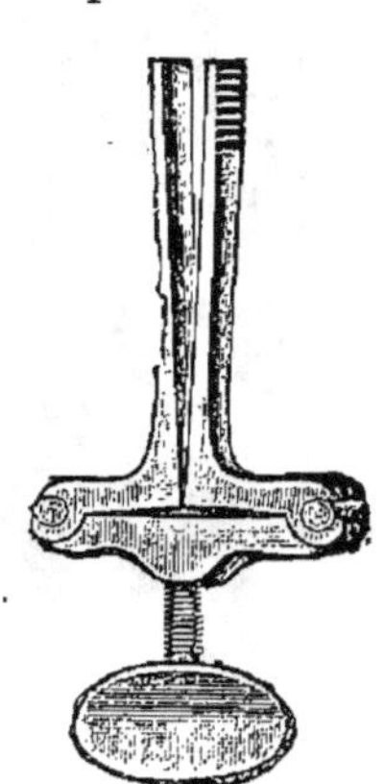

Fig. 11.
Ouvre-bouche
de Heister.

4. **Des corps étrangers** tels que fausses-dents, chiques, peuvent pendant l'anesthésie tomber sur l'orifice du larynx et provoquer l'asphyxie, aussi est-il prudent, avant toute narcose, de regarder la cavité buccale et de faire enlever les fausses dents, par exemple, s'il en existe.

5. **La syncope et l'asphyxie.** — Le contrôle constant de l'énergie cardiaque, des *qualités du pouls,* de la manière d'être de la circulation, voilà ce à quoi le chloroformisateur doit s'attacher avant tout. Pendant la narcose chloroformique, la pression sanguine baisse, le pouls est régulièrement ralenti. Dès que le pouls devient irrégulier et

surtout s'il s'arrête, *il faut immédiatement interrompre la narcose*, car le danger est imminent d'une paralysie du cœur. Les lèvres et le visage pâlissent, la pupille s'élargit. *Vite, plus de masque ni de chloroforme.* On place la tête basse, pour que le sang arrive plus facilement jusqu'au cerveau. Il faut ouvrir les fenêtres de la salle d'opération, pour permettre à un air frais de dissiper les vapeurs de chloroforme. Si le pouls ne se relève pas, si la pâleur persiste, si la respiration s'arrête, il faut pratiquer [immé-

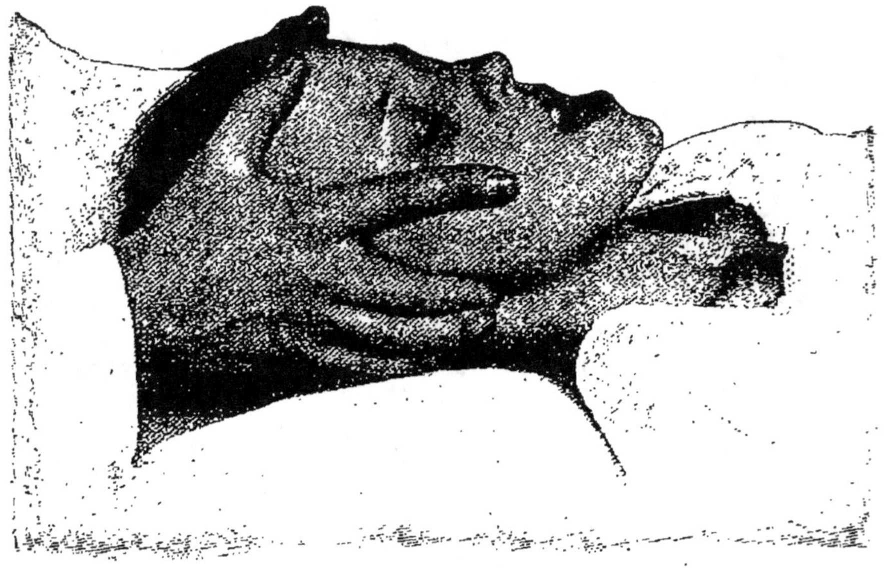

Fig. 12. — Position des mains qui refoulent en avant la mâchoire inférieure

diatement] la respiration artificielle, qui provoque les échanges respiratoires et qui soutient le cœur défaillant. Des pressions rythmiques dans la région du cœur (massage du cœur), des injections de substances analeptiques (huile camphrée à 10 0/0, ou éther camphré en injections sous-cutanées), des frictions à l'eau chaude, à l'alcool, au vinaigre, etc., serviront à relever l'énergie cardiaque.

[Les tractions rythmées de la langue, fort employées en France depuis Laborde, doivent toujours être utilisées dans les cas d'asphyxie ou de syncope. On peut s'étonner de ne pas les voir signalées ici.]

L'électrisation du nerf phrénique peut rendre de grands services. On place les électrodes de l'appareil d'induction au niveau du cou, sur l'extrémité inférieure des deux sterno-mastoïdiens que l'on refoule en dedans, et l'on excite pendant deux secondes, à intervalles rythmés, le nerf du diaphragme, de manière à provoquer les contractions du muscle.

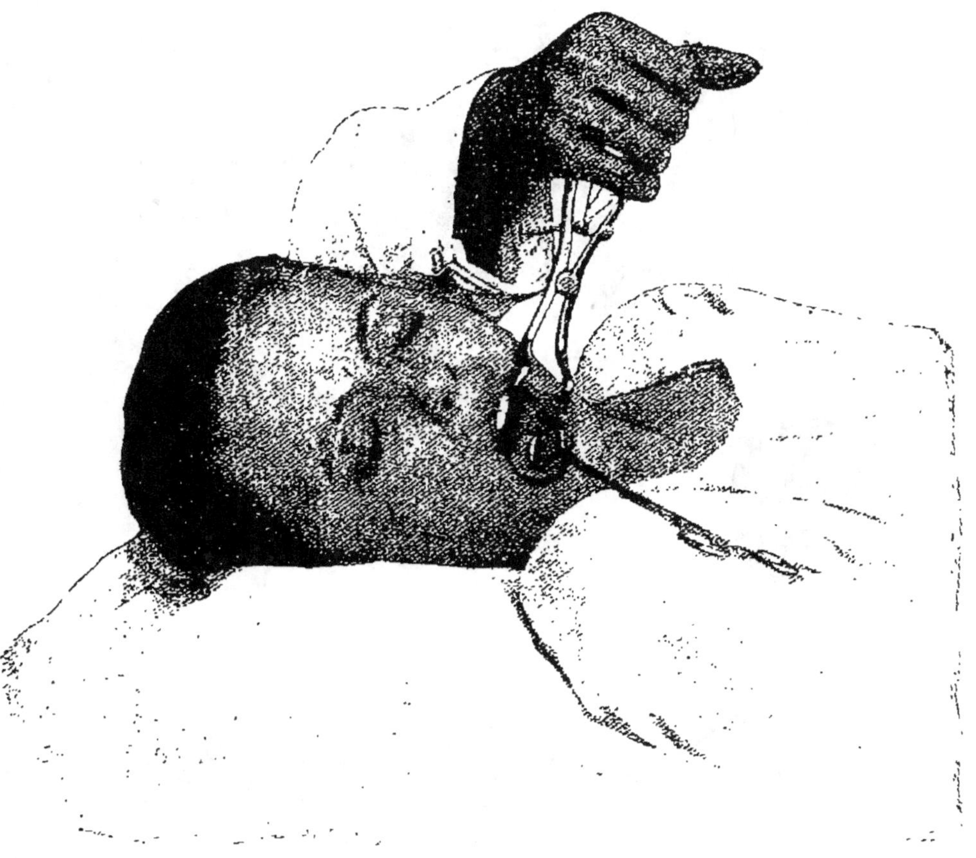

Fig. 13. — Ouverture de la bouche au moyen de l'ouvre-bouche ; pince à langue.

**La respiration artificielle** se fait de la manière suivante : l'opérateur, placé face au patient, appuie de chaque côté sur la partie inférieure du thorax, de manière à la refouler puissamment en dedans, puis à la laisser revenir en dehors. Par ces alternatives régulièrement espacées, on produit par l'intermédiaire du thorax une série d'expirations et d'inspirations passives.

La méthode de Silvester est plus employée encore. Le chirurgien se place derrière la tête du patient, il saisit les membres supérieurs au niveau du coude et il les applique

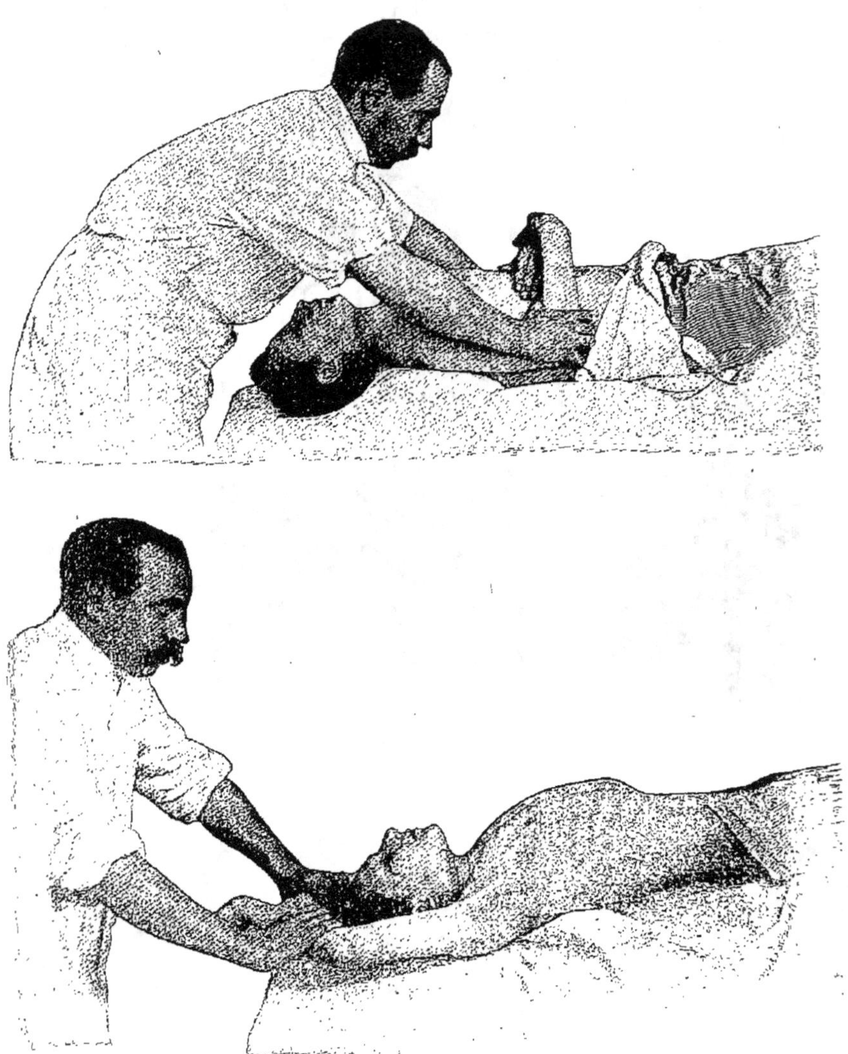

Fig. 14 et 15. — Respiration artificielle d'après la méthode de Silvester.

fortement sur la paroi thoracique pour provoquer l'expiration (fig. 14) ; pour l'inspiration on relève fortement les deux bras (fig. 15) ; ce dernier mouvement tire directement sur la paroi thoracique par l'intermédiaire des muscles pectoraux et le thorax se trouve élargi du même coup.

D'habitude on utilise simultanément les deux méthodes, un aide se charge de la compression thoracique tandis que le médecin pratique lui-même les mouvements des bras.

Il est évident qu'il faut avant tout s'assurer qu'aucun obstacle n'empêche l'air de pénétrer dans les poumons ; on tire sur la langue pour qu'elle n'oblitère pas l'orifice du larynx ; on peut être amené à pratiquer rapidement une trachéotomie.

[Enfin, on appliquera sous le nez ou dans la bouche du patient le tuyau d'un *ballon d'oxygène*, qui lui permettra de respirer le gaz à chaque inspiration. Aussi doit-il toujours y avoir un ballon d'oxygène dans chaque salle d'opération.]

Grâce à ces diverses mesures on voit souvent la respiration reparaître, le cœur reprendre ses mouvements, alors que toute trace de vie semblait avoir disparu. On ne doit pas désespérer trop tôt de l'insuccès de ces divers moyens ; il faut les employer très longtemps, au moins une ou deux heures, car on a vu dans des cas heureux la vie reprendre au bout d'un aussi long temps.

**Dangers de l'anesthésie au chloroforme.** — Il est facile de comprendre qu'il est dangereux d'administrer le chloroforme en excès. Mais il existe malheureusement d'autres cas dans lesquels le chloroforme, bien qu'administré suivant toutes les règles, provoque des accidents subits et mortels, soit au cours même de la narcose, soit *surtout à son début*. Il est impossible en pareil cas d'expliquer les accidents par une accumulation du chloroforme dans l'organisme. Le danger est surtout redoutable chez les patients qui présentent des maladies du cœur ou des vaisseaux, chez les anémiés, chez les lymphatiques, chez les individus qui présentent de l'hypertrophie de la rate ou du thymus. Aussi convient-il d'examiner avec soin les malades avant toute narcose, de manière à ne pas administrer le chloroforme chez les sujets prédisposés aux accidents.

Il va sans dire que le chloroforme employé doit être absolument pur, sans mélange d'aucune sorte. On s'assure de cette pureté en versant quelques gouttes de chloroforme sur un papier filtre propre. Le chloroforme pur ne doit laisser aucune odeur après son évaporation ; le chloroforme impur laisse derrière lui une odeur désagréable et rance (Hepp).

**Technique de la narcose chloroformique.** — Le patient ne doit à aucun moment respirer des vapeurs chloroformiques concentrées ; il convient donc de ne jamais verser en une seule fois sur le masque de grosses doses de chloroforme et de ne jamais appliquer le masque hermétique-

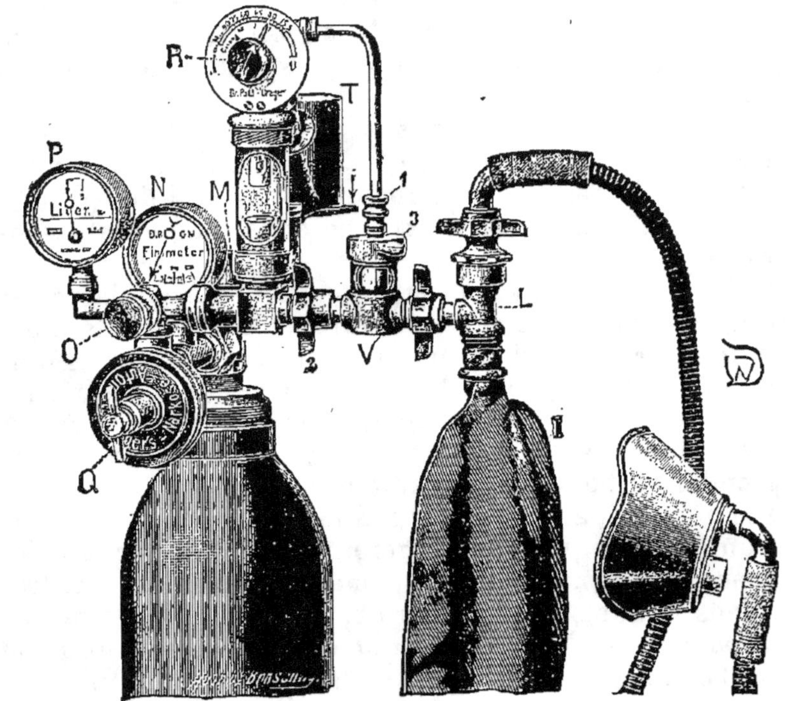

Fig. 16. — Appareil anesthésique à mélange d'oxygène et de chloroforme.

ment. *Le chloroforme respiré doit toujours être intimement mélangé à une certaine quantité d'air.*

Pour réaliser ces conditions on a construit récemment toute une série d'appareils, tels que ceux de Junker et de Kappeler dans lesquels les vapeurs chloroformiques sont mélangées à l'air au moyen d'un soufflet adapté sur le masque.

L'appareil de Wohlgemuth et celui tout récent de *Roth-Draeger* (voy. fig. 16) assurent l'administration régulière d'un mélange titré de vapeurs chloroformiques et d'oxygène. Mais son prix élevé, sa complication, ne permettent guère de l'employer en dehors des grandes cliniques chirurgicales.

En pratique on utilise de préférence la méthode dite du goutte à goutte. Le chloroforme contenu dans des flacons spéciaux (voy. fig. 17 et 18) est versé goutte à goutte sur le masque, lentement, régulièrement, à la dose d'une goutte toutes les deux secondes environ, jusqu'à ce que la période de tolérance soit atteinte. Chez les enfants il faut aller plus lentement encore ; chez les adultes on peut aller jusqu'à 60 à 70 gouttes par minute. Lorsqu'on est arrivé à la phase du sommeil profond, il suffit alors de verser de temps en temps

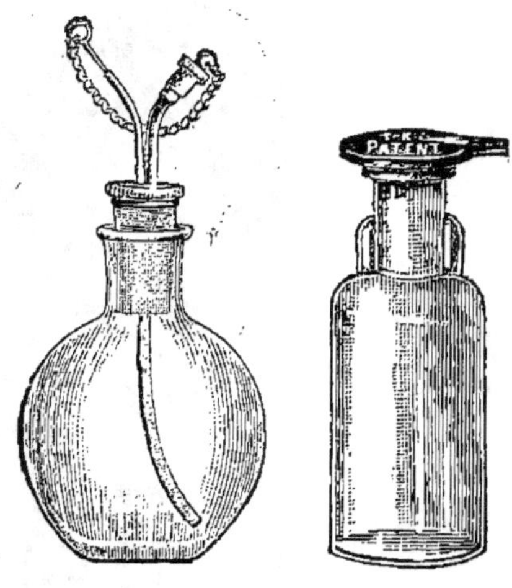

Fig. 17 et 18. — Flacons compte gouttes.

quelques gouttes pour entretenir la narcose.

[L'appareil de Ricard, et les appareils du même genre inventés par Tuffier, Reynier, etc., sont d'un emploi presque aussi simple que la compresse, et assurent un mélange meilleur de l'air et du chloroforme. *L'appareil de Ricard* (fig. 18 bis), très répandu déjà, comprend un récipient à chloroforme dans lequel passe l'air que respire le malade ; au moyen d'une glissière A qui découvre un nombre plus ou moins considérable de trous, on règle à volonté la pénétration de l'air, et par conséquent le titrage des vapeurs chloroformiques.]

**Suites de la narcose.** — Après la narcose le réveil survient d'habitude assez rapidement, mais les patients restent pendant un certain temps somnolents et abattus. Ils peuvent aussi présenter une certaine excitation, une sorte d'ivresse. En règle générale ils se plaignent de douleurs de tête, de nausées qui vont jusqu'aux vomissements. Cet état peut durer, lorsqu'il existe, jusqu'à 24 heures.

Il est préférable de laisser les malades à jeun jusqu'à ce que tout état nauséeux ait disparu. On commencera l'alimentation par des liquides, du thé chaud ou froid administré à la cuiller. Contre l'état pénible qui suit le réveil on agit parfois avec succès en faisant respirer des vapeurs de vinaigre, dont on imbibe une compresse.

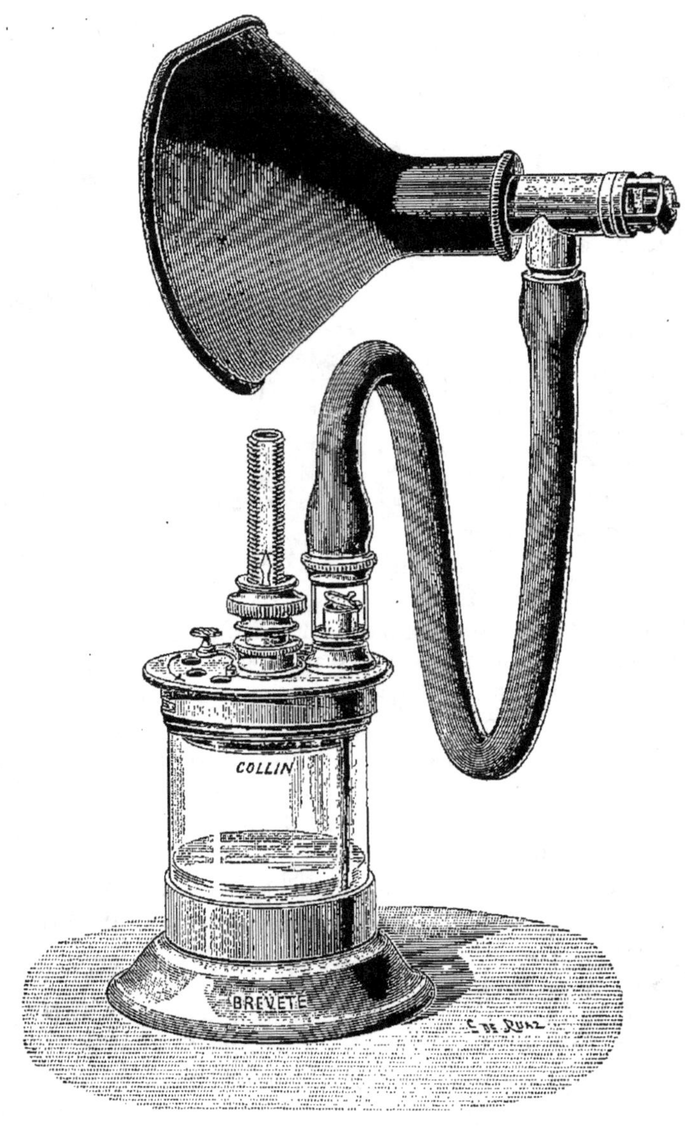


Fig. 18 bis. — Appareil de Ricard.

*Paralysies de la narcose.* — On observe parfois après l'anesthésie une paralysie partielle ou même totale de l'un ou même des deux membres supérieurs. Parfois il s'agit d'une paralysie radiale pro-

voquée par la pression des bords de la table d'opération, car le
bras qui pend en dehors de la table peut appuyer sur celle-ci juste
dans la région du radial. Mais on peut observer aussi des paralysies plexiques dues à l'hyperabduction du bras et à la pression
prolongée de la tête humérale ou de la clavicule contre le plexus
brachial. [On admet plutôt aujourd'hui qu'il s'agit là de paralysies
radiculaires par distension, ou de paralysies toxiques.] Le chloroformisateur a le devoir d'éviter ces inconvénients en allongeant les
bras du patient le long du corps [et en les fixant dans cette posi-
tion]. En règle générale ces paralysies disparaissent par un traitement approprié, mais on peut exceptionnellement voir persister une
certaine faiblesse.

## 2. L'anesthésie à l'éther.

L'éther (éther sulfurique, $C^4H^{10}O$) est un liquide incolore plus volatil encore que le chloroforme — il bout à
35 degrés. — Il s'altère facilement à la lumière et à l'air,
aussi faut-il le conserver dans des flacons de teinte foncée
et complètement remplis.

L'administration de l'éther est semblable à celle du
chloroforme, mais comme l'éther est extrêmement volatil,
il faut employer des doses beaucoup plus fortes du narcotique ; pour la même raison le stade de tolérance n'est,
en général, atteint que plus lentement.

*Les avantages de l'éther sur le chloroforme* sont les suivants : 1° l'éther est mieux supporté par le cœur, il augmente la pression sanguine au lieu de l'abaisser ; aussi,
dans l'anesthésie par l'éther, le pouls est-il vigoureux et
non petit comme dans l'anesthésie chloroformique. Il s'ensuit que l'éther est particulièrement indiqué en cas de
maladies du cœur ou des vaisseaux. 2° L'éther est, d'après
toutes les statistiques, moins dangereux que le chloroforme.

*Néanmoins l'éther n'est pas sans danger.* Chaque narcose provoque une intoxication passagère de l'organisme.
D'après les statistiques rapportées à la Société allemande
de chirurgie, Gurlt a observé, de 1891 à 1897, 1 cas de
mort sur 2,075 narcoses chloroformiques, tandis que
l'éther a donné 1 mort sur 5,112 anesthésies. La mort
par l'éther n'est habituellement pas due, comme la mort
par le chloroforme, à un arrêt du cœur ; elle est toujours
annoncée par un arrêt de la respiration ; la paralysie cardiaque ne se produit qu'ensuite. L'emploi de la respira-

tion artificielle est donc plus indiqué ici encore que dans l'anesthésie chloroformique.

Mais l'éther présente, d'autre part, plusieurs inconvénients.

1. *Sa grande inflammabilité ;* il se décompose facilement en présence d'une lumière nue ; il a ainsi, par inadvertance, causé bien des brûlures graves. Aussi faut-il toujours bien prendre garde de n'approcher jamais du masque à éther, ni une flamme, ni un fer rouge, ni un thermocautère.

2. *L'éther irrite violemment la muqueuse des voies respiratoires.* Pendant la narcose, on voit les patients sécréter en abondance un mucus qui leur remplit la bouche et la trachée. Cette hypersécrétion se prolonge plusieurs jours après l'anesthésie ; la difficulté de l'expulsion du mucus peut finir par provoquer des bronchites et des pneumonies graves qui sont *capables d'entraîner la mort* dans la première ou la deuxième semaine qui suit l'anesthésie.

Jusqu'à ces derniers temps on employait pour l'anesthésie à l'éther le grand masque de Juillard (fig. 19) ; il recouvre le visage tout entier et est enveloppé à l'extérieur d'une toile cirée qui empêche une évaporation trop rapide. On verse d'un seul coup dans le masque de larges doses anesthésiques, 15 à 20 grammes, et on en reverse de temps en temps. Au début, on approche petit à petit le masque du visage, puis on l'applique hermétiquement ; plus tard on le relève par instants pour contrôler l'aspect du visage.

Le masque de Julliard favorise l'irritation des voies respiratoires par la quantité de vapeurs d'éther qu'il renferme. On semble lui préférer depuis peu la narcose à l'air libre. A la façon d'Hoffmann et de Witzel on verse l'éther goutte à goutte sur le masque ordinaire de Schimmelbusch, comme pour l'administration du chloroforme, mais on verse évidemment les gouttes beaucoup plus rapidement ; il faut un temps beaucoup plus long pour obtenir la narcose, mais

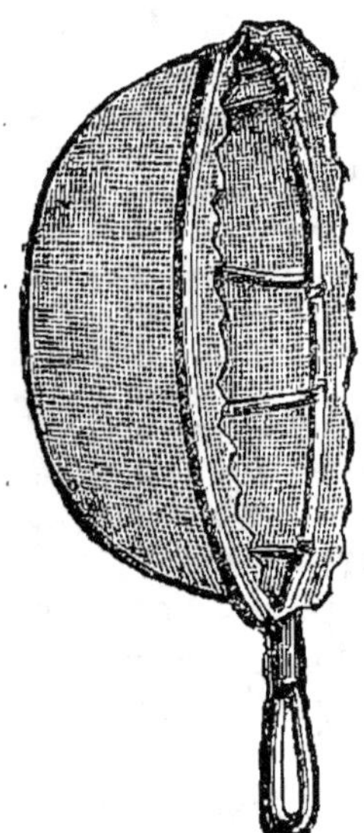

Fig. 19. — Masque à éther de Juillard.

l'excitation est beaucoup moindre et l'irritation des muqueuses bien moins marquée.

Longard et après lui Sudeck ont imaginé un masque à éther (fig. 20) comprenant un système de soupapes qui permet l'entrée des vapeurs d'éther dans le masque et qui rejette à l'extérieur l'air de l'expiration ; de cette manière les gaz déjà employés ne s'accumulent pas sous le masque.

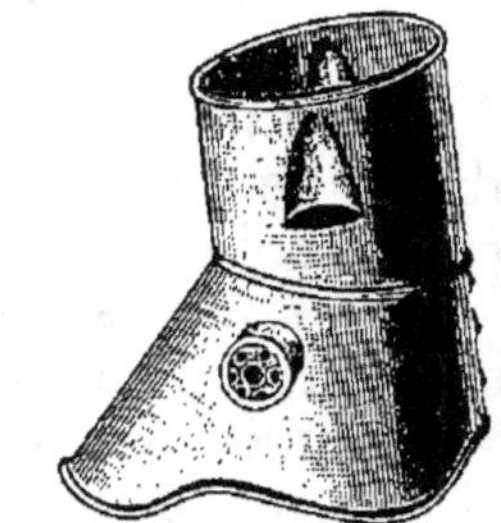

Fig. 20. — Masque de Sudeck.

Pour les petites opérations de courte durée, Sudeck se contente d'une analgésie, d'une sorte d'ivresse qu'il obtient en quelques mouvements respiratoires en appliquant fortement et hermétiquement son masque. Le patient doit être solidement maintenu. L'analgésie dure de 1 à 3 minutes.

### 3. La narcose au chloréthyle.

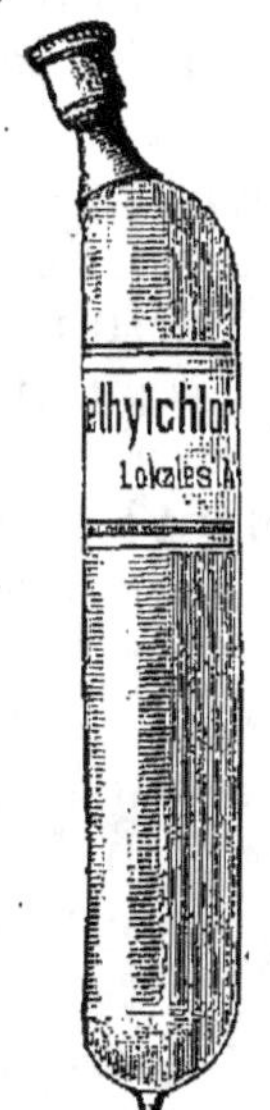


Fig. 21. Chloréthyle.

Le chloréthyle ou kelene $C^2H^5Cl$ est indiqué dans les narcoses de courte durée, comme dans celles que nécessitent, par exemple, les opérations sur les dents. C'est un liquide clair comme de l'eau, rappelant l'éther ; on le trouve dans le commerce renfermé dans de petites ampoules de verre ou de métal (voy. fig. 21). On en verse 5 à 10 centimètres cubes sur un masque ; il suffit pour endormir les patients de quelques respirations, mais le réveil est tout aussi brusque. Von Hacker l'emploie au début de ses anesthésies à l'éther. Les suites sont très simples, mais les vapeurs seraient inflammables (!).

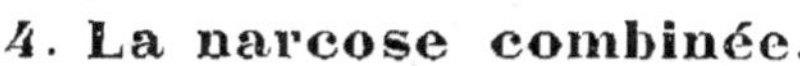

### 4. La narcose combinée.

Il n'est pas rare qu'on emploie pour une même anesthésie plusieurs narcotiques. C'est ainsi qu'on administre volontiers chez les hommes vigoureux ou chez les alcooliques, ou encore avant les opérations de longue durée, de la morphine que l'on injecte sous la peau (0,01 à 0,02 gr.) une demi-heure avant le début de la narcose ; de cette manière on atténue fortement la période d'excitation. [On obtient aussi de bons résultats en administrant, 2 heures avant l'anesthésie, 4 grammes de chloral. La *scopolamine*, récemment préconisée, provoque un engourdissement qui supprime aux malades les angoisses de l'opération, mais elle est extrêmement vasodilatatrice, rend les opérations beaucoup plus sanglantes, et surtout n'est pas exempte de dangers, tant s'en faut.]

Lorsqu'on administre l'éther goutte à goutte, l'anesthésie ne s'établit qu'après un temps toujours long ; on peut accélérer l'apparition de la période de tolérance en administrant au début quelques gouttes de chloroforme ; on continue ensuite l'anesthésie avec l'éther.

D'autres chirurgiens commencent la narcose avec le chloroforme et le remplacent ensuite par l'éther si le pouls faiblit ou devient irrégulier.

En Autriche on emploie beaucoup *le mélange de Billroth* composé de trois parties de chloroforme, une partie d'éther et une partie d'alcool absolu.

## B. — L'ANESTHÉSIE LOCALE

On a constaté depuis bien longtemps que, sous l'influence d'un froid vif, pendant l'hiver, par exemple, la peau devenait insensible. De même, on obtient un certain degré d'anesthésie en interrompant dans un membre la circulation du sang, en appliquant par exemple un lien serré à la base d'un doigt. Aussi la compression circulaire des vaisseaux et des nerfs d'un membre, et l'application du froid, sont-elles deux méthodes d'anesthésie locale de date fort ancienne. La première ne donne cependant à elle seule qu'une analgésie très insuffisante, mais la *réfrigération locale* a une action véritablement efficace.

On emploie pour cela de l'éther que l'on pulvérise, à la manière de Richardson, en une mince traînée à la surface de la peau à anesthésier. L'éther s'évapore et porte en 1/2 minute à 1 minute 1/2 la peau à un degré de réfrigération très accentué.

On emploie plus volontiers encore *le chloréthyle*, le kelene, dont nous parlions plus haut. Il bout à 11 degrés. Il suffit de prendre à pleine main le tube de verre dans lequel le liquide est contenu, après avoir enlevé le bouchon qui obture son extrémité, pour obtenir l'ébullition du kelene qui s'évapore en un jet fin et vigoureux que l'on projette à 30 centimètres environ sur le point qu'on veut refroidir. La peau gèle rapidement et devient insensible, mais l'anesthésie ne s'étend que peu dans la profondeur. Aussi le procédé n'est-il guère applicable qu'aux petites incisions superficielles, aux ponctions, etc. La plaie une fois ouverte, il n'est pas rare que les malades éprouvent une violente cuisson.

### L'anesthésie à la cocaïne.

Le meilleur anesthésique local est sans contredit la cocaïne, alcaloïde introduit par Koller dans la pratique ophtalmologique en 1884. On emploie le chlorhydrate de cocaïne. L'anesthésie peut se faire suivant trois modes.

1. ANESTHÉSIE DES MUQUEUSES ET DES SÉREUSES. — On se sert d'une solution à 5 ou 10 0/0, dont on imbibe un tampon d'ouate ou un pinceau ; on peut ainsi badigeonner la muqueuse nasale, le pharynx ou le larynx. On peut de même en instiller quelques goutes sur la conjonctive. En quelques minutes on a obtenu une anesthésie absolue dans toute la zone touchée par la cocaïne. Dans les cavités muqueuses plus ou moins fermées, comme la vessie ou l'urètre masculin, des solutions aussi fortes sont dangereuses, car elles ne peuvent pas s'écouler librement et peuvent être résorbées sur une large surface ; on a même observé des cas de morts après injection dans la vessie ou dans l'urètre de solutions à 2 0/0.

Aussi, pour la vessie, *ne faut-il employer que la solution de cocaïne à 1 0/0 :* on devra évidemment la laisser plus longtemps dans la cavité vésicale pour obtenir l'effet anesthésique cherché. Peut-être même est-il préférable, pour la vessie et pour l'urètre, d'abandonner la cocaïne et de donner la préférence à l'eucaïne B en solution à 1 0/0 ; si son action est moins intense, elle est aussi moins toxique.

La dose maxima de cocaïne est de 0,05 par dose, 0,15 par jour pour les applications internes. Contre les accidents de l'empoisonnement cocaïnique, tendance au collapsus, défaillances, parfois aussi excitation générale, on fera respirer du nitrite d'amyle.

Pour l'anesthésie de la peau et des parties molles, le badigeonnage, même au moyen de solutions fortes, est insuffisant ; il faut injecter la cocaïne. On peut employer deux méthodes, l'anesthésie par infiltration, ou l'anesthésie tronculaire.

2. L'ANESTHÉSIE PAR INFILTRATION. — Elle a été préconisée par Reclus en France, et en Allemagne surtout par Schleich. Reclus emploie une solution de cocaïne à 1 0/0, dont il fait une injection d'abord dans le derme, puis dans le tissu sous-cutané. Schleich ne se sert que d'une solution à 0,1 ou 0,2 0/0 dans l'eau salée ; il peut ainsi en infiltrer sans danger de grandes quantités dans les tissus.

La solution de Schleich est la suivante : chlorhydrate de cocaïne 0,1 ; chlorate de soude 0,2 ; eau distillée 100 gr., morphine 0,025 ; la morphine n'est pas indispensable. Le mieux est de préparer chaque jour une solution fraîche au moyen des tablettes qu'on trouve dans le commerce, et qu'il suffit de faire dissoudre dans de l'eau stérilisée.

Voici la technique de l'infiltration cocaïnique à la manière de Schleich (voy. fig. 22). On emploie une seringue de 10 à 20 cc. ; son aiguille est introduite dans la peau et non sous la peau. On pousse la solution, et l'on voit se développer, au point d'injection, une tumeur œdémateuse, circonscrite, une véritable boule d'œdème. Dans toute l'étendue de cet œdème cocaïnique, les tissus infiltrés sont immédiatement anesthésiés. On pratique une nouvelle piqûre à la périphérie de la première zone, et une nouvelle boule d'œdème se forme à côté de la première. On infiltre ainsi progressivement toute l'étendue de la peau que l'on veut anesthésier. L'incision de la peau œdémaciée se fait dès lors sans douleur. Mais *l'analgésie est strictement limitée à la zone œdémaciée*. Si l'on veut opérer sur des tissus plus profonds, aponévroses, muscles, périoste, il faut les infiltrer de même manière. On peut ainsi pratiquer même des opérations sérieuses, herniotomies, strumectomies, laparotomies, sans que les malades souffrent ; il ne faut pas cependant avoir affaire à des malades trop sensibles.

[Mon maître le professeur Reclus (1) emploie des *injections* « *traçantes* » successivement dans les différents plans que son bistouri doit traverser. *Il ne se sert jamais de solution plus concentrée que la solution à 1 0/0, et descend souvent jusqu'à 1/2 0/0* ; avec ces solutions faibles, on peut injecter sans aucun danger 15 et même 20

(1) RECLUS, *La Cocaïne en chirurgie*, Paris, 1903.

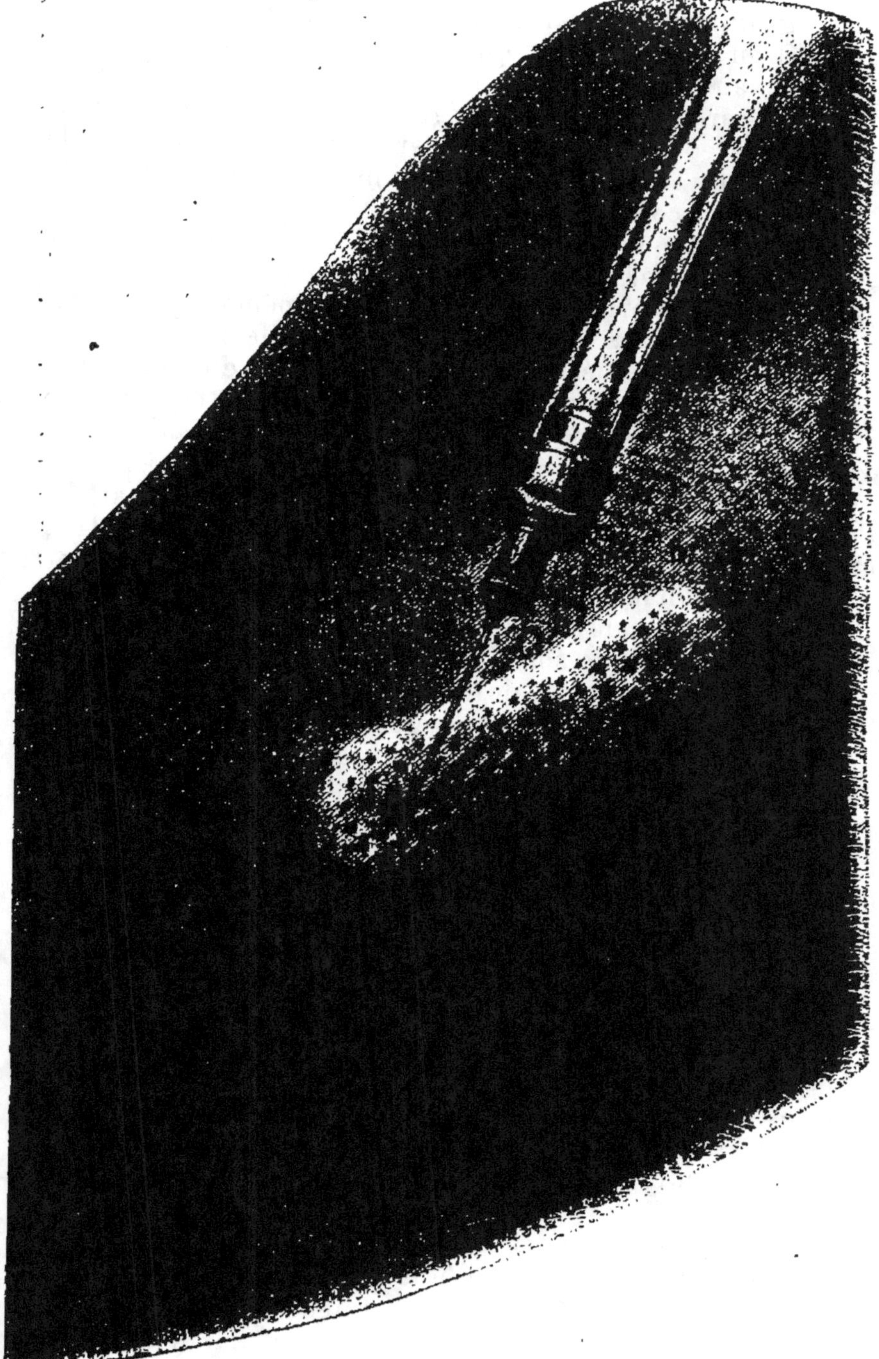

Fig. 22. — L'infiltration cocaïnique d'après la méthode de Schleich.

centigrammes de cocaïne. Mais il est à cette innocuité une condition absolue, *c'est que l'opéré soit couché*, et reste couché au moins 2 heures après l'opération. C'est en grande partie à cause de ce léger inconvénient que Reclus a remplacé depuis quelques années la cocaïne par la *stovaïne*, qu'il emploie en solution à 1 0/0 de la même façon que la cocaïne.]

3. **L'anesthésie tronculaire.** — Lorsqu'on injecte une solution de cocaïne à 1 0/0 au voisinage d'un nerf sensitif, dans la gaîne périnévritique, la cocaïne pénètre par diffusion jusque dans l'intérieur du nerf, elle le paralyse et produit une anesthésie dans tout le territoire de distribution de ce nerf. Cette constatation est utilisée en pratique dans la méthode de cocaïnisation régionale suivant la *méthode d'Oberst*, qui s'applique essentiellement à l'anesthésie des doigts et des orteils. On commence par appliquer, à la base du doigt ou de l'orteil, une compression au moyen d'un tube de caoutchouc ; puis, au-dessous de la ligature, on fait de chaque côté du doigt une piqûre profonde au moyen de la seringue de Pravaz ; on injecte 1/2 à 3/4 de cmc. de la solution à 1 0/0, autant que possible au niveau des nerfs des doigts, et de manière à obtenir un bourrelet d'infiltration en bague Au bout de 3 à 5 minutes, l'anesthésie cherchée est complète à l'extrémité du doigt.

[Reclus réalise l'anesthésie tronculaire en injectant à la base du doigt, car c'est surtout pour les opérations sur les doigts, pour les panaris en particulier, qu'elle est utile, plusieurs centimètres cubes de cocaïne ou de stovaïne à 1 0/0 ; il ne place jamais aucun lien élastique à la base du doigt, mais produit une véritable bague d'œdème anesthésique, qui suffit à faire bleuir l'extrémité du doigt opéré.]

La méthode a été employée avec succès même pour des amputations de l'avant-bras et de la jambe ; on pratique alors des injections dans la région des gros troncs nerveux, et on peut leur adjoindre une injection circulaire faisant le tour du membre au niveau du tissu cellulaire sous-cutané.

Braun prétend qu'on ajoutant à la solution de cocaïne à 1 0/0 quelques gouttes d'une solution d'adrénaline à 1 0/00, on augmente considérablement l'action anesthésique de la cocaïne, tout en diminuant sa toxicité. On pourrait dans ces conditions réaliser l'anesthésie tronculaîre sans qu'aucune striction du membre soit nécessaire (1).

*L'anesthésie rachidienne* à la façon de Bier est un mode spécial de l'anesthésie tronculaire. Bier décrit ainsi sa méthode dans ses plus récentes publications. On pousse une longue aiguille creuse entre la deuxième et la troisième vertèbres lombaires jusque dans le sac dural. On sait qu'on est en bonne place lorsqu'on voit s'écouler par l'aiguille un liquide transparent, le liquide céphalo-rachidien. On injecte alors par l'aiguille, d'abord 1 cmc. d'une solution d'adrénaline à 1/2 0/00, puis, après 5 minutes, pendant lesquelles l'aiguille est restée en place, on injecte avec une deuxième seringue de 0,005 à 0,02 grammes d'une solution de cocaïne à 1 0/0. Puis on enlève l'aiguille. Au bout de 10 minutes, l'anesthésie est complète dans les deux membres inférieurs et dans les parties basses du tronc (région anale) ; elle dure 30 à 40 minutes environ. Pendant ce temps on peut effectuer sans douleur des opérations telles qu'une amputation, par exemple. On a remplacé récemment pour ces injections intra-durales la cocaïne par la stovaïne à 10 0/0, qui serait relativement peu toxique. L'anesthésie par voie rachidienne n'est pas indiquée chez tous les individus jeunes, mais elle rend des services chez les vieux décrépits pour les opérations sur les membres inférieurs. [Cette méthode est loin d'être inoffensive; après avoir eu en France une vogue passagère, elle a été presque complètement abandonnée, à la suite d'accidents retentissants. Ceux qui l'emploient encore se servent de stovaïne à 1 0/0 (2).]


[(1) Nous venons de voir que Reclus, dans sa méthode, n'emploie jamais cette striction.]
[(2) Voy. *Traité de l'Anesthésie générale et locale*, par le professeur F.-L. DUMONT, chirurgien de l'hôpital de Berne. *Edition française*, par le Dʳ F. CATHELIN, ancien chef de clinique de la Faculté de médecine de Paris, 1904, 1 vol. in-8 de 376 pages avec 180 figures.]

# III. — LES TRAUMATISMES

Le corps humain peut être blessé par une série d'agents mécaniques, thermiques ou chimiques (1). Nous nous occuperons d'abord exclusivement du premier groupe, les traumatismes d'ordre mécanique.

## TRAUMATISMES D'ORDRE MÉCANIQUE

Nous les diviserons, au point de vue pratique, en traumas des parties molles, des os et des articulations. Les blessures par agents thermiques et chimiques, de même que les plaies par armes à feu, seront étudiées ensuite.

### A. TRAUMATISMES DES PARTIES MOLLES

Dans toutes les blessures qui atteignent l'organisme, il faut, au point de vue pratique, établir une *distinction capitale entre les blessures qui atteignent les surfaces de protection, peau ou muqueuses, et celles qui les respectent.* Les traumatismes dans lesquels la peau ou la muqueuse, organe de protection, a subi une solution de continuité qui permet aux tissus profonds de communiquer plus ou moins directement avec l'extérieur sont dits *blessures ouvertes ou plaies* ; ceux dans lesquels les téguments sont respectés constituent au contraire des *blessures sous-cutanées.*

[(1) Voir l'article Traumatismes par Pierre DELBET et SCHWARTZ, dans le *Nouveau Traité de chirurgie de* LE DENTU et DELBET. Fasc. 1, 1907.]

Nous avons vu plus haut les dangers qui peuvent résulter de l'introduction des bactéries au sein même de l'organisme. Les dangers existent non pas seulement pour les plaies opératoires, mais pour les plaies de toutes sortes. Plus rien de semblable dans les traumatismes sous-cutanés qui ne saignent pas ; la peau demeurée intacte constitue contre l'invasion des microbes une barrière bienfaisante. (Les traumatismes sous-cutanés sont d'ailleurs capables de s'infecter par d'autres voies — voie sanguine — nous le verrons plus loin.) Aussi, en général, les blessures sous-cutanées sont-elles d'un pronostic beaucoup plus favorable ; et nous verrons par la suite bien souvent que, toutes choses égales d'ailleurs, *deux traumatismes peuvent différer singulièrement dans leur gravité suivant qu'ils sont ouverts ou fermés.* Il en est ainsi, par exemple, pour les traumatismes osseux dans lesquels l'ouverture ou la non ouverture des téguments change du tout au tout le pronostic.

Les plaies peuvent être provoquées par des instruments tranchants ou mousses. Suivant l'agent mécanique qui leur a donné naissance on les divise habituellement en plaies par coupure, par piqûre, par déchirure et par écrasement. Le simple aspect et les caractères de la plaie permettent en général de reconnaître sa cause. Cette question de l'agent traumatisant est très importante en médecine légale où le médecin doit déclarer quelle sorte d'instrument a produit la blessure, couteau, hache, instrument contondant tel qu'un marteau, etc. ; il doit décider encore s'il s'agit d'une arme à un ou deux tranchants, dans quelle direction le coup a sans doute été porté, etc.

Nous entreprendrons d'abord l'étude des plaies les plus fréquentes, les plaies par coupure.

## I. — Plaies par section.

On désigne sous ce nom toutes les plaies produites par des instruments tranchants et coupants, tels que couteaux, sabres, rasoirs, haches, etc. Elles ressemblent aux plaies opératoires, présentent des bords francs et réguliers, qui, dans les plaies toutes fraîches, montrent la coupe nette des tissus intéressés.

Si l'agent coupant a sectionné obliquement la peau, la plaie est dite *à lambeau.* Si la blessure pénètre jusqu'au niveau d'une des grandes cavités du corps, poitrine, abdomen, cavité crânienne, canal rachidien, tube digestif, appareil uro-génital, articulations, on dit que *la plaie est pénétrante*.

Les termes de plaie récente, de plaie septique ou aseptique, s'expliquent d'eux-mêmes.

Les symptômes d'une plaie récente sont presque toujours les mêmes. La plaie est douloureuse, elle saigne et ses bords s'écartent, il existe d'ailleurs, suivant les plaies, des différences dans ces trois caractéristiques.

**La douleur** siège au niveau même de la plaie ; elle est due à la mise à nu des terminaisons nerveuses sensitives. Au moment d'une violente excitation psychique, au cours d'une bataille, par exemple, la production de la blessure peut cependant n'éveiller qu'une douleur à peine appréciable ; la douleur brûlante de la plaie n'attire alors l'attention que lorsque est tombée la période d'excitation. D'autres fois, surtout chez les individus sensibles, la douleur peut aller jusqu'à l'évanouissement.

Les diverses parties lésées se comportent d'ailleurs différemment devant la douleur. La peau, grâce à sa grande richesse en nerfs sensitifs, est particulièrement sensible, surtout en quelques zones spéciales, au niveau des lèvres, du nez, de l'oreille, de l'extrémité des doigts, etc. La section du tissu cellulaire sous-cutané, des aponévroses, des muscles, des tendons, ne provoque que peu de douleurs. Les traumatismes des os sont au contraire extrêmement douloureux. Les plaies opératoires ou traumatiques des viscères abdominaux, etc., sont remarquablement peu sensibles.

**L'hémorragie** d'une plaie dépend des vaisseaux sectionnés, capillaires, veines ou artères.

On distingue par conséquent 3 grandes variétés d'hémorragies.

a) *Les hémorragies capillaires ou parenchymateuses.* — Le sang s'écoule en nappe des tissus avec une abondance qui varie suivant leur richesse en vaisseaux ; en tout cas, l'hémorragie se fait sous une faible pression, si bien qu'à l'habitude elle s'arrête rapidement d'elle-même, ou sous l'influence d'une légère compression. Les vaisseaux capillaires sectionnés se rétractent, le sang se coagule, et les lumières vasculaires s'oblitèrent.

b) *Les hémorragies veineuses* sont plus abondantes. Le sang qui s'écoule des veines se reconnaît à sa couleur foncée, l'écoulement est continu, et se fait surtout par le bout périphérique de la veine.

c) *Les hémorragies artérielles.* — Le sang s'écoule en jet et par secousses synchrones avec le pouls et les battements du cœur. Le sang artériel est rouge clair ; cependant chez les malades en état d'asphyxie le sang artériel peut prendre, sous l'influence de l'acide carbonique, une couleur foncée et même tout à fait noire. C'est un important renseignement au cours de la narcose.

Les plaies des petites veines et des petites artères sont susceptibles de s'oblitérer d'elles-mêmes ou sous l'influence de la compression. Les plaies des gros vaisseaux nécessitent des traitements spéciaux que nous exposerons par la suite.

**La béance de la plaie,** le troisième des symptômes généraux des plaies, s'explique par l'élasticité des tissus qui tirent de part et d'autre, surtout lorsque la section est faite perpendiculairement à la direction de leurs fibres. L'écartement est maximum dans les sections d'éléments contractiles, comme les muscles ou leurs tendons.

La cicatrisation est d'autant plus rapide que l'écartement est moindre et que les bords de la plaie se rapprochent plus facilement. Dans les petites plaies cutanées superficielles la réunion des deux lèvres se fait spontanément. Dans le cas contraire, il faut artificiellement rapprocher ces deux lèvres, et le plus exactement possible. Les deux moyens qui s'offrent à nous pour obtenir ainsi une guérison rapide sont les emplâtres et les sutures (voir plus loin).

**Quelle est l'évolution normale d'une plaie par section ?**
**Comment se fait la guérison ?**

Nous prendrons comme type une plaie simple de la peau et du tissu conjonctif sous-cutané, dont les bords ont été accolés exactement au moyen d'une suture ou de tout autre procédé.

**Cicatrisation par première intention.** — La plaie est d'abord légèrement pâle, ce qui est dû à la compression exercée sur elle par les points de suture. Dans les jours qui suivent, elle gonfle peut-être très légèrement, mais en général, si l'évolution se fait normalement, sans trace d'irritation, elle reste telle quelle jusqu'à la guérison, c'est-à-dire jusqu'à ce que l'union de ses bords soit solide et persistante. Au bout de 8 jours, la trace de la section n'est plus marquée sur la peau que par une fine ligne rouge, la *cicatrice*.

La cicatrice est au début un peu plus épaisse et plus dure que la peau environnante, puis la rougeur s'atténue progressivement, pour faire bientôt place à une étroite ligne blanche, qui peut arriver à disparaître complètement, à devenir véritablement invisible. On donne aux guérisons idéales de ce genre, obtenues sans aucune réaction, par accolement direct des lèvres de la plaie, le nom de cicatrisation directe, réunion primitive ou « par première intention, per primam ».

**Evolution microscopique d'une cicatrisation par première intention.** [RÉGÉNÉRATION DE LA COURBE CONJONCTIVE]. La fente étroite laissée entre les lèvres de la plaie est comblée par un mélange de sang et de lymphe écoulés des bords sectionnés. On distingue, entre chacun des bords, un réseau fibrineux, qui renferme dans ses mailles des globules blancs et des globules rouges (voy. fig. 23 *a*). Au bout de 24 à 48 heures, le nombre des éléments cellulaires accumulés au niveau de la plaie a manifestement augmenté ; de petites cellules rondes à noyaux uniques ou multiples sont accumulées sur les bords de la plaie et s'avancent de là vers le caillot qui accole les deux lèvres ; elles l'infiltrent et se substituent progressivement à lui. Au troisième jour, on voit à la limite des tissus apparaître des formations nouvelles, ce sont de grandes cellules de forme arrondie ou elliptique, présentant un ou plusieurs prolongements et un gros noyau vésiculeux ; ce sont des fibroblastes, des cellules embryonnaires (voy. fig. 23, *a* et *b*). Ces productions augmentent dans les jours qui suivent, elles s'insinuent entre les cellules rondes, s'étendent au milieu des masses cellulaires et des amas fibrineux. Les petites cellules rondes disparaissent progressivement, les fibroblastes prennent de plus en plus leur place, ils s'allongent, s'amincissent et se transforment en cellules de tissu conjonctif (voy. fig. 28). Au bout de 7 jours, la jeune cicatrice est constituée par un grand nombre de cellules conjonctives (voy. fig. 23 *b*), qui ne sont d'abord séparées les unes des autres que par de très minces travées intercellulaires. Dans les semaines qui suivent, le nombre des cellules diminue,

Fig. 23. — Disposition schématique de la guérison d'une plaie par coupure au niveau du palais d'un lapin.

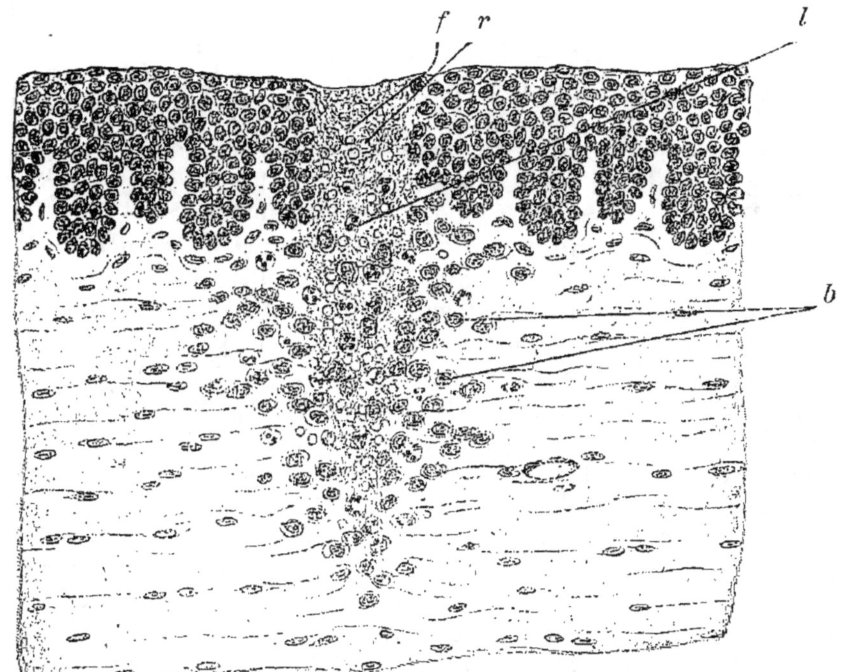

Fig. 23 *a*. — Aspect au bout de 48 heures; *f*, réseau fibrineux ; *r*, globules rouges ; *l*, leucocytes polynucléaires ; *b*, cellules formatives.

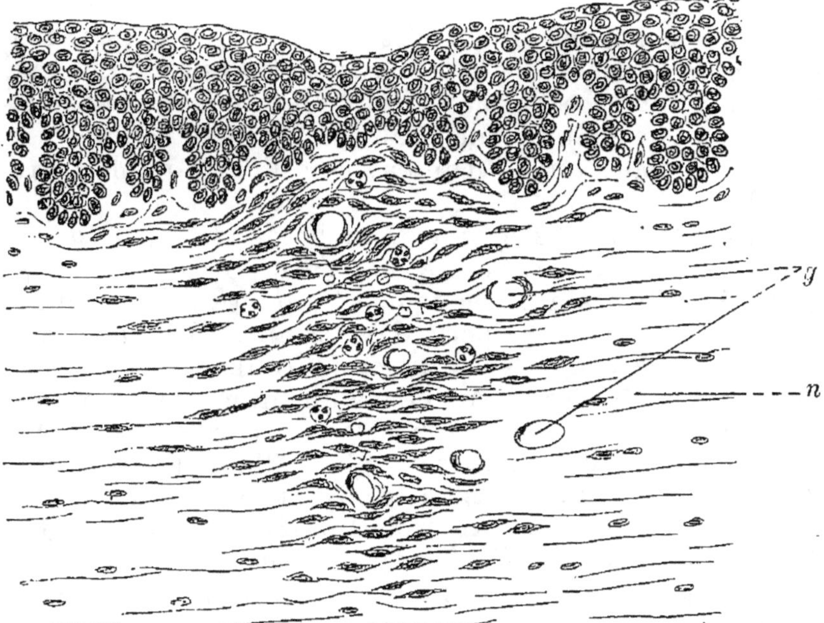


Fig. 23 *b*. — Aspect au bout de 9 jours ; *n*, tissu cicatriciel jeune ; *g*, vaisseaux.

tandis qu'entre elles se forme un tissu interstitiel fasciculé de plus en plus abondant. Ainsi se constitue le « *tissu cicatriciel* » qui, au cours des mois suivants, tendra à se rapprocher de plus en plus du tissu normal, jusqu'à ce qu'il ne reste plus aucune trace des désordres causés par la plaie.

2. RÉGÉNÉRATION DE LA COUCHE ÉPITHÉLIALE. — Pendant que dans la profondeur de la plaie le tissu conjonctif se régénère à la manière que nous venons d'indiquer, on voit se produire un processus analogue à la surface de l'épithélium pavimenteux stratifié de la peau. Les cellules épidermiques présentent des mitoses nombreuses, surtout dans les parties inférieures de la couche de Malpighi ; ainsi se forment de nouvelles cellules épithéliales qui glissent des bords de la plaie sur le thrombus mi-sanguin, mi-cellulaire qui agglutine ses lèvres et qui finissent par le recouvrir entièrement. Ce *couvercle cellulaire*, mince d'abord (voy. fig. 23 *b*), augmente progressivement de hauteur, et bientôt les diverses couches de l'épiderme corné ont repris là leur aspect normal.

**Cicatrisation par seconde intention.** — Au mode de cicatrisation que nous venons de décrire, à la guérison des plaies par première intention, il faut opposer la *cicatrisation indirecte* ou *guérison par seconde intention*. Dans cette dernière, l'union des bords de la plaie ne se fait plus par accolement direct. C'est le cas, par exemple, des plaies dont les lèvres restent écartées parce qu'on n'en a pas fait la suture, celles dans lesquelles un fragment plus ou moins considérable de peau ou de tissu cellulaire a été enlevé, celles qui s'accompagnent d'une notable *perte de substance*.

Voyons *comment s'effectue la guérison dans un cas de ce genre, plaie avec perte de substance notable*. Le sang échappé des vaisseaux sectionnés recouvre d'abord d'un caillot la surface de la perte de substance. Si l'on enlève doucement ce caillot au premier jour du processus, on aperçoit sous lui les tissus mis à nu, humectés par une sorte de suc formé de lymphe et de sérum sanguin. Au deuxième jour, ce suc est déjà plus adhérent, plus consistant, il forme une sorte de vernis, et ses contours commencent à s'estomper. Au troisième et surtout au quatrième jour, on voit se soulever par places, sur le fond de la plaie, de petits noyaux rougeâtres, du volume d'un grain de millet; peu à peu ces *bourgeons* grossissent, ils se rap-

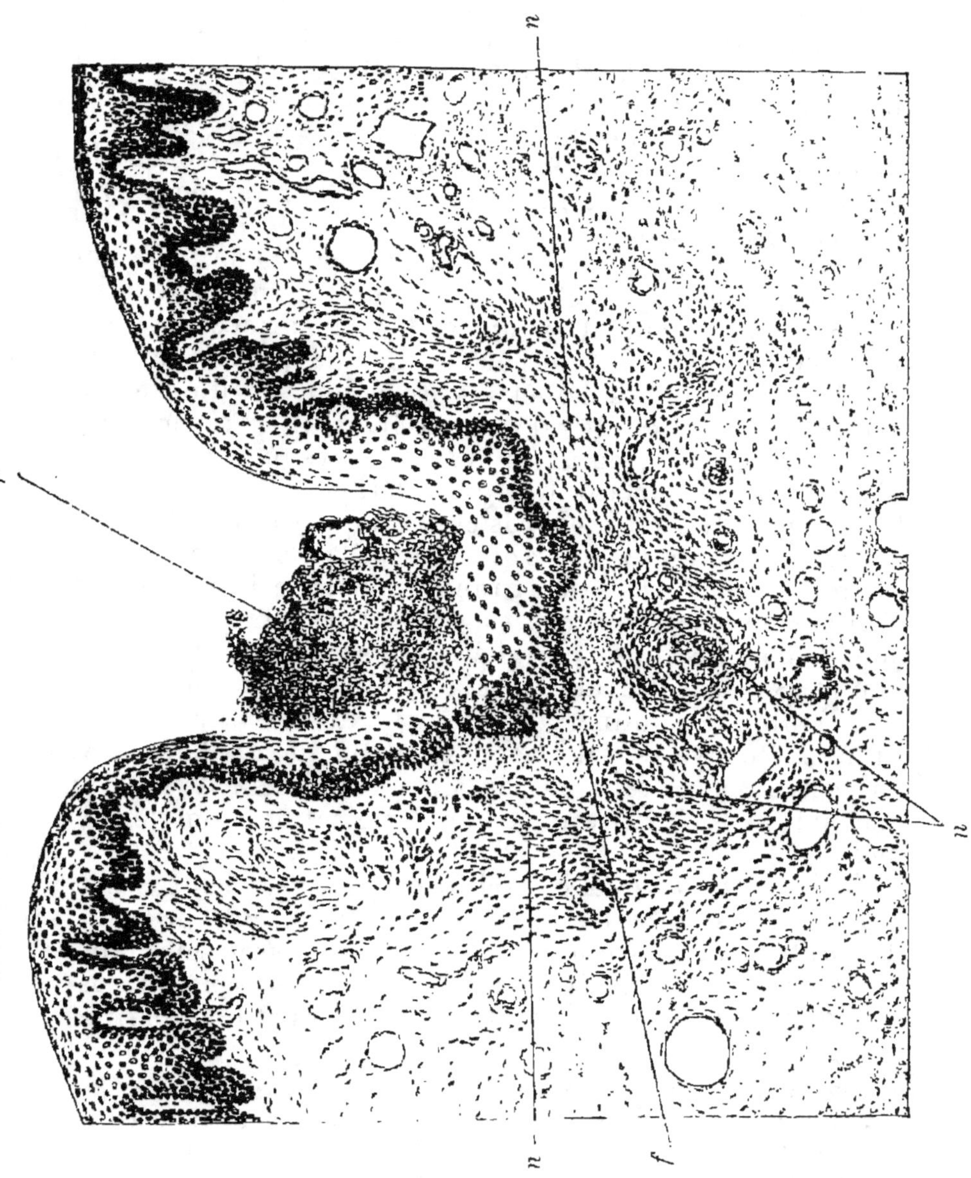

Fig. 24. — Cicatrisation du palais d'un lapin au 12° jour ; *n*, tissu
cicatriciel jeune déjà bien développé ; *r*, caillot sanguin ; *f*, restes
de la zone de section contenant un réseau fibrineux avec globules rouges et blancs.

prochent les uns des autres, se confondent, et finissent par constituer une couche uniforme de couleur rouge, d'aspect charnu, présentant une série de petits mamelons du volume d'une tête d'épingle à celui d'une lentille. On désigne ces petits *bourgeons charnus* sous le nom de *granulations* ; et, pour cette raison, la surface bourgeonnante de la plaie est dite *surface granuleuse*, de même que la guérison par seconde intention prend le nom de *guérison per granulationem*.

Ces granulations rosées continuent par la suite à s'accroître, jusqu'à ce qu'elles aient rempli la perte de substance et aient atteint le niveau de la surface cutanée, qu'elles dépassent même parfois. Le suc qui s'écoule de la plaie a perdu ses caractères du début, sa fluidité, sa teinte jaune-rouge. Il est devenu épais, il est blanchâtre, d'aspect crémeux, en un mot il est devenu *du pus*, qui s'écoule à la surface des granulations. Bientôt on va voir apparaître, sur les bords cutanés qui limitent la perte de substance, un *fin liseré blanc bleuâtre*, qui petit à petit chemine à la surface des granulations. Ce liseré est de *l'épiderme néoformé* qui s'avance concentriquement de tous les points de la périphérie en se dirigeant vers le centre. Sa surface granuleuse se rétrécit progressivement, elle semble se ratatiner ; finalement elle se trouve toute entière recouverte par une peau nouvelle. D'abord très mince, cette peau reprend peu à peu l'épaisseur de la peau normale. La cicatrisation, l'épidermisation sont terminées.

Si *l'évolution de la cicatrisation par deuxième intention* diffère au premier abord de la réunion per primam, l'évolution microscopique est cependant assez semblable dans les deux cas. Il n'y a dans les deux processus microscopiques que des différences quantitatives et non qualitatives.

**Evolution microscopique de la cicatrisation per secundam.** On voit d'abord s'épancher au niveau de la perte de substance un réseau fibrineux, il est constitué par le sérum et la lymphe transsudés des parois de la plaie et parsemés de globules sanguins. Puis sur les bords de la plaie apparaissent de petites cellules rondes, mais en quantité beaucoup plus abondante cette fois, que dans la réunion par première intention. Elles ne s'accumulent pas seulement dans l'intérieur des tissus, mais elles se disposent à leur surface, et c'est leur accumulation qui constitue l'élément essentiel des granulations rosées, des bourgeons charnus dont nous parlions tout

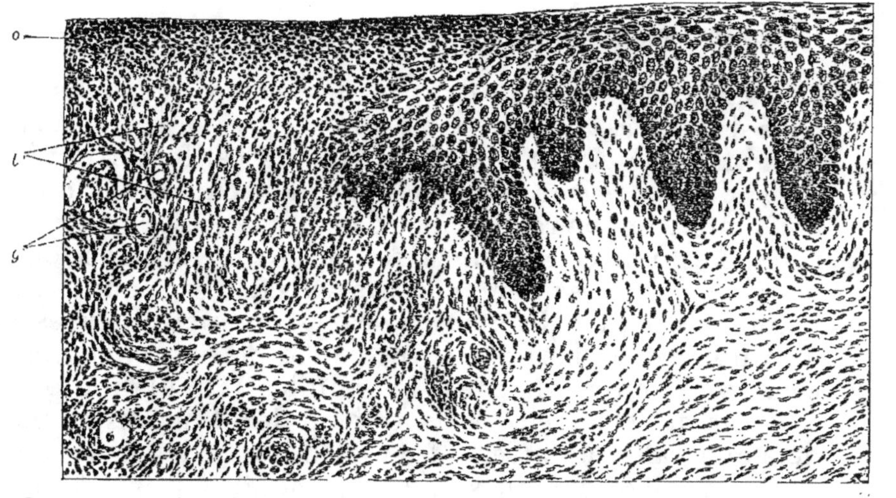


Fig. 25. — Coupe d'une plaie granuleuse du palais d'un lapin, guérison per secundam de la perte de substance. A droite revêtement épithélial normal ; à gauche l'épithélium manque, l'espace qu'il occupait primitivement est rempli par les granulations. O, Surface suppurante avec leucocytes mono et polynucléaires ; b, cellules embryonnaires et fibroblastes ; g, vaisseaux.

à l'heure. Pendant que ces cellules s'efforcent de remplir la perte de substance, on voit, à partir du troisième ou du quatrième jour, s'insinuer entre elles de gros éléments cellulaires qui s'avancent de bas en haut entre les petites cellules rondes (voir fig 25) ; ils se transforment en cellules fusiformes, et finalement le tissu de granulation est remplacé par un tissu de cicatrice. *L'épidermisation* se fait par prolifération des cellules épithéliales placées sur les bords de la plaie, ou détachées des bords de cette plaie ; les cellules épidermiques peuvent même provenir directement du centre de la plaie, si la perte de substance peu profonde n'a pas emporté tous les éléments épithéliaux et a laissé persister des glandes cutanées ou des follicules pileux.

### Rôle des vaisseaux dans la cicatrisation des plaies.

Les vaisseaux jouent, dans les processus que nous venons d'étudier, *un rôle primordial.* Après la blessure, ils sont immédiatement oblitérés par des caillots sanguins dans toute la région voisine de la plaie. La circulation est donc interrompue rapidement dans toute la zone traumatisée. C'est une circonstance qui, si elle durait trop longtemps, ne serait évidemment pas sans danger pour la nutrition des tissus. Néanmoins dès les premières heures la nutrition est en partie assurée par le plasma et les leucocytes qui circulent entre les cellules (circulation plasmatique de Thiersch). Mais au bout de 12 heures on voit déjà apparaître au niveau des capillaires de légères modifications microscopiques. *Leur endothélium prolifère*, il forme des épaississements, puis des bourgeons de la paroi (fig. 26 *b*) qui s'avancent dans les tissus traumatisés. Ce sont d'abord des bourgeons pleins, effilés (fig. 26), qui bientôt se creusent, se transforment en canaux qui s'anastomosent avec des formations analogues venues des capillaires voisins. *Ainsi se forme avec une rapidité extraordinaire un système de vaisseaux néoformés* qui assure de nouveau la circulation de la zone blessée. Ce réseau capillaire est relativement peu développé dans la réunion per primam ; dans ce cas, en effet, les parois s'accolent directement l'une à l'autre et les tissus sont en somme peu modifiés. Mais *dans la réunion per secundam la néoformation des capillaires constitue un processus capital.* C'est leur richesse en vaisseaux qui donne aux granulations leur couleur rouge habituelle. Et si les granulations se disposent sous forme de mamelons, cela est dû à un épanouissement superficiel des bourgeons vasculaires, autour desquels viennent se grouper les petites cellules rondes et les fibroblastes (voy. fig. 27). Par la suite, quand le tissu de granulation sera devenu tissu cicatriciel,

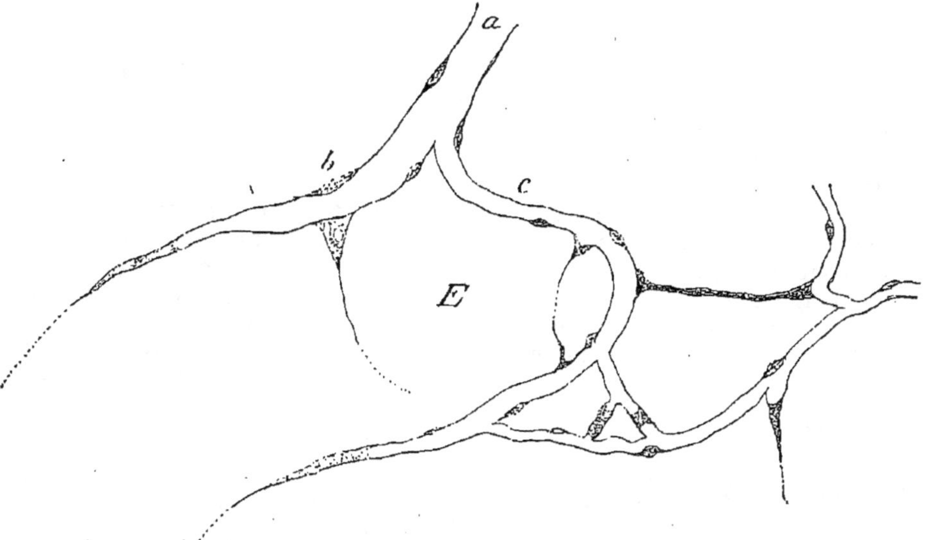


Fig. 26. — Néoformation des capillaires (d'après Arnold).

les vaisseaux s'atrophieront ; mais pendant longtemps encore la cicatrice conservera une teinte rougeâtre due à l'abondance relative des vaisseaux sanguins à son niveau.

## Origine des cellules rondes et des fibroblastes

Il nous reste à savoir maintenant d'où proviennent les petites cellules rondes et les grandes cellules fusiformes ou fibroblastes que l'on observe au moment de la cicatrisation des plaies. Cohnheim a eu le mérite de nous montrer que les petites cellules rondes sont des globules blancs qui proviennent des vaisseaux situés dans les parois de la région traumatisée. Ces leucocytes, d'après Cohnheim, se glissent dans les interstices des cellules endothéliales et perforent ainsi la paroi vasculaire, processus dont on peut directement se rendre compte sous le microscope. Une fois sortis des vaisseaux, ils s'avancent vers la plaie. Cette migration aurait pour cause une irritation provoquée par une altération des tissus traumatisés. Il se produirait une modification des parois vascu-

Fig. 27. — Coupe à la surface d'une granulation prise sur une plaie humaine. Injection des vaisseaux. Faible gross. On voit la disposition des ramifications vasculaires qui commandent la forme « bourgeonnante » des granulations. (D'après une préparation du professeur Dinkler.)

laires ; elles deviendraient anormalement perméables et laisseraient ainsi passer les « cellules migratrices ». Nous verrons plus tard, au chapitre de l'inflammation, qu'il y a des rapports intimes entre les processus inflammatoires et les processus de cicatrisation des plaies.

Les cellules formatives remplissent d'abord provisoirement, avec le sang et la fibrine, l'interstice laissé entre les lèvres de la plaie. Ce sont elles également qui, s'unissant aux produits de sécrétion, des plaies granuleuses, apparaissent à leur surface sous forme de cellules du pus et constituent la suppuration de ces plaies.

Les fibroblastes appartiennent aux éléments fixes du tissu con-

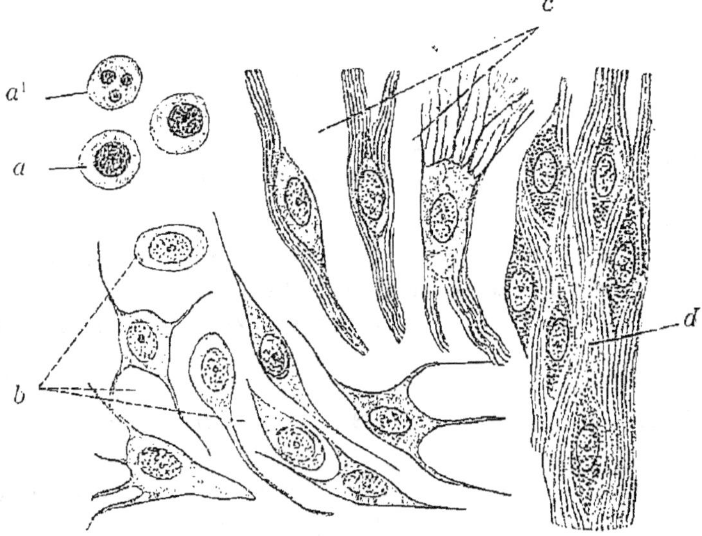


Fig. 28. — a, Leucocytes mononucléaires ; a¹, leucocyte polynucléaire ; b, cellules formatives, fibroblastes ; c, divers stades de formation du tissu conjonctif ; d, tissu conjonctif achevé. (D'après Ziegler.)

jonctif. Ces cellules, par division mitotique, donnent naissance à des cellules jeunes qui se mobilisent, envahissent la région traumatisée, *supplantent finalement les leucocytes et se transforment en cellules fusiformes,* puis en *tissu de cicatrice* (voy. fig. 28). Une

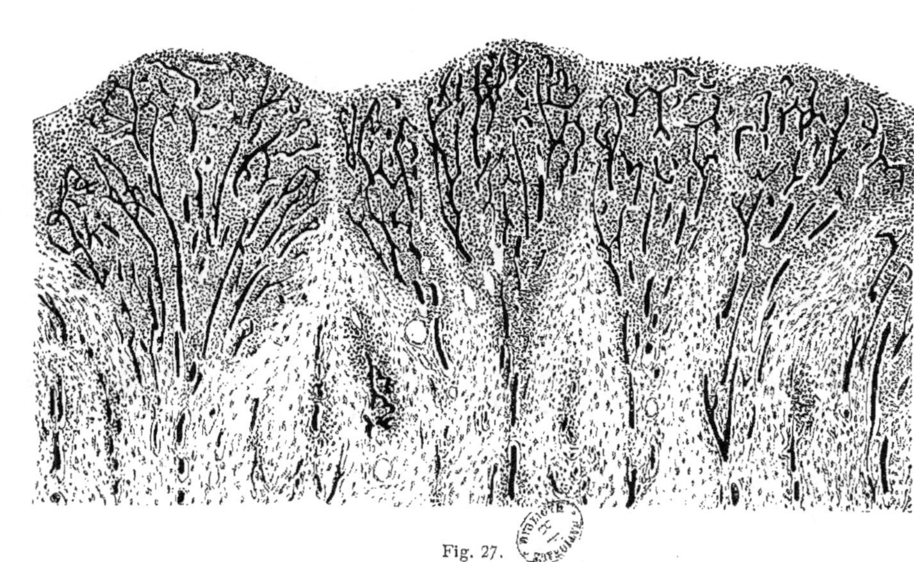

Fig. 27.

grande partie des fibroblastes et des cellules conjonctives provient d'ailleurs des cellules de la paroi vasculaire.

On a prétendu récemment que les globules blancs étaient capables de se transformer directement en cellules fusiformes, mais la plupart des derniers observateurs ont abandonné cette manière de voir. L'opinion actuellement admise est que *le tissu conjonctif de la cicatrice provient du tissu conjonctif préexistant* et que *les leucocytes ne jouent dans cette édification qu'un rôle transitoire* d'ailleurs capital, car ils remplissent provisoirement la perte de substance ; plus tard ils rentreront dans le courant sanguin ou se désagrégeront ; ils céderont en tous cas leur place aux cellules propres des tissus.

## A. Plaies par section des muscles et des tendons.

L'écartement est habituellement considérable, car le muscle, grâce à son élasticité, se rétracte fortement. Lorsque la section transversale d'un muscle ou d'un tendon est complète, la fonction du muscle est évidemment abolie. La section du tendon extenseur d'un doigt provoque par exemple la flexion de cet organe et l'extension devient impossible [tout au moins l'extension de la première phalange].

**Cicatrisation des plaies musculaires.** — Le muscle strié a un pouvoir de régénération des plus restreint. Dans les plaies très minimes il est possible qu'il se produise une réunion musculaire ; mais en règle générale on voit se produire entre les extrémités du muscle sectionné, et encore à la condition que les deux bouts aient été rapprochés, un ciment conjonctif, qui constituera une cicatrice musculaire. Cette cicatrice ne modifie d'ailleurs la fonction du muscle que dans des limites très restreintes, elle remplit dans le muscle le rôle d'une intersection tendineuse.

Les caractères microscopiques des plaies musculaires consistent en une désintégration du muscle au niveau même de la plaie, tandis qu'à son voisinage on observe une augmentation de volume et une multiplication des noyaux musculaires. Ceux-ci remplissent d'abord irrégulièrement les gaines de sarcolemme et les interstices des divers faisceaux, puis ils se transforment en cellules fusiformes qui se disposent régulièrement les unes à côté des autres, de manière à constituer d'abord une série de stries longitudinales, auxquelles s'ajoute une striation transversale vers la troisième semaine (Recklinghausen, Volkmann). On peut observer encore d'autres

aspects histologiques, tels que les tubes musculaires bourgeonnants
étudiés surtout par Nauwerk, et la division longitudinale des faisceaux primitifs. Une grande partie de ces formations disparait d'ailleurs ensuite par dégénérescence. La cicatrice musculaire est formée
par des fibroblastes qui s'unissent au tissu conjonctif des interstices
et des parois vasculaires, comme nous l'avons indiqué plus haut.

*La régénération des muscles lisses* est également fort
peu accentuée. La néoformation se fait, après la plaie,
par multiplication cellulaire ; mais la plus grande partie
des faisceaux musculaires sont détruits au niveau même
du traumatisme, et la perte de substance est comblée, là
aussi, exclusivement par du tissu conjonctif.

**Les plaies des tendons** guérissent bien, à condition que
la distance entre les deux bouts ne soit pas trop considérable ; la cicatrisation se fait au moyen de tissu conjonctif, qui prend plus tard le type tendineux. La régénération
provient surtout des cellules de la gaine tendineuse ; les
tendons eux-mêmes n'y prennent qu'une part des plus restreintes (Euderlen). Il se forme un tissu de granulations
qui comble l'espace compris entre les deux bouts du tendon et finit par se transformer lui-même en tissu tendineux.

## B. Plaies des nerfs par section.

Les *sections nerveuses* sont *partielles* ou *totales*. Le
traumatisme, à l'instant où il se produit, agit à la façon
d'une excitation puissante ; il provoque des convulsions
dans le territoire musculaire adjacent s'il s'agit d'un nerf
moteur ; si le nerf est sensitif, sa section se traduit par
une douleur en éclair très violente ; la section du nerf
optique donne une brève impression lumineuse, etc.

La section du nerf arrête l'influx nerveux au niveau du
point sectionné. On voit ainsi survenir des *paralysies mo-
trices quand la section porte sur un nerf moteur*, des *paralysies sensitives si le nerf atteint est un nerf sensitif*.
La paralysie motrice est toujours plus manifeste que la
paralysie sensitive, car il existe au niveau de la peau des
branches collatérales, des anastomoses entre territoires
voisins, qui peuvent modifier en partie les troubles auxquels on serait en droit de s'attendre après la section d'un
nerf sensitif. Lorsque l'influx nerveux est interrompu dans
un membre, on observe habituellement dans ce membre

des *paresthésies*, une sensation de froid, des troubles circulatoires et des *troubles de nutrition*. Les muscles, qui ne reçoivent plus de leurs nerfs aucune excitation motrice, s'atrophient, et présentent la *réaction de dégénérescence*, c'est-à-dire des troubles de l'excitabilité électrique.

*Régulièrement tous les nerfs, aussi bien moteurs que sensitifs, dégénèrent au-dessous de la section*, dans tout leur bout *périphérique*, le cylindre axe et la gaine de myéline se désintègrent, puis se résorbent. Le *retour de la fonction nerveuse* est sous la dépendance d'un *bourgeonnement des éléments nerveux du bout central* ; ces bourgeons progressent le long des faisceaux périphériques, pénètrent dans les gaines anciennes, et finissent par aboutir aux plus fines terminaisons intra-cutanées ou intra-musculaires.

Dans les *sections partielles des nerfs*, ce bourgeonnement est facile et s'effectue rapidement. Dans les sections totales, si aucune réunion n'a été tentée, si l'on n'a pas cherché à faire la suture, le bourgeonnement peut se produire encore, à condition que la distance qui sépare les deux bouts du nerf, toujours rétractés, ne soit pas trop considérable. Mais même dans les adaptations très exactes des deux extrémités sectionnées, il se produit toujours une dégénérescence du bout périphérique ; *les plaies nerveuses ne se réunissent pas immédiatement*, il n'y a pas de réunion primitive par accolement. Entre le moment où la régénération commence, et celui où les bourgeons nerveux ont terminé leur migration du centre à la périphérie, c'est-à-dire jusqu'à l'heure de la guérison, il se passe des semaines, ordinairement des mois, et même des années. En règle générale la sensibilité reparaît la première dans les membres paralysés ; la motricité ne reparaît qu'ensuite.

Le processus microscopique des égénérations nerveuses est encore des plus discuté, malgré les très nombreuses recherches auxquelles il a donné naissance. Jusqu'à ces derniers temps il était généralement admis que la formation des nouveaux tubes nerveux provenait du bourgeonnement de la partie centrale de l'ancien cylindre-axe. Des recherches récentes ont montré la possibilité de la segmentation des cylindres-axes du bout périphérique et le rôle que jouent les cellules de la gaine de Schwann. « Le plasma nerveux, riche en noyaux prolifères, forme des faisceaux protoplasmiques primitifs et c'est d'eux que naîtront ensuite, par différenciation, de nouveaux cylindres-axes et les gaines de myéline définitives ». Les faisceaux nerveux ainsi reconstitués seraient d'abord

Marwedel. Chirurgie générale. 4

amyéliniques; ils s'entoureraient de myéline plus tard. En fait, il est difficile de dire à l'heure actuelle si les éléments nerveux périphériques dégénèrent ou non en totalité, et s'ils sont capables de prendre une part, au moins partielle, dans la régénération.

## C. Plaies des vaisseaux.

**Comment guérissent les plaies des vaisseaux.** — Si l'on en croit Brücke, le sang reste à l'état liquide tant qu'il se trouve au contact d'une paroi vasculaire vivante et normale. Mais dès que l'un de ces facteurs vient à manquer, soit que le sang s'écoule hors des vaisseaux dans les tissus, soit que l'endothélium vasculaire présente une lésion quelconque, on voit le sang *se coaguler*. Si l'endothélium est lésé, la coagulation se fait dans l'intérieur même du vaisseau.

Dans les petites plaies latérales des vaisseaux, la fente peut s'oblitérer et l'hémorragie cesser du même coup, par suite de la production d'un caillot, d'un thrombus; la plaie se trouve oblitérée, sans que la lumière tout entière du vaisseau soit comblée par le caillot. Il s'agit alors d'un *thrombus pariétal*.

Nous renvoyons à la page 75, pour l'étude des circonstances particulières qui permettent le développement d'un anévrysme à la suite de la plaie latérale d'un vaisseau.

Dans les lésions transversales totales, on voit se former un *thrombus oblitérant* qui occupe toute la hauteur de la section; il présente habituellement *une pointe* qui s'étend plus ou moins loin dans la lumière vasculaire, en général jusqu'à l'*origine des premières branches collatérales sus et sous-jacentes* (voy. fig. 29). Le même phénomène se produit à la suite de la ligature d'un vaisseau.

Au début, le caillot est mou et il adhère lâchement à la tunique interne. Au bout de quelques jours il est déjà plus solidement attaché; bientôt il se trouve intimement uni à la paroi vasculaire. La couleur rouge qu'il présentait primitivement se transforme progressivement en une teinte gris blanchâtre; finalement il se trouve constitué par un tissu conjonctif dense. On dit alors que le caillot s'est organisé; il s'est produit une véritable cicatrice vasculaire.

Le processus histologique de l'organisation du thrombus est encore ici tout à fait comparable à celui que nous avons étudié lors de la cicatrisation des plaies des tissus en général. Le caillot récent est constitué par un mélange de globules rouges et blancs emprisonnés dans un réseau de fibrine. Au troisième jour on voit apparaître dans le caillot des fibroblastes qui rapidement s'infiltrent dans l'interstice des globules sanguins, puis se transforment en cellules fusiformes, pendant qu'à la périphérie se développent de jeunes bourgeons vasculaires destinés à assurer la nutrition du tout. Les fibroblastes proviennent des cellules fixes des tissus voisins, spécialement des cellules endothéliales de la paroi interne du vaisseau ; il est vraisemblable que les leucocytes ne prennent qu'une part restreinte ou même nulle à l'édification de la cicatrice. Qu'il s'agisse d'ailleurs d'artères ou de veines, l'organisation s'effectue toujours de la même manière.

Nous avons vu que dans le plus grand nombre des cas *la cicatrisation s'accompagne d'une oblitération totale de la lumière vasculaire ;* par exception il se peut que la cicatrice se creuse ultérieurement d'un canal central (*thrombus canaliculé*).

Il existe du reste une série de variations dans le mode habituel de cicatrisation des vaisseaux. Si d'après Baumgarten on effectue la ligature d'un vaisseau très soigneusement, de manière à ne pas trop comprimer sa paroi et à ne pas altérer sa nutrition par plissement ou section de la tunique interne, l'oblitération du vaisseau peut se produire sans formation d'aucune thrombose, par prolifération conjonctive directe de la couche endothéliale de la tunique interne.

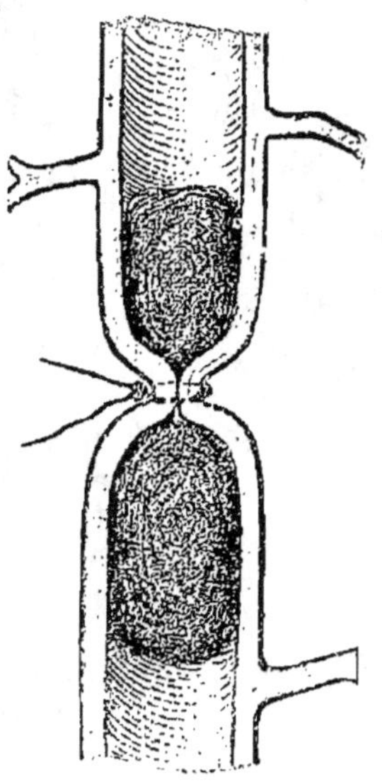

Fig. 29. — Formation du caillot à la suite d'une ligature vasculaire (schématique).

La première conséquence d'une oblitération vasculaire totale, soit par thrombus, soit par ligature, est l'interruption du courant sanguin dans un territoire donné. Mais, au dessus de l'obstacle, les vaisseaux collatéraux qui naissent du tronc oblitéré vont être parcourus par un courant sanguin beaucoup plus rapide et plus considérable qu'auparavant. Un courant compensateur cherche ainsi à s'établir ; les ramuscules se dilatent, ils se multiplient ; les moindres vasa-vasorum se transforment en vaisseaux appréciables, et ainsi se trouve finalement constituée une véritable *circulation collatérale* (voy. fig. 30).

Dans les vaisseaux de petit et de moyen calibre, les ramifications sont tellement nombreuses que la ligature d'une artère ne provoque habituellement aucun phénomène clinique appréciable, vu la rapidité avec laquelle se développe la circulation collatérale. Il en est autrement *lorsqu'il s'agit de gros vaisseaux,* tels que l'artère fémorale, l'axillaire, la poplitée, etc. L'établissement de la circulation collatérale peut alors dans certains cas demander un temps si long que la nutrition du membre peut en être gravement compromise. Il en est de même au niveau de certaines artères, qui, à l'état normal, ne présentent dans leurs ramifications terminales aucune anastomose avec les territoires vasculaires voisins [artères terminales]. C'est le cas d'une série d'artères viscérales

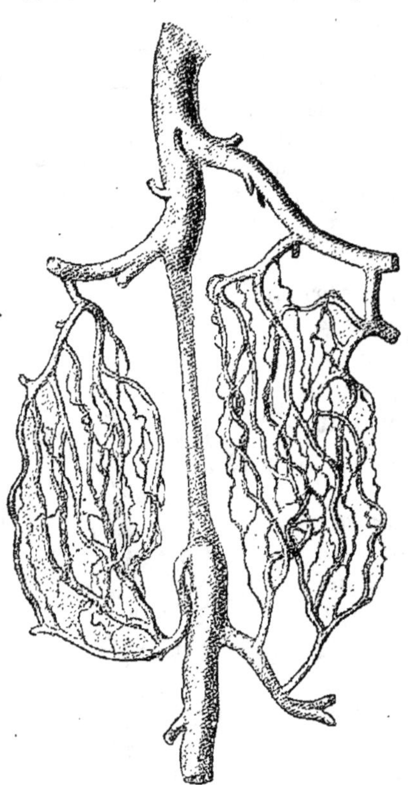

Fig. 30. — Circulation collatérale consécutive à la ligature d'un gros vaisseau (d'après Porta).

comme la spermatique par exemple (1). L'oblitération ou la ligature de pareilles artères peut avoir des conséquences extrêmement fâcheuses pour la vitalité des organes auxquels elles sont destinées. Nous reviendrons sur ce sujet à l'occasion des gangrènes.

(1) [L'exemple de Marwedel n'est pas ici très bien choisi ; la ligature de la spermatique seule ne produit pas habituellement de trouble définitif de la circulation testiculaire, car l'artère spermatique n'est pas à proprement parler une artère terminale.]

## TRAITEMENT DES PLAIES PAR SECTION DES PARTIES MOLLES

On commencera par *nettoyer les parties voisines de la plaie* et la suface de celle-ci (1) à la brosse, au savon et à l'eau chaude fréquemment renouvelée ; c'est là un point capital, surtout lorsqu'il s'agit de la peau particulièrement malpropre de certains ouvriers. Lors même que la peau semble propre, il n'en faut pas moins procéder à ce nettoyage indispensable, car on ne sait jamais si des germes nuisibles n'existent pas à sa surface. On rasera la peau tout autour de la plaie ; on la lavera avec une solution de sublimé à 1 °/₀₀ ou de lysol à 1 °/₀ (voy. p. 2 et 7). De son côté le médecin nettoie ses propres mains d'après les principes exposés page 7 ; il a à sa disposition les instruments indispensables et des objets de pansement stérilisés.

On recouvre le pourtour de la plaie avec des compresses stériles ; puis on nettoie encore sa surface au moyen de solutions désinfectantes (dans les plaies récentes les solutions faibles, non irritantes, sont suffisantes ; on peut même se contenter de sérum artificiel stérilisé et chaud). Après avoir enlevé doucement les caillots, on examine la plaie attentivement. Avec des écarteurs on soulève ses bords, on précise quelle est son étendue et sa profondeur, *on cherche si des muscles, des tendons, des vaisseaux importants ou des nerfs n'ont pas été blessés,* on s'assure qu'il ne s'agit pas d'une plaie pénétrante (voy. page 36). Nous étudierons dans le chapitre suivant les modes de traitement habituel des hémorragies et des lésions vasculaires.

Pendant toutes ces manipulations on évitera toute compression inutile et tout tiraillement des tissus, mais avant tout on se rappellera qu'il est absolument inutile de « tripatouiller » la plaie ; autant que possible on ne

(1) [Le nettoyage au savon de la plaie et de la peau qui l'environne risque souvent d'introduire dans la plaie beaucoup plus de germes qu'il n'en existait auparavant. Mieux vaut faire le savonnage de la peau qui entoure la plaie sans savonner la plaie elle-même, mais en la protégeant au contraire au moyen d'un tampon occlusif. Après nettoyage complet de la peau avoisinante, on nettoie la plaie dans un deuxième temps.]

la touchera que par l'intermédiaire des instruments ou des tampons.

Une fois terminés le nettoyage et l'exploration de la plaie, une fois arrêtée l'hémorragie, il restera à rapprocher les tissus aussi exactement que possible pour obtenir une bonne réunion par première intention (voir plus haut).

Dans les toutes petites plaies superficielles, l'occlusion s'obtient d'une manière suffisante au moyen d'*emplâtres occlusifs* ou de médicaments comme le collodion (solution de fulmicoton dans l'alcool et l'éther) ou la traumaticine (solution de gutta-percha dans le chloroforme) au moyen desquels on colle sur la plaie un fragment de gaze.

Dans les plaies plus importantes *une suture* devient nécessaire.

**Les sutures.** — Pour les sutures on emploie des aiguilles effilées, plus ou moins courbes. de différentes formes. (voy. fig. 31) et armées d'un fil. On passe l'aiguille directement avec les doigts, ou mieux avec un porte-aiguille, comme le représente la figure 32 (1).

Nous allons décrire la technique des sutures habituellement employées pour la peau ou les muqueuses.

Les sutures les plus usuelles sont les suivantes.

1. **La suture interrompue** (voy. fig. 32). Les fils sont passés à travers les lèvres de la plaie à des intervalles de un à deux centimètres ; chaque fil est noué en dehors de la ligne de réunion, soit au moyen d'un double nœud, ou mieux encore au moyen du « nœud du chirurgien ». On s'efforce de rapprocher les deux lèvres de la plaie aussi régulièrement que possible de manière que les bords se correspondent exactement. La plaie ne doit pas bâiller et ses bords ne doivent pas être retournés en dedans. Le nœud sera placé latéralement, en dehors de la ligne de réunion, de manière à ne pas recouvrir celle-ci. *Il ne faut pas serrer le fil trop fortement*, car il couperait rapidement les tissus qu'il enserre. Le fil couperait également si les bords de

---

(1) [En France, on emploie beaucoup l'aiguille de Reverdin, droite ou courbe ; c'est une longue aiguille supportée par un manche qui en facilite le maniement ; elle présente vers son extrémité une encoche, dans laquelle on accroche le fil, et qui peut être fermée par la manœuvre très simple d'un bouton situé sur le manche.]

la plaie étaient trop fortement tendus. Pour éviter une pareille tension on place habituellement, dans l'intervalle des fils superficiels, des fils profonds qui constituent une *suture de soutien* (fig. 33, *a*).

Plus la plaie est profonde, plus on doit faire passer

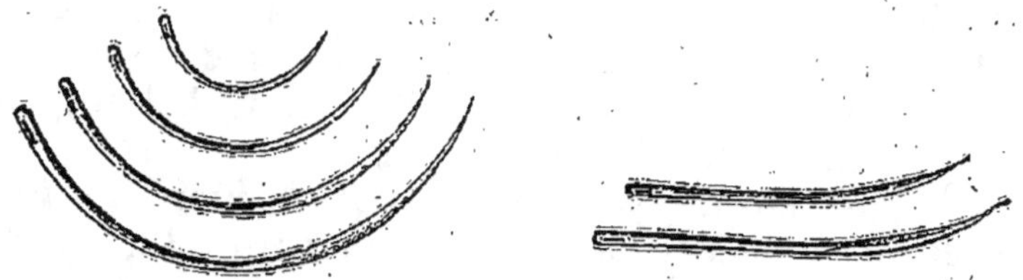

Fig. 31. — Types d'aiguilles chirurgicales.

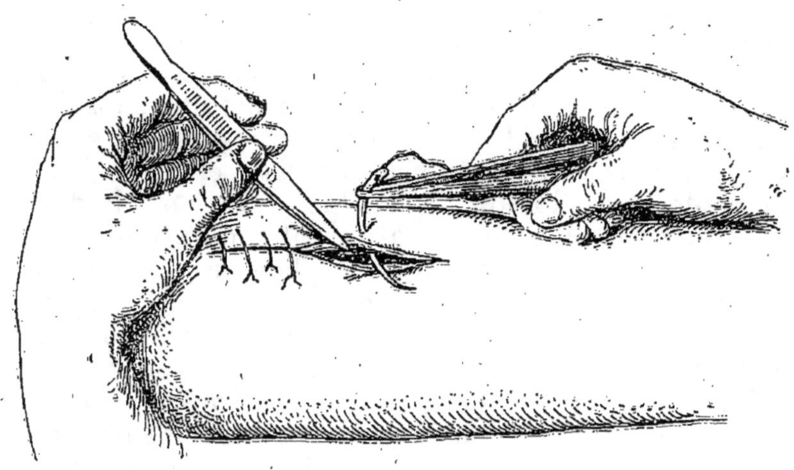

Fig. 32. — Sutures à points séparés.

l'aiguille profondément de manière à adapter l'une à l'autre les deux lèvres jusque dans la profondeur. Si l'on néglige cette précaution il restera, sous le couvercle formé par la suture des tissus superficiels, une cavité dans laquelle viendront s'accumuler le sang et les produits de sécrétion susceptibles de mettre obstacle à une réunion primitive.

Dans les plaies profondes, dans les plaies musculaires par exemple, il faut d'abord faire une suture spéciale pour le muscle, l'aponévrose, cela, au moyen de fils perdus, de fils de catgut particulièrement ; on rapproche par dessus, en un dernier étage, les lèvres cutanées (*sutures en étages*).

Si les deux lèvres de la plaie ne sont pas au même niveau, si par exemple une cicatrice fait qu'une des lèvres est plus mince ou plus ou plus profonde, on emploiera une suture spéciale dont le principe est le suivant : prendre de loin mais superficiellement la lèvre épaisse, prendre profondément mais de tout près la lèvre mince (fig. 33, *b*).

2. **La suture continue** se fait au moyen d'un seul fil que l'on conduit sans interruption d'un bout à l'autre de la plaie ; elle présente plusieurs types.

*a*) La plus employée de toutes est la vieille *suture du pelletier*, dite encore *suture en surjet* (fig. 33, *c*). Elle se fait rapidement, adosse régulièrement les téguments, mais ne peut être employée que dans les plaies peu profondes. Pour plus de sûreté on peut mettre quelques nœuds de soutien de loin en loin sur le surjet.

*b*) Dans la *suture du matelassier* on passe le fil d'une lèvre à l'autre en cheminant dans la profondeur du tissu et non pas à la surface. Elle est rarement employée (fig. 33, *d*). [C'est la plus esthétique des sutures, celle qui laisse le moins de traces lorsqu'elle est bien faite ; on la désigne en France sous le nom de suture intra-dermique.]

3. Pour exercer au niveau de la plaie une pression aussi régulière que possible, on s'est servi depuis longtemps de la *suture en capiton* (fig. 33, *e*) que l'on emploie encore aujourd'hui dans les grandes opérations plastiques.

Enfin la *suture entortillée* et la *suture entrecroisée* de Dieffenbach (voy. fig. 33, *f*), qui les employait surtout dans les becs de lièvre, ne présentent plus actuellement qu'un intérêt historique.

Signalons pour finir un autre procédé de suture employé jadis par Vidal (de Cassis) pour les plaies cutanées, les *serrefines* (fig. 33, *g*); c'étaient de petites pinces métalliques dont les extrémités pointues rapprochaient l'une contre l'autre les lèvres de la plaie. Elles rappellent la disposition des pinces de certains insectes que déjà les arabes employaient autrefois à cet usage. Malgré une série de modifications, elles ne sont plus employées aujourd'hui (1).

Pour les sutures de la peau on emploie de préférence la

(1) [En France, beaucoup de chirurgiens emploient, depuis quelques années, les *agrafes de Michel* ; elles sont d'une application très rapide, et donnent de jolies cicatrices.]

soie, le crin de Florence, les fils métalliques en argent ou en bronze d'aluminium ou le simple fil de couturière. *Les fils doivent rester en place jusqu'à l'accolement complet*

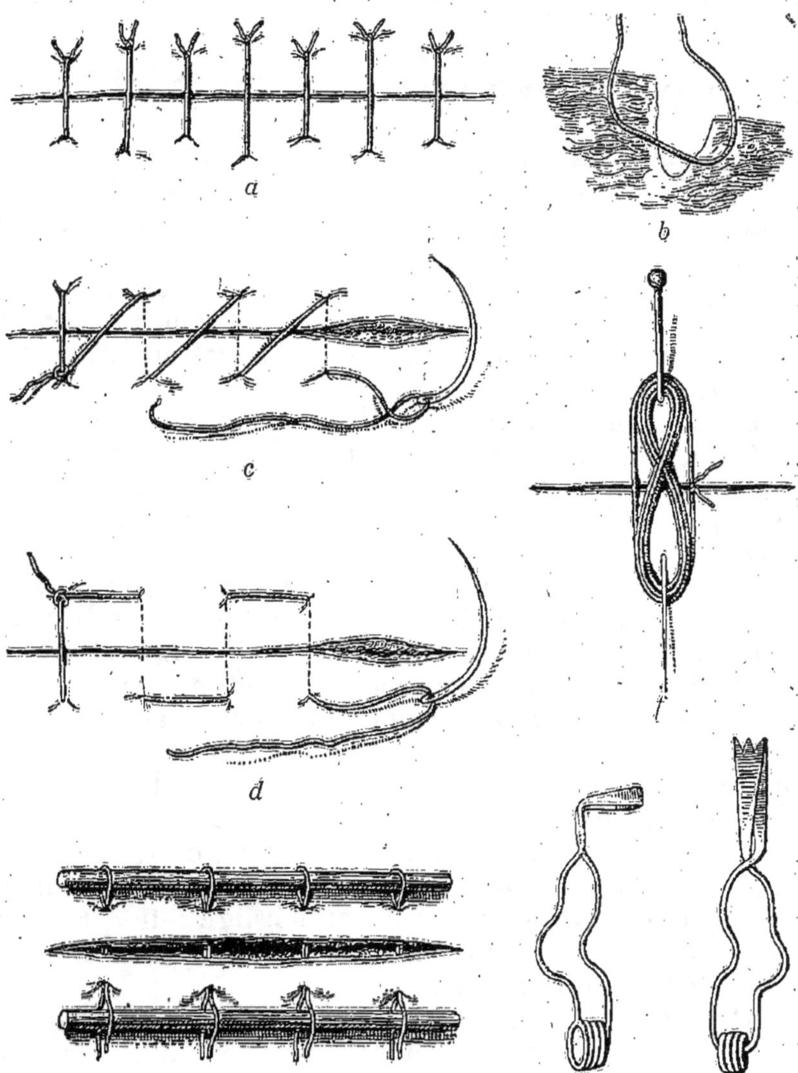

Fig. 33. — Sutures de soutien, de rapprochement, en surjet, du matelassier, en capiton ; serre-fines.

*des lèvres de la plaie, c'est-à-dire pendant 5 à 7 jours. On les enlèvera ensuite.*

Pour suturer les muqueuses on préfère habituellement
le catgut parce qu'il n'a pas besoin d'être enlevé comme
les autres : il possède la propriété de se résorber complètement.

### Suture des muscles, des tendons et des nerfs.

Lorsque, dans la profondeur, des muscles, des tendons
ou des nerfs sont sectionnés, il faut aller les suturer et le
plus exactement possible. On emploie pour cela des fils
de soie ou des catguts. Les sutures que l'on effectue alors
sont dites *sutures perdues*, parce qu'elles sont destinées à
rester dans les tissus. Les soies seront bien tolérées si la
cicatrisation est aseptique ; quant au catgut il se résorbera rapidement.

**Sutures musculaires.** — Il faut *opérer sur un muscle
relâché* de manière à pouvoir plus facilement rapprocher
ses deux extrémités. Le muscle sera maintenu dans cette
position au moyen d'un bandage jusqu'à complète guérison.

**Sutures des tendons.** — Les mêmes principes sont de
mise, mais la suture présente souvent de grandes difficultés
du fait de l'écartement des bouts tendineux. *L'extrémité
centrale du tendon se rétracte* souvent très loin dans sa
gaine ; on essaiera de la rapprocher par le relâchement du
muscle, par des pressions extérieures ou même en appliquant sur le membre du centre à la périphérie un bandage
circulaire compressif. Néanmoins on est souvent obligé,
pour retrouver le bout central du tendon, d'ouvrir sa
gaine de bas en haut ; il est préférable alors d'inciser
cette gaine latéralement ; si l'on néglige cette précaution
on voit souvent dans la suite se produire des adhérences
entre le tendon et la peau.

On emploie pour les tendons la suture interrompue,
qui permet de rapprocher l'une de l'autre les deux
surfaces sectionnées, de manière à rendre au tendon sa
forme primitive. C'est la suture tendineuse proprement
dite (voy. fig. 34, *a* et *a¹*). On peut employer encore la
suture paratendineuse par adaptation latérale (v. fig. 34, *b*).

Si la distance entre les extrémités tendineuses est trop
considérable on peut y remédier au moyen d'opérations
plastiques.

**Sutures nerveuses.** — Dans les cas récents il n'y a pas d'écartement appréciable des extrémités du nerf ; mais la *fragilité toute spéciale* de la substance nerveuse qui se laisse facilement déchirer par les sutures, et les piqûres nécessite des manipulations particulièrement douces. On emploie ici, comme pour les tendons, soit la suture directe des extrémités (suture nerveuse), soit la suture latérale (suture para-nerveuse).

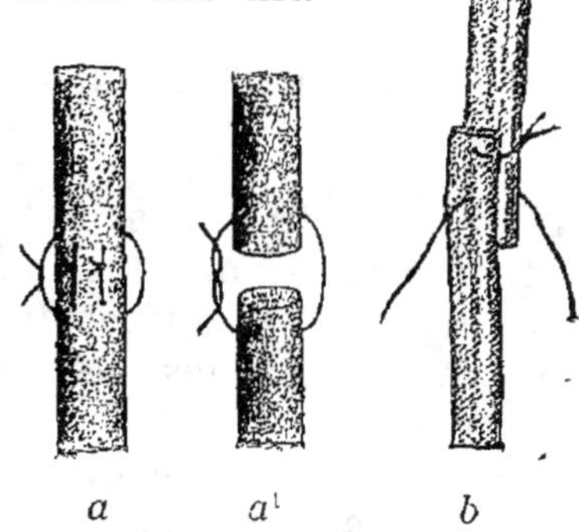



Fig. 34. — *a*, *a*¹, Suture tendineuse ; *b*, suture paratendineuse.

Toute suture chirurgicale a pour objectif, nous l'avons montré, d'assurer l'adaptation exacte des lèvres de la plaie de manière à permettre une cicatrisation par première intention. Il s'ensuit que les sutures ne doivent être employées que dans les plaies susceptibles d'une réunion primitive.

*La suture est donc contre indiquée :* 1º dans les plaies enflammées ; 2º dans les plaies irrégulières, déchiquetées ; encore ces dernières peuvent-elles être transformées en véritables plaies simples par régularisation de leurs lèvres et ablation des parties meurtries. Nous reviendrons d'ailleurs sur ce point.

On désigne la suture d'une plaie fraîche sous le nom de *suture primitive*. La suture d'une vieille plaie granuleuse prend le nom de *suture secondaire*.

Dans les plaies cavitaires, surtout celles dont les parois sont rigides, comme les cavités osseuses, il est souvent impossible d'obtenir par la suture une oblitération directe de la plaie. En pareil cas on peut, à la manière de Schede, laisser se produire la cicatrisation sous une croûte sanguine : on laisse la plaie saigner jusqu'à ce que toute la cavité soit remplie de caillots sanguins ; ceux-ci forment à leur surface une véritable croûte. Sous cette croûte les caillots pourront, si l'évolution est favorable, être remplacés par du tissu conjonctif suivant le mode habituel de l'organisation des caillots. Finalement l'épidermisation se produira sous cette carapace qui finira elle-même par tomber. Chez les enfants on observe souvent des cicatrisations de ce genre dans les plaies superficielles de la peau ; elles guérissent sous une croûte sanguine. Dans les plaies

importantes la condition indispensable de cette cicatrisation « sous=
crustacée » est une asepsie rigoureuse, car les bactéries vivent fa=
cilement dans les caillots sanguins, les ramollissent et les détruisent,
ce qui rend dès lors impossible le genre de cicatrisation cherché.

## LES HÉMORRAGIES ET LEUR TRAITEMENT

Notre intention n'est pas de nous occuper ici des seules
hémorragies qu'on peut observer à la suite de sections
traumatiques ou opératoires ; nous étudierons dans une
vue d'ensemble les hémorragies sous leurs diverses
formes.

1. **Hémorragies parenchymateuses.** — En règle générale
elles s'arrêtent spontanément ou à la suite d'une compression de courte durée ; un excellent moyen de les arrêter
est de pratiquer la suture des tissus qui saignent. Mais il
est des cas dans lesquels la suture n'est pas applicable,
dans les plaies en surface par exemple, ou dans les hémorragies provenant de cavités telles que les fosses nasales
ou l'utérus. Nous disposons alors pour les arrêter de
moyens mécaniques, chimiques et thermiques.

*a*) Moyens mécaniques. — C'est l'application d'un panse-
sement compressif à la surface d'une plaie saignante, ou
le *tamponnement* de la cavité hémorragique avec de la
gaze (gaze iodoformée) [gaze aseptique] ou de l'ouate ; 24
heures peuvent suffire, mais il faut parfois davantage. Dans
les hémorragies des membres, la simple position élevée
du membre suffit à diminuer l'écoulement sanguin.

*b*) Moyens chimiques. — Ce sont les médicaments dits
styptiques, en particulier le perchlorure de fer, liquide
brunâtre dont on imprègne un tampon de ouate et que
l'on applique sur l'endroit qui saigne ; il se produit une
croûte de sang coagulé. Le vinaigre, l'alun ou le tanin en
solution ou en poudre ont une action astringente très
marquée. *L'adrénaline*, que nous connaissons déjà, appliquée sur les petites plaies parenchymateuses en solution
à 1 °/₀₀ arrête promptement les hémorragies par la vaso-
constriction qu'elle provoque.

*c*) Moyens thermiques. — Le froid agit lui aussi en provoquant la contraction des tissus ; on l'emploie sous forme
d'enveloppements glacés, de sacs de glace ou d'irrigations

froides. Les irrigations chaudes (45° C) sont employées en gynécologie contre les métrorragies ; on emploie également la vapeur chaude que l'on projette au moyen d'un fin soufflet dans l'intérieur de la cavité utérine ; on obtient ainsi une coagulation du sang à la surface des tissus. Le meilleur des hémostatiques thermiques est le cautère. Le

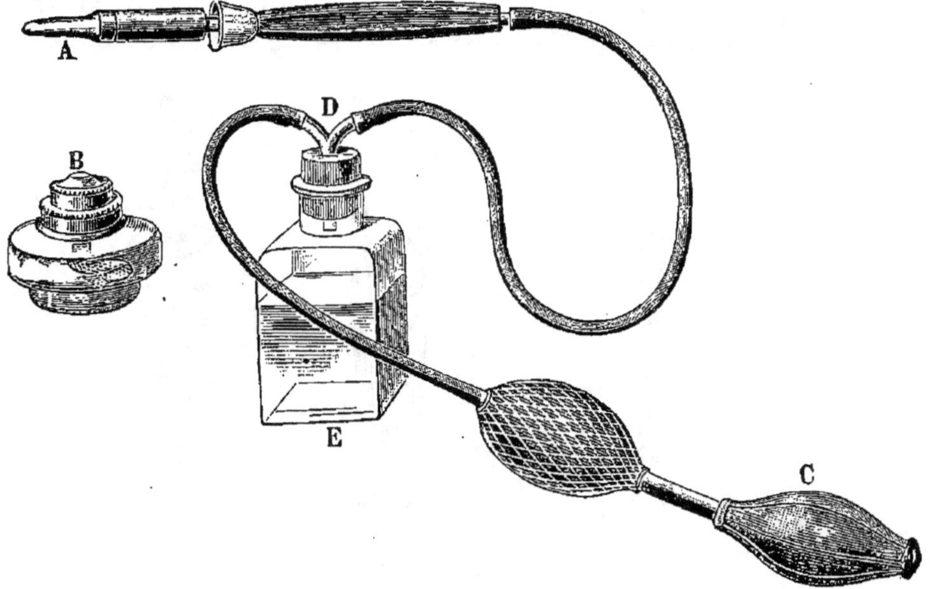

Fig. 35. — Thermocautère de Paquelin ; A, Lame incandescente ; B, Lampe à alcool ; C, Soufflerie ; D, E, Réservoir à benzine.

vieux cautère ou fer rouge a cédé la place au *thermo-cautère* inventé par Paquelin (voy. fig. 35).

Le thermocautère consiste en un tuyau de platine creux, dit lame, A, qui est adapté sur un manche en bois et qui est relié à un récipient en verre D contenant de la benzine ou du pétrole. Une soufflerie C envoie dans le récipient de l'air qui se charge de vapeurs de benzine et qui arrive ensuite dans l'intérieur de la lame. On place d'abord la lame de platine sur une lampe à alcool B jusqu'à ce qu'elle rougisse ; *alors seulement* on envoie par la soufflerie des vapeurs qui, arrivées dans la lame, se décomposent du fait de sa haute température et maintiennent le platine incandescent, alors même qu'il est éloigné de toute source de chaleur.

**2. Hémorragies artérielles.** — Les méthodes signalées plus haut ne réussissent plus ici, à moins qu'il ne s'agisse de toutes petites artères. L'hémostase artérielle est une question capitale, tant à l'occasion des blessures qu'au cours des opérations.

*a*) Ligature artérielle. — On saisit l'extrémité du vaisseau coupé au moyen d'une pince (voy. fig. 36, *a*, presse-artère [n'est plus employé], *b, pince hémostatique*) ; on passe sous l'instrument un fil de soie ou de catgut, on le noue par dessus l'artère, puis on enlève la pince. La ligature reste en place et la cicatrisation est rapidement obtenue.

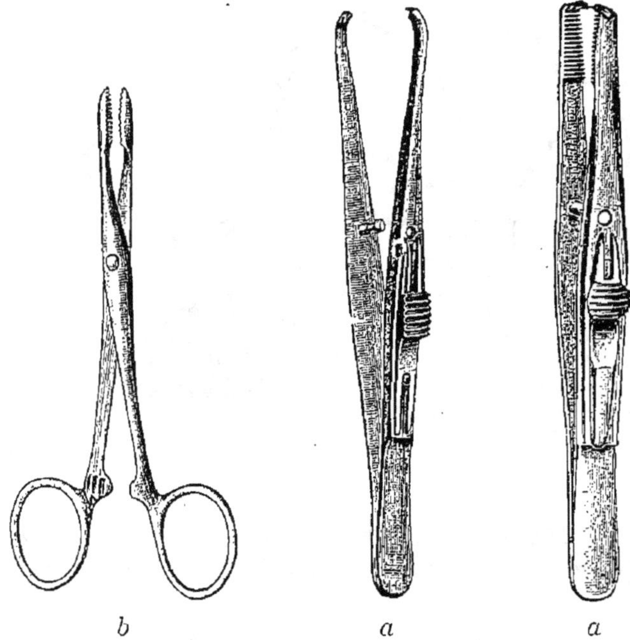


Fig. 36. — Instruments servant à l'hémostase.
Pinces à forcipressure.

*b*) Torsion des artères. — On isole l'extrémité de l'artère, on la pince, puis on fait exécuter à la pince une série de tours sur son axe. Lorsqu'on enlève la pince, ou mieux lorsqu'elle tombe d'elle-même, on constate que l'extrémité du vaisseau est complètement oblitérée : la compression et l'enroulement ont suffi à assurer une occlusion solide et persistante. Mais la méthode n'est applicable qu'aux toutes petites artères.

*c*) Ligature a distance. — Lorsque le vaisseau sectionné ne peut pas être dénudé suffisamment pour qu'on arrive à pincer son extrémité, dans un tissu cicatriciel, par exemple, ou dans une plaie profonde, on fait une ligature à distance, c'est-à-dire qu'on passe une aiguille courbe, armée d'un fil, dans les tissus qui entourent l'artère ; lorsqu'on liera le fil, les tissus comprimés comprimeront l'artère à leur tour.

*d*) PINCES A DEMEURE. — Si les trois premières méthodes sont inapplicables, on peut encore laisser la pince en place, fixée à l'extrémité du vaisseau, pendant 24 heures. Ce délai écoulé, l'accolement des parois est en général suffisant pour qu'on puisse alors enlever l'instrument.

Dans ces derniers temps on a construit des pinces très puissantes, qui écrasent d'un seul coup les tissus et procurent une hémostase durable, bien qu'on les enlève imdiatement (*angiotripsie*).

*e*) SUTURE VASCULAIRE. — Elle trouve son indication dans les *plaies des grosses artères*, dont l'oblitération totale risquerait de provoquer des troubles circulatoires graves. Dans les plaies latérales, on oblitère la fente au moyen d'un fin surjet. Dans les plaies transversales on assure la continuité en invaginant le bout central de l'artère dans son extrémité périphérique. [Cette chirurgie artérielle nécessite pour réussir des *précautions toutes spéciales* sur lesquelles nous ne pouvons nous étendre ici.]

3. **Hémorragies veineuses.** — Leur traitement est le même que celui des hémorragies artérielles. Je dois cependant faire remarquer que des hémorragies veineuses, même considérables et provenant de veines importantes, peuvent s'arrêter du fait d'un simple *tamponnement*, lorsque les autres procédés sont inapplicables.

Les *hémorragies provenant des grosses veines du cou et du tronc* présentent cependant quelques particularités. Elles sont redoutables pour plusieurs raisons. 1° Le sang ne s'écoule pas seulement de leur bout périphérique, comme c'est l'habitude dans les plaies veineuses ; il s'écoule encore par le bout central à chaque mouvement d'expiration ; 2° elles peuvent s'accompagner d'une *pénétration d'air dans les veines*. On entend alors, au moment de l'inspiration, une sorte de sifflement dû à l'aspiration de l'air par le bout central de la veine ; une embolie gazeuse s'est produite. Le patient perd connaissance, s'agite, se cyanose, tombe en syncope ; la mort peut survenir sur le champ ; elle est due à la pénétration des bulles d'air jusque dans le cœur droit et les artères pulmonaires. Ces bulles d'air oblitèrent les petites artères du poumon, de telle sorte que le cœur gauche et le cerveau ne peuvent plus recevoir le sang frais indispensable à leur existence (1). Pour éviter de pareils accidents au moment de l'ouverture d'une de ces veines dangereuses, il faut faire immédiatement la compression de la veine au-dessus et au-dessous de la plaie, et ne lever cette compression que lorsque est terminée la ligature ou la suture latérale. Si l'entrée de l'air s'est produite il faudra pratiquer immédiatement une sorte d'expression du thorax par une série de mouvements expiratoires.

Tous les moyens indiqués jusqu'à présent sont tous des procédés d'*hémostase définitive*. Mais il peut se trouver des cas, surtout au cours d'hémorragies artérielles, dans lesquels on ne peut pas appliquer aussi vite qu'il le faudrait les moyens exposés plus haut, en cas d'accident, par exemple. Dans ces cas de plaies des gros vaisseaux, il faut porter au blessé un secours immédiat si l'on ne veut pas le voir mourir rapidement d'hémorragie ; il y a là une série de moyens d'hémostase momentanée, qu'on utilise jusqu'au moment où l'on peut appliquer l'hémostase définitive. Telle est l'hémostase provisoire.

### Hémostase provisoire.

Elle est basée sur ce principe que toute hémorragie artérielle s'arrête lorsqu'on exerce au-dessus de la plaie, entre la plaie et le cœur, une compression suffisante pour oblitérer la lumière du vaisseau. La compression peut être faite de diverses façons.

*a*) COMPRESSION DIGITALE. — Elle est surtout applicable aux artères qui sont faciles à sentir à travers les téguments et particulièrement à celles qui reposent sur le squelette, ce qui donne un point d'appui fixe pour exercer la compression. Il existe de pareils points, pour la carotide. au cou, entre le larynx et le sterno-mastoïdien (voy. fig. 37 *a*); pour la sous-clavière dans le creux sus-claviculaire, en dehors de l'insertion du sterno-mastoïdien, au point où

(1) [L'entrée de l'air dans les veines ne provoque pas toujours d'aussi graves accidents ; elle peut même n'en occasionner aucun ; mais elle n'en est pas moins toujours à redouter.]

la sous-clavière repose sur la première côte (fig. 37, *b*).
L'artère humérale se comprime dans le sillon bicipital
interne (fig. 37, *c*), la radiale dans la gouttière du pouls,
la fémorale à la base du triangle de Scarpa, immédiatement au-dessous du milieu de l'arcade de Fallope (voy. fig.

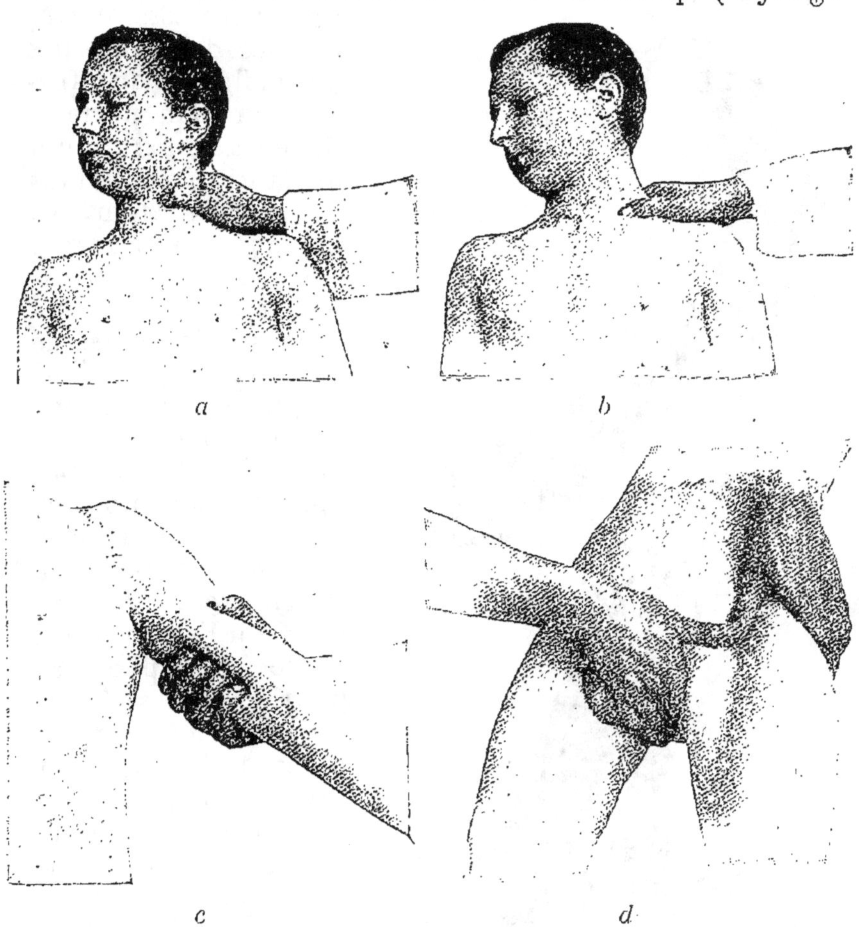



Fig. 37. — Compression digitale. *a*, Carotide ; *b*, Sous-clavière ;
*c*, Humérale ; *d*, Fémorale.

37, *d*), comme le montrent les figures. On commence par
rechercher avec le doigt le point exact où bat l'artère ; on
appuie alors fortement de manière à comprimer le vaisseau sur l'os sous-jacent.

  *b*) Compression instrumentale. — Mais le doigt qui
comprime se fatigue rapidement, aussi a-t-on cherché à

le remplacer par des pelotes que l'on applique sur le vaisseau au moyen d'une ceinture ou d'un tourniquet ; ces pelotes ont l'inconvénient de glisser facilement, aussi ne sont-elles plus guère employées aujourd'hui.

*c*) FLEXION. — Au niveau du genou et du coude on obtient une compresssion très efficace des vaisseaux par la flexion de l'articulation. On porte la flexion au maximum et on la maintient dans cette position au moyen d'un bandage.

*d*) LA BANDE D'ESMARCH. — Les trois méthodes précédentes ne sont plus aujourd'hui employées qu'exceptionnellement ; elles ont cédé la place à un moyen beaucoup plus pratique et beaucoup plus simple, la *bande d'Esmarch*. C'est en 1873 qu'Esmarch eut l'idée d'employer, pour arrêter les hémorragies, une *bande en gomme élastique*. Au niveau du point que l'on désire comprimer, on applique quelques tours de bande (voy. fig. 38), et la compression suffit non seulement à arrêter l'hémorragie du vaisseau principal du membre, mais encore de tous les vaisseaux situés dans les parties

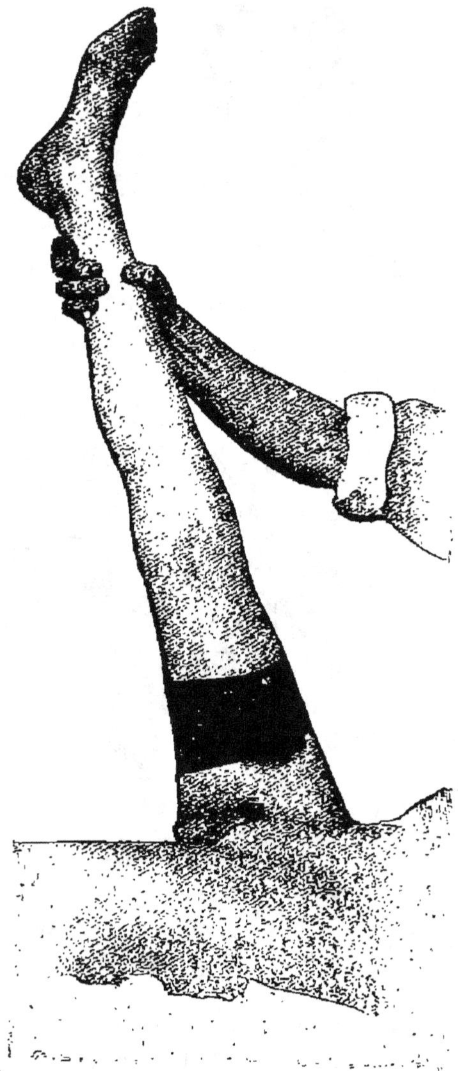

Fig. 38. — Bande d'Esmarch.

molles. La circulation est donc momentanément suspendue dans toute la portion du membre sous-jacente à la

bande d'Esmarch. La méthode a été appliquée depuis à la chirurgie des membres, car elle permet de faire une notable *économie de sang*. [Hémostase préventive.]

**Hémostase préventive.** — Si l'on veut, par exemple, faire au niveau d'une extrémité une opération quelconque, une amputation, sans écoulement de sang, on procède à la manière d'Esmarch de la façon suivante. On élève d'abord le membre perpendiculairement ; puis au moyen d'une bande élastique on refoule le sang contenu dans ce membre en appliquant la bande à partir de l'extrémité périphérique du membre jusqu'à sa racine ; on arrête ensuite la circula-

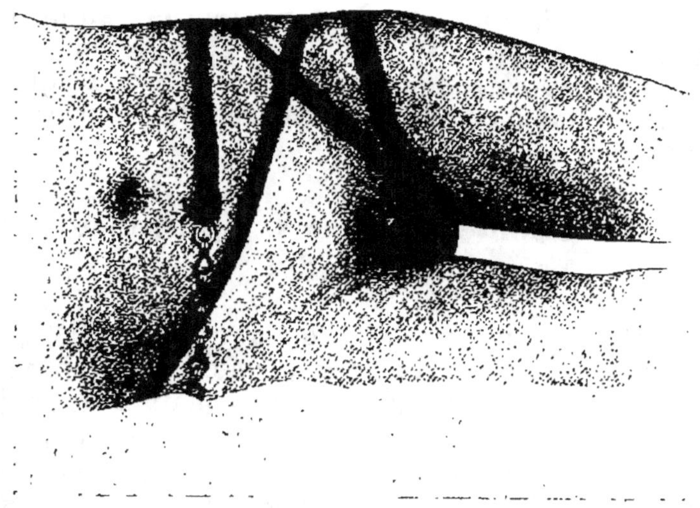

Fig. 39. — Lien en caoutchouc comprimant
la racine de la cuisse.

tion en nouant la bande à la base du membre, ou mieux encore en appliquant une deuxième bande au dessus de la première, ce qui permet d'enlever celle-ci. L'opération s'effectuera dorénavant comme sur un cadavre ; c'est à peine si l'on voit quelques gouttes de sang. Cela facilite singulièrement les manœuvres opératoires car à l'état normal nos incisions sont toujours plus ou moins couvertes de sang. On peut d'ailleurs se passer du refoulement centripète au moyen de la première bande, car il peut présenter un certain danger ; dans une série d'affections, suppurations, tumeurs, maladies des vaisseaux, on pourrait en effet exprimer ainsi dans le courant sanguin des éléments nuisibles, des caillots, etc. En général on se contente alors d'élever le membre verticalement pendant deux minutes, puis d'appliquer à sa base la bande élastique.

Pour comprimer la région de l'aisselle ou la racine de la cuisse on emploie un tube élastique épais (voy. fig. 39) ; pour l'hémostase des doigts, des orteils, du pénis, de petits tubes en caoutchouc, de simples drains suffisent. *Naturellement le temps pendant lequel on peut laisser en place une semblable compression est relativement limité ;* on admet que deux heures et demie représentent la limite extrême au delà de laquelle il faut craindre des désordres irréparables, tels que *paralysies musculaires ischémiques* ou *gangrène du membre.* La pression énergique de la bande sur le membre supérieur peut provoquer chez les individus maigres une *paralysie du nerf radial* qui disparaît habituellement sous l'influence du massage et de l'électricité.

### Evolution et traitement des grandes hémorragies.

La perte de petites quantités de sang est en général sans grand inconvénient pour l'organisme. Le sang perdu est rapidement remplacé par une néoformation de globules sanguins au niveau des centres producteurs, rate, moelle des os, ganglions lymphatiques, foie ; la perte de sérum est de même rapidement compensée par les tissus et par l'alimentation. Plus a été grande la perte sanguine, plus évidemment est longue la réparation. Dans les hémorragies abondantes la pression sanguine s'abaisse et cette chute de la pression tend elle-même à arrêter l'hémorragie, car la coagulation se fait alors plus facilement, et les caillots qui oblitèrent la lumière vasculaire sont moins brutalement refoulés par un courant sanguin plus faible.

Les enfants et les vieillards, de même que les individus affaiblis par la maladie ou la narcose, supportent les hémorragies moins bien que les adultes normaux et vigoureux. Normalement la perte d'un quart de la masse totale du sang (on sait qu'elle est chez l'homme égale au treizième du poids du corps) est déjà très dangereuse ; les hémorragies qui font perdre à l'organisme la moitié de son sang ou davantage sont habituellement mortelles.

Une hémorragie est d'autant plus dangereuse qu'elle se produit avec plus d'impétuosité. En deux minutes un homme peut être saigné à blanc par la fémorale et plus vite encore par les gros vaisseaux proches du cœur. La même perte de sang qui serait mortelle si elle se produisait très vite pourra être supportée par l'organisme si elle se produit en une ou plusieurs heures ; l'organisme a en quelque sorte le temps de s'accommoder alors aux conditions nouvelles dans lesquelles il se trouve placé.

**Les symptômes précurseurs de la mort par hémorragie** sont : une pâleur intense, le refroidissement des téguments, des bourdonnements d'oreille, la perte de connaissance (par anémie cérébrale), *un pouls petit et à peine perceptible*, une angoisse respiratoire, des pupilles dilatées.

Hémophilie. — Dans certaines circonstances de simples hémorragies capillaires produites par des plaies très minimes peuvent devenir incoercibles et entraîner la mort ; elles s'observent chez les individus qui sont atteints de la maladie du sang qu'on nomme *hémophilie*. L'hémophilie est une maladie congénitale qui consiste en une tendance extrordinaire à faire des hémorragies et cela à l'occasion de plaies tout à fait minimes, une écorchure, une extraction dentaire, une contusion, etc.; ces hémorragies ont tendance à durer indéfiniment et elles sont très difficiles à arrêter par les moyens habituels. Chez de pareils individus on verra facilement le moindre choc provoquer de vastes épanchements sanguins sous la peau ou les muqueuses, dans une cavité articulaire, etc. Une bonne partie de ces hémophiles finit par mourir d'hémorragie.

L'hémophilie est une maladie héréditaire. Elle présente cette particularité spéciale d'atteindre surtout dans une famille les individus mâles, mais elle est habituellement transmise dans cette même famille par les femmes, qui pourtant ne semblent pas elles-mêmes atteintes ; et c'est seulement à leurs descendants mâles qu'elles la transmettent. Les enfants des hémophiles mâles restent au contraire indemnes (Lossen, Généalogie de la famille Mampel). Nous ne savons pas encore exactement quelle est la cause de l'affection. Il semble très vraisemblable qu'il s'agit avant tout d'une diminution dans le pouvoir de coagulation du sang, peut-être en même temps existe-t-il une fragilité toute spéciale des parois vasculaires, et spécialement des capillaires (ces hémorragies sont habituellement de nature parenchymateuse, elles ne se produisent pas sur les gros vaisseaux).

La *thérapeutique* est en général à peu près impuissante ; on fera des injections sous-cutanées de gélatine, mais dans bien des cas elles ne réussiront qu'incomplètement (1).

(1) [Weil a préconisé récemment comme traitement de l'hémo-

Le meilleur traitement est encore une prophylaxie sévère qui mettra ces individus fragiles à l'abri des traumatismes de toutes sortes, autant que faire se peut. Il faudra avant tout éviter chez ces hémophiles toute opération, même minime.

**Traitement des hémorragies.** — Dans les hémorragies graves il faut tout d'abord s'efforcer de soutenir les forces défaillantes du cœur. Nous emploierons pour cela les *médicaments* dits *analeptiques*, *injections sous-cutanées d'huile camphrée* à 10 %, administration par la bouche

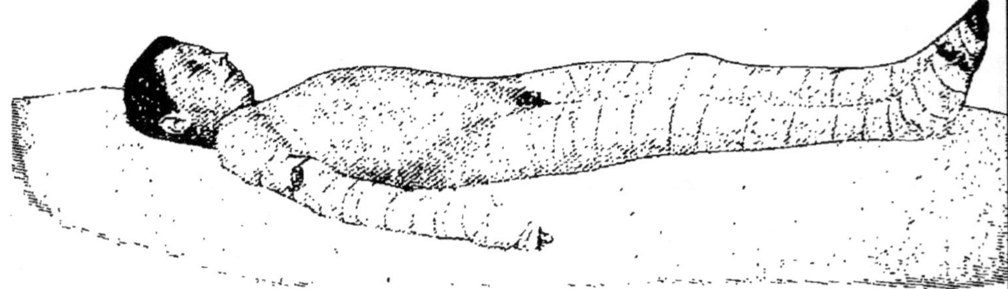

Fig. 40. — Autotransfusion.

de boissons alcooliques chaudes et de café, lavements de vin chaud. Pour lutter contre l'anémie cérébrale, on placera le patient *la tête basse*; pour lutter contre le refroidissement général du corps, on l'enveloppera de serviettes chaudes. L'enveloppement centripète des membres au moyen d'un lien élastique rend de grands services, en refoulant vers le cœur le sang des extrémités ; cette manœuvre est désignée sous le nom d'*autotransfusion* (voy. fig. 40).

Pour remplacer le sang perdu on a depuis longtemps, chez les malades gravement atteints, fait pénétrer dans la circulation du *sang d'animaux bien portants*, du sang d'agneau, par exemple, ou même du sang humain pris sur un autre individu ; c'est la *transfusion du sang*. Mais le sang des animaux provoque, lorsqu'il est injecté dans l'organisme humain, une destruction des globules rouges,

philie les injections de sérum sanguin. Il suffit d'employer à cet effet du sérum antidiphtérique. Ce traitement donne de bons résultats chez toute une série d'hémophiles.]

des coagulations et des accidents d'intoxication. Dans la transfusion d'homme à homme le danger est dans la production de caillots dans le tube qui réunit les vaisseaux des deux organismes ; des embolies mortelles peuvent se produire de ce fait.

Mais comme la cause immédiate de la mort par hémorragie est l'insuffisance du liquide en circulation, insuffisance qui a pour conséquence un arrêt dans le travail de pompe effectué par le cœur, on a pu abandonnner complètement la transfusion du sang et la remplacer par des *injections de solution salée physiologique* à 0,9 °/₀ ; ces *injections de sérum* s'effectuent sous la peau ou dans l'intérieur des veines.

INJECTIONS DE SÉRUM. — Pour faire une injection de sérum on emploie un simple bock muni d'un tube, le tout stérilisé, évidemment. On remplit le bock avec la solution stérilisée de sérum artificiel à une température légèrement supérieure à celle du corps (40° C). L'extrémité libre du tube est armée d'une aiguille creuse un peu plus grosse qu'une aiguille à tricoter.

*a*) Pour l'*injection sous-cutanée* on fait pénétrer l'aiguille ou même plusieurs aiguilles (voy. fig. 41) dans le tissu cellulaire sous-cutané en la poussant obliquement à travers un pli fait préalablement à la peau [la peau a été nettoyée à la manière habituelle, bien entendu] ; on pousse de préférence l'injection au niveau du tiers supérieur de la cuisse, face antérieure ou externe, ou encore sous la peau du thorax. On place le récipient à une hauteur de 1 mètre environ et on laisse le liquide s'écouler lentement de lui-même. Au niveau de l'injection on verra se former une vaste boule d'œdème qui se résorbera rapidement d'elle-même ou sous l'influence d'un léger massage. On laisse pénétrer au niveau de la première piqûre de 150 à 250 cmc. de liquide puis on retire l'aiguille parce que le gonflement devient alors véritablement douloureux, et on fait ailleurs une nouvelle piqûre. On peut injecter un litre ou deux en une seule séance et faire de nouvelles séances dans les heures ou dans les jours qui suivent.

*b*. S'il s'agit de cas particulièrement graves dans lesquels la faiblesse de la circulation ne permet pas une résorption suffisamment rapide du sérum injecté sous la peau, il faut pratiquer une *injection intraveineuse*. On la fait de préférence au niveau du coude, dans la veine médiane céphalique [ou dans la veine saphène au moment où elle passe sur la malléole interne]. On applique d'abord un lien sur le bras pour rendre la veine plus saillante.

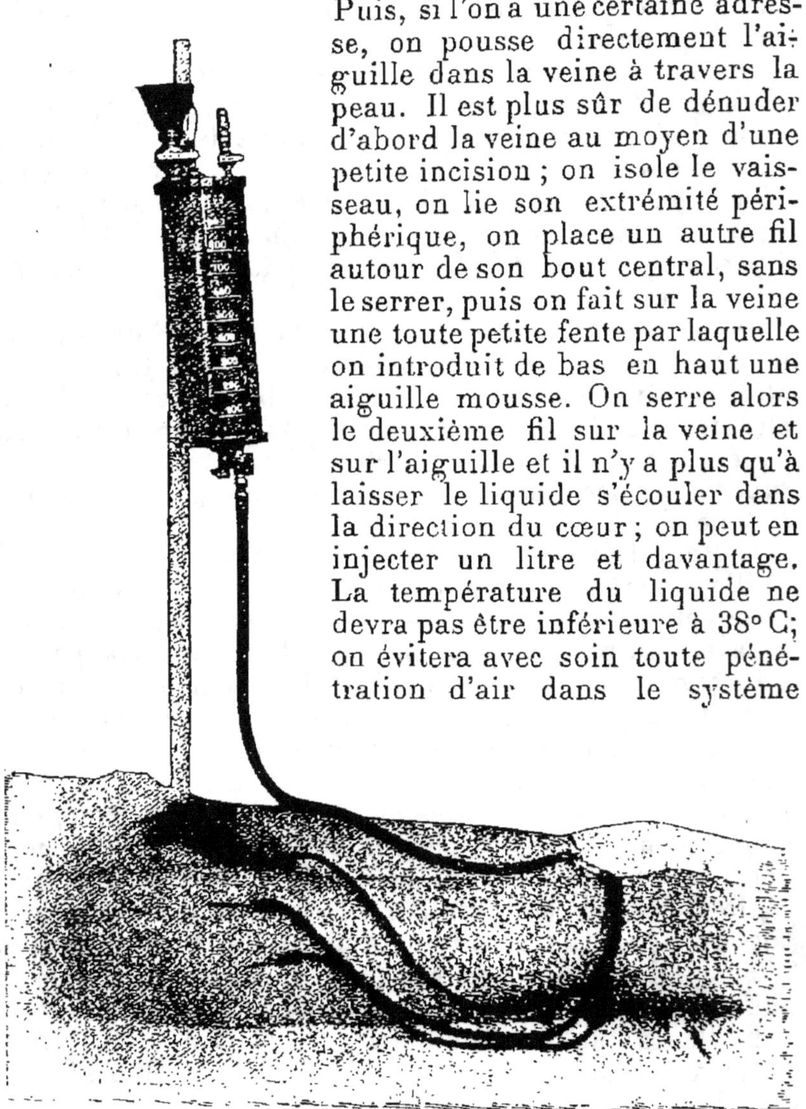

Puis, si l'on a une certaine adresse, on pousse directement l'aiguille dans la veine à travers la peau. Il est plus sûr de dénuder d'abord la veine au moyen d'une petite incision ; on isole le vaisseau, on lie son extrémité périphérique, on place un autre fil autour de son bout central, sans le serrer, puis on fait sur la veine une toute petite fente par laquelle on introduit de bas en haut une aiguille mousse. On serre alors le deuxième fil sur la veine et sur l'aiguille et il n'y a plus qu'à laisser le liquide s'écouler dans la direction du cœur ; on peut en injecter un litre et davantage. La température du liquide ne devra pas être inférieure à 38° C; on évitera avec soin toute pénétration d'air dans le système

Fig. 41. — Injection sous-cutanée de sérum.

veineux. [Aussi est-il prudent d'arrêter l'injection alors qu'il existe encore dans le récipient une certaine quantité de liquide.] Pour terminer l'opération il suffira de retirer l'aiguille, de lier le bout central de la veine et d'appliquer un pansement sur la petite boutonnière cutanée.

Landerer recommande d'ajouter à la solution de sérum une certaine quantité de sucre (3 à 5 °/₀) Au lieu de se servir d'un bock on peut se servir d'un appareil très pratique employé par Küttner ; il est armé d'un thermomètre et permet de contrôler la température du liquide. Küttner ajoute également à la solution salée de l'oxygène ; il suffit d'agiter l'appareil pour obtenir la résorption du gaz ; on augmenterait ainsi l'action vivifiante de l'injection. L'appareil est représenté fig. 41.

## 2. PLAIES PAR PIQURES

Les instruments piquants, tels qu'épées, couteaux, aiguilles, éclats de verre ou de bois, font des plaies très étroites, mais souvent très profondes.

Les bords de la plaie sont, suivant l'agent traumatisant, tantôt nets, tantôt irréguliers. Les plaies par piqûre sont surtout importantes et dangereuses parce que les instruments qui les produisent peuvent, après avoir traversé les parties molles, pénétrer profondément. Elles peuvent ainsi blesser des organes importants dont les lésions pourraient passer inaperçues pour un observateur inattentif vu les faibles dimensions de la plaie superficielle. Il est donc très important dans toute plaie par piqûre de se renseigner aussi exactement que possible sur la forme et la longueur de l'instrument incriminé, sur la direction dans laquelle le coup a été porté, de manière à envisager les diverses éventualités possibles de blessures profondes.

De toutes les plaies par piqûre, les plus fréquentes sont sans contredit les plaies par *piqûres d'aiguilles*. Elles ne présentent en général aucun danger, et comme les aiguilles ne transportent d'habitude sur leur surface métallique lisse que peu ou pas de microbes, il est de règle que leurs piqûres ne s'accompagnent d'aucun phénomène inflammatoire. Les aiguilles ne restent pas toujours au point de leur pénétration ; sous l'influence des mouvements, des contractions musculaires, elles peuvent *cheminer* dans l'organisme et reparaître, au bout d'un certain nombre de jours ou même d'années, en des points très éloignés de leur point de pénétration. Les rayons de Rœtgen nous permettent de déceler facilement ces corps étrangers et de les enlever par là même (Voy. fig. 42).

Les plaies par piqûre guérissent aussi facilement que
les plaies par section lorsqu'elles sont superficielles et
qu'elles ne s'infectent pas ; mais leur désinfection est particulièrement difficile. Dans la plupart des cas on se contente de nettoyer la peau à la surface de la plaie, puis d'en-

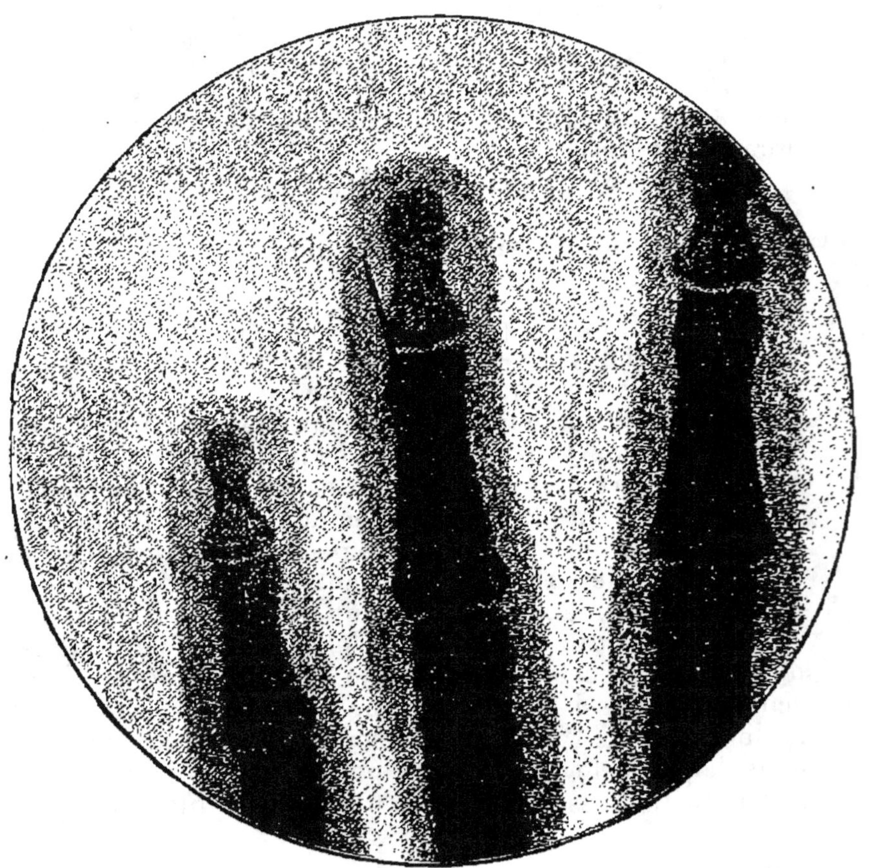

Fig. 42. — Radiographie de fragments d'épingles contenus
dans les doigts d'un fabricant d'épingles.

foncer entre les lèvres de cette plaie une mèche de gaze
(gaze iodoformée) étroite qui agit à la manière d'un drain
en permettant aux sécrétions de la plaie de s'écouler à
l'extérieur. Sur la gaze on applique un pansement ordinaire. [Ce simple pansement superficiel suffit bien souvent.]
Mais il se peut que la piqûre ait entraîné dans la pro-

fondeur les produits septiques ou des *corps étrangers* qui peuvent devenir la cause d'une inflammation des tissus. Si le corps étranger est irritant, si une inflammation commence, si la suppuration survient, il faut pratiquer une incision pour élargir la plaie. On enlèvera les corps étrangers dont le siège aura été précisé par la radiographie, on désinfectera la plaie en la traitant suivant la méthode habituelle (voy. le chapitre des infections des plaies).

*Le débridement opératoire de toute plaie par piqûre est absolument indispensable lorsqu'il existe des lésions au niveau des organes profonds ; ces lésions nécessitent un traitement approprié.*

Les plaies par *piqûre des muscles, des tendons, des nerfs* provoquent sur ces organes des ruptures partielles ou totales qui se traduisent par des troubles fonctionnels variés dont les symptômes et le traitement sont analogues à ceux des plaies par instruments tranchants.

## Plaies par piqûres des vaisseaux sanguins. Anévrysmes traumatiques.

Les plaies par piqûre des vaisseaux sanguins évoluent en règle générale à la manière des plaies par section. Les *petites piqûres des parois artérielles* présentent cependant quelques particularités surtout lorsqu'elles sont situées au fond d'un long trajet de parties molles dont les bords s'accolent rapidement l'un à l'autre et guérissent par première intention. A la suite de ces plaies par piqûre et parfois aussi à la suite de plaies par balles de petit calibre ou même de blessures d'un autre ordre, on peut voir ce qui suit.

**Anévrysme traumatique ou faux.** — Au lieu de se cicatriser par formation d'un caillot ou oblitération de ses bords, l'ouverture latérale produite par le traumatisme dans la paroi de l'artère reste béante (voy. p. 50). Le sang s'écoule alors directement à travers cet orifice et s'épanche dans les parties molles avoisinantes. Ce sang se creuse d'abord une petite cavité dont les parois se tapissent de caillots, tandis que progressivement une réaction inflammatoire fait apparaître à la périphérie une membrane conjonctive qui entoure la cavité. Ainsi se constitue un *sac* en communication avec la lumière du vaisseau ; le sang passe de l'artère dans le sac, y tourbillonne, puis rentre dans l'artère (fig. 43).

On désigne un pareil sac sous le nom *d'anévrysme traumatique* ou *an. spurium* ou encore *anévrysme faux*, par opposition aux anévrysmes vrais que nous étudierons plus loin.

En clinique, l'anévrysme traumatique se présente sous

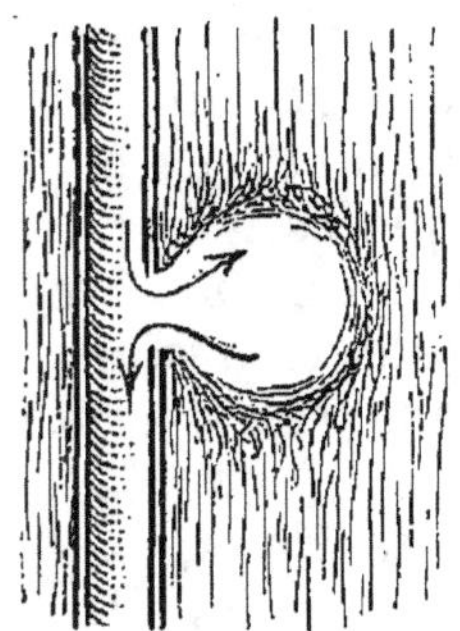

l'aspect d'une tumeur arrondie, *pul-
satile ;* d'abord de faibles dimensions,
il s'accroît avec les années jusqu'à acquérir les dimensions d'une pomme
et même davantage. Par la pression
qu'il exerce sur les nerfs voisins, sur
certaines grosses veines, l'anévrysme
peut provoquer des douleurs ou des
troubles circulatoires. Si l'on applique
le doigt ou l'oreille à sa surface, on
perçoit un *frémissement intermittent*,
synchrone aux battements du pouls et
qui se prolonge souvent le long de
l'artère vers son extrémité périphéri-

Fig. 43.
Anévrysme trauma-
tique.

que. Si l'on comprime l'artère au-dessus de l'anévrysme,
on voit le sac s'affaisser et les pulsations disparaître.

**Anévrysme artério-veineux.** — Si la piqûre — ou la
balle — a atteint avec l'artère la veine adjacente, il peut en

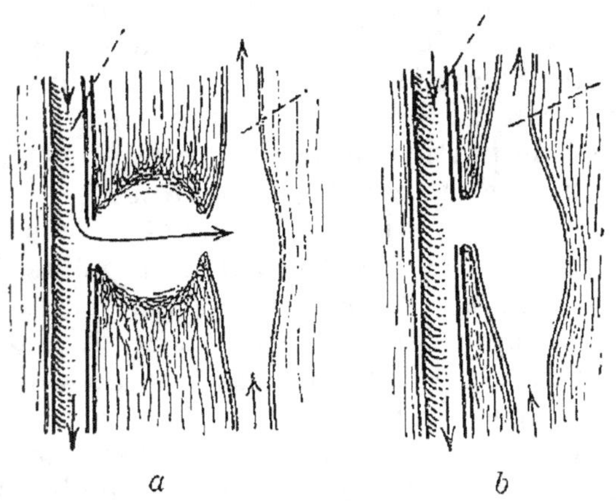

résulter une com-
munication entre
l'artère et la veine,
un *anévrysme ar-
tério-veineux* (voy.
fig. 44). On voit
alors se développer
un sac anévrysmal
comme dans le cas
précédent, mais
avec cette différence
que la veine s'ou-
vre également dans
le sac par un petit
orifice (v. fig. 44 *a*).
Il se peut aussi que
les deux orifices

Fig. 44. — Anévrysme artério-veineux. *a*,
anévrysme artériel variqueux ; *b*, varice
anévrysmale.

artériel et veineux communiquent directement l'un avec
l'autre sans interposition d'aucun sac (voy. fig. 44 *b*). On
désignait jadis le premier type sous le nom *d'anévrysme
variqueux*, le deuxième sous celui de *varice anévrysmale*.

Dans les deux cas, le sang se précipite de l'artère dans la veine, la paroi veineuse se dilate sous cette pression nouvelle, soit au niveau même de la communication, soit vers sa périphérie, et cette dilatation plus ou moins considérable peut aboutir à la formation d'un sac (*varice*). La

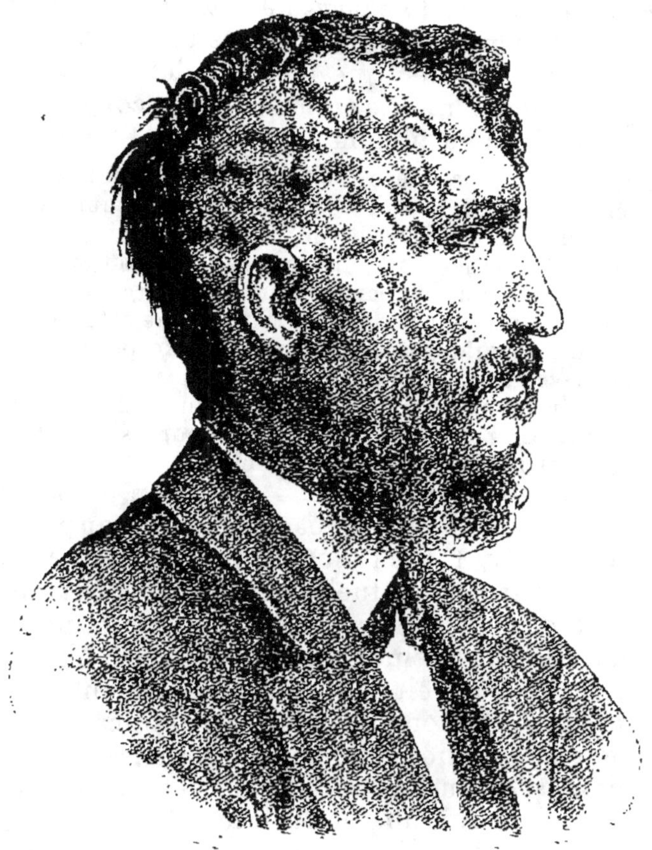

Fig. 45. — Anévrysme artério-veineux de l'artère et de la veine temporales. La veine temporale forme une série de dilatations serpentines visibles à travers la peau. L'anévrysme est consécutif à une ancienne piqûre de la région temporale (Czerny).

*veine se dilate fortement* dans sa portion périphérique, un peu seulement dans sa portion centrale ; elle devient serpentine et ces *veines dilatées* et *épaissies* finissent par former de véritables boudins comme dans le cas de Czerny représenté ci-contre (voy. fig. 45).

*Cliniquement*, l'anévrysme artério-veineux se distingue

de l'anévrysme artériel par plusieurs points : *les pulsations sont perceptibles sur la veine*, ce qui manque évidemment dans les anévrysmes artériels ; mais surtout, dans les anévrysmes artério-veineux, *le frémissement et le murmure qu'on perçoit et qu'on entend sont continus*, tandis qu'ils sont intermittents dans l'anévrysme artériel. Le murmure vasculaire se transmet dans les veines et également dans leur bout central, si bien que les malades, surtout dans les anévrysmes de la moitié supérieure du corps, peuvent en être incommodés au plus haut point.

Autrefois, il n'était pas rare d'observer l'apparition d'un anévrysme artério-veineux à la suite de la saignée pratiquée au pli du coude sur la veine médiane basilique. Si l'instrument, la lancette, destiné à ouvrir la veine était manié sans précaution, la lame pouvait traverser la veine de part en part, atteindre l'artère humérale et provoquer ainsi l'apparition d'un anévrysme artério-veineux. Aujourd'hui, on ne pratique plus la saignée qu'exceptionnellement ; mais on rend la veine saillante en appliquant sur le bras une compression circulaire et on l'ouvre au moyen d'une petite *boutonnière* faite au bistouri. Un pansement aseptique compressif suffit pour provoquer la cicatrisation de cette petite plaie.

**Traitement des anévrysmes.** — Jadis on a cherché et parfois avec succès à obtenir la coagulation du sang contenu dans l'anévrysme au moyen d'une *compression prolongée* (1, 2, 3 jours durant). Actuellement ces expédients ont fait place au *traitement opératoire*. La conduite idéale est *l'extirpation* de l'anévrysme traumatique avec oblitération de l'orifice artériel ou veineux par la ligature ou la suture latérale. Lorsque cette conduite n'est pas applicable [et elle ne l'est que très exceptionnellement], on lie le ou les vaisseaux au-dessus et au-dessous du sac, et on extirpe ce dernier. Si l'extirpation du sac est elle-même impossible, on peut, à la manière d'Antyllus, faire la ligature des vaisseaux afférents et efférents, puis ouvrir largement le sac et en faire le tamponnement ; on laisse la plaie guérir peu à peu par granulation. Pour les autres méthodes de traitement des anévrysmes, voir plus loin.

### 3. PLAIES DES PARTIES MOLLES PAR INSTRUMENTS CONTONDANTS

Les agents contondants, tels que chocs, coups de marteau, chute d'objets lourds, coup de pied de cheval, etc., provoquent une attrition des tissus avec ou sans solution de continuité du revêtement externe. Aussi convient-il de distinguer les *plaies contuses* et les *contusions sous-cutanées* ou *contusions proprement dites*.

## A. Contusions simples.

Dans une contusion, les tissus sont toujours plus ou moins comprimés, dilacérés et détruits. Le tissu conjonctif lâche est de tous les tissus le plus fréquemment lésé et avec lui les vaisseaux capillaires ou les petites veines qu'il contient. Aussi l'un des symptômes les plus constants des contusions est-il, avec le gonflement et la douleur des parties contuses, la formation d'*hémorragies* dans les tissus, tantôt sous forme d'épanchements en nappe (suffusions ou sugillations hémorragiques), tantôt sous forme d'*épanchements circonscrits* constituant de véritables poches sanguines, dites *hématomes*. Ces hémorragies s'accompagnent d'une série de colorations successives de la peau ; elle est d'abord bleue ou violacée, puis verte, puis jaunâtre. Ces colorations diverses, qui accompagnent l'infiltration progressive du sang épanché, s'expliquent par les profondeurs diverses auxquelles se trouve l'épanchement. Le sang en couche épaisse, profondément situé, donne une teinte d'un bleu noir, il devient jaune lorsqu'il est en couches minces et proche de la surface.

A côté du sang il peut s'épancher dans les tissus de la *lymphe* provenant de la rupture des vaisseaux lymphatiques. Dans les traumatismes qui atteignent la peau tangentiellement, on voit la peau se décoller de l'aponévrose sous-jacente, sans plaie extérieure ; les vaisseaux lymphatiques déchirés laissent écouler un *extravasat lymphatique*. L'ensemble prend l'aspect d'une tumeur fluctuante qu'on pourrait à première vue confondre avec un hématome. Mais dans ces « *épanchements traumatiques de sérosité* » on ne voit pas survenir par la suite de coloration ecchymotique des téguments, et si l'on fait une ponction pour extraire le contenu de la poche, on constate qu'il est constitué par un liquide transparent, jaune clair, analogue à la lymphe.

Il peut se produire, à la suite des contusions, des *ruptures sous-cutanées des muscles ou des tendons*. Déjà on peut observer des déchirures partielles à la suite de certaines contractions violentes des muscles, sans traumatisme extérieur ; cela se voit au tendon d'Achille à la suite d'un saut, au quadriceps ou au tendon rotulien à la suite d'une contraction violente de ce muscle. On reconnaît la rupture d'un muscle ou d'un tendon au trouble apporté à la fonction musculaire ; à l'existence d'une dépression au niveau du point rompu, dépression dans laquelle s'accumule un épanchement sanguin. La guérison de ces ruptures musculaires nécessite la mise au repos complet du membre blessé, de manière à permettre un rapprochement aussi complet que possible des parties atteintes ; la cicatrisation se fait par l'intermédiaire d'une couche de tissu conjonctif, et souvent sans altérations appréciables de la fonction.

*L'évolution des contusions* dépend de la violence du traumatisme causal. Les épanchements sanguins des *hématomes* se résorbent, en règle générale : les globules sanguins blancs et rouges peuvent en partie rentrer dans la circulation, tandis qu'une autre partie est détruite et résorbée. Ou bien il restera, au lieu et place de l'ancien extravasat, une cicatrice conjonctive, en général colorée par le pigment sanguin, dont le mode de formation est analogue à l'organisation des caillots.

Même sous la peau intacte, des hématomes peuvent s'infecter et suppurer ; il suffit pour cela que des microorganismes aient pu pénétrer par un autre point du corps dans le courant sanguin ; ils seront déversés par le sang dans l'hématome. Voyez à ce sujet le chapitre des *infections*.

Si le traumatisme a violemment contusionné et meurtri les parties molles, celles-ci peuvent finir par s'éliminer complètement. Tel est le cas dans les traumatismes qui détruisent ou thrombosent des vaisseaux volumineux, et qui s'opposent de ce fait à la nutrition des tissus.

L'ébranlement violent qui se produit dans l'organisme tout entier au moment même du traumatisme peut s'accompagner, mis à part les accidents locaux, de manifestations générales : tremblements, pâleur généralisée, faiblesse ou arrêt du pouls, perte de connaissance, défaillance. Ces derniers phénomènes sont réunis sous le nom de *Shok*, et sont dus à des réflexes liés à l'irritation nerveuse, de même que dans l'expérience de Goltz on obtient l'arrêt du cœur de la grenouille par de simples excitations périphériques. Dans les cas graves, le shok persiste et peut aller jusqu'à la mort. Il faudra chercher à soutenir le blessé ; on le placera la tête basse, pour favoriser la circulation sanguine au niveau du cerveau et du cœur ; on pourra être amené à le laisser dans cette position pendant quelques heures, voire pendant plusieurs jours.

L'ébranlement direct du système nerveux central causé par un choc sur le crâne, aboutit au tableau très caractéristique de la « *contusion cérébrale* » ; il ne s'agit en pareil cas que de lésions du cerveau d'ordre moléculaire, marquées au plus par de petites hémorragies punctiformes.

Les *contusions de l'abdomen* peuvent avoir pour conséquence des *ruptures des organes intra-abdominaux*, foie, rate, intestin, rein, vessie, etc., graves par les hémorragies intra-péritonéales ou les péritonites qui en sont la conséquence. Les contusions profondes du thorax peuvent provoquer des déchirures du poumon, avec hémoptysies, hémothorax, pneumothorax (1).

Le *traitement d'une contusion d'un membre* est le suivant. On met le membre au repos, en position élevée, et on l'enveloppe de compresses froides. On exerce sur le membre une certaine compression de manière à lutter contre le gonflement et à favoriser la résorption du sang épanché. Enfin un massage bien conduit achèvera cette résorption.

## b. Plaies contuses.

Les plaies contuses se distinguent à première vue des plaies par section. Leurs bords sont irréguliers, déchiquetés, infiltrés de sang. Le type des plaies de ce genre est fourni par les plaies qu'on observe dans les accidents de machines ou de chemin de fer. La peau est arrachée, percée de trous, comme hachée, et dans la profondeur on aperçoit des muscles, des tendons, des vaisseaux, des nerfs, des os écrasés et éclatés.

De pareilles plaies guérissent beaucoup plus difficilement que les plaies par section. Cependant les hémorragies y sont habituellement peu importantes. Les vaisseaux sont à ce point écrasés que leur lumière disparaît et que leur tunique interne se recroqueville ; des caillots achèvent rapidement l'oblitération. Mais cette oblitération vascu-

(1) Voir à ce sujet *Atlas-Manuel de chirurgie spéciale*.

Marwedel. Chirurgie générale. 6

laire est elle-même un nouveau danger, car, de son fait, la nutrition du membre peut devenir insuffisante. Habituellement la peau et les parties molles qui bordent la plaie contuse noircissent, se gangrènent et s'éliminent. Même les petites plaies contuses mettent pour guérir deux à trois fois plus de temps que ne met une plaie ordinaire, car il faut d'abord que les parties mortifiées tombent, que la plaie se nettoie avant qu'elle puisse se cicatriser « per granulationem ».

Pendant que la plaie se « déterge », on peut voir se produire des hémorragies, dites *hémorragies secondaires*, qui proviennent de vaisseaux qu'ouvre la chute des escharres. Ces hémorragies surviennent du quatrième au cinquième jour et jusque vers le dixième. Elles sont souvent brusquement dangereuses ou même mortelles ; il faut leur porter un secours immédiat en pratiquant la ligature du vaisseau, soit dans la plaie, soit au lieu d'élection (1).

Il est une autre raison pour laquelle les plaies contuses méritent toute l'attention des chirurgiens, c'est leur *prédisposition extrême aux inflammations*. Au moment du traumatisme, il est fréquent que des fragments malpropres, des débris de vêtements, des parcelles de terre soient entraînés dans la plaie ; or il est beaucoup plus difficile de nettoyer ces plaies contuses que les plaies à bords réguliers. Il est tout naturel que, dans de pareilles plaies, les microorganismes cultivent abondamment. Ces infections se peuvent accompagner de tout le cortège des plus graves maladies des plaies.

Le **traitement** doit viser avant tout à éviter les dangers d'infection. On commencera par désinfecter la peau tout autour de la plaie, puis on fera un nettoyage de la plaie elle-même et de ses diverticules avec du sérum chaud, ou avec des solutions antiseptiques faibles.

Lorsqu'avec des ciseaux on a régularisé les bords de la plaie, qu'on l'a débarrassée des parties trop meurtries, on arrive à la placer dans des conditions un peu comparables à celles d'une plaie par section ; si l'on croit pouvoir être

(1) [La ligature du vaisseau dans la plaie est souvent insuffisante ; le vaisseau est altéré sur une certaine hauteur, et l'hémorragie tend à se reproduire. Vu le danger que présentent ces hémorragies, il est plus prudent en général de faire d'emblée une ligature « à distance ».]

à peu près sûr de sa désinfection, on peut, tout au moins dans les plaies de minime étendue, tenter une réunion partielle au moyen de quelques points. *Il ne serait pas prudent d'effectuer une réunion totale*, il faut laisser une ouverture, vraie soupape de sûreté, pour permettre aux produits d'inflammation ou de nécrose de s'éliminer, si le fait devenait nécessaire. Dans cette intention, on placera dans la profondeur, soit une mèche de gaze (gaze iodoformée), soit des *drains en caoutchouc* ou en verre et on répétera la manœuvre en plusieurs points si cela semble utile.

Dans les petites plaies suspectes d'infection, on peut essayer d'exciser les bords de la plaie, sur une largeur de 3 millimètres environ ; on pourrait ainsi, d'après Friedrich, prévenir l'infection, à condition qu'il s'agisse de plaies fraîches, prises au plus tard 6 à 8 heures après le traumatisme.

Friedrich s'appuie sur ce fait que les germes apportés dans nos tissus par les plaies accidentelles habituelles ont besoin d'une certaine période de latence pour s'habituer au nouveau milieu dans lequel ils sont transportés. Ce serait seulement au bout de 6 à 8 heures que les germes commenceraient à diffuser aux alentours.

Si la plaie contuse est trop étendue, si ses bords sont très irréguliers, profondément souillés, s'il ne s'agit plus d'une plaie fraîche, mais déjà d'une plaie en voie d'inflammation, le mieux est de laisser cette plaie largement ouverte ; tout au plus a-t-on le droit de placer quelques points d'approche ; tous les diverticules de la plaie seront tamponnés avec de la gaze imbibée de solutions antiseptiques. On recouvre le tout d'un pansement humide antiseptique que l'on change quotidiennement. Les antiseptiques qui conviennent en pareille circonstance sont, avant tout, le sublimé à 1/4 ou 1/2 °/$_{00}$, les solutions d'eau oxygénée à 1 ou 2 °/$_0$.

[Dans les cas de plaies contuses très étendues, dans les « grands écrasements des membres », il faut se garder de pratiquer des amputations immédiates, mais être aussi conservateur que possible. Reclus préconise à cet effet un véritable « embaumement du membre » au moyen d'une pommade antiseptique ; sa méthode a sauvé bien des membres, ou au moins des fragments de membre, qui eussent été sacrifiés sans elle.]

Dans ces derniers temps, toute une série de chirurgiens s'est mise à remplacer les *pansements humides antiseptiques* employés habituellement en pareil cas, par des *pansements secs aseptiques*. On prétend que les pansements humides seraient jusqu'à un certain point favorables aux cultures microbiennes. Et cependant, seule la chaleur humide est capable d'agir favorablement sur les troubles de circulation et de nutrition que présentent les tissus ; elle favorise la détersion des plaies, l'élimination des parties nécrosées, surtout si l'on évite une évaporation trop rapide en appliquant sur la gaze humide une étoffe imperméable, gutta-percha, batiste de Billroth. L'école de Czerny, entre autres, continue à rester fidèle aux *pansements humides*.

Lorsqu'au bout de quelques jours la plaie semble nettoyée, on favorise la formation des granulations commençantes en remplaçant le pansement humide par un pansement sec aseptique. Eventuellement on pourrait essayer, si la plaie se rapproche de l'aspect d'une plaie fraîche, la *suture secondaire* de la peau, des tendons, etc.

### 4. GREFFES. TRANSPLANTATIONS

Nous ne nous sommes occupés jusqu'à présent que de plaies dans lesquelles les parties traumatisées étaient restées en rapports plus ou moins intimes avec les tissus ; nous allons aborder maintenant l'étude des blessures dans lesquelles *certaines portions de ces tissus sont complètement détachées du corps* ; il s'agit de savoir si l'on peut essayer de les rattacher à l'organisme et comment on peut le faire.

Des fragments de tissus complètement détachés du corps meurent tout naturellement s'ils sont abandonnés à leur propre sort. Si la séparation n'est pas complète, si le fragment est encore uni par un pont aux tissus dont il provient, on peut le voir reprendre sa vitalité si, dans le pont de tissus, cheminent des vaisseaux capables d'apporter aux fragments à demi détachés une quantité suffisante de sang, le liquide nutritif. Si ces conditions sont réalisées, le fragment survit. On a fait une série d'applications de ces propriétés dans les diverses opérations plastiques (page 82).

Mais dans certaines circonstances, des fragments de tissu, même complètement détachés de la base sur laquelle ils reposaient, peuvent se rattacher à l'organisme si on

vient à les transplanter rapidement sur une plaie fraîche ou
rafraîchie. Cette faculté de *transplantation* est surtout manifeste pour la peau et le cartilage et aussi, jusqu'à un certain
point, pour les os. Tous les autres tissus, muscles, tendons, nerfs, sont incapables de revivre dès qu'ils ont été
détachés des tissus qui normalement les environnent ;
leur destruction est certaine. La *méthode des greffes* utilise
la faculté que possède la peau de vivre à la surface des
pertes de substance cutanée.

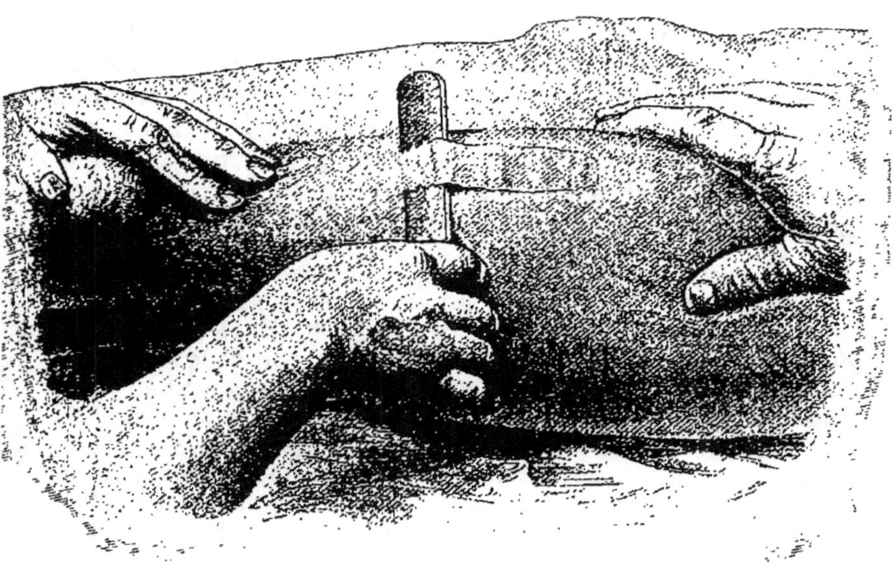

Fig. 46. — Technique des greffes cutanées par la
méthode de Thiersch.

*a.* **Greffes de Reverdin-Thiersch.** — Au moyen d'un bistouri finement aiguisé, ou mieux d'un rasoir, on prélève
sur la peau préalablement tendue, en faisant glisser le
rasoir tangentiellement, de petits fragments de peau,
très minces, larges de 3 à 4 centimètres et longs à volonté
(voy. fig. 46). On tamponne le sang puis, soigneusement,
on applique à la surface de la plaie à recouvrir toute une
série de greffes qui forment comme autant de tuiles placées les unes à côté des autres. En 5 à 7 jours, ces petits
fragments de peau ont repris leur vitalité et se sont fixés
aux parties profondes. Chacun d'eux est constitué par l'é-
piderme, la couche de Malpighi, le corps papillaire, avec

une mince couche de chorion. La greffe réussit bien surtout sur les *plaies fraîches*, que le fond de celles-ci soit
constitué par du tissu conjonctif lâche, de l'aponévrose,
des muscles ou même de l'os. Sur les vieilles plaies granuleuses, la greffe réussit également, à condition qu'on
rafraîchisse les granulations en abrasant au bistouri la
surface de la plaie.

Pour que la greffe réussisse, il faut essentiellement *que
le tissu sur lequel on la dépose soit complètement asséché ;*
avant tout il ne faut pas qu'il saigne. On évitera aussi
avec grand soin de mettre des antiseptiques au contact des
fragments greffés, car leur vitalité déjà précaire ne résis-
terait pas à ce dernier assaut. Le mieux est d'appliquer un
pansement à l'eau salée chaude stérilisée. Il importe peu
de savoir si le pansement qu'on appliquera sur ces transplantations fraîches sera sec ou humide ; l'essentiel est qu'il
soit aseptique et qu'il ne se déplace pas.

La cicatrisation des fragments greffés par la méthode de Thiersch
est analogue histologiquement aux cicatrisations par première intention. Pendant les deux premiers jours la greffe vit de son énergie propre, mais à partir du troisième jour on voit de la profondeur
s'élever des vaisseaux de nouvelle formation qui viennent en partie
s'anastomoser avec les anciens vaisseaux contenus dans la greffe
et permettent ainsi le rétablissement de la circulation. Des bords
des cellules épithéliales, et des restes de glandes intéressées par
la coupe, on voit naître des proliférations qui s'étendent en tous
sens et finissent par se fusionner avec le tissu sur lequel on les a
greffés (Enderlen).

La peau destinée à la greffe est dans les meilleures conditions possibles si elle est prise à l'individu même sur
lequel la greffe doit être faite ; la peau d'un autre homme
se greffe déjà beaucoup moins bien ; celle d'un cadavre
frais ou d'un membre fraîchement amputé échoue très
fréquemment. Les greffes faites sur les pertes de substance
avec de la peau d'animaux ne réussissent qu'exceptionnellement, bien qu'on ait fait sur ce sujet une série de
communications favorables.

Suivant la technique de Thiersch on peut également
faire des *greffes de muqueuses* ; elles réussissent comme
les greffes cutanées.

Avec le temps, les greffes obtenues par la méthode de
Thiersch s'incorporent absolument aux tissus sur lesquels
elles ont été appliquées ; souvent on ne les distingue qu'à

peine. Elles conservent toujours cependant une minceur spéciale et un aspect cicatriciel.

2. *Greffe suivant la méthode de Wolfe, généralisée par Krause.* — Cette méthode plus récente donne de plus beaux résultats. On détache de grands lambeaux de peau dans toute leur épaisseur ; vu cette épaisseur on peut détacher toute la greffe en un seul morceau. On débarrasse avec soin le lambeau de la couche de tissu cellulaire et de graisse qui tapisse sa face inférieure, puis on l'applique sur la surface à recouvrir. La cicatrisation se produit comme dans la greffe de Thiersch, elle est peut-être cependant moins sûre ; sa durée est en tous cas plus longue, car il faut compter de 2 à 3 semaines avant que le lambeau soit définitivement greffé. Le nouveau lambeau conserve habituellement sa couleur et son épaisseur.

3. *Méthode d'épidermisation de Mangoldt.* On se sert d'une sorte de pulpe d'épithélium, obtenue en raclant de la peau avec un bistouri ; on étend cette pulpe sur la surface à recouvrir. La méthode a été surtout employée pour l'épidermisation des cavités osseuses.

Parmi les autres tissus, le cartilage et l'os se prêtent encore aux greffes.

**Le cartilage**, pour rester vivant, doit toujours être transplanté avec son périchondre. On a pu de cette façon combler avec des fragments de cartilages costaux des pertes de substance du cartilage thyroïde ou de la portion cartilagineuse de la trachée (Mangoldt). Sans périchondre, le cartilage transplanté ne constitue qu'un vulgaire corps étranger et il est éliminé.

Des fragments d'os, détachés et transplantés dans les parties molles, sont incapables d'y vivre et s'y résorbent. Il n'en est plus de même si on les inclut dans des tissus osseux, dans une perte de substance du crâne, par exemple. Dans ces conditions, la plaie se comblera au moyen de l'os transplanté qui restera vivant. En réalité, il n'y a pas là à proprement parler une **cicatrisation des fragments osseux**. Le fragment transplanté meurt, mais il reste en place, sans provoquer d'irritation. Les sels de chaux constituent pour les parties voisines de l'os une sorte d'élément nutritif, et à l'os mort se substitue progressivement un os vivant qui l'enserre et longtemps après finit par le remplacer (Barth). On a, dans ce sens, comblé avec succès des pertes de substances osseuses avec de l'os mort stérilisé ou avec de la poudre d'os ; l'os décalcifié est au contraire résorbé très rapidement.

On peut arriver également à greffer des éléments non résorbables, tels que des *chevilles d'ivoire, des plaques de celluloïd* ; elles restent pendant longtemps incluses dans l'os voisin, et peuvent y demeurer pendant des années sans provoquer d'accident. Cependant en règle générale, et surtout s'il s'agit de fragments un peu volumineux, la greffe ne se fait pas parfaitement, la suppuration apparaît, des fistules se forment et le corps étranger doit finalement être enlevé (1).

Par contre *le périoste*, même détaché de toutes ses connexions antérieures, conserve, lorsqu'on le greffe, une longue vitalité, et produit de l'os de nouvelle formation. On utilise ces propriétés en transplantant non plus de l'os dénudé, mais de l'os recouvert de son périoste. C'est ainsi qu'on peut combler une perte de substance d'une phalange, à l'occasion d'un spina ventosa, en greffant dans la cavité un fragment d'os avec son périoste pris sur le cubitus (W. Müller) ; on peut de même remédier à une perte de substance de la diaphyse humérale en y transplantant une longue lame mi-osseuse, mi-périostique, prise au niveau du tibia. [Bien que ce soit une coutume, dans la science allemande, de paraître ignorer tout ce qui n'est pas d'origine allemande, on peut s'étonner de ne pas voir figurer ici le nom d'Ollier, à qui la méthode des greffes périostées est due toute entière.]

Une transplantation analogue, essayée sur des muscles, des tendons ou des nerfs, ne donnerait aucun résultat, nous l'avons déjà dit. Il faut en pareil cas s'adresser à d'autres manœuvres et faire des opérations plastiques.

### 5. OPÉRATIONS PLASTIQUES

**Autoplasties de la peau.** Lorsqu'à la suite d'un traumatisme accidentel ou opératoire on doit combler une perte de substance cutanée, il suffit souvent, lorsque la peau est suffisamment mobilisable sur les parties pro-

---

(1) [On a également, dans ces dernières années, préconisé les *injections de paraffine* ; elles peuvent être indéfiniment supportées et donnent de bons résultats en chirurgie esthétique.]

fondes, d'exercer des tractions sur les bords de la plaie pour obtenir leur accolement. Si les tractions sont trop fortes, si la peau ne glisse pas suffisamment, on peut obtenir encore le rapprochement en mobilisant les bords de la plaie (1). Mais lorsque la peau qui entoure la plaie est absolument impropre à combler la perte de substance, on est obligé de recourir à des *lambeaux à pédicules.* C'est

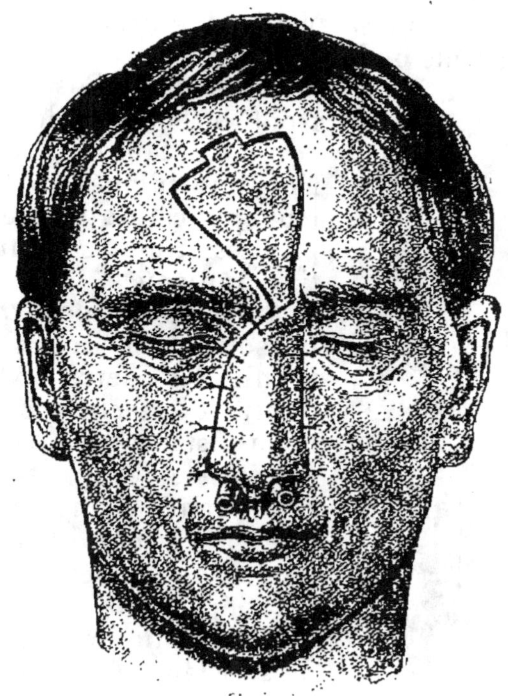

Fig. 47. — Création d'un nez au moyen de la peau du front
(d'après Zuckerkandl).

ainsi, par exemple, qu'on peut refaire un nouveau nez en employant la peau du front [méthode italienne] (voy. fig. 47), ou la peau du bras (méthode indienne) ; les pertes de substance de la joue seront comblées par de longs

(1) [Cette mobilisation peut être poussée très loin. Morestin a montré les bons résultats qu'on peut obtenir par sa méthode des *grands décollements* ; mais il importe de drainer avec soin les zones décollées sous ces immenses lambeaux ; c'est là une précaution indispensable.]

lambeaux cutanés, pris sur la peau du cou, etc. *Mais encore faut-il que le pédicule du lambeau contienne des vaisseaux en nombre suffisant pour assurer la nutrition du lambeau tout entier.* Au bout de 6 à 8 jours, lorsque la greffe a « pris », on sectionne le pédicule. Pour remédier aux pertes de substance des muqueuses, au niveau de la face interne de la joue, par exemple, on peut encore utiliser un lambeau cutané que l'on renverse sur la plaie de la joue de manière que sa surface regarde la cavité buccale. Dans les points où la peau repose directement sur le périoste et sur l'os, comme le front, on peut prélever sur le crâne des lambeaux ostéo-périostiquo-cutanés, qui trouvent leur application dans les rhinoplasties et toutes les autoplasties crâniennes.

**Autoplastie des tendons.** Lorsqu'il est impossible de réunir les deux extrémités d'un tendon sectionné par suite de la distance qui sépare ces extrémités, on y remédie en pratiquant l'*allongement plastique du tendon.* On fend le tendon de manière à tracer à ses dépens un lambeau qui vient s'appliquer dans la perte de substance (voy. fig. 48). On peut encore transplanter l'extrémité inférieure du tendon sur un tendon ou un muscle voisin ; le muscle, au moment de sa contraction, agira en même temps sur son propre tendon et sur le tendon anastomosé. Ces méthodes trouvent leur application dans le traitement de certaines paralysies. On supplée à l'insuffisance des muscles paralysés en greffant leurs tendons sur des muscles restés sains.

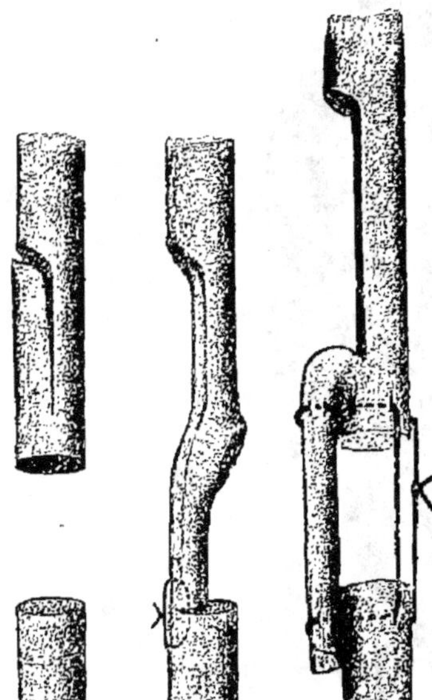

Fig. 48. — Autoplastie tendineuse dans le cas d'insuffisance de rapprochement des deux bouts.

Dans les très grands écartements, Gluck a réuni avec succès les extrémités tendineuses par un faisceau de catgut ou de fils de soie. Le tissu tendineux qui se forme au niveau des extrémités des tendons rampe, en quelque sorte, le long de ces fils qui le guident, et les résultats fonctionnels sont bons.

**Autoplastie des nerfs.** Elle est tout à fait comparable à celle des tendons : on allonge le nerf en traçant sur l'un des bouts un lambeau qu'on rabat vers l'autre extrémité, ou bien on anastomose le nerf sur un nerf voisin, ou encore

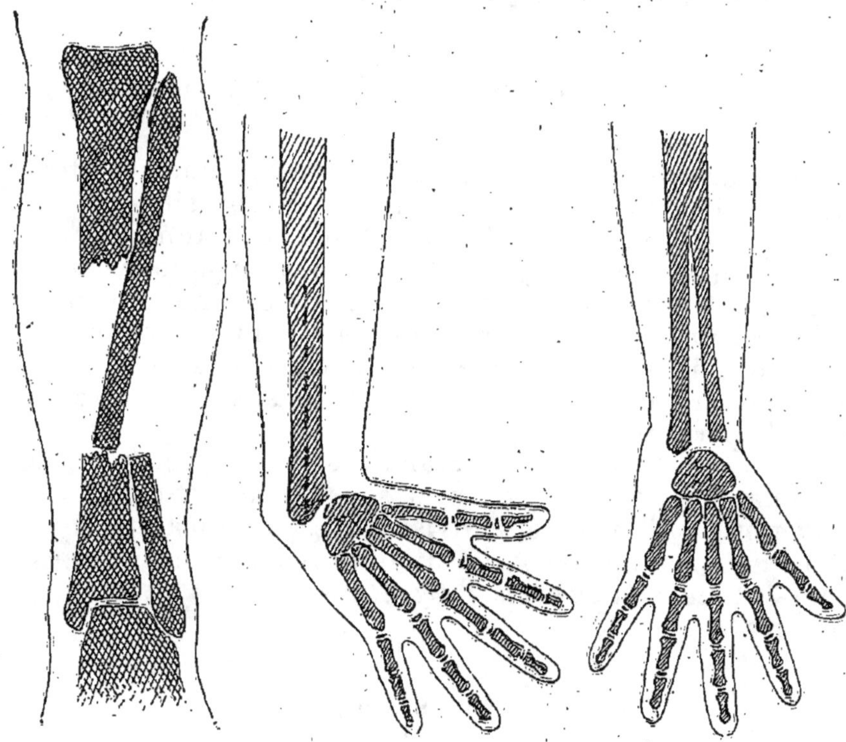

Fig. 49. — Perte de substance du tibia remplacée par l'implantation du péroné.

Fig. 50. — Suppléance d'une absence de radius par le dédoublement du cubitus.

l'on se contente de placer des tuteurs en catgut qui serviront de guides à la régénération

**Autoplastie des os.** Nous avons déjà signalé la possibilité de transplantations osseuses, et de la formation de lambeaux ostéo-périostiques, et ostéo-périostiquo-cutanés. Il nous faut mentionner encore une autre forme d'autoplastie osseuse, c'est celle qu'on peut employer au niveau de deux os parallèles, à l'avant-bras, à la jambe, au métacarpe ou au métatarse. On peut par exemple remplacer une partie de la diaphyse tibiale par une portion du péroné voisin (voy. fig. 49). De même il est possible de remédier à l'absence congénitale du radius en dédoublant le cubitus ; on forme ainsi une sorte de fourchette qui redonne à la main l'appui qui lui manquait et remplace le radius absent (voy. fig. 50).

## B. LES TRAUMATISMES DES OS. LES FRACTURES

Les fractures sont des traumatismes extrêmement fréquents ; d'après la statistique de von Bruns elles constituent la septième partie de l'ensemble des traumatismes.

Tout choc transmis jusqu'à l'os ne provoque évidemment pas une fracture. Souvent il n'y a qu'une contusion du périoste ou de l'os avec formation d'un hématome ; d'autres fois il s'agit d'un ébranlement de l'os caractérisé par une série de petites hémorragies dans la moelle et sous le périoste.

Nous retrouvons ici la grande division pratique des traumatismes en traumatismes sous-cutanés et en plaies ouvertes. Nulle part cette division n'est aussi capitale que dans les fractures ; aussi les diviserons-nous en *fractures sous-cutanées ou simples* et *fractures ouvertes ou compliquées*.

## I. Fractures simples.

Les fractures sont habituellement consécutives à l'action d'un traumatisme extérieur ; on peut distinguer à ce point de vue des traumatismes directs et des traumatismes indirects.

Les *fractures directes* sont celles dans lesquelles l'os est brisé au point même où a porté l'agent traumatisant. Exemples : un patient reçoit au milieu de la cuisse un objet pesant et le fémur se brise à ce niveau ; un homme fait une chute sur la tête et il se produit une fracture du crâne par enfoncement.

Dans les *fractures indirectes*, la fracture se produit à une certaine distance du point traumatisé. Exemples : la clavicule se brise à la suite d'une chute sur l'épaule ; une chute sur les pieds provoque une fracture du col du fémur.

Suivant la nature du traumatisme, les fractures indirectes peuvent être, soit des *fractures par flexion* (voy. fig. 51) — l'os se fléchit autant que son élasticité le permet, puis se brise comme un bâton qu'on plie (fracture de la clavicule par chute sur l'épaule) — ; d'autres fois il s'agit de *fractures par compression*, telles certaines fractures de la colonne vertébrale qui succèdent à une chute sur le siège faite d'une certaine hauteur. Enfin, dans d'autres cas, on parle de *fractures par arrachement*, l'os étant déchiré par les ligaments puissants qui s'insèrent sur lui, ou encore de *fractures par torsion* (voy. fig. 52), par rotation exagérée des os longs suivant leur grand axe.

Des fractures peuvent se produire encore sans l'intervention d'aucune puissance extérieure, en particulier sous l'influence de *brusques contractions musculaires*. A la suite d'un mouvement violent du bras, comme celui de lancer une pierre, l'humérus peut se fracturer au niveau de l'insertion du muscle deltoïde ; on a vu de même des fractures par arrachement du calcanéum à la suite d'une brusque contraction du triceps sural, etc.

En général, les fractures s'observent *plus fréquemment chez les hommes* que chez les femmes. On les rencontre surtout à l'âge du maximum de vigueur, c'est-à-dire de 20 à 50 ans, parce que c'est à cet âge que nous sommes le plus exposés aux accidents d'une vie active.

*Les enfants* sont beaucoup moins sujets aux fractures que les adultes, parce que leurs os sont moins durs, plus élastiques, plus flexibles. On peut cependant observer des fractures dans le jeune âge ; il existe même des fractures intra-utérines et d'autres qui se produisent pendant l'accouchement.

*Dans la vieillesse*, les os deviennent poreux, le canal médullaire s'élargit, la couche corticale s'amincit, en définitive l'os devient plus fragile, et sa prédisposition aux fractures est relativement considérable. Il suffit souvent à cet âge de traumatismes très minimes pour provoquer une fracture. On a vu des vieillards se fracturer le col du fémur en se retournant tout simplement dans leur lit, tant était grande la fragilité de leur squelette ; d'autres ont pu se fracturer les côtes par le seul fait d'un violent éternuement.

*Lorsque les os sont malades*, ils deviennent beaucoup

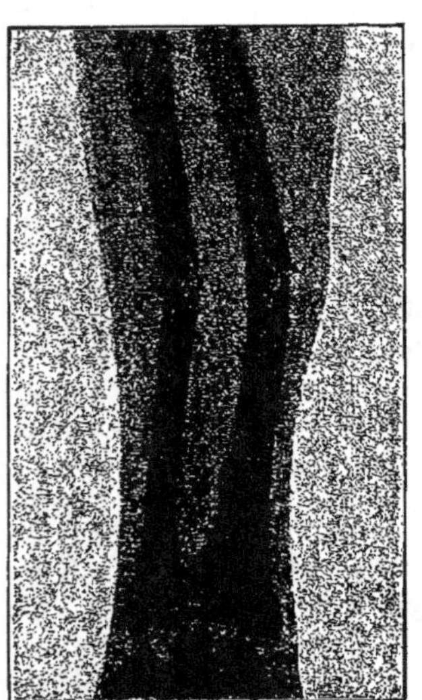

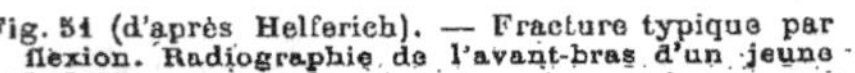

Fig. 51 (d'après Helferich). — Fracture typique par flexion. Radiographie de l'avant-bras d'un jeune homme.

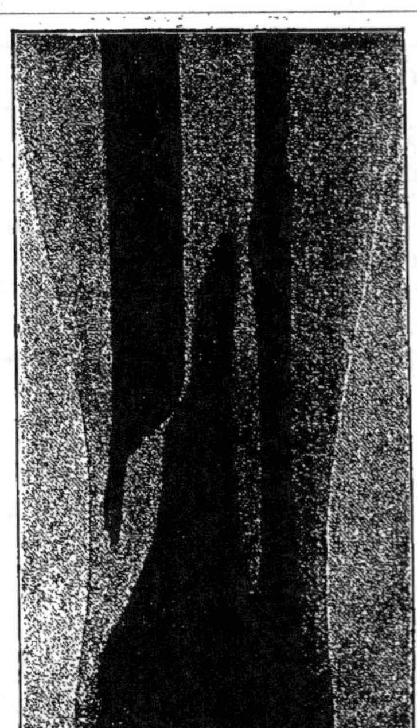

Fig. 52. — Radiographie d'une fracture par torsion du tibia très caractéristique.

plus vulnérables ; on voit alors survenir des fractures sous l'influence d'un léger traumatisme, ou même spontanément (*fractures spontanées*). Ces « fractures pathologiques » s'observent à la suite de vieilles suppurations des os, dans les tumeurs osseuses et dans quelques maladies de la moelle, comme le tabès et la syringomyélie.

Il est encore un autre mode de prédisposition aux fractures dont l'étiologie n'est pas jusqu'à présent complètement éclaircie. Certaines familles présentent une fragilité osseuse toute spéciale et se font des fractures pour les motifs les plus futiles. Telle la jeune fille observée par Blanchard : à 12 ans et demi, elle s'était déjà fait 42 fractures, qui, d'ailleurs, avaient guéri avec une rapidité extraordinaire. On a réuni ces cas sous le nom d'*ostéopsathyrosis idiopathique*.

Lorsque l'os est rompu dans toute son épaisseur, on dit

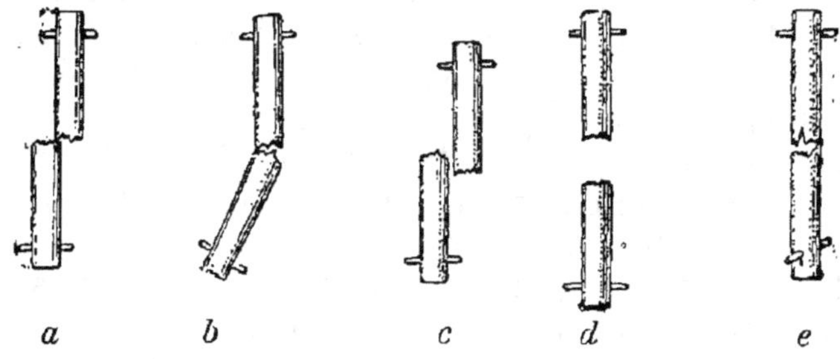

a      b      c      d      e

Fig. 53. — Schéma des divers modes de déplacement (d'après Helferich). *a*, déplacement latéral ; *b*, déplacement suivant l'axe ; *c*, déplacement suivant la longueur, type raccourcissement ; *d*, déplacement suivant la longueur, type allongement ; *e*, déplacement par rotation.

que la fracture est *complète*. La fracture est *incomplète* lorsqu'un simple fragment a été détaché de l'os ou quand il s'est produit une *fissure* ou une *infraction du squelette*.

Suivant la direction du trait de fracture, on distingue des fractures *transversales, obliques, spiroïdes* ou *par éclatement*.

Le traumatisme primitif ou les mouvements ultérieurs du patient *déplacent* en général les os de leur situation première, et *les deux fragments s'écartent* l'un de l'autre. On distingue un *écartement suivant l'axe* lorsque les deux fragments forment un angle l'un avec l'autre, un *déplacement suivant la longueur* si les deux fragments chevauchent l'un sur l'autre ; le *déplacement est latéral* si les fragments sont écartés transversalement ; enfin si l'un des

**Planche I.** — Type de fracture du radius (d'après Helferich).
Fig. 1. — Aspect extérieur avec sa déformation caractéristique.
Fig. 2. — Coupe.

---

fragments a exécuté une rotation sur son axe, le déplacement est dit *ad peripheriam* ou par rotation.

**Le diagnostic des fractures** est basé sur une série de symptômes très caractéristiques.

*Le premier* est l'apparition d'une *douleur* extrêmement vive au siège de la fracture, dès qu'on exerce une pression à sa surface ou dès qu'on mobilise le membre. [Cette douleur est exactement *localisée* sur le trajet du trait de fracture ; en recherchant les « points douloureux » avec un instrument mousse, on arrive à dessiner le trait de fracture sur les téguments qui le recouvrent, et d'une façon d'autant plus exacte que l'os fracturé est tapissé par une moindre épaisseur de parties molles].

*Le deuxième* est le trouble apporté à la fonction du membre par suite de la disparition de la solidité de son squelette. [C'est *l'impotence.*]

*Le troisième* signe, très important, est la constatation d'une mobilité anormale de l'os au foyer même de la fracture. Lorsque cette *mobilité anormale* n'est pas évidente, il faut savoir la rechercher avec soin : avec les deux mains, on saisit le membre au-dessus et au-dessous du foyer présumé de la fracture, et tandis qu'on mobilise un des fragments, on cherche si le mouvement imprimé par la première main se transmet, oui et non, à la main passive. Cette manœuvre est naturellement très douloureuse, aussi ne doit-elle être faite que dans les cas où on la juge indispensable au diagnostic.

C'est pendant la mobilisation que l'on assiste habituellement à la production du *quatrième* symptôme, *la crépitation*. Elle consiste en frottements ou en craquements, perceptibles à l'oreille et au doigt, dus au glissement des deux extrémités fracturées l'une sur l'autre.

Enfin il est encore un *cinquième* symptôme des fractures, la *déformation*, qui est due au changement de forme produit tout à la fois par le gonflement des parties molles, la déviation de l'axe et le raccourcissement du membre (pl. I). En règle générale on peut apprécier les modifications apportées à la longueur du membre par

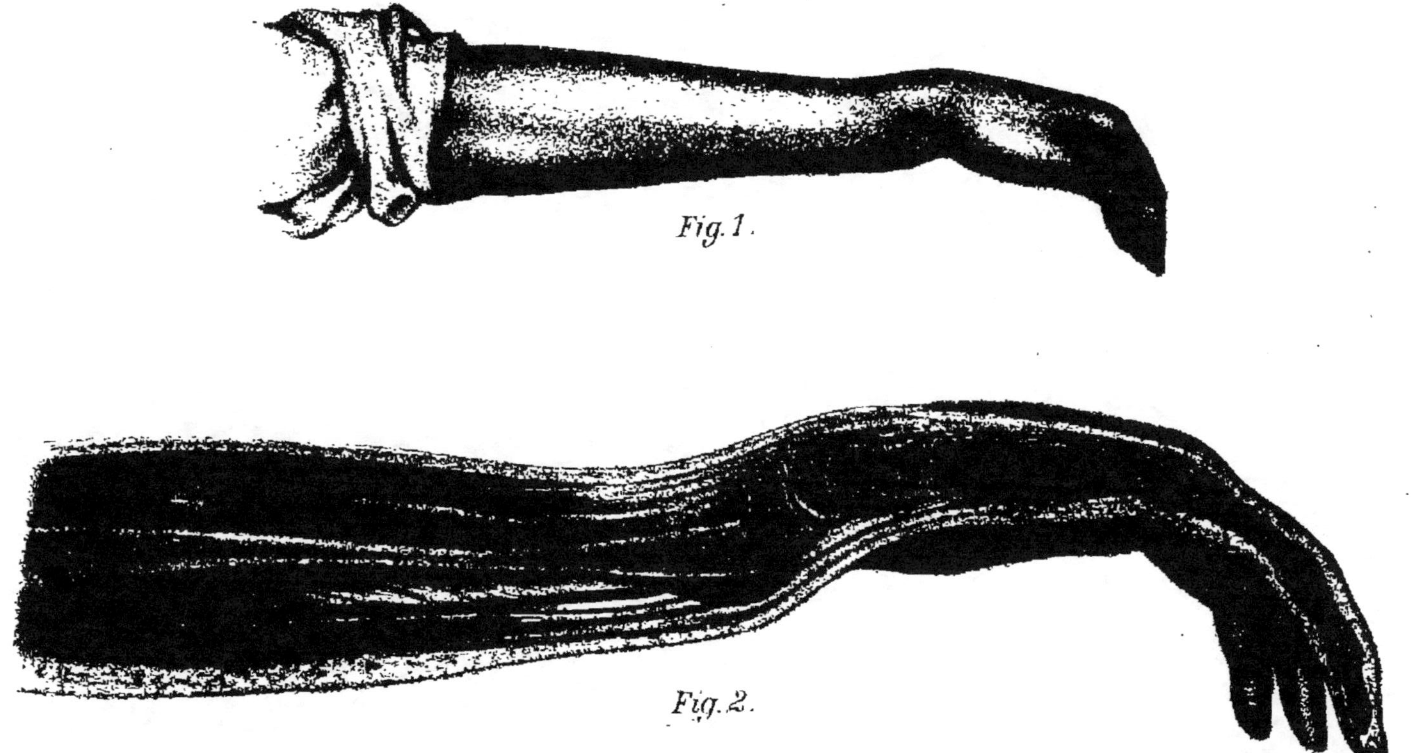

Fig.1.
Fig.2.

suite de la fracture en pratiquant la mensuration au moyen d'un centimètre.

L'un ou l'autre des symptômes précédemment cités peut manquer sans que cette absence empêche de porter le diagnostic de fracture. La réunion des autres signes caractéristiques suffit. D'autre part, il est certain qu'on peut observer une douleur circonscrite dans de simples contusions des parties molles. Quant à la crépitation, on conçoit qu'elle puisse manquer, si les extrémités osseuses plongent dans une cavité remplie de caillots qui viennent s'interposer entre les fragments et les empêcher de frotter l'un sur l'autre. Enfin la mobilité anormale peut elle-même faire défaut, et les troubles fonctionnels être relativement peu accentués lorsque les extrémités osseuses ont fortement pénétré l'une dans l'autre ; on dit alors que la fracture est « engrenée ».

*La radioscopie et la radiographie* nous rendent de grands services dans le diagnostic des fractures ; elles nous permettent d'apporter plus de précision dans nos diagnostics, d'appliquer des traitements mieux appropriés et de contrôler ensuite les résultats obtenus.

### Le processus de guérison des fractures.

Immédiatement après l'accident, le foyer de la fracture est rempli de sang épanché entre les deux fragments ; le sang s'infiltre dans la moelle largement ouverte, et se répand dans les parties molles voisines, particulièrement dans les muscles (voy. pl. I). Le sang épanché se résorbe lentement dans les jours qui suivent; à sa place apparaît un *tissu mou riche en cellules*, le *cal*, qui unit l'une à l'autre les deux extrémités osseuses.

**Le cal** comprend trois parties : une *zone externe périostique*, une *zone intermédiaire* placée entre les deux fragments, et une *zone centrale répondant à la moelle osseuse*. Le cal est au début une masse molle, flexible, puis on y voit apparaître progressivement du tissu cartilagineux, puis du tissu osseux. En quelques semaines le cal est devenu dur, il s'est *ossifié*. Plus tard sa couche superficielle va se résorber lentement, si bien qu'au bout d'un certain nombre de mois ou d'années, on pourra, dans les cas heureux et bien guéris, avoir quelque peine à retrouver la trace de la fracture d'autrefois.

Marwedel. Chirurgie générale. 7

Evolution microscopique. La part essentielle, dans la formation du cal et sa calcification, revient au périoste ; il fournit le cal externe, le cal intermédiaire, et il prend part en même temps que la moelle à l'édification du cal interne. Rappelons que le périoste est composé de deux couches superposées, une couche externe fibreuse, et une couche interne cellulaire, la couche des ostéoblastes. C'est la prolifération de cette couche d'ostéoblastes qui fournit le tissu fondamental, très riche en cellules, du cal périostique et du cal intermédiaire.

A l'état normal, ce sont les ostéoblastes qui assurent la croissance de l'os ; dans le cas de fracture, ce sont eux de même qui assurent la guérison de la fracture en produisant l'ossification du cal. Ils forment d'abord un *tissu ostéoïde*. On voit apparaître à la partie profonde du périoste, [*cal périostique*] loin du foyer de la fracture, un réseau de petites cloisons (voy. fig. 54) entre lesquelles se distinguent de petites cavités médullaires. La substance intermédiaire qui semblait homogène au début se strie en forme de lamelles, des sels calcaires s'y déposent et ainsi se constitue en 3 ou 4 semaines un nouvel os spongieux. De semblable façon on voit s'édifier le *cal myélogène* qui se forme aux dépens de la moelle et se calcifie peu à peu.

Au lieu d'une ossification directe, on peut constater chez les individus jeunes l'apparition d'un *stade intermédiaire cartilagineux* ; il s'agit de cartilage hyalin ou de fibro-cartilage (voy. fig. 54 K*p*) qui, à son tour, se transformera progressivement en tissu osseux.

Nous voyons en somme que la guérison d'une fracture se fait *grâce à la production d'une cicatrice qui peu à peu se transforme en os*. Mais la nature est véritablement prodigue dans la production du cal qui doit aboutir à l'union solide des deux extrémités fracturées et le premier cal dit *cal provisoire* est très exubérant. Mais petit à petit son volume diminue et les parties exubérantes se résorbent. Le canal médullaire est dans les premiers temps oblitéré par l'os néoformé (planche II) ; mais progressivement sa lumière se dessine et elle finit par redevenir complètement libre. Le cal est d'autant moins volumineux que les fragments sont mieux adaptés, que leur écartement est moindre ; plus au contraire les fragments chevauchent l'un sur l'autre, plus les dimensions du cal seront considérables.

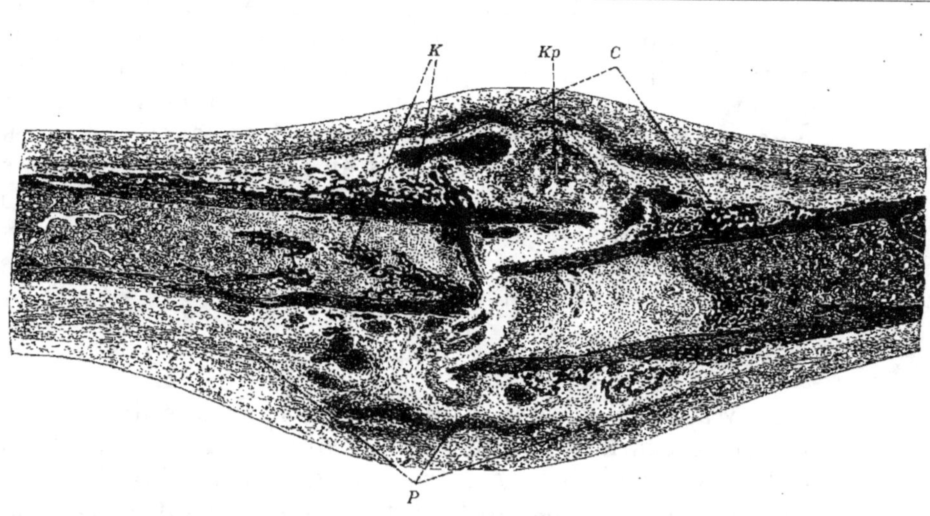


Fig. 54. — Formation du cal après fracture spontanée d'une côte (la fracture date de 3 semaines environ) Faible gross. (Préparation du P<sup>r</sup> Dinkler) ; P, couche externe du périoste ; K, travées osseuses néoformées ; Kp, cartilage néoformé ; C, cal périostique.

**Planche II**. — Fracture du fémur. Cal de 3 semaines chez un enfant d'un an. Coupe d'après une préparation fraîche.

---

La *durée de la cicatrisation*, c'est-à-dire la période pendant laquelle le cal continue à se former, dépend évidemment de la qualité de la fracture ; elle varie suivant que cette fracture est complète ou incomplète, suivant qu'il existe ou non des éclats, suivant l'étendue du déplacement des fragments. Les fractures guérissent plus vite chez les enfants que chez les adultes, chez les individus sains que chez les malades. Si l'on en croit la statistique classique de Gurlt, il faudrait chez un homme adulte deux à trois semaines pour la guérison d'une fracture des phalanges, des métacarpiens ou des métatarsiens ; les côtes se consolident en trois semaines, la clavicule en quatre, le radius et le cubitus en cinq ; enfin il faut six semaines à l'humérus, sept au tibia et huit environ au fémur pour arriver à la consolidation osseuse définitive.

Le traitement joue d'ailleurs un rôle appréciable dans la durée de la consolidation.

### Traitement des fractures.

Il y a dans la thérapeutique des fractures deux indications essentielles à remplir. La première est de replacer autant que possible les extrémités fracturées dans la situation qu'elles occupaient réciproquement avant le traumatisme, de manière à rendre à l'os sa forme normale ; c'est la *réduction des fragments*. La deuxième est d'assurer par des moyens de contention le maintien des extrémités fracturées dans la situation que leur aura donnée la réduction ; c'est la *contention des fragments*, qu'il faut assurer jusqu'à la cicatrisation.

La réduction de la fracture s'obtient par extension avec contre-extension. Un aide saisit à deux mains le membre blessé à une certaine distance au-dessus du foyer, un autre le saisit au-dessous et pendant qu'ils tirent tous deux de toutes leurs forces en direction contraire, le médecin cherche à replacer les fragments dans leur situation normale en appuyant directement avec la main au niveau même de la fracture ou en utilisant des bandages ou des poids (voy. fig. 55). Si la réduction est rendue difficile par une violente contracture des muscles du patient, il

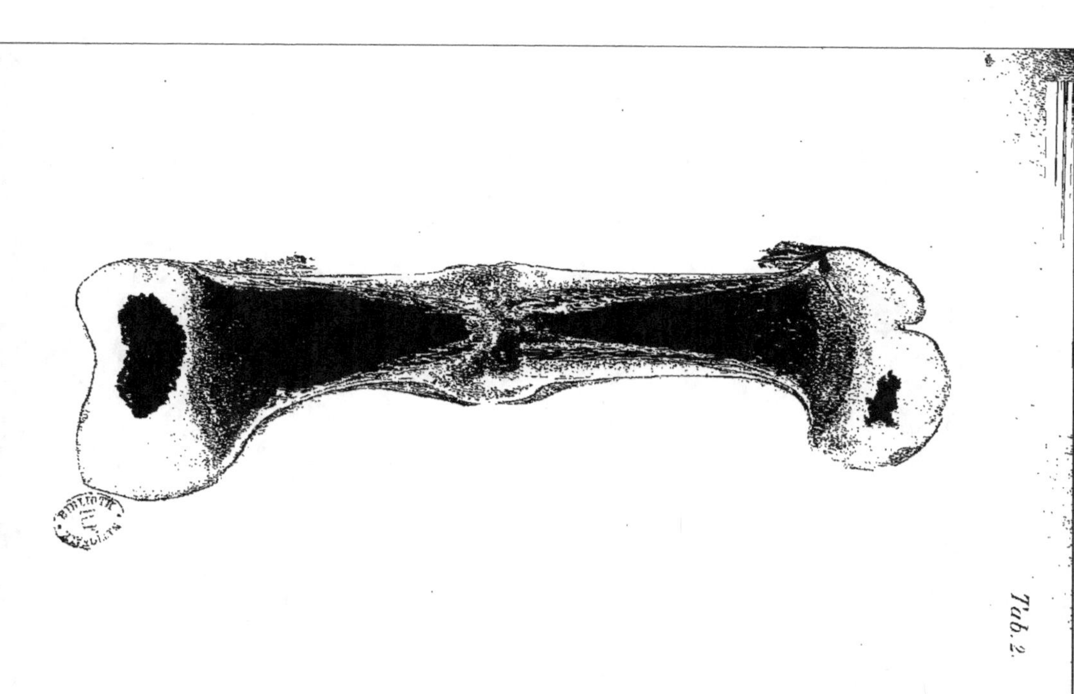

Tab. 2

faut pratiquer l'intervention *sous chloroforme*. Dès que la réduction est obtenue, et pendant que les aides continuent leurs tractions en sens inverse, on applique un appareil.

LA CONTENTION exacte peut être assurée de différentes façons.

1. Par des *appareils à attelles*, appareils qui comprennent une attelle faite de bois ou de métal (fil de fer, fer blanc, aluminium) (fig. 50) qui s'adapte aussi bien que possible aux formes du membre blessé. L'aspect habituel de ces appareils et leur mode d'application est clairement expliqué par les figures 55 *a* et *b* et la figure 56.

2. Par des *appareils durcissants*; ils sont constitués par des bandages que l'on imprègne d'une substance capable de se solidifier rapidement. Le *plâtre*, le *silicate* et la *colle forte* sont les plus employées de ces substances durcissantes.

Mélangé à l'eau, le plâtre forme une bouillie qui rapidement devient dure comme la pierre. On imprègne de plâtre des bandes de gaze de manière que le plâtre pénètre entre chaque maille. On obtient ainsi des bandes plâtrées. On plonge ces bandes dans l'eau, à laquelle on peut joindre un peu d'alun pour accélérer la consolidation ; quand elles sont bien humectées, on les roule autour du membre sur lequel on a au préalable placé une légère couche de ouate (1).

Le *silicate* est une solution de potasse et d'acide salicylique. Immédiatement avant l'emploi, on trempe dans la solution des bandes épaisses jusqu'à ce qu'elles soient bien imprégnées. Les appareils silicatés sont manifestement plus légers que les appareils en plâtre, mais le silicate a l'inconvénient de ne durcir que très lentement ; un appareil plâtré est sec en dix minutes, un silicate met 24 heures à acquérir la solidité désirable.

La *colle forte*, bien que d'une solidité médiocre, a l'avantage de se trouver facilement partout, et elle rend des services pour les petits appareils.

En interposant des attelles sur le trajet des bandes plâtrées on peut leur donner une solidité plus grande encore (voy. fig. 57).

----

(1) [En France nous préférons habituellement aux bandes plâtrées les *appareils plâtrés*. On taille dans une pièce de tarlatane épaisse de 12 à 16 feuilles une « gouttière » de forme appropriée que l'on trempe dans la bouillie plâtrée et qu'on applique ensuite à la surface du membre sur lequel elle se solidifie. Ces gouttières ont le grand avantage de ne pas envelopper complètement le membre, et de permettre de surveiller plus facilement la consolidation.]

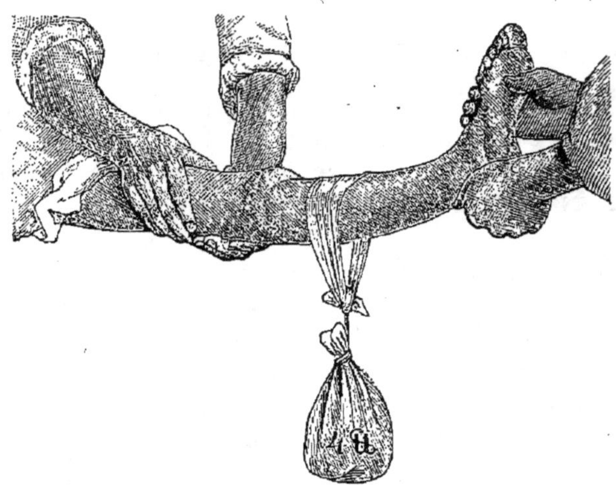

Fig. 55. — Réduction d'une fracture de jambe.

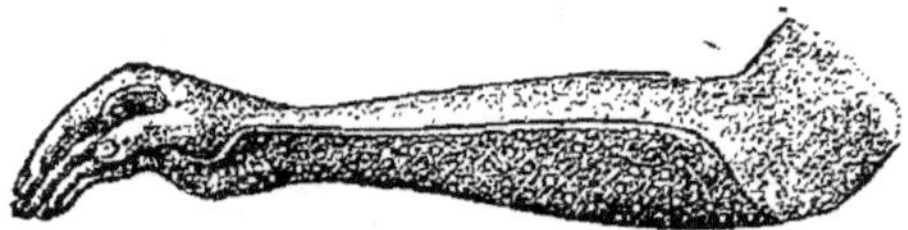

Fig. 55 *a*.

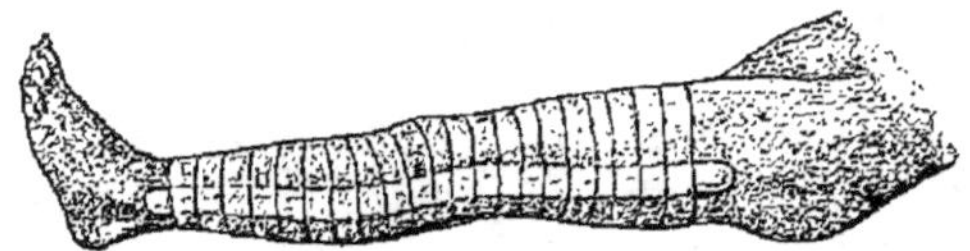

Fig. 55 *b*.

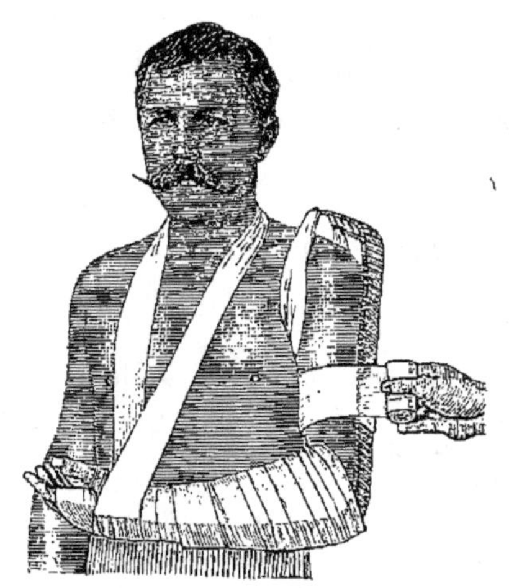

Fig. 56. — Appareil à attelles (d'après Hoffa).

Dans tout appareil à fracture, on s'assurera que la couche d'ouate interposée met le membre immobilisé à l'abri des compressions trop fortes. Si l'on néglige cette précaution, on voit facilement se développer sur la peau, surtout aux points où elle repose directement sur les os, des ulcérations plus ou moins profondes. Si l'appareil tout entier est trop serré, il peut se produire une compression générale des vaisseaux, susceptible d'aller jusqu'à la gangrène. Pour cette raison, il est souvent sage d'attendre, avant d'appliquer un appareil, que le gonflement dû à l'hématome ait commencé à diminuer ; c'est l'affaire de 3 ou 4 jours. Grâce à cette précaution, l'appareil ne risque pas de devenir trop étroit. On reconnaîtra la gêne de la circulation sanguine au gonflement et à la coloration bleuâtre des extrémités, c'est-à-dire des doigts ou des orteils ; s'ils sont blancs et insensibles, un arrêt total de la circulation est à craindre, et on doit enlever immédiatement l'appareil. En élevant l'extrémité du membre fracturé on facilitera la circulation du sang veineux et on évitera la stase.

La guérison d'une fracture peut s'effectuer sous un seul appareil si cet appareil s'adapte au membre d'une façon régu-

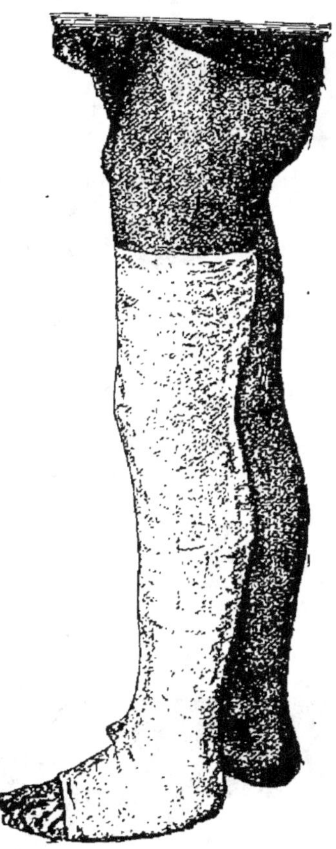

Fig. 57. — Appareil plâtré.

lière. Mais en général l'appareil devient progressivement trop large, à mesure que diminue le gonflement du membre, et on doit en faire un nouveau au bout d'un certain temps.

3. Dans certaines fractures, comme celles de l'extrémité supérieure du fémur ou de l'humérus, il est souvent très difficile d'obtenir une exacte coaptation des fragments au moyen des appareils dont nous avons parlé jusqu'ici. En

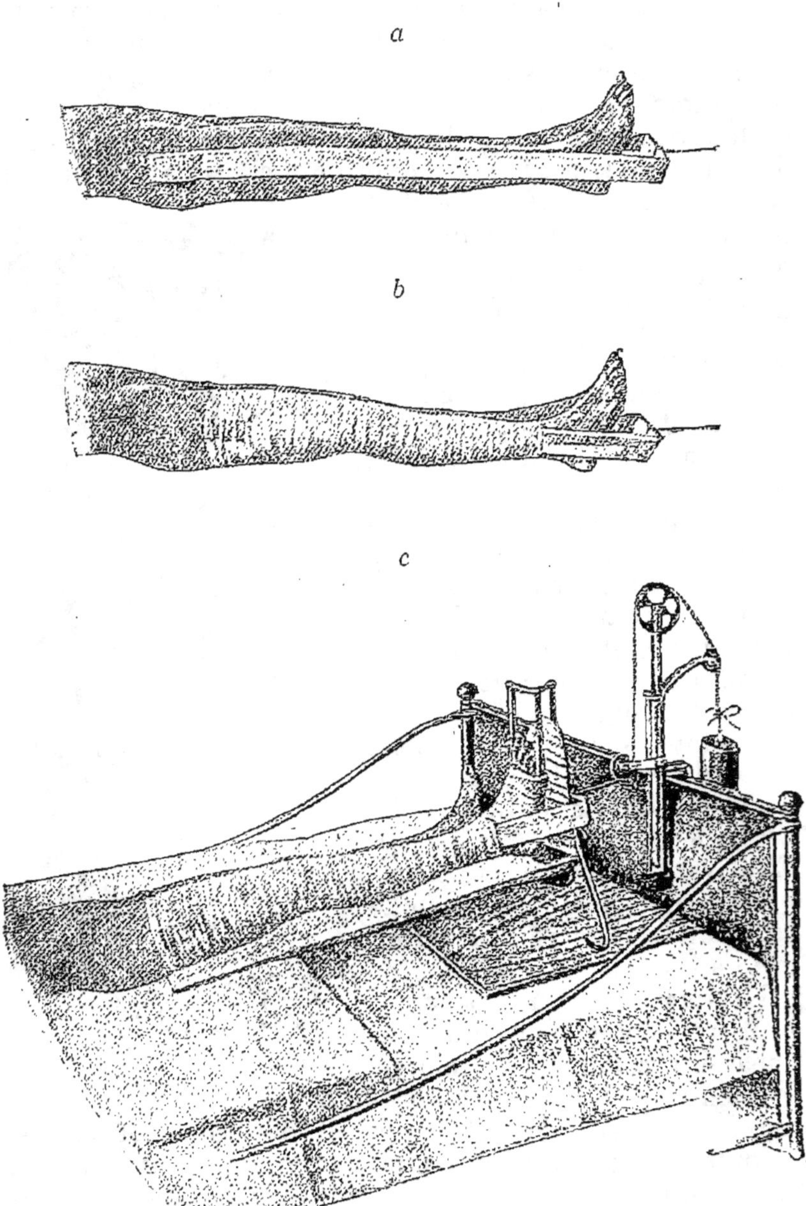



Fig. 58. — Appareil à extension continue avec bande de
diachylon (d'après Hoffa).

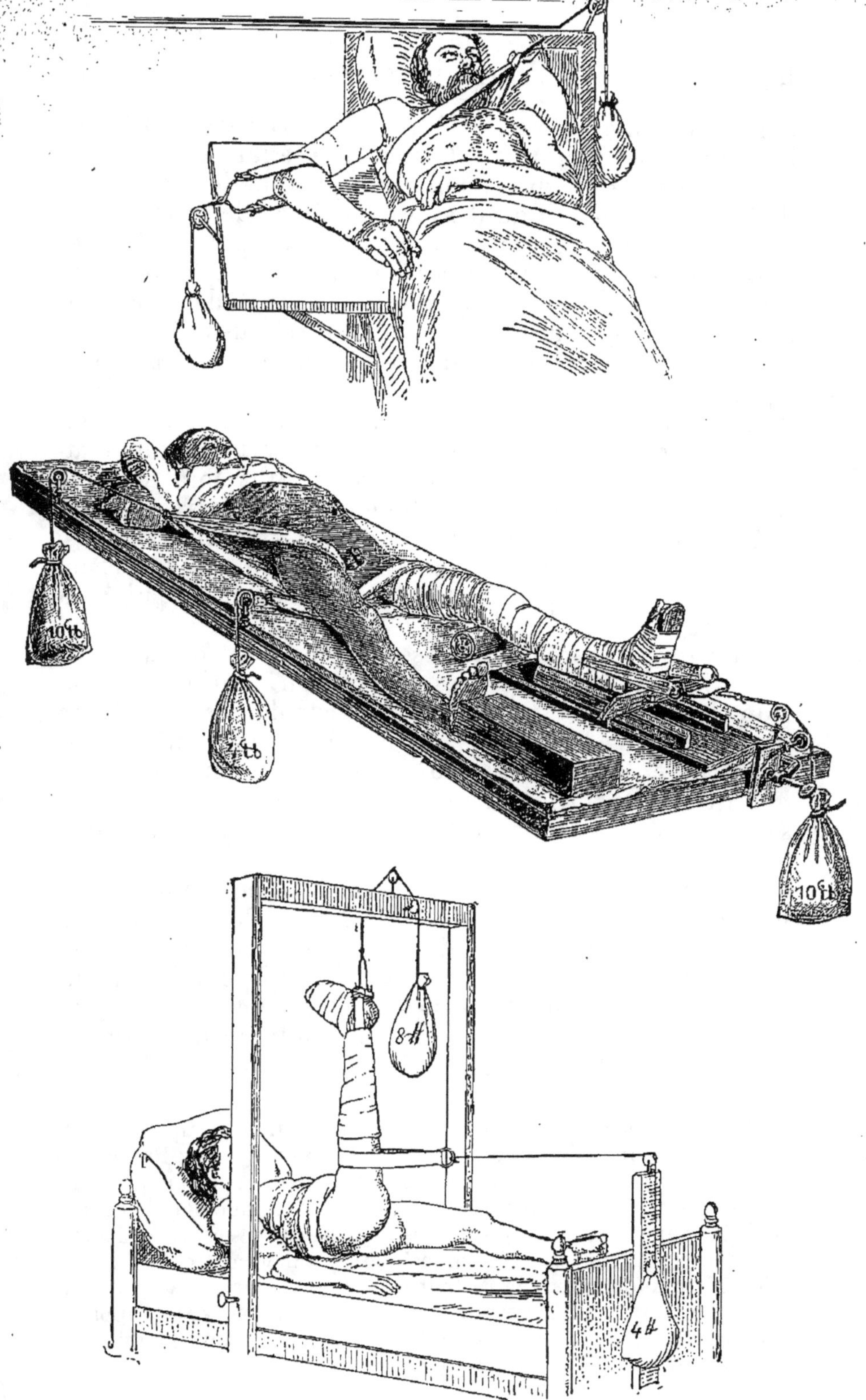

Fig. 59. — Traitement des fractures par l'extension continue.

pareil cas, on emploie la méthode de *l'extension continue*, préconisée par Volkmann. L'extension se fait au moyen de longues bandes de diachylon que l'on colle des deux côtés du membre atteint, au-dessous du foyer de fracture, au bras ou à la jambe ; on assure la fixation par des bandelettes de diachylon disposées circulairement et par une série de tours de bande (voy. fig. 58). Au lieu de diachylon on peut employer des bandes de feutre (Heusner) que l'on colle au moyen d'un fixatif quelconque et dont on assure également le maintien par des tours de bandes circulaires. A l'extrémité inférieure de la bande de diachylon, on adapte une planchette transversale, qui sert de point d'attache à une corde ; cette corde passe plus loin sur une poulie à l'extrémité de laquelle on laisse pendre le poids qui fera l'extension. Quant à la contre-extension, elle est assurée par une bande qui embrasse l'épaule ou le bassin, en sens inverse de la traction effectuée à l'extrémité du membre (1).

La figure 59 montre diverses façons dont on applique au traitement des fractures l'extension continue, extension que dans ces derniers temps Bardenhauer a employée d'une façon systématique. La fig. 59 *a* représente la disposition de l'appareil pour une fracture de l'humérus ; en *b*, c'est le dispositif pour une fracture du fémur ; *c* représente enfin l'extension verticale appliquée chez un enfant pour une fracture de cuisse.

Cette méthode est souvent la seule qui permette d'obtenir une bonne réduction des fragments. Pour réduire au minimum les frottements du membre sur le lit, on place le membre blessé dans une gouttière qui peut elle-même glisser au moyen de 2 tringles en forme de traîneau (fig. 58 *c*) sur une planche de bois qu'on applique sur le lit.

Il est certaines fractures, les fractures en éclat, les

---

(1) [Les appareils à extension continue de Hennequin, qui semblent peu répandus à l'étranger, sont très employés en France. Ils prennent point d'appui, non pas sur les seules parties molles, mais sur les leviers osseux (appareils à extension continue pour la cuisse, pour la jambe), dont ils sont séparés par d'épaisses couches d'ouate (cuisse) ou des coussins d'amidon (jambe) qui permettent à la pression d'être supportée. Pierre Delbet et Heitz-Boyer obtiennent l'extension continue au moyen de ressorts à boudin ; dans l'appareil d'Heitz-Boyer, les pressions sont amorties par des coussins en caoutchouc remplis d'eau ou gonflés d'air.]

fractures articulaires, etc., dans lesquelles il est impossible d'arriver à réduire les fragments exactement et à les maintenir convenablement réduits. Dans ces cas-là, un dernier moyen nous reste, c'est l'incision du foyer de frac-

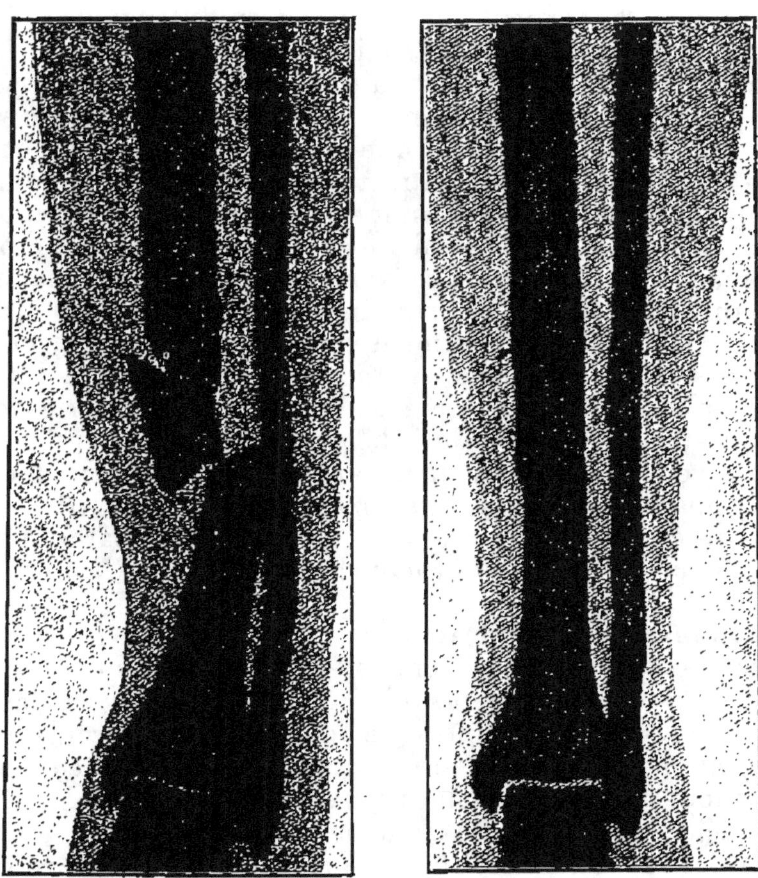

Fig. 60. — Réduction et guérison d'une fracture du tibia par la suture au fil d'argent (Helferich).

ture, la réduction sanglante et *la suture des fragments* au fil d'argent (voy. fig. 60).

Quand le cal est définitivement constitué, qu'il est devenu osseux et tout à fait solide, le membre blessé est loin pour cela d'avoir recouvré la plénitude de ses fonctions d'autrefois. Les muscles, pendant la longue inactivité à laquelle ils ont été condamnés, ont perdu leurs forces, ils se sont amaigris, atrophiés ; les articulations sont raides, et comme ankylosées. Les premiers mouvements sont pénibles ; les malades éprouvent des douleurs dans leurs articulations, qui gonflent. Il convient, pour lutter contre ces inconvénients, de fortifier les muscles et d'assouplir les articulations, au moyen du *massage*, par des mouvements passifs et actifs, par une véritable gymnastique. Pour les mêmes raisons il ne faut pas laisser les appareils trop longtemps en place, parce que c'est pendant l'immobilisation que les muscles s'atrophient, que les articulations se contracturent. On pourra d'ailleurs commencer plus tôt un massage prudent, dès le premier ou le deuxième changement d'appareil, dès la troisième ou la quatrième semaine. Cela varie un peu suivant chaque fracture ; dans les fractures du membre supérieur, par exemple, on pourra commencer déjà dès la fin de la première semaine (1). Dans les fractures des extrémités inférieures, on cherchera à prévenir les raideurs ultérieures en faisant marcher à l'aide de béquilles les malades qui n'en conservent pas moins leur appareil. Il existe pour ce faire des appareils spéciaux, dits *appareils de marche* ; ils sont constitués par un étrier qu'on inclut dans l'appareil plâtré ; nous renvoyons pour leur description à la *Chirurgie spéciale* (2).

**Complications des fractures.** — Toutes les fractures sous-cutanées ne guérissent pas aussi régulièrement que nous l'avons indiqué jusqu'ici. On peut observer dans leur évolution toute une série de troubles et d'accidents.

1) *Le shok* peut s'observer dans les fractures comme dans tous les traumatismes graves. Nous en avons indiqué déjà les allures et le traitement.

2) Les parties molles qui entourent les os sont naturellement traumatisées toutes les fois qu'il existe une fracture. Les vaisseaux peuvent être déchirés ou comprimés, il peut en résulter des troubles durables de la circulation sanguine qui peuvent aller jusqu'à la *gangrène*. D'autres

(1) [Il est même certaines fractures, comme les fractures du col de l'humérus, les fractures sans déplacement de la malléole externe et de l'extrémité inférieure du radius, qui gagnent à être traitées d'emblée par le seul massage (Lucas-Championnière).]

(2) Voy. Sultan, *Atlas-Manuel de chirurgie spéciale*, édition française par Kuss.

fois des coagulations peuvent se produire dans les vaisseaux blessés, dans les veines en particulier ; les caillots peuvent se détacher, être emportés par le courant sanguin jusque dans le cœur et les artères pulmonaires ; il se produit alors une *embolie pulmonaire* qui peut entraîner l'asphyxie et la mort rapide.

3) On observe encore dans les traumatismes osseux d'autres embolies dues à la pénétration de la graisse dans le système circulatoire. La déchirure des veines contenues dans la moelle osseuse permet à celles-ci de se remplir de graisse détachée de la moelle elle-même ou du tissu cellulaire sous-cutané. Lorsque cette graisse est en petite quantité, les vaisseaux lymphatiques suffisent à la résorber. Mais lorsqu'elle pénètre en grande abondance dans la circulation, elle peut provoquer des embolies mortelles des capillaires pulmonaires ; ou bien encore ces *embolies graisseuses*, franchissant le poumon et le cœur, peuvent arriver jusqu'à la grande circulation, et se trouver lancées dans le cerveau, le rein, etc. On peut voir ainsi le blessé mourir subitement dans les 24 heures qui suivent la fracture. On diagnostique ces embolies graisseuses en constatant qu'il existe de la graisse dans les urines.

4) En dehors des lésions du système nerveux qui peuvent se produire au moment même du traumatisme, on peut observer toute une série d'autres *symptômes nerveux* dus à la compression ou à l'englobement des nerfs pendant la constitution du cal ; le nerf radial est assez souvent lésé de cette façon. On observe alors, suivant la nature du nerf, des paresthésies, des névralgies, ou des paralysies. En général ces troubles de compression nerveuse ne disparaissent qu'à la suite d'une opération ; il faut creuser un trajet dans l'os de nouvelle formation, ou faire disparaître les parties osseuses exubérantes et nuisibles (voy. fig. 61).

5) *Cals exubérants* ou *luxuriants*. A la suite de très larges déchirures du périoste on peut voir des portions du cal faire saillie au niveau des insertions de certains muscles ou même s'infiltrer dans ceux-ci. Ces productions osseuses, ces *ostéomes* causent une gêne des mouvements qui nécessite un traitement opératoire ; il faut abraser ou enlever complètement ces masses osseuses exubérantes.

6) A l'encontre de la forme précédente on peut observer un *retard dans l'édification du cal*, ou même une *absence complète du cal*.

*a*) Le cal est bien formé, mais il ne s'ossifie pas et reste *anormalement mou*.

*b*) Le cal se forme, mais très lentement ; la consolidation se compte alors par mois, et non plus par semaines, comme habituellement [*consolidation retardée*].

*c*) Le cal manque tout à fait. Les deux fragments fracturés restent mobiles l'un sur l'autre ; il se produit une sorte de fausse articulation, une « *pseudarthrose* ».

Lorsqu'on étudie une pseudarthrose, on constate l'absence de tout épaississement rappelant le cal habituel ; les surfaces fracturées sont devenues plus ou moins lisses et elles sont unies par un *tissu intermédiaire d'apparence tendineuse* (voy. fig. 62). Il est enfin des cas rares dans lesquels il se forme véritablement une nouvelle articulation ; les extrémités fracturées se sont polies, elles se revêtent de cartilage et le tissu conjonctif se dispose autour des deux fragments en une véritable capsule.

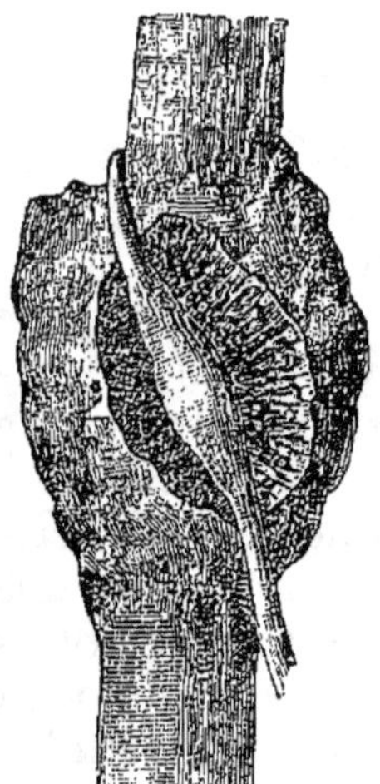

Fig. 61. — Nerf radial épaissi et inclus dans le cal volumineux d'une fracture de l'humérus. Le nerf a été libéré par la destruction des parois osseuses qui l'enserraient. Guérison de la paralysie. Figure d'après Ollier et Helferich.

C'est dans des troubles de l'état général du blessé qu'il faut chercher les *causes* de ces insuffisances dans la production du cal. On a observé l'absence de sels calcaires au niveau d'un foyer de fracture chez des individus affaiblis par une infection grave antérieure, comme la fièvre typhoïde ; le même fait a été constaté au cours du *diabète*, du *scorbut*, de l'*alcoolisme chronique*, de la *syphilis*. L'absence d'ossification du cal pourrait également s'observer chez les individus soumis au régime végétarien. Enfin les pseudarthroses se voient encore au cours de certaines affections de la moelle ou du cerveau, comme le tabès, la syringomyélie, la paralysie générale progressive.

Mais plus fréquemment encore, les *causes* des pseudarthroses sont *locales* et consistent en une insuffisante coaptation des extrémités fracturées.

Le cal est souvent capable de combler d'assez larges écartements ; mais si dans un os long, par exemple, une mauvaise réduction a laissé les deux fragments trop éloignés l'un de l'autre, ou s'ils chevauchent au contraire trop fortement, l'ossification peut complètement manquer.

Dans les *fractures articulaires*, fractures de la rotule, de l'olécrâne, il est extrêmement difficile d'obtenir une bonne consolidation des fragments, car sur eux s'exerce la traction de muscles puissants. L'absence de consolidation tient sans doute à ce fait que de pareils os ne présentent pas un revêtement périostique sur toutes leurs faces. Ces fractures

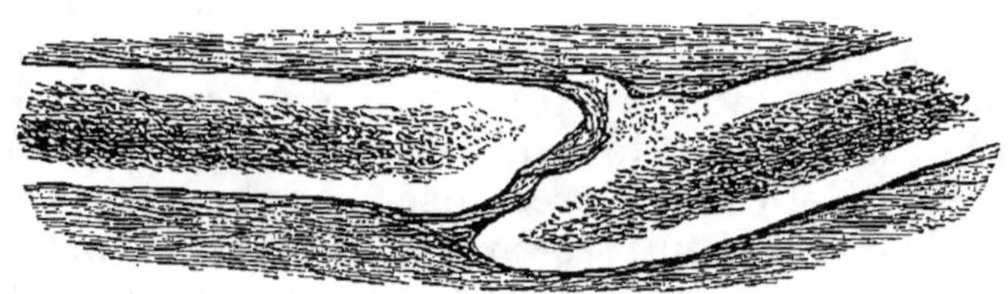

Fig. 62. — Pseudarthrose fibreuse du cubitus (d'après Bruns). Les fragments ne sont unis que par des traînées conjonctives.

guérissent fréquemment par la production d'un simple tissu cicatriciel tendu entre les deux os. [Aussi est-il devenu classique de les traiter par la *suture osseuse*, qui donne d'excellents résultats, à condition d'être absolument aseptique. Les résultats de cette chirurgie articulaire seraient désastreux si elle n'était pas faite avec une entière sécurité.]

Enfin, l'*interposition de parties molles* joue un rôle important dans la production des pseudarthroses. Ces parties molles, muscles, tendons, lambeaux aponévrotiques, — parfois des corps étrangers comme une balle — viennent se placer entre les deux fragments et leur interposition rend impossible toute consolidation extérieure.

**Traitement des troubles de consolidation.** Des constatations que nous venons d'exposer, il résulte avant tout qu'il est nécessaire d'obtenir une réduction exacte des fractures et de les maintenir bien réduites. On s'assurera que les extrémités osseuses sont bien revenues à leur place normale ; et la radiographie nous rend à ce point de vue de grands services. Si la réduction paraît insuffisante, on doit, sous chloroforme autant que possible, exercer de nouvelles tractions sur les deux extrémités de l'os, chercher à les mieux diriger et les fixer plus solidement.

Dans les cas de *retard de consolidation*, on excitera les forces de l'organisme en changeant l'alimentation du malade, en insistant en particulier sur l'alimentation carnée. L'administration interne de chaux et de phosphore rend des services (eau de chaux dans du lait, phosphate de chaux en poudre, phosphore à petites doses). On peut agir également sur les troubles de consolidation par des manipulations locales. 1. La *trituration des os*, employée déjà par Celse : on frotte l'une contre l'autre pendant quelques minutes les deux extrémités osseuses, au moment de la réduction d'abord, puis dans des séances ultérieures ; on provoque ainsi une puissante irritation mécanique du foyer de la fracture. 2. Le *massage* de la zone fracturée est indiqué lorsqu'on ne veut pas mobiliser la fracture. 3. Helferich a préconisé l'application au foyer fracturé de *l'hyperhémie veineuse*, d'après la méthode de Bier ; on laisse pendre le membre ou mieux on applique à sa base une bande de caoutchouc modérément serrée. 4. On obtient encore une irritation énergique en introduisant, à travers la peau, dans le foyer de la fracture, de *longues chevilles* ; mais ce moyen nécessite naturellement une asepsie des plus strictes. Les chevilles resteront en place pendant 2 ou 3 semaines, elles seront extraites ensuite.

Lorsqu'une *pseudarthrose véritable* est constituée, elle entraîne généralement des troubles fonctionnels très sérieux qui nécessitent une opération. On incise directement sur les fragments, on résèque leurs extrémités et on les adapte aussi exactement que possible par une suture osseuse au fil d'argent ou au moyen de chevilles d'ivoire. On peut encore interposer entre les extrémités osseuses un lambeau ostéopériostique suivant les méthodes ostéoplastiques. Enfin, lorsqu'il existe une interposition de parties molles, la simple réduction reste inefficace et une intervention sanglante s'impose.

## II. Fractures ouvertes ou compliquées.

*Lorsque le foyer de fracture communique avec l'extérieur on dit que la fracture est ouverte ou compliquée.* L'ouverture est tantôt consécutive à l'action même du traumatisme sur les parties molles, elle se produit alors de dehors en dedans ; tantôt, au contraire, elle est due à l'embrochement de la peau par un fragment qui perfore les téguments de dedans en dehors (fractures par embrochement) (voy. fig. 63).

Par leurs caractères mêmes, les fractures ouvertes ne diffèrent en rien des fractures sous-cutanées. Quant à la plaie des parties molles qui les accompagne, c'est tantôt une plaie par arrachement, tantôt une plaie contuse avec broiement plus ou moins accusé des tissus. Des impuretés de toutes sortes, des corps étrangers avec les microbes qu'ils entraînent, pénètrent entre les lèvres de la plaie,

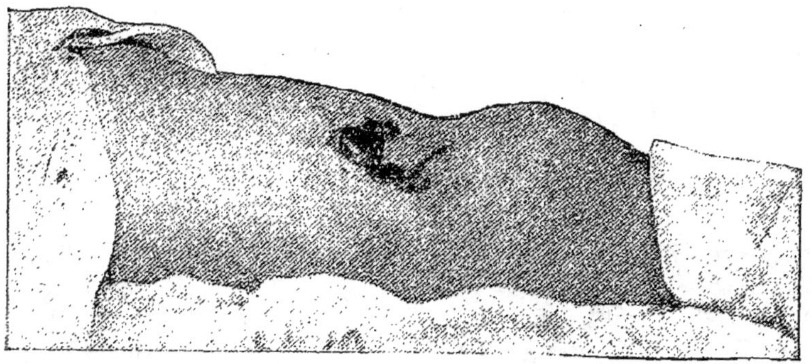

Fig. 63. — Fracture ouverte du fémur. Le fragment supérieur a perforé les parties molles et la peau.

arrivent entre les fragments et peuvent s'introduire jusque dans la moelle osseuse ouverte. Il s'ensuit une *dangereuse inflammation suppurative* des tissus, de l'os, de la moelle ; le malade est pris de grands frissons, la fièvre s'allume, rapidement l'organisme est intoxiqué et la mort arrive. Telle était du moins l'évolution à peu près fatale des fractures ouvertes avant la période antiseptique ; mais à cette époque on ne connaissait pas encore la véritable cause des accidents, et pour parer au danger terrible de ces fractures compliquées, on ne possédait pas de meilleur remède que l'amputation.

Le premier devoir du médecin, en présence d'une fracture ouverte, est *d'arrêter l'infection menaçante* de la plaie et de l'os lui-même. On commencera par faire un nettoyage soigneux, une désinfection minutieuse, de la plaie et des parties voisines. Dans les petites plaies par embrochement dans lesquelles la lésion des parties molles est réduite à peu de choses, il ne pénètre en général dans le foyer qu'un minimum d'impuretés ; en pareil cas, une désinfection superficielle peut suffire ; on désinfectera le fragment perforant et on le réduira ensuite. Mais dans la plupart des fractures ouvertes, *une plaie cutanée relativement petite répond à des lésions considérables des parties molles sous-jacentes ;* ces contusions profondes sont produites par les arêtes des fragments déplacés. Lorsque des impuretés, des saletés de toutes sortes ont pénétré dans la plaie, *il faut l'ouvrir largement,* faire au bistouri de profonds débridements, jusqu'à ce qu'elle ait été nettoyée dans ses moindres recoins. Les corps étrangers, les impuretés, les caillots seront enlevés mécaniquement ; les tampons, les lavages, effectueront du mieux possible ce nettoyage indispensable de la plaie.

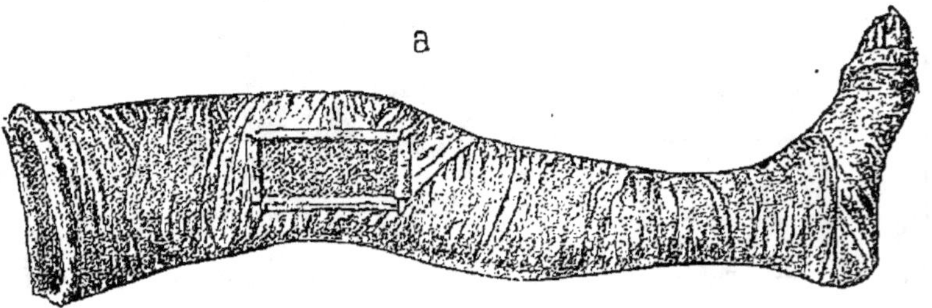


Fig. 64. — Appareil plâtré fenêtré (d'après Hoffa).

Les esquilles complètement libres, dépouillées de périoste, doivent être enlevées ; quant aux autres, elles peuvent être remises en place. On abrase les extrémités fracturées, puis on les adapte l'une à l'autre en les suturant au moyen d'un fil d'argent. La plaie cutanée sera rétrécie, mais on n'en fera la suture qu'après avoir « rafraîchi » ses bords. *Il faudra toujours laisser une ouverture* pour l'écoulement des sécrétions de la plaie, qui, sans cette précaution, s'accumuleraient dans la profondeur. On drainera au moyen de bandes de gaze ou de drains en caoutchouc. On termine en appliquant un pansement aseptique sur la plaie et en assurant l'exacte contention des fragments au moyen d'un appareil à attelles, ou mieux d'un appareil plâtré. Dans l'appareil on creusera une fenêtre correspondant à la plaie (v. fig. 64), de manière à pouvoir la surveiller et la panser (appareil plâtré fenêtré).

*Le traitement conservateur des fractures ouvertes est le traitement de choix*, et le chirurgien doit y consacrer tous ses efforts ; mais il a cependant des limites. Lorsqu'il existe un véritable broiement des parties molles et du squelette, quand la peau a été arrachée, quand les gros vaisseaux sont déchirés et thrombosés, etc., il ne reste plus, pour sauver le blessé, que la ressource d'une amputation dite immédiate ou primitive. On n'arrive pas toujours, d'autre part, à préserver une fracture ouverte de l'infection et de la suppuration, surtout lorsqu'on se trouve en présence d'une fracture vieille de plusieurs jours déjà. Si la suppuration s'est installée, si la fièvre est vive, si malgré les efforts d'une énergique thérapeutique locale, l'intoxication générale est menaçante, il faut se résoudre encore à l'amputation, qui cette fois est dite secondaire (1).

*Nécroses des extrémités fracturées, esquilles nécrosées.* Dans les fractures compliquées il arrive fréquemment que, malgré l'évolution aseptique de la plaie, la guérison ne survienne pas ; bien au contraire, on voit après quelques semaines se produire une fistule qui conduit jusqu'à l'os. C'est qu'il existe dans la profondeur des fragments osseux morts, des esquilles nécrosées qui restant, dans la plaie, agissent comme de véritables corps étrangers, et provoquent la suppuration. Ces esquilles sont souvent éliminées spontanément, mais il se peut que leur élimination nécessite une petite opération ultérieure.

Le périoste peut avoir été largement décollé au niveau des extrémités fracturées. Si par suite, il ne se recolle pas à la surface de l'os, la nutrition du fragment osseux ainsi dépouillé de son périoste est singulièrement compromise. Une certaine étendue d'os meurt, la formation du cal s'arrête, et la plaie continue à suppurer jusqu'à ce que le fragment nécrosé tout entier se soit détaché de l'os encore vivant. Une pareille démarcation demande bien des semaines avant d'être complète ; aussi est-il souvent préférable d'aller réséquer les extrémités nécrosées.

(1) [Nous ne saurions trop nous élever ici, avec Reclus, contre les amputations immédiates qu'on pratique encore trop souvent à la suite des grands écrasements des membres. Non seulement ces amputations immédiates sont *très graves*, lorsque le blessé est en état de shok, mais elles sont *souvent inutiles*. L' « embaumement » du membre, à la manière de Reclus, a permis de conserver bien des membres qui paraissaient destinés à une amputation rapide.]

### III. Traitement des fractures vicieusement consolidées.

Lorsqu'une fracture se consolide en situation vicieuse, c'est-à-dire avec une déviation des deux fragments l'un sur l'autre, on peut modifier la consolidation défectueuse par divers procédés :

*a.* On *fracture de nouveau* l'os vicieusement consolidé — c'est *l'ostéoclasie* — et on le fixe en situation meilleure. Si le cal est encore mou on peut le rompre avec les mains ; sinon on est obligé de recourir à des leviers puissants.

Dans les ostéoclastes de Robin, de Rizzoli ou de Stille, on fixe le membre sur un appui solide au moyen d'appareils appropriés qui permettent de localiser la nouvelle fracture au point voulu. On produit la fracture au moyen d'un puissant levier. Ces appareils, instruments brutaux d'ailleurs, trouvent leur emploi en orthopédie dans le redressement violent des déviations rachitiques, des pieds bots, du genu valgum, etc.

*b.* On préfère aujourd'hui *l'ostéotomie* à l'ostéoclasie. On incise les téguments jusqu'à l'os, puis on sectionne celui-ci à l'aide du ciseau et du marteau. Sous le couvert d'une stricte asepsie, l'ostéotomie est très préférable à l'ostéoclasie, et du moins on voit exactement ce que l'on fait.

## C. LES TRAUMATISMES DES ARTICULATIONS

### 1. Contusions articulaires.

Elles succèdent à l'action directe ou indirecte d'un traumatisme sur l'articulation ; la conséquence en est un écrasement plus ou moins accentué des parties molles qui recouvrent l'article. Le symptôme principal est un gonflement douloureux de l'articulation, causé par un épanchement sanguin plus ou moins abondant dans la cavité articulaire et dans les parties voisines. Il s'ensuit une impotence du membre, des douleurs, une forte limitation des mouvements. Le repos, les pansements compressifs entraînent rapidement la résorption du sang, surtout si l'on y joint dès le début un massage régulier de l'article et une mobilisation précoce. En règle générale, ces contusions guérissent vite et sans laisser de traces fâcheuses.

## 2. Distorsion ou entorse des articulations.

Un traumatisme direct et violent, une flexion ou une extension exagérées peuvent provoquer des tiraillements anormaux des parties molles articulaires, capables de déchirer une partie de la capsule ou de l'appareil ligamenteux. Il n'est pas rare d'observer, à la suite de tractions violentes des muscles ou des tendons, des *arrachements de petits fragments osseux* au niveau des extrémités articulaires, des *déchirures des cartilages*, etc. Il s'ensuit, comme dans la contusion, un épanchement sanguin dans l'articulation et dans les parties molles péri-articulaires ; l'articulation est gonflée et douloureuse ; tous ces symptômes sont d'ailleurs plus accentués que dans les contusions simples. L'épanchement sanguin intraarticulaire constitue une *hémarthrose* plus ou moins abondante. Dans les jours qui suivent le traumatisme, la diffusion du pigment sanguin dans les téguments se traduit par une série de colorations violettes, vertes, jaunes. Les fonctions de l'article sont singulièrement altérées, du moins au début.

LE TRAITEMENT est le même que dans la contusion, on appliquera une *compression au moyen de compresses humides* et on fera du *massage*. Il est indispensable de mettre l'*articulation au repos* pendant les premiers jours, lorsque les douleurs sont vives et le gonflement accentué. Mais il ne faut pas prolonger trop longtemps l'immobilisation, car pendant la cicatrisation des déchirures capsulaires, il se produit facilement des rétractions de la capsule qui peuvent entraîner à leur suite une certaine gêne des mouvements et des *raideurs de l'articulation*. Il faudra donc employer *le massage*, faire une mobilisation régulière d'ailleurs difficile au début, de manière à rendre à l'articulation toute son intégrité fonctionnelle. Il peut être utile de faire une *ponction au trocart* pour évacuer le sang contenu dans l'articulation. Enfin, il est important, dans tous les cas d'entorse, de rechercher s'il n'existe pas éventuellement une *fracture paraarticulaire* (radiographie).

J'insiste sur *les déchirures* et *les arrachements de petits fragments osseux* ou *ligamentaires* ; ils passent facilement inaperçus au début et peuvent être cause, par la suite, de troubles fonctionnels sérieux. Parmi les débris de ce genre abandonnés dans

**Planche III.** — Luxation dorsale du pouce (d'après Helferich).
Fig. 1. Aspect extérieur. Fig. 2. La même disséquée.

l'intérieur d'une articulation, il en est qui peuvent se résorber lentement ; mais d'autres continuent à vivre, pourvu qu'ils aient conservé des rapports avec les parois articulaires et qu'ils y soient
rattachés par un pédicule capable de leur apporter les vaisseaux
nécessaires à leur nutrition. Ces fragments s'accroissent lentement;
ils causent des douleurs très vives lorsqu'ils viennent se coincer
entre les deux surfaces articulaires. Leur pédicule peut d'ailleurs se
rompre, le fragment devient libre dans l'articulation ; il constitue
un *corps étranger articulaire* mobile dans l'articulation (*souris articulaire*). Ces corps étrangers, bien que libres, pourraient encore
continuer à s'accroître, surtout les corps étrangers cartilagineux ;
ils peuvent présenter une ossification secondaire, etc.

Les accidents que provoquent les corps étrangers, surtout lorsqu'ils sont libres, consistent en une *douleur violente et soudaine*,
qui éclate dans l'articulation à l'occasion de certains mouvements ;
en même temps il se produit une *impotence subite du membre*. Ces
accidents tiennent à ce que le corps étranger s'est interposé entre
les surfaces articulaires. Douleur et impotence peuvent brusquement disparaître après un léger repos, pour se reproduire d'ailleurs
de même façon à échéance plus ou moins lointaine. Des troubles
fonctionnels du même genre peuvent s'observer à la suite de déchirures de l'appareil ligamenteux, des ménisques de l'articulation
du genou, par exemple. On les rencontre plus rarement à la suite
d'arrachement des *masses graisseuses intra-articulaires*; sous l'influence du traumatisme, elles entrent en prolifération et deviennent
une gêne au fonctionnement articulaire.

En ce qui concerne les corps étrangers liés à une prolifération
inflammatoire de la synoviale, voir le chapitre où ils sont décrits.

On évite aux patients les ennuis de ces accidents subits
au moyen d'*appareils de protection* qui entourent l'articulation ou qui limitent ses mouvements de manière à
éviter les mouvements extrêmes. Mais le traitement de
choix des corps étrangers articulaires est leur ablation au
moyen d'une *arthrotomie aseptique*.

## 3. Les dislocations ou luxations des articulations

Les luxations ne sont qu'exceptionnellement consécutives
à un traumatisme direct de l'articulation ; en règle générale, *elles succèdent à des traumatismes indirects* qui provoquent une extension exagérée du membre, entraînent

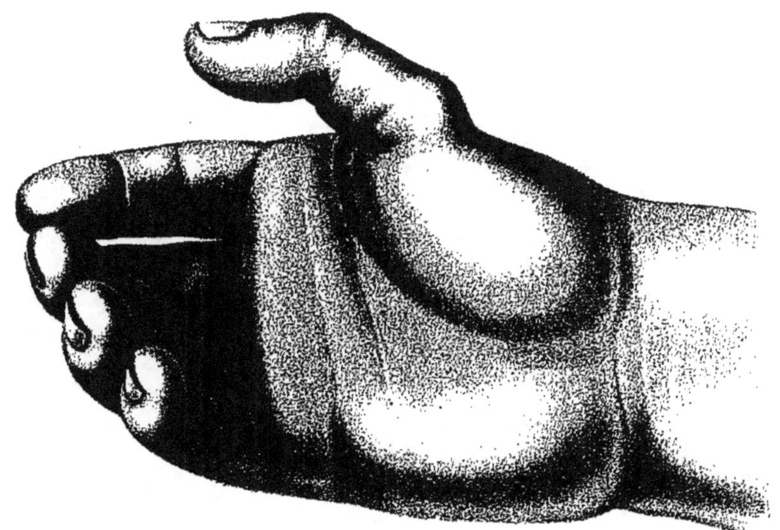

*Fig. 1.*

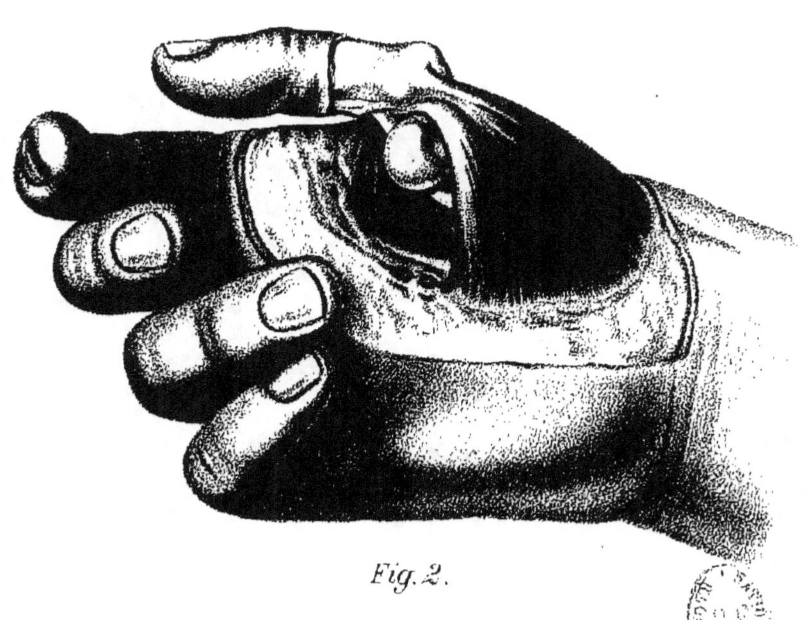

*Fig. 2.*

des *déchirures capsulaires et ligamenteuses* et permettent le *déplacement des surfaces articulaires*.

Nous prendrons comme exemple de luxation la luxation dorsale du pouce. Cette luxation est consécutive à une extension exagérée du pouce qui entraîne une déchirure de la capsule sur sa face palmaire. L'extrémité articulaire du métacarpien fait saillie à travers la déchirure capsulaire au milieu des parties molles, tandis que le pouce, sous l'influence de l'extension forcée, glisse sur le dos du métacarpien (voy. planche III).

Sous l'influence de nouveaux mouvements, les extrémités articulaires peuvent reprendre leur situation normale, il s'est produit une simple distorsion de l'articulation, avec déchirure plus ou moins étendue de la capsule. Si les extrémités articulaires restent déplacées, de manière à ne conserver l'une avec l'autre qu'un contact partiel, la *luxation* est dite *partielle, incomplète* ou *subluxation*. Lorsque les surfaces articulaires se sont complètement abandonnées, la *luxation* est *totale*, c'était le cas de l'exemple que nous avons cité plus haut.

Le mécanisme des luxations traumatiques s'explique toujours par un mouvement de levier ; les extrémités articulaires, prenant appui sur un point fixe, s'écartent l'une de l'autre. Le point fixe est tantôt un butoir osseux qui, normalement, limite les mouvements de l'articulation, tel l'olécrâne, butant dans la fosse olécrânienne de l'humérus et prenant point d'appui sur elle pour provoquer la luxation du coude en arrière ; d'autres fois c'est un rebord articulaire, un ligament, etc.

On désigne toujours les luxations d'après le nom du segment périphérique déplacé, c'est ainsi qu'une luxation de l'épaule est une luxation de l'humérus sur l'omoplate, une luxation du coude est une luxation de l'avant-bras sur le bras. Le *mode de déplacement* du segment périphérique du membre permet de préciser le type de la luxation : luxation antérieure, postérieure, sous-coracoïdienne, iliaque, etc.

Les luxations traumatiques sont plus fréquentes chez les hommes que chez les femmes, car les hommes sont par leurs métiers plus exposés aux accidents. Les luxations du membre supérieur sont infiniment plus fréquentes que celles des extrémités inférieures. Les plus fréquentes de toutes sont les luxations de l'épaule, elles réprésentent 50 °/₀ de l'ensemble des luxations.

**Les symptômes** d'une luxation sont les suivants :

1. La *situation anormale des extrémités articulaires*, reconnaissable souvent à première vue (v. planche III).

La palpation permet de constater l'absence d'une extrémité articulaire à sa place normale, la saillie anormale d'une extrémité osseuse en une place inaccoutumée ; à l'épaule, à la hanche, par exemple, on peut constater l'absence de la tête de l'humérus ou du fémur à sa place habituelle, etc.

2. Le *changement de direction de l'axe du segment*

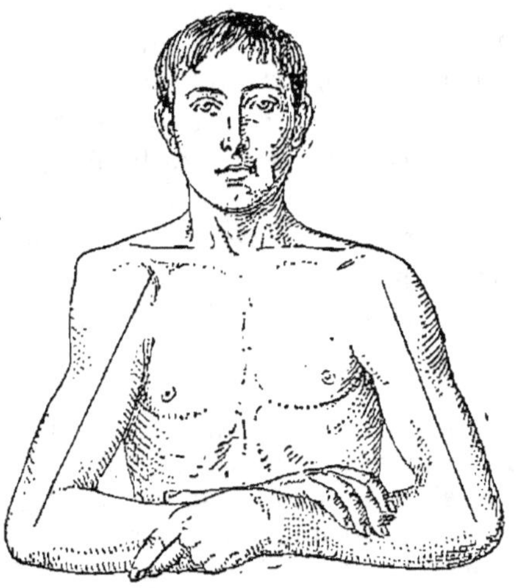

Fig. 65. — Luxation sous-coracoïdienne de l'humérus droit chez un jeune homme. L'axe des deux bras est marqué par un trait noir (D'après Helferich).

*luxé* ; il frappe la vue lorsqu'on compare le côté blessé avec le côté sain ; il en est ainsi par exemple dans la luxation sous-coracoïdienne de l'humérus (voy. fig. 65).

3. Une certaine *limitation des mouvements du segment luxé*. Lorsqu'on cherche à mobiliser l'articulation luxée, on constate qu'elle est comme fixée ; on peut cependant lui imprimer un certain nombre de mouvements, mais dès que cesse l'effort qu'on a déployé pour provoquer ces mouvements, le membre reprend sa situation primitive sous l'influence de l'élasticité des parties molles qui entourent l'articulation luxée. Ce *symptôme distingue les luxations des fractures*, il est tout autre chose que la mobilité anormale que l'on observe dans celles-ci. D'ailleurs, dans les luxations pures, il n'existe pas de crépitation ;

mais on peut en rencontrer lorsque la luxation s'accompagne de fracture.

Il se produit fréquemment au cours des luxations de *petits arrachements osseux*. En plus des lésions capsulaires et ligamenteuses, on peut encore observer des déchirures des muscles et des tendons. Sous l'influence d'un traumatisme violent il peut se produire d'autres déchirures des parties molles, au niveau des vaisseaux et des nerfs. La compression d'un nerf par une extrémité articulaire luxée peut provoquer des *névralgies* violentes, des *paralysies* (lésions du plexus brachial dans les luxations de l'épaule, par exemple) (1).

La blessure des vaisseaux dans le foyer de la luxation provoque un épanchement sanguin qui entraîne un gonflement souvent considérable de la région ; les extrémités articulaires disparaissent dans cet épanchement, et il devient souvent difficile de faire un diagnostic exact. L'emploi de la *radiographie* rend en pareil cas des services considérables.

Les luxations des diverses articulations sont des traumatismes tout à fait typiques, à symptômes bien caractérisés, que le médecin doit exactement connaître s'il veut faire un diagnostic précis et appliquer un traitement rationnel (2).

**Le traitement des luxations** consiste à remettre en place les extrémités luxées. L'extension et la contre-extension simples, appliquées à la façon dont on les emploie dans les fractures, ne permettent que rarement d'obtenir une réduction exacte (voy. fig. 66). Pour replacer dans la capsule l'extrémité luxée au travers d'une déchirure de cette capsule, il faut employer des *manœuvres de réduction déterminées*, qu'on peut résumer en un précepte général que voici : *la réduction s'obtient par la reproduction des mouvements mêmes qui ont produit la luxation*. Dans la luxation du pouce par extension forcée, par exemple, il faut d'abord ramener le pouce en flexion dorsale extrême, de manière à faire bâiller largement la capsule ; dans

(1) [Duval et Guillain ont montré que, dans les luxations de l'épaule, les paralysies possibles du plexus brachial n'étaient pas dues à la compression des nerfs, mais à leur brusque distension pendant le mouvement d'abduction du membre].

(2) Voy. *Atlas manuel de chirurgie spéciale*, par SULTAN, édition française par KUSS.

un deuxième temps on appuie sur l'extrémité métacarpienne de la phalange en lui imprimant un mouvement de flexion en arrière [on racle en quelque sorte avec elle la face supérieure du métatarsien], et brusquement on lui voit reprendre sa situation normale (voy. fig. 67).

Les diverses variétés de luxation nécessitent évidemment des manœuvres de réduction différentes ; tantôt on a recours à l'abduction, tantôt à l'extension ou à la flexion ; cela dépend de l'anatomie de la luxation.

La réduction est d'autant plus facile qu'elle est faite à un stade plus précoce. On la fait habituellement sans nar-

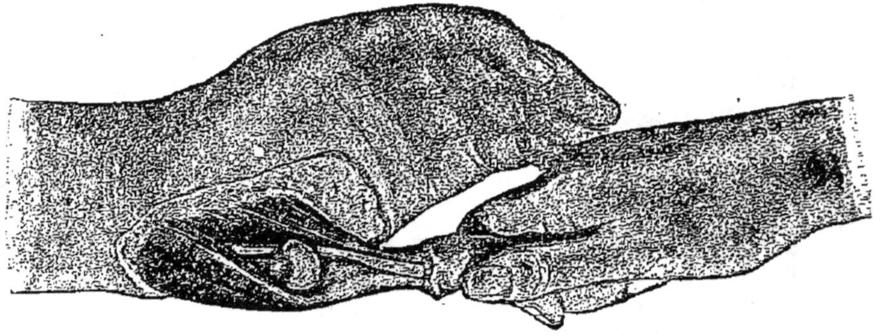

Fig. 66. — Mauvaise manœuvre de réduction d'une luxation du pouce. Le tendon fléchisseur fait obstacle à la réduction (Helferich).

cose ; mais si les douleurs sont très vives, si la contracture réflexe des muscles doit gêner les manœuvres de réduction, il vaut mieux endormir le patient (*Ivresse éthérée*) (1). Plus la déchirure capsulaire est grande, plus la réduction est facile. La réduction peut être gênée par l'*interposition de parties molles*, de *débris de capsules*, de *tendons*, etc. (voy. fig. 66).

Le retour de la tête dans l'articulation est souvent marqué par un brusque ressaut s'accompagnant d'une sorte de claquement. La réduction une fois obtenue, on immo-

(1) [A l'inverse de Marwedel, on insiste en France sur la nécessité d'endormir les malades « à fond » lorsqu'on pratique une réduction sous anesthésie générale. On voit assez souvent des accidents chloroformiques survenir pendant les manœuvres de réduction lorsque la narcose n'est pas poussée assez loin pour supprimer les réflexes.]

bilisera l'articulation pendant 1 à 2 semaines jusqu'à cicatrisation de la capsule. A ce moment on commencera la mobilisation passive et active de l'articulation dans les limites qui ne risquent pas de léser la jeune cicatrice capsulaire. On peut d'ailleurs de bonne heure commencer le massage de l'articulation destiné à fortifier les muscles périarticulaires. Il est de règle que, quelques semaines

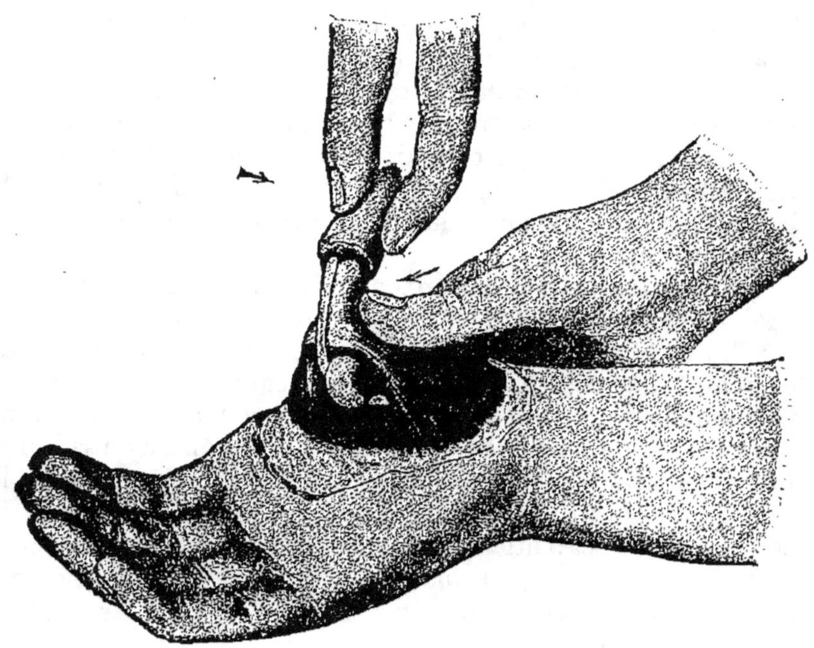

Fig. 67. — Réduction régulière d'une luxation du pouce. On refoule le pouce en avant pendant qu'on le maintient en hyperextension (Helferich).

après une luxation récente, l'articulation ait retrouvé l'intégrité de son fonctionnement normal.

L'interposition des parties molles, que nous avons signalée plus haut, peut empêcher complètement la réduction de la luxation ; il en est ainsi au niveau du pouce. En pareil cas, la seule conduite à tenir est la réduction sanglante après arthrotomie et destruction de l'obstacle à la réduction.

DANS LES LUXATIONS ANCIENNES, on cherchera d'abord à obtenir une réduction non sanglante, mais elle est extrêmement difficile. La déchirure capsulaire s'est considérablement rétractée, la cavité articulaire s'est plus ou moins oblitérée, la tête déplacée s'est creusée dans sa nouvelle position une nouvelle glène, une sorte de nouvelle articulation s'est constituée (néarthrose) et la tête reste fixée. Il faudra d'abord *mobiliser la tête* en lui imprimant des mouvements étendus ; on cherchera à élargir la vieille déchirure capsulaire, à recreuser l'ancienne glène articulaire et on pourra de cette manière obtenir quelques succès. Dans le cas contraire, la réduction sanglante s'impose, ou éventuellement la résection (1).

Les complications des luxations sont les luxations avec ouverture des parties molles et les luxations avec fractures articulaires. En plus, on sait pertinemment que toute articulation qui s'est luxée une fois est prédisposée à des luxations nouvelles et cela sous l'influence de causes relativement minimes.

Ces luxations récidivantes sont dites luxations habituelles ; elles s'observent avant tout à l'épaule, puis à la mâchoire et au pouce. Elles sont liées à un élargissement anormal de la capsule ou de la cicatrice capsulaire. Le traitement de pareilles luxations comporte une série d'appareils ou de bandages destinés à arrêter l'excursion du membre et à éviter les mouvements extrêmes ; dans les cas graves, on emploiera l'arthrotomie avec rétrécissement de la capsule par capsulorraphie, ou la résection articulaire. Les injections de teinture d'iode ou d'alcool, destinées à provoquer la rétraction de la capsule, ont été également employées.

Il est des luxations qui se produisent sans traumatisme, ce sont les luxations spontanées et les luxations congénitales.

1. LUXATIONS SPONTANÉES OU PATHOLOGIQUES. Elles succèdent à des lésions inflammatoires de l'articulation. Elles sont dues à un élargissement anormal de la capsule distendue par des produits inflammatoires, ou sont consécutives à une destruction inflammatoire d'une des extrémités articulaires ; on les peut diviser en *luxations par distension* et *luxations par destruction* (voir plus loin les maladies inflammatoires des articulations).


(1) [Dans bien des cas, la réduction sanglante ou la résection ne donnent pas à l'articulation des mouvements supérieurs à ceux que peut progressivement acquérir la nouvelle articulation lorsque les extrémités luxées n'ont pas été réduites. L'abstention opératoire et le massage progressif valent souvent la meilleure des résections.]

2. **Luxations congénitales.** Elles s'observent presque exclusivement *à la hanche*; elles sont uniques ou doubles. A n'en pas
douter, elles sont liées à des troubles de développement et à des
altérations intra-utérines  La cause essentielle des luxations congénitales de la hanche est une évolution défectueuse du cartilage en Y
de la cavité cotyloïde, l'acétabulum reste petit et plat, la tête du
fémur ne trouve pas pour s'y loger une place suffisante. Que dans
ces conditions le fémur, serré dans l'utérus, se place en adduction
forcée et la tête abandonnera sa situation normale pour venir se
placer sur la face externe de l'os iliaque. [En général cependant
elle ne quitte la cavité cotyloïde qu'au moment où l'enfant fait ses
premiers pas]. On peut sentir assez facilement la tête luxée en
déprimant les  muscles fessiers sous lesquels elle se trouve. Il est
en général facile de faire le diagnostic de luxation congénitale de
la hanche : la démarche en canard, les  déformations du bassin la
font reconnaître au premier  coup d'œil ; la radiographie viendrait
lever, s'il en était besoin, les derniers doutes. Un point mérite d'être
signalé, c'est la fréquence beaucoup plus considérable de l'affection
chez les fillettes que chez les garçons (1).

## D. BRULURES

Les brûlures sont consécutives à l'action sur l'organisme
des *flammes*, des *objets fortement chauffés*, des *liquides
chauds* ou des *vapeurs*. Les brûlures graves produites par
du pétrole, de l'alcool, de l'éther qu'on approche imprudemment d'une flamme, sont d'observation courante.
L'explosion de la poudre, les coups de mine, causent
aussi de nombreuses brûlures.

Les brûlures sont variables suivant l'intensité de l'agent
causal ; on en distingue en général 3 degrés.

**Le premier degré**, le plus léger, consiste en une *rougeur
de la peau* avec léger gonflement, phénomènes dus à une
vaso-dilatation paralytique sous l'influence de la  chaleur.
La rougeur disparaît en général rapidement, et tout rentre
dans l'ordre ; on peut cependant observer une légère desquamation des couches les plus superficielles de l'épiderme.

**Les brûlures du deuxième degré** sont caractérisées par
la *formation de vésicules* qui se détachent sur le fond rouge
de l'érythème du premier degré. La couche superficielle

(1) Voir pour les détails l'*Atlas manuel de chirurgie spéciale*, de
Sultan.

de l'épiderme, le stratum corneum, est soulevée par des vésicules à contenu clair, séreux, de couleur blanche ou jaunâtre (voy. fig. 68 la formation de vésicules au niveau des mains). La fine paroi des vésicules crève facilement, elle laisse alors apercevoir sous elle un chorion rouge qui, au début du moins, est extrêmement sensible, parce qu'il est mis à nu. Sous la mince couche épidermique qui se

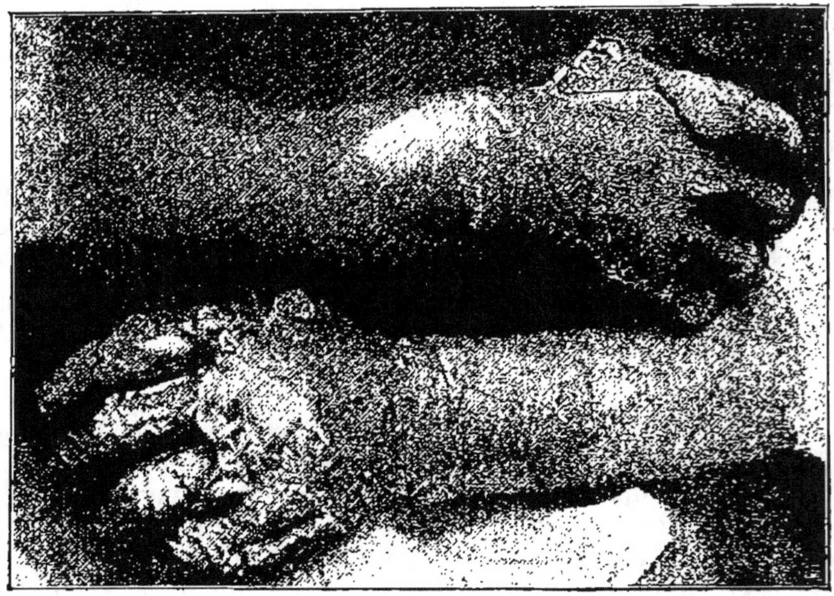

Fig. 68. — Brûlures des mains au deuxième degré
avec formation de vésicules.

soulève, il se forme en quelques jours une nouvelle couche cornée, ce pendant que l'ancienne se dessèche et tombe.

**Les brûlures du troisième degré** sont des brûlures intenses ; elles se traduisent par une *escharrification* des parties brûlées qui perdent complètement leur aspect normal. La peau prend l'aspect du cuir, elle est blanche, jaune brun, brune et même noire ; elle peut être tout à fait sèche. D'après l'aspect des parties atteintes, qui peut aller jusqu'à la transformation de la peau en un véritable charbon, suivant la profondeur des lésions qui dépend de l'intensité de la source de chaleur, on a cherché à distinguer plusieurs degrés dans ces brûlures intenses ; mais ces divisions n'ont pas un gros intérêt en pratique. L'essentiel est de savoir

que, dans les brûlures du troisième degré, les tissus atteints
sont détruits. Si l'on venait à les inciser, on n'y verrait
pas couler de sang, car les vaisseaux sont détruits et les
tissus sont morts. Au niveau des parties brûlées et nécrosées, il se produit une réaction inflammatoire et une suppuration qui aboutissent à la démarcation de ces parties,
puis à leur élimination. La planche IV représente un
exemple frappant de ces brûlures au troisième degré,
c'est la main d'un enfant de six mois complètement brûlée par de l'eau bouillante. La peau est jaune-brun, en
partie grillée. Aux environs du coude il existe une zone
de brûlure au 2e degré avec vésicules. La planche V représente la main du même enfant quelques semaines plus
tard.

Les brûlures du troisième degré ne guérissent qu'au
moyen de *larges cicatrices*. Ces cicatrices provoquent des
difformités très pénibles, surtout lorsqu'elles siègent au
visage (voy. fig. 69).

Si la cicatrice siège au voisinage d'une articulation, elle
peut causer une rétraction gênante et grave, de même
qu'elle peut aboutir à l'accolement de plusieurs doigts ou
de plusieurs orteils, à de véritables palmures.

Les *brûlures étendues à une grande partie de la surface du corps sont particulièrement dangereuses*. On sait
par expérience que *toute brûlure qui s'étend sur plus de
la moitié du corps est une brûlure mortelle*. Il n'est pas
besoin pour cela de brûlures au 3e degré ; des brûlures
très superficielles suffisent à provoquer la mort lorsqu'elles
ont l'étendue dont nous parlions plus haut. Chez les enfants il suffit même qu'elles s'étendent à un tiers de la
surface du corps.

*Les grands brûlés* ne présentent aucun accident menaçant
dans les heures qui suivent immédiatement la brûlure ; ils
montrent seulement une certaine excitation, souffrent de
la soif, et se plaignent de leurs très vives souffrances ;
leur connaissance reste entière. Mais bientôt, au bout de
quelques heures, l'excitation augmente, le pouls devient
petit, la température s'abaisse, la dyspnée apparaît ; on
voit survenir des crampes, des vomissements ; puis les
patients se calment progressivement et au bout de 6, 8, plus
rarement 24 heures, ils tombent dans le coma. L'anurie est
à peu près constante, tout au plus peut-on recueillir une
quantité insignifiante d'urines sanguinolentes.

**Planche IV.** — Brûlure au 3° degré, produite par de l'eau bouillante. Main et avant-bras d'un enfant.

---

**Planche V.** — La main représentée planche IV, mais quatre semaines plus tard. La main et la portion distale de l'avant-bras sont momifiées, complètement sèches ; la peau est noire, les parties molles sont d'un gris-blanchâtre, nécrosées. La démarcation s'est déjà étendue profondément dans les parties molles ; seuls les os relient encore les parties brûlées au reste du corps. Au niveau de l'avant-bras, dans la zone qui se sépare des parties mortes, on voit des granulations rougeâtres, tandis que vers le pli du coude il existe sur la peau une cicatrice toute récente.

---

La cause de la mort si rapide produite par les brûlures étendues n'est pas encore complètement élucidée. La grande perte en eau et en plasma subie par les tissus joue vraisemblablement un rôle ; mais il semble bien surtout qu'il s'agisse d'une *intoxication véritable* par les produits très toxiques de décomposition des albuminoïdes détruits au niveau de la brûlure. Enfin il importe de tenir compte également des *altérations du sang* : formation d'hématoblastes, coagulations vasculaires, destruction des globules rouges.

Lorsque les grands brûlés sont parvenus à dépasser les deux premiers jours, ils ne sont pas encore tirés d'affaire pour cela. La mort peut encore survenir à la fin de la première semaine ou même plus tard, causée par l'épuisement et les infections secondaires qui provoquent une véritable septico-pyohémie.

*Aussi toute brûlure étendue comporte-t-elle un pronostic très grave.* Dans les brûlures du troisième degré localisées à une zone limitée, le pronostic est souvent grave également, étant donnée la profondeur de l'escarre et des nécroses. On ne reconnaît souvent la profondeur exacte des lésions qu'au moment où s'effectue la démarcation secondaire des escarres.

**Traitement des brûlures.** La première chose à faire, dans le *traitement des brûlures*, c'est d'apaiser les très violentes douleurs dont souffrent les patients. On commencera donc par *couvrir les parties brûlées*, car le contact de l'air provoque une irritation extrêmement douloureuse sur tous les points mis à nu. Il restera ensuite à remplir la

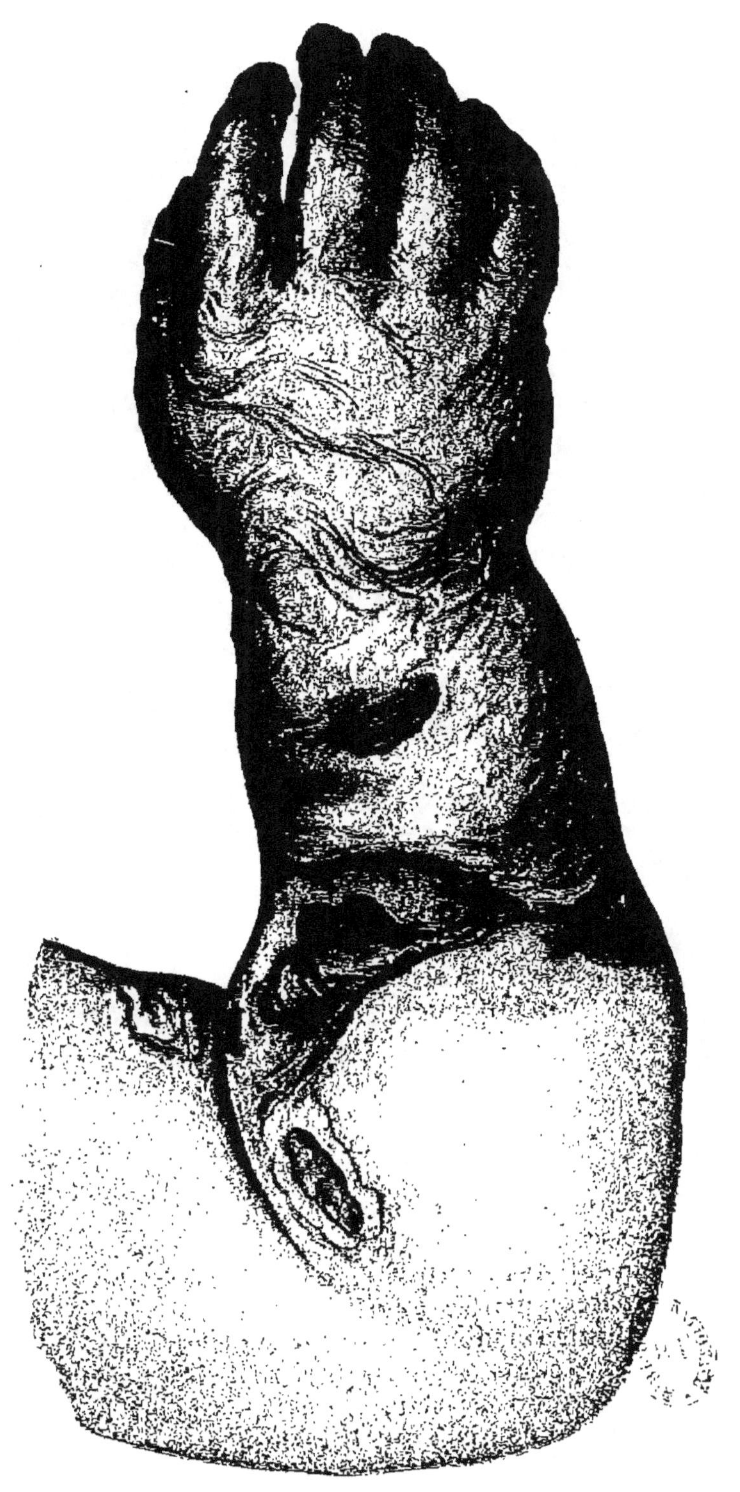

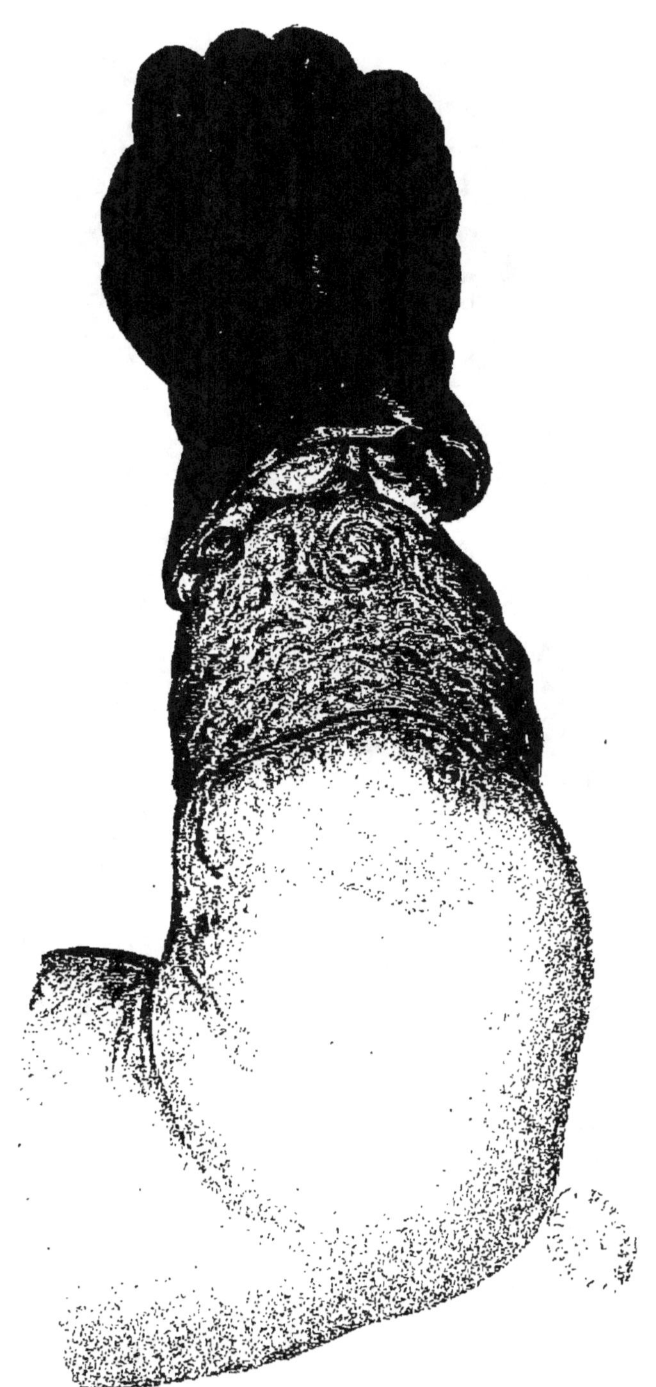

deuxième indication, qui est d'*éviter autant que possible les infections* que tendent à provoquer les impuretés, les microorganismes, situés au niveau de la plaie.

*Dans les brûlures du premier degré*, un *pansement protecteur* suffit d'ordinaire ; on peut y ajouter des onguents ou des compresses humides rafraîchissantes.

*Dans les brûlures du deuxième degré*, on ouvrira chaque

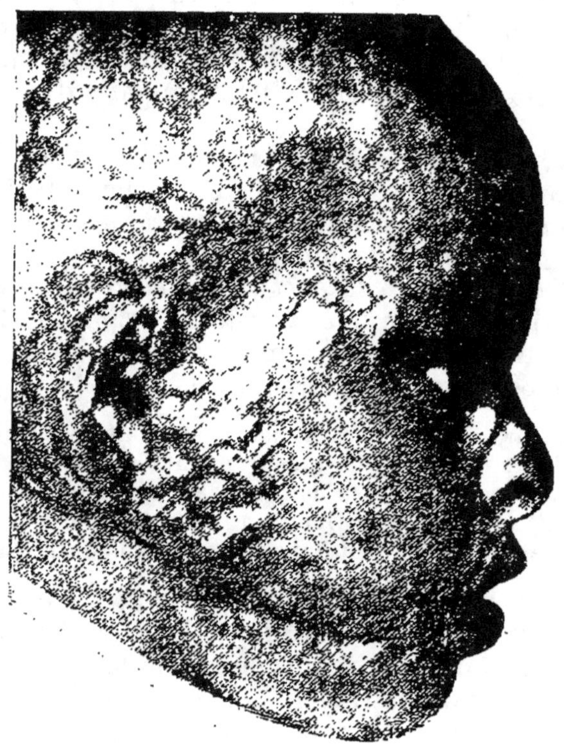

Fig. 69. — Cicatrices du visage à la suite d'une brûlure chez un enfant.

vésicule vers sa base, soit d'un coup de ciseaux, soit avec une épingle stérilisée ; le liquide contenu dans la vésicule s'écoule, le revêtement épidermique s'affaisse; *on prendra bien garde de ne pas enlever cet épiderme*, car il constitue un excellent pansement protecteur pour le chorion sous-jacent. Puis on nettoiera et désinfectera soigneusement les parties brûlées. Après quoi on appliquera à la surface de la brûlure une mince couche de gaze ; puis on recouvrira la gaze avec un pansement ouaté. On peut encore saupoudrer les brûlures avec du dermatol, de l'iodoforme, de l'oxyde de zinc, et appliquer ensuite un pansement protecteur. Les bandes au bismuth de Bardeleben rendent de grands services dans les ambulances.

Le premier pansement peut être laissé en place pendant quelques jours, s'il n'est pas imbibé d'une sécrétion trop abondante. Lorsqu'il devient nécessaire de le changer, on soulève les couches superficielles, mais on *laisse en place la mince couche de gaze qui repose directement sur la plaie* ; de cette manière on évite au malade des douleurs inutiles.

Dans les brûlures étendues, la désinfection est extrêmement douloureuse, aussi vaut-il mieux, pour la faire, endormir légèrement les malades. Contre les douleurs ultérieures on emploiera la morphine.

*Dans les brûlures graves et très étendues*, le meilleur mode de traitement est le *bain chaud permanent*. On renouvelle l'eau de manière à la maintenir constamment aux environs de 38° ou même un peu plus.

La température du bain sera réglée avant tout sur le besoin de chaleur, toujours très marqué, qu'éprouvent les grands brûlés. Les blessés pourront rester dans le bain pendant des semaines, tant que la chose paraîtra nécessaire. Quant au nettoyage et à la cicatrisation de la plaie, ils s'effectuent dans le bain, sans autre pansement.

Il est important *de faire boire aux brûlés, dès le début, de grandes quantités de liquides* ; ils les réclament d'ailleurs, tant leur soif est ardente ; en même temps on fera des injections de sérum artificiel. Les *analeptiques* lutteront contre la faiblesse menaçante et la tendance au collapsus. Enfin les *diurétiques* favoriseront le travail des reins.

Lorsqu'à la suite de brûlures il reste de *larges pertes de substance*, on peut les combler par des greffes de Thiersch ; on peut faire des *transplantations de lambeaux cutanés* pour éviter les rétractions périarticulaires. Lorsqu'il se produit des cicatrices hideuses (voy. fig. 69), des brides cicatricielles, ou des palmures gênant certains mouvements, on cherchera d'abord à assouplir la cicatrice par le massage ; si ce moyen est insuffisant on aura recours à des opérations plastiques secondaires.

## Brûlures par les rayons solaires.

L'action des rayons du soleil, lorsqu'elle est suffisamment intense, comme sur les hautes montagnes par exemple, provoque fréquemment des brûlures du premier degré, au visage particulièrement. On constate une rougeur de la peau, qui disparaît au bout de quelques jours, pendant que desquament les couches les plus superficielles de l'épiderme. C'est l'*érythème solaire,* ou le *coup de soleil.* On évite ces brûlures par des moyens prophylactiques, en enduisant la peau avec des corps gras, en portant des voiles et des masques protecteurs.

La chaleur solaire peut provoquer une autre catégorie d'accidents réunis sous le nom de *coup de chaleur ;* on les observe surtout dans l'armée, sur les troupes marchant en rangs serrés par des chaleurs étouffantes. Les soldats atteints par le coup de chaleur chancellent, puis tombent: le visage est violet, la respiration superficielle, des crampes surviennent ; la perte de connaissance peut être longue, elle peut même aboutir rapidement à la mort. On admet que ces accidents sont dus à un échauffement de l'organisme ou à une absorption insuffisante de liquides. Le traitement prophylactique consiste à faire absorber des liquides à intervalles réglés, de manière à favoriser la sécrétion de la sueur ; l'évaporation de la sueur à la surface du corps abaisse sa température. Lorsque le coup de chaleur est déclaré, il faut d'abord *ouvrir largement les vêtements du malade,* lui placer la tête basse, lui *laver avec de l'eau le visage et le corps tout entier,* frictionner la peau, et administrer des *analeptiques.* Si la respiration s'arrête, si le cœur faiblit, il faudra recourir à la *respiration artificielle.*

## Accidents dus à l'électricité.

Ils sont dus soit à un contact électrique, qui fait passer un courant à travers le corps, soit à l'action de la foudre. Tandis que les courants électriques faibles ne provoquent qu'une sensation de picotement, de brûlure, avec contracture musculaire, les courants intenses sont extrêmement dangereux. un courant de 100 volts peut déjà, dans certaines circonstances, provoquer des accidents ; les courants de 200 à 300 volts sont toujours dangereux, et ceux de 500 volts et au-dessus sont souvent mortels. Il faut à ce point de vue établir des distinctions *suivant le point de la surface du corps où se fait la pénétration du courant.* Plus la peau est mince, plus est minime la résistance, plus grand par cela même est le danger. La main épaisse et calleuse d'un ouvrier peut sans danger subir le contact d'un courant de 500 volts, tandis que ce même courant, appliqué sur la peau de l'avant-bras, du bras ou de la poitrine, peut entraîner des accidents menaçants. *La façon dont l'individu est isolé du sol* est également une chose importante. Des semelles sèches

**Planche VI.** — Perte de substance cutanée située à la partie infé_
rieure de l'abdomen, due à une brûlure par les rayons de Röntgen.

sur un sol sec constituent une défense très effective, tandis que le travailleur qui marche pieds nus sur un sol humide n'est pas du tout isolé du sol. Dans les courants d'une intensité formidable, de 10000 volts et au-dessus, la question de l'isolement par rapport au sol ne joue plus aucun rôle, c'est le cas des brûlures par la foudre.

Symptomatologie. — L'action des courants intenses ou de la foudre se traduit, dans les cas bénins, par une brûlure superficielle de la peau et des poils. Dans les cas graves, on trouve au point de pénétration du courant une perte de substance ; de véritables trous peuvent être creusés dans la peau, parfois aussi nettement délimités que dans une plaie par arme à feu. Souvent au point où est sorti le courant on observe des traînées rouges ; dans les blessures par coup de foudre, on voit dans la peau des traînées d'un rouge vif, divisées et ramifiées suivant un mode tout à fait caractéristique. D'autres fois la peau, aux environs de la porte d'entrée, est noire, escarrifiée, nécrosée. Au moment du passage du courant on observe habituellement des crampes, le corps tout entier entre en contracture. Dans les cas graves, les blessés perdent connaissance, et au réveil on constate des paralysies plus ou moins étendues. On sait enfin qu'un courant intense, qu'un coup de foudre, peuvent provoquer la mort instantanément. Tous les courants dont l'intensité dépasse 1000 volts doivent être considérés comme redoutables. On s'est servi en Amérique des courants électriques pour exécuter les condamnés à mort ; on emploie des courants interrompus de 1500 à 1700 volts et de 7,5 ampères.

Le traitement *des brûlures dues à l'électricité* est le même que le traitement des autres brûlures. La perte de connaissance, l'asphyxie, les syncopes seront énergiquement combattues, en particulier par la *respiration artificielle*.

Dans les accidents dus à l'électricité industrielle, la première chose est de *soustraire les blessés à l'action du courant*. Le mieux pour cela est d'interrompre le courant lorsque c'est possible ; si c'est impossible, il faudra éloigner le blessé du courant, en prenant bien garde de ne pas saisir le corps du blessé avec les mains nues. Lorsqu'on n'a pas à sa disposition d'instrument isolant (gants en gutta percha, pinces isolantes), on s'enveloppera les mains avec une épaisse couche de serviettes sèches, ou même avec un vêtement quelconque, et on tirera le blessé par ses vêtements jusqu'à ce qu'on l'ait arraché à l'influence du courant. Si cela même était impossible, on chercherait à interposer des couvertures épaisses, des matelas, entre le sol et le corps du blessé.

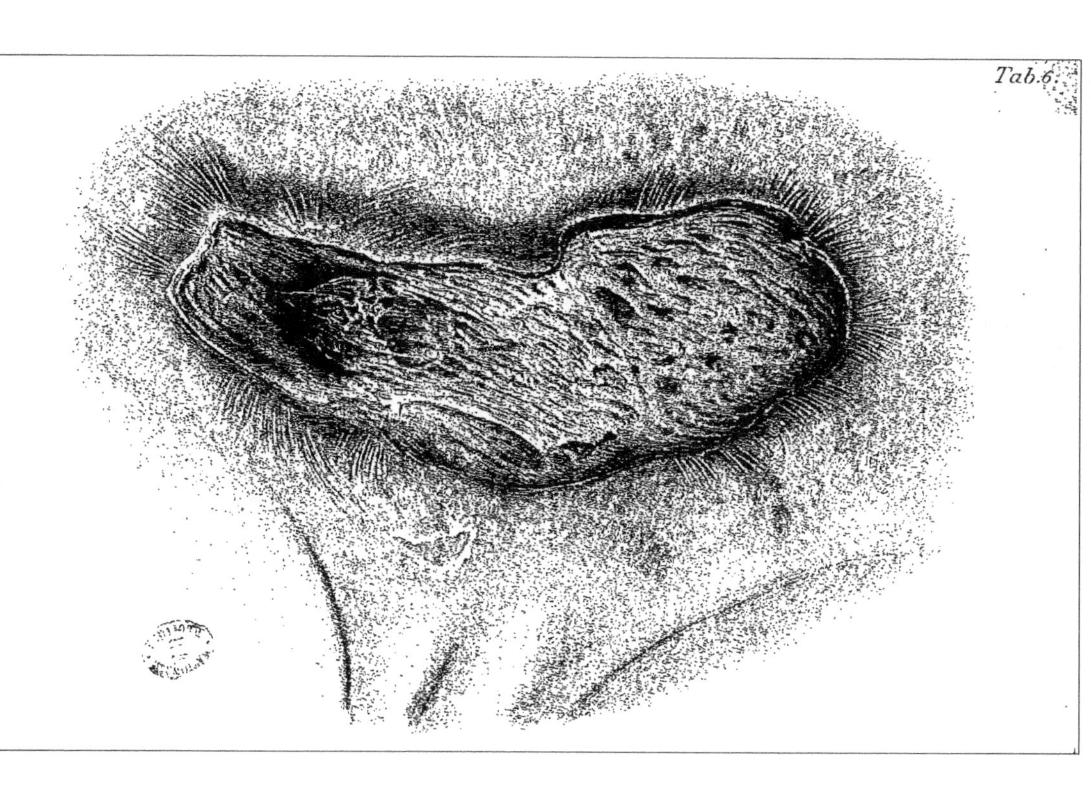

Tab.6.

### Brûlures par les rayons de Rœntgen.

L'action longtemps prolongée des rayons de Rœntgen peut provoquer des brûlures du premier, du deuxième ou du troisième degré dont la guérison est extrêmement lente et difficile. La planche VI représente la partie inférieure du ventre d'une enfant qui, à la suite d'une radiographie faite dans un but de diagnostic, présenta une brûlure étendue du 3e degré. Quelques semaines après l'action des rayons on vit les téguments se nécroser et le tissu cellulaire sous cutané fut mis complètement à nu (Hoffa, clinique de Wurzburg).

### E. FROIDURES

Le froid agissant sur l'organisme peut y provoquer des désordres généraux ou locaux.

**Les désordres généraux** causés par le froid consistent en une faiblesse générale, en une *sensation de froid intense avec frissons*, et souvent en une tendance invincible au sommeil. Si les patients à bout de résistance se laissent tomber et s'endorment, la mort surviendra pendant leur sommeil. Le danger des froidures augmente à mesure que diminuent les mouvements. Les enfants, les personnes affaiblies, les vieillards sont naturellement moins résistants que les adultes vigoureux ; et l'on sait que la mort par le froid est fréquente chez les ivrognes.

**Les manifestations locales** s'observent surtout dans les points du corps plus particulièrement exposés au froid : le visage, les mains, les pieds.

On distingue généralement dans les froidures 3 degrés.

LE PREMIER DEGRÉ consiste en une pâleur et une insensibilité des parties atteintes ; au bout d'un certain temps la pâleur fait place à une coloration rouge intense, surtout si la personne atteinte rentre dans un local chaud. En règle générale, pâleur et insensibilité disparaissent rapidement, mais elles peuvent aussi durer des jours, et l'on peut même observer, au niveau des parties atteintes, une *hyperhémie persistante des téguments* (pointe du nez, oreilles, etc.).

La répétition de ces froidures du 1er degré provoque souvent, chez les individus à peau délicate, un épaississement bleuâtre et bosselé des pieds ou des mains ; des gerçures apparaissent et des ulcérations superficielles se

**Planche VII**. — Froidure au premier degré sur la main d'un jeune homme. Engelures.

---

forment. Ces lésions, auxquelles on donne le nom *d'engelures* sont très douloureuses, elles guérissent difficilement et elles ont une fâcheuse tendance à se reproduire dès que l'individu s'expose de nouveau au froid (voy. planche VII la main d'un jeune homme présentant un léger degré d'engelures). Les douleurs et les démangeaisons que provoquent ces engelures s'accentuent lorsque le patient passe du froid au chaud, lorsqu'il se met au lit, par exemple. L'apparition des engelures est favorisée par des souliers trop étroits, des gants trop serrés, etc.

LE DEUXIÈME DEGRÉ DES FROIDURES est caractérisé par *l'existence de vésicules*. La peau est œdématiée, violette ; le contenu des vésicules est souvent sanglant, parfois bleu-noir. Dans ces froidures avec vésicules les *altérations de la peau sont habituellement profondes* comme dans les brûlures ; certaines parties sont détruites, elles se nécrosent, et on observe souvent un mélange de lésions du 2e et du 3e degré.

LES FROIDURES DU TROISIÈME DEGRÉ sont caractérisées par la *gangrène de la partie atteinte* ; la *gangrène* peut rester superficielle et se limiter à la peau ; ou bien, plus profonde, elle s'étend aux parties molles, et toute une portion de membre peut ainsi se gangrener. Les parties gangrenées se sépareront plus tard des parties saines au moyen d'un *sillon de démarcation*, mais la séparation du mort et du vif ne se fait que très lentement. La peau est tantôt tout à fait blanche, insensible, tantôt d'un bleu qui tire sur le noir. Les parties violemment refroidies et destinées à la gangrène peuvent se rompre, un doigt, un orteil par exemple ; on les rompt comme on rompt du bois. Lorsque dans une froidure du 3e degré certaines parties de la peau sont restées pendant un assez long temps insensibles au pincement ou à la piqûre, on peut en conclure qu'il existe des troubles profonds de la nutrition et que la gangrène est imminente. La nécrose est consécutive à un arrêt de la circulation au niveau des zones gelées ; il se produit des coagulations dans les vaisseaux et on a trouvé dans le sang des cristaux d'hémoglobine. Le froid agit d'ailleurs directement sur le protoplasma des tissus dont il produit la mort.

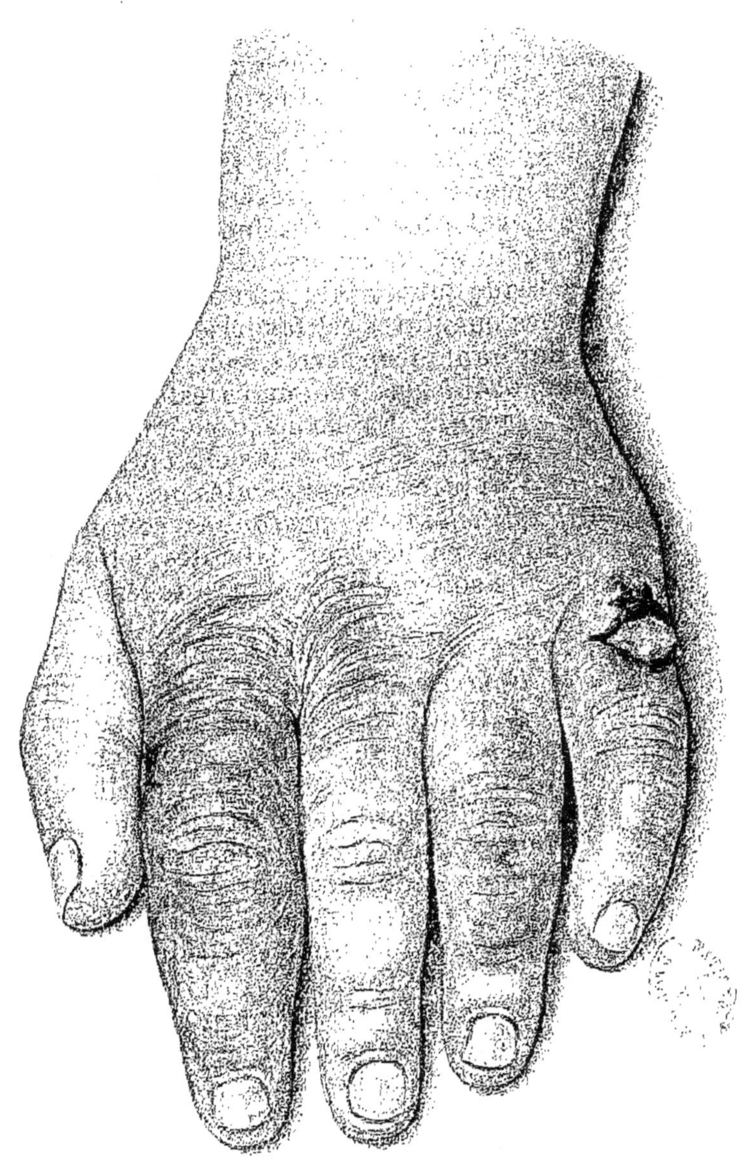

Dans les gelures générales on observe un *abaissement considérable de la température* qui peut descendre jusqu'à 24 degrés ; et pourtant on a pu, même dans des cas aussi graves, rappeler à la vie certains individus. Mais si la température centrale du corps, la *température rectale* par exemple, s'abaisse au-dessous de 18 degrés, le *pronostic devient absolument grave et la mort est à peu près fatale.*

**Dans le traitement des froidures** il est avant tout capital de *ne pas ramener brusquement au chaud les individus refroidis*, car il peut s'ensuivre un brusque dégel des tissus capable de provoquer la mort immédiate. On commencera donc par frictionner les patients avec de la neige ou de l'eau froide ; on les enveloppe dans des linges froids, on les plonge dans un bain à 18 à 20 degrés dont on élève la température très lentement, d'heure en heure, jusqu'à ce qu'elle atteigne 32 degrés et finalement la température normale. En même temps on administre des boissons froides à l'intérieur. Si les malades sont sans connaissance, si la respiration et le pouls ont disparu, il faudra pratiquer la respiration artificielle, employer les analeptiques, etc.

Le traitement local des froidures du 1er degré consiste en frictions avec de la neige ou avec des compresses froides. Dans les froidures du deuxième et du troisième degré on cherchera à lutter contre la stase menaçante et à favoriser la circulation du sang en élevant le membre atteint, en le suspendant en situation verticale. On emploiera les enveloppements humides ; les vésicules seront traitées à la manière des vésicules des brûlures, la peau sera désinfectée sur une certaine étendue, puis on appliquera à sa surface des compresses sèches ou humides. Si la gangrène menace, on saupoudrera les parties malades avec de l'iodoforme, du dermatol, de l'aïrol, etc. Enfin s'il devient nécessaire d'enlever les parties grangrenées, on attendra d'abord la démarcation naturelle, à moins que des suppurations secondaires, des infections graves ne nécessitent un traitement plus énergique et plus rapide.

Contre les *engelures* on a proposé un nombre infini de traitements. Le point capital est d'obliger les individus sujets aux engelures à porter au début de l'hiver des vêtements chauds, des bas, des souliers larges et des gants, de manière à se protéger la plus possible contre le froid. Lorsque les engelures ont fait leur apparition, le mieux est de pratiquer de *fréquents lavages à l'eau chaude* et du *mas-*

*sage*. On peut encore employer des pansements compressifs recouverts d'un emplâtre ou des badigeonnages au collodion. Contre les ulcères causés par le froid on emploiera les onguents astringents, baume du Pérou par exemple, ou des emplâtres tels que l'emplâtre à la litharge.

## F. PLAIES PAR ARMES A FEU

Les plaies par armes à feu reconnaissent des causes diverses.

1° *Plaies par projectiles d'artillerie*. Les balles pleines des schrappnells peuvent provoquer des plaies semblables à celles des anciennes balles en plomb des fusils d'infanterie dont elles ne se distinguent guère que par leur plus gros calibre. Les plaies qu'elles provoquent contiennent souvent dans la profondeur des corps étrangers, des débris de vêtements, etc., aussi sont-elles particulièrement exposées aux infections. Les projectiles des gros canons, de même que les éclats des grenades, provoquent de profondes déchirures et des dilacérations des tissus qui se rapprochent des plaies produites par les machines modernes et qui comme celles-ci n'ont rien de caractéristique.

2° Les *plaies par armes portatives*, pistolet, revolver, fusil de chasse à balles ou à plombs, fusil de guerre, sont au contraire des plaies très caractéristiques. Les lésions qu'elles causent sont tantôt de simples contusions des parties molles sans plaie, tantôt des plaies superficielles en séton dues à une blessure tangentielle, tantôt enfin des plaies pénétrantes avec un orifice d'entrée, avec ou sans orifice de sortie. Les plaies par armes à feu se rapprochent assez des plaies contuses avec déchirures.

Dans les coups tirés à faible distance, la peau qui circonscrit l'orifice d'entrée est souvent noircie par la poudre ou la fumée et elle semble comme brûlée ; quant aux dimensions mêmes de l'orifice, elles dépendent du calibre du projectile. L'orifice de sortie peut être une sorte de fente plus petite que l'orifice d'entrée, mais d'autres fois il est beaucoup plus volumineux que celui-ci, surtout si le projectile a entraîné avec lui des éclats osseux ou des fragments de vêtements ; il en est de même s'il s'est fragmenté dans l'intérieur même des tissus.

*Les plombs de chasse*, s'ils sont tirés à très faible distance, produisent dans les tissus des déchirures colossales ;
à longue portée, au contraire, les plombs perforent isolé-

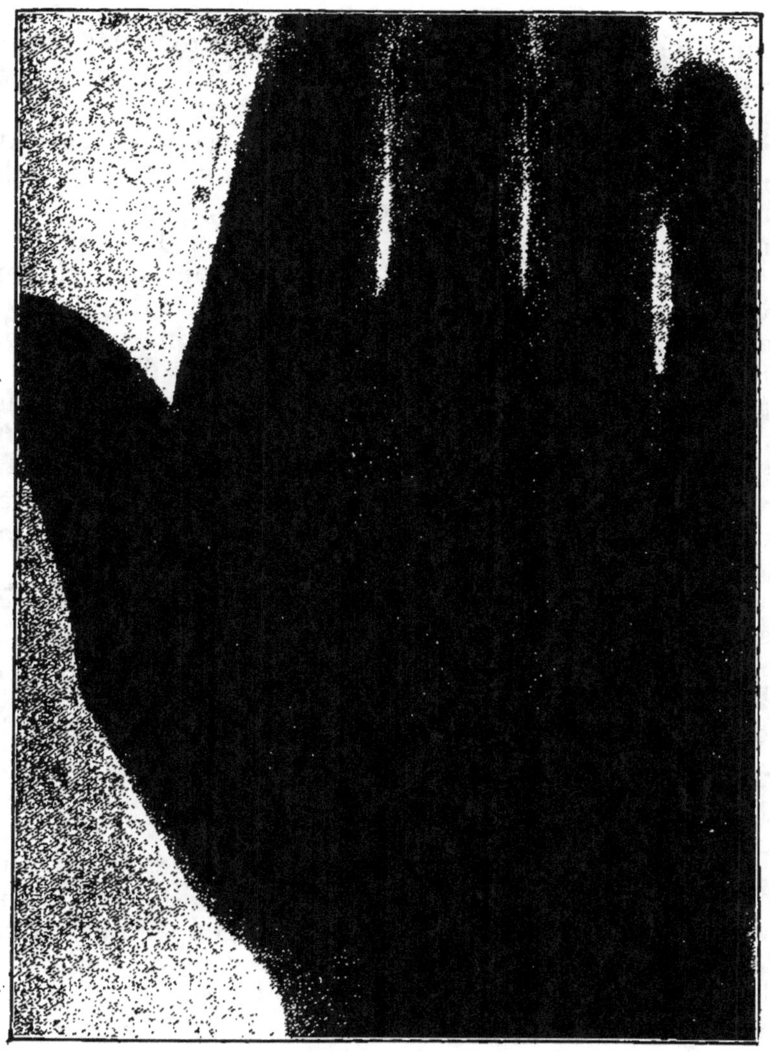

Fig. 70. — Grains de plomb dans la main (radiographie).

ment la peau et restent souvent dans les parties molles, ils
s'y enkystent sans provoquer en général d'accidents graves
(voy. fig. 70).

Les projectiles en plomb, plomb dur ou plomb mou,

des petites armes à feu, de même que ceux des fusils de guerre de jadis, présentent souvent des modifications dans leur forme (aplatissement, éclatement), par suite de leur échauffement pendant leur trajectoire et quand ils touchent le but ; on retrouve souvent dans la plaie des fragments de plomb tout à fait aplatis. Ces projectiles peuvent se diviser en plusieurs fragments, la chose n'est pas douteuse, et dans les coups tirés à faible distance, ils ont sur les tissus des effets explosifs. Le fait s'accentue encore avec des balles creuses ; il en était ainsi par exemple des balles creuses en plomb, dites « dum-dum », que les Anglais employèrent en 1897 dans la campagne d'Afghanistan.

*Les projectiles modernes d'infanterie* sont tout différents des anciens modèles, ils se déforment au minimum. Ce sont des *balles blindées*, composées d'un long noyau ovale en plomb, revêtu par une mince couche d'acier ou de cuivre. Leur petit calibre (il varie dans les diverses armées entre 6,5 et 8,7 millimètres, et il est de 8 mm. dans l'infanterie allemande) et leur force considérable de pénétration font qu'elles produisent en général des plaies beaucoup plus régulières que les balles en plomb d'autrefois. Les tissus ne résistent pas à la puissance considérable du projectile, ils sont nettement perforés. Le trajet de la balle est en général étroit, cylindrique, rectiligne.

*Une balle morte*, arrivée au bout de sa course, peut, si elle rencontre une côte, ou si elle frappe obliquement la voûte crânienne, décrire un trajet dans les parties molles le long de l'os qui l'a fait dévier. On désigne les plaies ainsi produites sous le nom de *plaies de contour*.

Le danger des *blessures des parties molles* par coup de feu, si l'on met à part les plaies pénétrantes des cavités crânienne, thoracique ou abdominale, dépend avant tout *de la blessure ou de la non blessure des gros vaisseaux*. Une large ouverture vasculaire peut provoquer une hémorragie immédiatement mortelle. Mais il ne se produit pas d'hémorragie considérable à la suite de toutes les blessures des gros vaisseaux. Il se peut que les parties molles qui entourent le vaisseau, qu'un caillot sanguin protecteur, ou que l'arrêt même du projectile dans le vaisseau, oblitèrent provisoirement l'orifice ; l'hémorragie peut alors ne se produire que plus tard, au bout d'un certain temps, secondairement, à l'occasion d'un effort, par exemple, ou au moment où l'on transporte le blessé. Il semble que les balles modernes, de petit calibre, soient plus facilement cause d'anévrysmes traumatiques que les balles d'autrefois, du moins dans les coups tirés à distance. Cela tient à leur force de pénétration, qui leur permet de faire dans les vaisseaux de petits trous latéraux. Dans les coups tirés à faible distance il se produit plutôt des déchirures transversales de la lumière. Voir pour les symptômes et le traitement des anévrysmes, pages 75 et suivantes.

LES BLESSURES DES OS PAR ARMES A FEU se traduisent en général par des fractures en éclats. La forme et l'étendue de ces éclats dépendent de la distance à laquelle le coup a été tiré, de sa force, de même que de la dureté de l'os. Dans les os mous, au niveau des épiphyses, on observe de véritables perforations, surtout dans les coups tirés à longue distance ; l'os est perforé comme à l'emporte-pièce, et tout autour de l'orifice rayonnent une série de petites fissures irradiées dans toutes les directions (planche VIII, *a*). Dans les diaphyses des os longs, plus durs, il se forme, en plus du trou régulièrement foré, un éclatement de l'os, qui prend fréquemment la forme d'un *papillon* (planche VIII, *b*). Dans les coups à faible distance, il se produit un fracas considérable de l'os atteint (planche VIII, *c*).

*Dans les plaies du crâne par coups de feu*, lorsqu'il s'agit de coups tirés à faible distance et de projectiles à grande vitesse initiale, le cerveau est fréquemment réduit en bouillie, et il se produit un véritable éclatement du crâne ; les lésions sont analogues au niveau de certains tissus très riches en liquide, comme le *foie*, la *rate*, etc. Dans les plaies du crâne à longue portée (1000 mètres pour le fusil d'infanterie), le squelette et le cerveau sont traversés de part en part ; si aucun centre vital n'est blessé, de pareilles lésions peuvent guérir sans causer de grands dommages. Il en est de même des plaies du foie, de la rate, du poumon, à condition qu'il n'y ait pas de blessure de trop gros vaisseaux.

LES PLAIES DE L'ABDOMEN avec lésions du tractus gastro-intestinal sont de toutes les plus redoutables. Le projectile peut traverser tout l'abdomen sans atteindre l'intestin. Exceptionnellement il se peut aussi que l'intestin soit blessé sans que son contenu s'écoule dans la cavité péri-

**Planche VIII.** — Plaies des os par armes à feu (d'après Helferich). *a*, perforation ; *b*, fracture en papillon ; *c*, éclatement.

---

tonéale ; l'orifice petit pourrait s'occlure, et la plaie guérir sans complication. Mais dans la grande majorité des plaies de l'estomac ou de l'intestin, il se produit une *perforation*, et, par ce trou creusé dans la paroi, le contenu de l'intestin, riche en microbes, s'écoule dans la cavité péritonéale et donne naissance à une *péritonite généralisée* mortelle.

**Le traitement des plaies par coup de feu** a subi des fluctuations diverses. Au moyen âge jusqu'à Ambroise Paré, le célèbre chirurgien français du xvi<sup>e</sup> siècle, on tenait toutes les plaies par armes à feu pour des plaies empoisonnées, et on les pansait avec de l'huile bouillante. Puis on crut qu'il était indispensable d'aller à la recherche du projectile et de l'extraire ; à la période préantiseptique, il est vrai, toute blessure était l'origine d'inflammations et de suppurations que l'on attribuait à l' « irritation » causée par le projectile. Depuis que nous savons que la formation du pus est due à la pénétration des microorganismes, c'est contre ceux-ci que nous luttons ; nous élargissons la plaie, nous débridons son trajet, nous le désinfectons et le draînons. Mais, tout en agissant ainsi dans un but louable, nous causons souvent plus de dommages que nous ne rendons de services.

A n'en pas douter, toute plaie par balle doit être considérée comme infectée au sens strict, bactériologique du mot. Mais en pratique les quelques bactéries qui s'introduisent dans les tissus avec le projectile sont loin de jouer le rôle redouté qu'on leur a attribué d'abord, surtout lorsque l'orifice cutané est tout petit.

Les résultats récents donnés par les dernières guerres, — et parmi ceux-ci nous placerons en première ligne les observations de von Bergmann au cours de la guerre russo-turque — ces résultats ont permis d'établir, pour le traitement des plaies par armes à feu, une série de règles qui sont les suivantes.

*On laissera, autant que possible, la plaie au repos* ; on ne la touchera pas avec les doigts, et, avant tout, *on ne la sondera pas.* On désinfectera les alentours de la plaie, on nettoiera sa surface, et on la recouvrira avec une couche

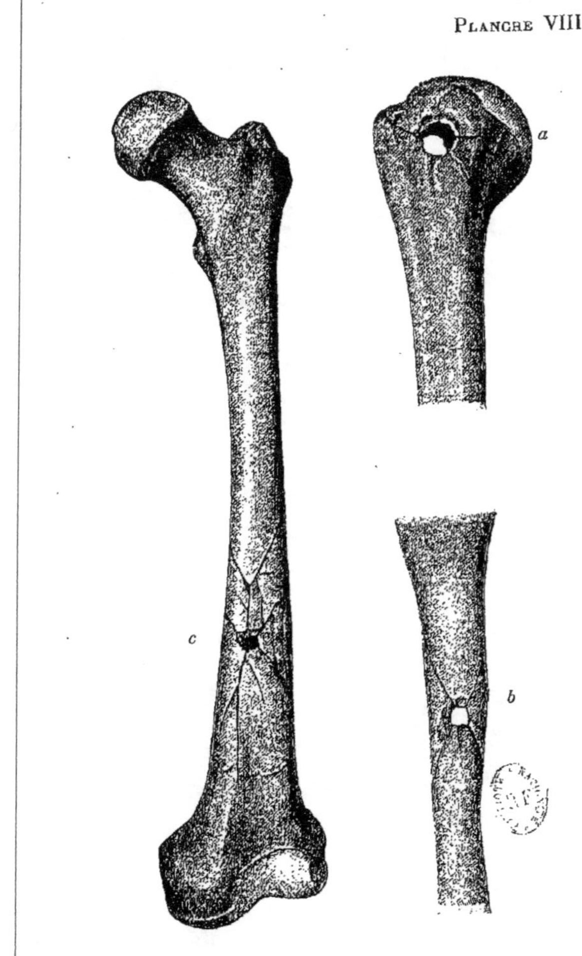


PLANCHE VIII
a
b
c

de gaze stérilisée ou iodoformée, fixée elle-même au moyen de bandes de toile ou de bandelettes de diachylon.

La désinfection n'est pas possible à l'ambulance même, sur le champ de bataille. On se contentera de recouvrir immédiatement la plaie avec la gaze au sublimé du paquet de pansement individuel que chaque soldat porte sur lui.

Dans les coups de feu des os, on se comporte comme dans les fractures fermées (extension du membre, réduction des fragments) ; s'il s'agit d'une plaie articulaire, on appliquera un appareil pour immobiliser le membre.

*Le traitement des hémorragies* sera celui que nous avons indiqué précédemment. Pour le traitement des plaies des organes internes, voir Chirurgie spéciale.

S'il s'agit de plaies accompagnées de grosses lésions des parties molles, et non pas de simples orifices d'entrée et de sortie, fractures compliquées, plaies articulaires, etc., il faudra procéder à un nettoyage profond, à la manière que nous avons précédemment indiquée.

Si le projectile est resté plus ou moins profondément dans la plaie, on ne cherchera à l'extraire que s'il se trouve en un point qui en rende l'ablation facile. La radiographie rendra de grands services pour sa découverte. *On laissera sans y toucher les projectiles profonds qui ne provoquent pas d'accident* ; ils s'enkystent et la guérison survient sans complication. Leur extirpation ne deviendrait nécessaire que si l'on voyait apparaître secondairement des troubles de compression, au niveau des nerfs, des vaisseaux, du cerveau, etc. ou s'il se développait une suppuration plus ou moins tardive.

[Pour la découverte de ces projectiles profonds, pour les projectiles intracrâniens en particulier, l'appareil de Contremoulins rend de très grands services. A l'aide d'une construction assez simple obtenue au moyen de 2 radiographies, il permet de localiser les projectiles d'une façon absolument exacte ; une tige indicatrice enfoncée dans une direction donnée et à une profondeur donnée conduit directement le chirurgien sur le corps étranger.]

# IV. MALADIES INFECTIEUSES CHIRURGICALES

Une grande partie des maladies de l'homme est causée par les plus petits des éléments vivants, les microorganismes, qui pénètrent dans le corps humain et se reproduisent dans son intérieur. On donne à ces maladies le nom de *maladies infectieuses*.

Nous nous occuperons ici spécialement des maladies infectieuses qui intéressent le chirurgien (1) ; ce sont avant tout des *infections bactériennes*.

## La cause des maladies infectieuses.

Les bactéries. — Les bactéries jouent dans la nature un rôle considérable. Dans le corps cellulaire des diverses espèces microbiennes s'exécutent des échanges multiples, et l'addition des activités réunies de ces organismes innombrables finit par produire sur le terrain sur lequel ils évoluent des modifications considérables. Pour leur existence et leur nutrition les bactéries empruntent au tissu sur lequel elles vivent certaines substances ; elles le font en décomposant certains des éléments chimiques dont sont constitués ces tissus, ou en produisant la décomposition au moyen de ferments divers.

Les bactéries sont les agents habituels de la putréfaction. Par leur fermentation elles transforment, comme la ptyaline, l'empois d'amidon en sucre, elles invertissent le sucre de canne en glucose ; d'autres, comme la trypsine,

(1) Voir l'article de P. Delbet et M. Chevassu dans le fascicule I *Grands Processus morbides* du *Nouveau Traité de chirurgie* de Le Dentu et Delbet, 1907.

dissolvent l'albumine, liquéfient la gélatine. On connaît toute une série de bactéries qui produisent des pigments, etc.

Mais le fait important avant tout, c'est qu'il existe des *bactéries qui, en pénétrant dans le corps humain, peuvent y engendrer des maladies.* On les désigne sous le nom de *bactéries pathogènes.*

*La propriété pathogène d'une bactérie* provient essentiellement de la faculté qu'elle possède d'engendrer des substances chimiques capables d'agir sur les tissus des animaux, et de l'homme en particulier, à la façon d'un poison. On peut, pour certaines de ces bactéries, extraire directement des cultures leurs substances toxiques ; introduites à leur tour dans l'organisme animal ces substances toxiques reproduiront une maladie semblable à celle que le microbe aurait pu produire lui-même (tétanos, diphtérine, choléra, etc.).

Ce n'est pas ici le lieu d'approfondir la nature et l'action des diverses substances toxiques ; disons seulement qu'on peut essentiellement distinguer deux classes de ces substances.

1) Certains produits bactériens nommés *toxines.* On les obtient par filtration des cultures bacillaires. (Ces toxines ont été étudiées surtout par Brieger, C. Fraenkel, dans le tétanos, la diphtérie, le choléra). On les avait au début considérées à tort comme des corps albuminoïdes, d'où le nom de toxalbumines qui leur avait été donné. Ces toxines possèdent chacune une *action spécifique,* caractéristique de chaque espèce de bactérie.

2) Des protéines microbiennes (Büchner). Ce sont des substances qui sont contenues dans le corps même des microbes ; elles résistent à l'action de la chaleur. A l'inverse des toxines, elles paraissent être les mêmes pour les divers microbes, ne possèdent *rien de spécifique,* mais semblent au contraire présenter des propriétés pathogènes communes ; c'est ainsi qu'elles provoqueraient la fièvre et la leucocytose, et que leur injection sous-cutanée engendrerait l'inflammation et la suppuration.

### L'infection de l'organisme.

Nous connaissons un grand nombre de bactéries qui, soit régulièrement, soit accidentellement, vivent à la surface de notre corps. Ces bactéries ne se rencontrent pas seulement à la surface de l'épiderme et dans ses dépressions, on les rencontre également dans les cavités de la bouche et du nez, sur les muqueuses du pharynx et de la trachée, sur la muqueuse de tout le tractus intestinal, de même que sur le revêtement muqueux de l'extrémité inférieure de l'urètre et de l'appareil génital, partout en un mot où s'établit une communication plus ou moins facile avec l'air extérieur. Au contraire, *dans l'intérieur des tissus d'un individu sain, il n'existe normalement aucun microorganisme.*

Parmi les microbes qui vivent en parasites à la surface de la peau ou des muqueuses, il s'en trouve qui sont *de nature pathogène* et qui sont capables de provoquer l'inflammation et la suppuration, tels le staphylocoque, le streptocoque, le bacterium coli, etc. ; le diplocoque de la pneumonie et le bacille diphtérique sont de même des hôtes fréquents de la cavité buccale. Et pourtant ils peuvent exister là à l'état normal sans causer aucun dégât ; ils ne deviennent nuisibles que lorsqu'ils pénètrent dans l'intérieur même des tissus.

La pénétration des bactéries *dans l'intérieur de l'organisme* n'est, en règle générale, possible que s'il existe en un point une lésion du revêtement épithélial de la peau ou des muqueuses. Les dimensions de la perte de substance sont ici absolument accessoires, très souvent ces lésions restent à ce point microscopiques que leur siège nous demeure complètement inconnu. Il semble de plus que, dans certaines circonstances, — certaines expériences semblent le prouver, — la peau et les muqueuses puissent, bien qu'intactes (?), se laisser traverser par les microbes.

Garré et Schimmelbusch purent s'appliquer sur la peau des staphylocoques virulents sans faire apparaître la moindre infection ; mais ils virent au contraire se développer des suppurations de la peau (acné, furoncle) dès qu'ils se frottèrent vigoureusement l'épiderme avec ces mêmes cultures. Il se pourrait fort bien, dans ces expériences, que l'épiderme ait été lésé ; il est plus probable encore que les staphylocoques peuvent pénétrer profondément dans les follicules pileux de manière à provoquer l'inflammation du follicule et des glandes sébacées adjacentes.

D'autres auteurs ont prétendu qu'en certaines circonstances les muqueuses pouvaient se laisser traverser par les bactéries. Mais il est fort possible que dans les cas dont il s'agit il existât déjà de petites lésions visibles seulement au microscope (infections de l'amygdale, de l'intestin, etc.).

*La pénétration dans l'organisme d'un microbe pathogène ne provoque pas nécessairement de maladie infectieuse.*

Le développement d'une maladie infectieuse à la suite

de l'invasion microbienne dépend d'une série de facteurs :

1° *De la virulence des microbes.* La virulence d'une même espèce de bactérie ne reste pas toujours constante, mais varie sous l'influence de causes diverses que l'on a appris à connaître expérimentalement.

On atténue artificiellement [Pasteur] les cultures microbiennes : *a*) en les laissant vieillir ; *b*) en les exposant au soleil, ou *c*) aux températures basses ou élevées, *d*) et par la culture sur des milieux impropres ; elles perdent alors, sans mourir, la plus grande partie de leurs propriétés toxiques. L'incorporation de ces bactéries atténuées ou complètement avirulentes dans le corps des animaux n'a que de conséquences minimes ou même ne provoque aucune ébauche de maladie. Inversement on peut rendre aux bactéries atténuées leur virulence première au moyen de certains procédés (spécialement en les faisant passer dans l'organisme d'animaux particulièrement sensibles).

Il est dans la virulence des bactéries une notion capitale : *les bactéries se développent en général beaucoup mieux lorsqu'elles sont associées à des bactéries d'une autre espèce (symbiose) que si elles restent isolées.* Ainsi des staphylocoques à virulence atténuée retrouvent leur entière virulence si on les introduit dans un organisme animal avec le bacterium-coli, le proteus ou même avec le bacille prodigiosus qui à lui seul n'est pas pathogène. Les streptocoques peuvent exalter la virulence du bacille diphtérique, etc. (voy. Infections par associations microbiennes).

2° *Un deuxième facteur à signaler est la quantité même des bactéries* ; il n'a d'ailleurs pas une importance capitale, étant donnée la facilité avec laquelle les microbes se multiplient.

3° *Il faut tenir compte aussi de la profondeur à laquelle pénètrent les microbes* dans une plaie ou dans un tissu. Il y a une grande différence entre des bactéries placées superficiellement, à la surface d'une plaie, et ces mêmes bactéries placées dans la profondeur des tissus. L'infection sera dans le premier cas beaucoup moins facile, ou tout au moins beaucoup plus lente que dans le deuxième. Par exemple, des microbes placés dans une plaie fermée dans laquelle les produits de sécrétion stagnent sans aucune voie d'écoulement, produiront rapidement une infection ; placés dans une plaie ouverte ou bien drainée, ces mêmes germes ne produiront que des inconvénients minimes. L'importance de ces conditions mécaniques a été bien mise en relief par P. L. Friedrich. Si elles ne s'appliquent pas à toutes les bactéries, elles s'appliquent du moins aux germes habituels qui provoquent l'infection des plaies, plaies naturelles ou plaies opératoires.

4° *Une dernière condition dépend de la réceptivité de l'organisme* infecté. En présence d'un seul et même microbe, l'homme et les divers animaux peuvent présenter des réactions extrêmement différentes. Il y a toute une série de maladies vis-à-vis desquelles les animaux sont complètement *immunisés*, et qui sont propres à l'homme : la scarlatine, la rougeole, par exemple. Inversement, l'homme est dénué de toute susceptibilité vis-à-vis de certaines maladies des animaux, dont les agents sont incapables de se développer et de se multiplier dans le corps humain.

Le bacille du charbon tue rapidement, lorsqu'il est virulent, la souris, le cobaye et le chien, il est un ennemi dangereux du bœuf et du mouton, l'homme est déjà beaucoup moins sensible à ses atteintes, la poule et le pigeon présentent vis-à-vis du charbon une véritable immunité naturelle. Si d'autre part au cours d'une épidémie de choléra, certains individus seulement sont atteints alors que d'autres sont respectés par l'infection, malgré l'existence de bacilles cholériques vivants dans leur conduit intestinal, on est bien obligé d'invoquer pour expliquer le fait une véritable disposition spéciale des individus ; à cette disposition spéciale on donne le nom *d'immunité*. Bien plus, dans un même individu, les différents tissus présentent des réactions variables vis-à-vis du même microbe, c'est ainsi qu'un animal supportera sans inconvénients une injection sous-cutanée de bacilles cholériques, alors qu'il mourra si ce même bacille est introduit par la bouche.

Une série de conditions extérieures, comme le refroidissement, le surmenage, la faim, le traumatisme peuvent atténuer l'immunité. C'est ainsi que le traumatisme local est capable d'affaiblir les tissus et de les transformer en un « locus minoris resistentiæ » où les infections se développeront beaucoup mieux qu'elles ne l'auraient fait dans des conditions normales.

### L'immunité.

L'IMMUNITÉ peut exister dès la naissance (comme dans les cas que nous avons rapportés plus haut) ou bien elle peut apparaître à une époque plus ou moins tardive de l'existence. On sait par exemple que l'homme atteint une fois par une maladie est en général immunisé pour toute sa vie contre cette même maladie, la variole, la scarlatine, la rougeole, par exemple. Mais pour d'autres infections, au contraire, telles que l'érysipèle, il y a une prédisposition véritable à reprendre la même maladie (1).

*L'immunité peut être obtenue artificiellement* au moyen des méthodes expérimentales que nous ont fait connaître les découvertes de Pasteur, de Koch et de ses élèves, Behring, Ehrlich, etc.

LES MÉTHODES D'IMMUNISATION ARTIFICIELLE sont basées sur la propriété dont nous avons parlé plus haut que possèdent les organismes, l'organisme humain comme l'organisme animal, d'être protégés pour un temps plus ou moins long contre les microbes et les toxines d'une maladie lorsqu'ils ont été atteints une fois par cette même maladie. On désigne sous le nom d'*immunité contre les microbes* la propriété qu'a l'organisme de rester indifférent à la présence de microbes vivants qui sont devenus incapables de se développer dans son intérieur. On désigne de même sous le nom d'*immunité contre les toxines* la propriété qu'a l'organisme de rester indifférent à la présence des toxines bactériennes.

L'immunité dont il s'agit est presque toujours une *immunité spécifique*, c'est-à-dire qu'elle ne s'étend, en règle générale, qu'à la maladie causée par le bacille ou la toxine en cause.

L'immunité s'obtient en injectant à un animal certains microbes ou certaines toxines à des doses très minimes, de manière à provoquer une maladie d'allures très bénignes. Cette légère atteinte n'en suffira pas moins à protéger l'organisme contre une atteinte plus tardive de la même infection, si virulente qu'elle soit alors. L'immunité ainsi acquise à la suite d'une infection très atténuée est désignée sous le nom *d'immunité active*, car l'organisme coopère activement à sa production. A l'immunité active s'oppose l'*immunité passive*, dont nous devons la connaissance aux précieuses découvertes de Behring (2).

Behring nous a montré que le sérum sanguin (il en est de même du lait, de la bile) d'un animal immunisé par la méthode d'immunisation active dont nous avons parlé plus haut, présente à son tour des propriétés « immunisantes ». L'immunité peut être ainsi transmise à d'autres animaux si on leur fait des injections de ce sérum immunisant. Le pouvoir immunisant du sérum est immédiat dans son action ; à l'inverse de l'immunité active, l'immunité passive se produit sans incubation et sans aucune ébauche de maladie. Par contre, elle ne persiste qu'un temps relativement restreint.

Behring est parvenu, en immunisant des animaux (des chevaux) avec des doses toujours plus virulentes de toxine diphtérique, à obtenir un sérum qui possède une puissance immunisante considé-

(1) [On désigne aujourd'hui cette prédisposition sous le nom d' « anaphylaxie ».]

(2) [L'immunisation active porte le nom de « vaccination ». La méthode des vaccinations est due aux précieuses découvertes de Pasteur ; elle est très antérieure à la méthode d'immunisation passive, ou « sérothérapie », due à Behring.]

rable. Ce sérum est non seulement capable de préserver les animaux et l'homme contre une atteinte ultérieure de diphtérie même très virulente, mais d'agir sur une infection diphtérique déjà existante ; il est capable, en somme, de guérir la diphtérie. Par la suite, Behring a appliqué la même méthode à une autre maladie, le tétanos ; il existe un sérum antitétanique. Ainsi a été ouverte à la thérapeutique moderne une voie toute nouvelle et on peut espérer que de semblables méthodes d'immunisation seront peu à peu applicables aux autres maladies infectieuses.

*La cause de l'immunité* doit, si l'on en croit la majorité des bactériologistes, être recherchée dans l'existence « d'*anticorps* », qui préexistent dans les humeurs et en particulier dans le sang (immunité naturelle), ou qui s'y développent à la suite de la pénétration des bacilles ou de leurs toxines (immunité acquise). Quant à la nature même de ces anticorps, elle nous échappe. Ce sont peut-être des substances qui proviennent des leucocytes. Buchner désigne ces substances d'origine leucocytaire sous le nom d'*alexines*, il les considère comme les produits des sécrétions des leucocytes ; elles seraient à proprement parler *bactéricides*, c'est-à-dire qu'elles seraient capables de tuer les bactéries.

De plus, si l'on en croit surtout les recherches de Behring et d'Ehrlich, il peut exister dans l'organisme des *antitoxines* qui possèdent en plus du pouvoir bactéricide un pouvoir spécifique contre les toxines bactériennes.

Behring et Ehrlich avaient prétendu que toxines et antitoxines agissaient les unes sur les autres à la manière d'une neutralisation chimique. Plus récemment Ehrlich a émis, pour expliquer cette si intéressante question du mode d'action des antitoxines, une nouvelle et très originale théorie, la théorie des *chaînes latérales toxyphores*, dont les détails dépassent le cadre d'un volume comme celui-ci.

### VUE D'ENSEMBLE SUR LES MALADIES INFECTIEUSES MICROBIENNES

Les réactions provoquées par l'action des bactéries pathogènes sur l'organisme humain peuvent se diviser en :

1° *Réaction locale* limitée à la zone qui entoure le point d'inoculation ;

2° *Réaction générale* avec perturbation de l'ensemble de l'organisme.

Ce sont tantôt les manifestations locales qui prédo-

minent, tantôt les perturbations générales, tantôt enfin il
y a combinaison de ces deux types. Toutes les maladies
répondent à l'un ou à l'autre de ces modes de réaction.

## I. Action locale des bactéries.

Au point où agissent localement les bactéries ou leurs
toxines il se produit une série de réactions qu'on désigne
sous le nom d'inflammation.

### Les inflammations.

Nous avons vu, chapitre I, que, dans certaines conditions, les plaies pouvaient guérir sans aucune perturbation.
Il n'en est plus ainsi lorsque la plaie est *infectée*, c'est-à-dire
quand des bactéries pathogènes ont pénétré dans cette
plaie et peuvent s'y multiplier. La plaie présente alors les
modifications suivantes : ses lèvres s'épaississent, elles
rougissent, deviennent douloureuses, leur température
augmente. S'il s'agit de la peau ou d'une muqueuse, nous
disons, dans ces conditions, qu'il existe une *inflammation
de cette plaie*. En fait, on admet depuis bien longtemps
que *Tumor, Rubor, Dolor et Calor* constituent *les signes
cardinaux de l'inflammation*. A ces signes cardinaux on
ajoute d'habitude la diminution de la capacité fonctionnelle de la région lésée (*Functio læsa*).

Lorsque ces symptômes apparaissent rapidement, en
quelques jours, nous disons que *l'inflammation est aiguë*.
Si, au contraire, ils apparaissent lentement, s'ils sont moins
accentués que dans les inflammations aiguës, on dit que
*l'inflammation est chronique*. *Les inflammations subaiguës* établissent une transition entre ces deux formes
extrêmes.

PHÉNOMÈNES MICROSCOPIQUES DE L'INFLAMMATION. — Exa-
miné au microscope au début d'une inflammation aiguë,
le tissu enflammé présente les dispositions suivantes.

Au niveau du point d'inoculation les cellules du tissu
infecté semblent avoir perdu de leur vitalité, elles se colorent mal, elles présentent des figures de dégénérescence, certaines cellules sont complètement détruites, définitivement mortes.

Au voisinage de cette zone nécrosée on constate des

*modifications des vaisseaux*, en particulier des capillaires (fig. 71). Le cours du sang est plus rapide, la quantité de sang contenue dans les vaisseaux s'accroît, les capillaires s'élargissent ; on désigne ces phénomènes sous le nom d'*hyperhémie*. Au centre même des vaisseaux capillaires on ne voit plus circuler que des globules rouges, *les glo-*

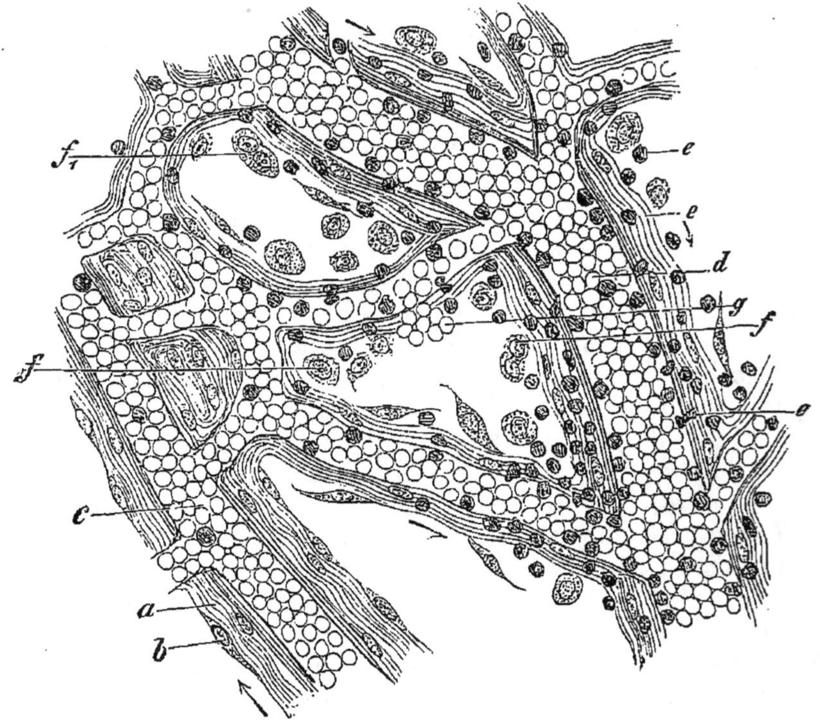

Fig. 71. — Inflammation de l'épiploon humain (d'après Ziegler).
*a*, Travée de l'épiploon normal ; *b*, Epithélium [Endothelium] normal ; *c*, Artériole ; *d*, Veine avec globules blancs marginés ; *e*, globules blancs diapédésés ou en diapédèse ; *f*, Epithélium desquamé ; *f₁*, Cellule multinucléée ; *g*, Globules rouges extravasés ; Gross. 180.

*bules blancs s'arrêtent le long de la paroi* [margination des leucocytes], *la traversent et finissent par se répandre tout autour du vaisseau*, toujours de plus en plus nombreux ; finalement tout le tissu infecté est infiltré et bourré de cellules rondes (infiltration leucocytaire des tissus). Les cellules mobiles du tissu lui-même prennent part, elles aussi, à l'infiltration (voyez page 45).

Les globules rouges ne prennent part à l'infiltration inflammatoire que dans les processus très aigus ; en pareil cas ils sont capables de traverser la paroi des vaisseaux soit par diapédèse, — ils passent alors dans les interstices cellulaires, — soit par éclatement des capillaires distendus. Lorsque les globules rouges extravasés sont en grande quantité, on dit qu'il s'agit alors d'une *inflammation hémorragique*.

Le tissu infiltré est imbibé d'un liquide séreux qui exsude des vaisseaux en même temps que les globules.

Ces divers processus histologiques expliquent facilement les signes cliniques des inflammations aiguës : à l'hyperhémie se rattachent la rougeur et la chaleur ; l'infiltration des cellules et de la sérosité rend compte de la tuméfaction, tandis que la douleur répond à la compression des terminaisons nerveuses sensitives par le gonflement des tissus. Plus un territoire est sensible, plus la compression est forte, plus sont vives les douleurs en règle générale ; aussi les inflammations développées sous des aponévroses épaisses ou sous le périoste peu extensible ont-elles la réputation d'être, de toutes, les plus insupportables.

### Les divers types d'inflammation.

La nécrose des tissus, l'extravasation des leucocytes et de la sérosité, sont les processus habituels de l'inflammation aiguë. Mais si la nécrose des tissus et l'extravasation peuvent présenter des intensités très variables, l'extravasat peut prendre des formes diverses qui nous obligent à distinguer *des formes différentes d'inflammation*.

*A*) L'INFLAMMATION SÉREUSE est la plus légère des inflammations, elle n'est souvent d'ailleurs qu'une forme de début. Dans celle-ci l'exsudation d'un liquide séreux est le phénomène essentiel, il ne s'y mélange qu'un nombre relativement minime de cellules exsudées. Cette forme se rencontre surtout au niveau des cavités séreuses, telles que les articulations, le péritoine, la plèvre, etc.

*B*) DANS L'INFLAMMATION FIBRINEUSE l'exsudat, constitué en faible partie par du liquide, très riche en cellules, contient une grande quantité de substances albuminoïdes sous forme de fibrine.

*C*) L'INFLAMMATION PURULENTE. Ici l'exsudat est riche en cellules et en albumine. *Le pus* constitue une masse tantôt fluide, tantôt épaisse, de consistance crémeuse et de couleur jaune ou blanchâtre. A l'examen microscopique du pus, on constate des amas de petites cellules rondes à noyaux multiples (globules du pus) qui représentent des leuco-cytes morts (Leucocytes polynucléaires).

Si la suppuration d'un tissu est plus ou moins uni-forme, on la désigne sous le nom d'*infiltration purulente*. Mais si le pus est collecté dans une cavité creusée au milieu des tissus désintégrés, on dit alors qu'il y a *abcès*. Si la sup-puration siège à la surface de la peau ou d'une muqueuse, la partie la plus superficielle des tissus se trouve détruite et l'on est alors en présence d'un *ulcère purulent*.

Si la suppuration se creuse un canal persistant dans les tissus on désigne ce canal sous le nom de *fistule*.

Les diverses formes d'inflammation peuvent se combi-ner les unes aux autres, ce qui conduit à leur donner les noms d'*inflammation séro-fibrineuse* ou *fibrino-purulente*.

*D*) L'INFLAMMATION NÉCROTIQUE. Cette forme spéciale est caractérisée par la *nécrose des tissus* sur une étendue telle qu'elle devient visible à l'œil nu. L'inflammation nécroti-que s'observe surtout à la surface des muqueuses, dans les inflammations dites diphtériques ; l'épithélium enflammé et le tissu conjonctif sous-jacent se confondent alors en une escharre blanc grisâtre constituée par une masse gra-nuleuse ou homogène de travées fibrineuses. Il est égale-ment des formes de suppuration dans lesquelles on observe un processus nécrotique très accentué ; les tissus détruits s'éliminent alors en lambeaux purulents (furoncle, anthrax, phlegmon diffus).

*E*) L'INFLAMMATION PUTRIDE est provoquée par la putré-faction des corps albuminoïdes contenus dans les tissus dé-truits ; ces tissus se désagrègent en masses diversement colorées, surtout grises et brunâtres, d'odeur infecte ; l'on voit souvent s'en dégager des bulles de gaz.

### Explication des phénomènes inflammatoires

Les microorganismes, en pénétrant dans les tissus et en s'y mul-tipliant, soustraient naturellement à ces tissus une part des subs-tances nutritives qui leur sont destinées. Mais ce n'est pas cette soustraction faite aux tissus, ni ce fait que les bactéries se com-portent en corps étrangers, qui rendent l'organisme malade ; la ma-ladie est due essentiellement à la *production de substances toxiques*.

LES TOXINES produisent les lésions initiales des tissus, elles pro-voquent la nécrose et la destruction des cellules. Leur action s'étend sur les vaisseaux voisins et en particulier sur les capillaires. *L'altération des parois vasculaires* accompagnée vraisemblablement d'excitation, puis finalement de paralysie des nerfs vaso-moteurs, explique les troubles circulatoires que nous avons signalés plus haut et la perméabilité tout à fait anormale des parois vasculaires aux leucocytes et aux sérosités.

Toutefois le passage des leucocytes à travers la paroi des vaisseaux au cours de l'inflammation est sous la dépendance de l'activité propre de ces cellules. Mais elle est, elle aussi, provoquée par une influence d'ordre chimique. Nous savons, depuis les recherches de Pfeffer, que les cellules amiboïdes mises en présence de certaines substances chimiques peuvent être tantôt attirées, tantôt repoussées. C'est ainsi que des amibes, des cellules, des bactéries, etc. suspendues dans un liquide, se précipiteront au point où se trouvent les substances qui les repoussent. On désigne ce phénomène sous le nom de *chimiotaxie*. Leber, Buchner, etc. nous ont prouvé que dans l'inflammation les leucocytes suivent les lois de la chimiotaxie ; ils sont attirés en dehors des vaisseaux vers le point où siège l'infection. L'attraction provient tant des produits de sécrétion des bactéries que des substances chimiques produites par les cellules et les bactéries détruites.

En dernière analyse, on peut donc dire que *la cause des phénomènes de l'inflammation bactérienne est d'ordre chimique*. Mais on doit savoir aussi que d'autres substances chimiques, qui n'ont rien à voir avec les substances d'origine bactérienne, sont capables de leur côté de provoquer des inflammations.

On sait depuis longtemps que l'injection de certaines substances irritantes, comme l'essence de térébenthine, l'huile de croton, les solutions de nitrate d'argent. est capable de provoquer dans les tissus une inflammation localisée. Les caustiques chimiques peuvent provoquer la nécrose, et l'inflammation aussi bien dans leurs applications externes que dans leur administration par la voie interne ; l'intoxication par le sublimé, par exemple, provoque une inflammation diphtéroïde et même des ulcérations de la muqueuse intestinale. Il en est de même de l'influence des très hautes ou des très basses températures, de l'électricité à haute tension, des irritations mécaniques. Tous ces agents sont capables de provoquer les mêmes phénomènes d'hyperhémie, de migrations leucocytaires, d'exsudations séreuses, qu'on observe au cours des inflammations d'origine infectieuse. On a d'ailleurs l'habitude en pareil cas de désigner ces inflammations sous le nom d'*inflammations d'ordre mécanique, chimique, thermique, électrique*. Mais les inflammations bactériennes dépassent toutes les autres par leur fréquence beaucoup plus grande ; de plus elles s'en distinguent par un phénomène capital : tandis que ces dernières ne progressent jamais, les inflammations bactériennes, grâce à la vitalité de leurs germes, ont tendance à s'étendre et à envahir l'organisme.

On a interprété les réactions organiques locales qui se produisent pendant l'inflammation comme une sorte de *lutte entre les bactéries ou les substances nocives et les cellules mêmes des tissus*. En fait, les cellules migratrices (leucocytes et cellules mobilisées des tissus) représentent, en se portant au niveau du point enflammé, une véritable *mobilisation des éléments défensifs de l'organisme*.

Metschnikoff a eu le grand mérite de montrer que les leucocytes, grâce à leurs propriétés amiboïdes, pouvaient englober les corps étrangers, les bactéries en particulier ; il leur a pour cette raison donné le nom de *phagocytes*. Metschnikoff prétend que les cellules attirées au niveau du point enflammé englobent directement les bactéries dans leur corps protoplasmique et s'efforcent de les détruire ; il se produit une véritable *lutte* corps à corps entre cellules et bactéries ; elle se termine soit par la mort du microorganisme, soit par la destruction de la cellule, de telle façon que l'un ou l'autre des deux partis reste vainqueur. Aujourd'hui encore on admet que c'est bien ainsi que les choses se passent en réalité. Personne ne met en doute les *propriétés phagocytaires des leucocytes*. Néanmoins les recherches nouvelles tendent à prouver que la phagocytose des leucocytes s'exerce de préférence sur les éléments morts ou inanimés, les leucocytes seraient ainsi plutôt des nécrophages que des biophages. Si donc les leucocytes englobent les bactéries, c'est qu'habituellement ces dernières sont déjà complètement inoffensives ; c'est seulement par exception que les leucocytes s'incorporeraient des bactéries vivantes. Il s'ensuit que s'il y a lutte, comme le prétend Metschnikoff, cette lutte doit se produire à un moment autre que celui qu'il indique, puisque les bactéries sont détruites avant que la phagocytose se soit produite. *A l'heure actuelle on considère comme le moment de la lutte véritable celui où les cellules, et en particulier les leucocytes, se mettent à sécréter leurs produits bactéricides* (1); Buschner et ses élèves nous ont en effet montré que l'on peut extraire du corps leucocytaire des substances bactéricides (alexine) capables de tuer in vitro les bactéries aussi bien qu'elles le font dans l'intérieur de l'organisme au cours de l'inflammation.

L'explication primitive de Metschnikoff, sa théorie de la lutte leucocytaire conserve donc sa valeur, même modifiée de la sorte.

**En définitive** voici quel est le mode de réaction des cellules rondes (leucocytes ou cellules fixes mobilisées) attirées dans les tissus au cours de l'infiltration inflammatoire.

1. Au moment où se produit l'invasion bactérienne, les cellules rondes entourent comme un rempart la zone où sont accumulés les microbes, l'encapsulent et cherchent à l'isoler mécaniquement du reste de l'organisme.

2. Les bactéries sont tuées par la sécrétion des *alexines* ; en ceci les alexines ne font d'ailleurs qu'aider les toxines et les protéines, car nous savons expérimentalement que la simple accumulation de

(1) [C'est la « lutte des diastases ».]

leurs produits de sécrétion suffit pour suspendre la croissance et même la vie des microorganismes.

3. Vient alors la *phagocytose*, les cellules englobent les bactéries mortes ou seulement affaiblies, en même temps que les débris des leucocytes et des tissus morts dans la lutte.

## Evolution et terminaison de l'inflammation.

Suivant que l'organisme, grâce à sa puissance défensive, ou les bactéries, grâce à leur virulence et à leur abondance, prennent le dessus, l'inflammation se termine de façons diverses. Elle peut prendre fin et aboutit alors à la guérison, elle peut diminuer d'intensité et aboutir à l'inflammation chronique, elle peut enfin s'exalter et s'étendre.

1° **La guérison de l'inflammation** n'est pas obtenue encore au moment de l'anéantissement des bactéries; il faut de plus que les tissus se débarrassent des élément détruits et réparent les dommages produits. Les bactéries tuées se désagrègent et sont saisies par les phagocytes ; une partie est expulsée par l'intermédiaire des sécrétions ou des excrétions de l'organisme, par le rein, la peau, l'intestin, etc. (urines, sueur, fèces, lait).

En ce qui concerne les *produits mêmes de l'inflammation*, les exsudats séreux sont simplement résorbés. Dans l'inflammation fibrineuse, la fibrine est liquéfiée et finalement résorbée comme dans le premier cas.

Destinée du pus. La résorption du pus se produit seulement dans les petits abcès. D'habitude, l'organisme se débarrasse du pus en l'évacuant soit à l'extérieur, soit dans l'intérieur d'un organe creux, comme le tractus intestinal ; l'abcès s'ouvre spontanément et livre à son contenu une issue que nous avons avantage à provoquer opératoirement par l'ouverture de l'abcès au bistouri. Si le pus n'est pas évacué, il peut s'encapsuler dans les tissus ; il se forme autour de l'abcès une enveloppe de tissu conjonctif (*Abszessmembran*) dans laquelle le pus peut rester contenu pendant longtemps (voir *inflammation chronique*). Avec le temps le pus s'épaissit, grâce à la diminution de ses parties liquides, des sels calcaires finissent par se déposer à son niveau, et le tout est en définitive transformé en une masse calcaire d'aspect crayeux ou franchement dur.

*Les parties nécrosées des tissus* seront soit évacuées à l'extérieur, soit dissoutes, le temps aidant, et résorbées (les propriétés phagocytaires des cellules jouent ici un rôle essentiel, en particulier celles des cellules géantes) ; elles peuvent, dans d'autres cas, persister dans les tissus sous forme d'éléments morts (séquestres) et elles y sont encapsulées ; on peut d'ailleurs observer la calcification de ces éléments étrangers, comme nous l'observions tout à l'heure dans l'évolution même du pus.

En même temps que s'effectue la résorption des produits inflammatoires, on peut observer dans l'organisme un *processus régénérateur* qui cherche à réparer les dommages causés. Comme nous l'avons observé dans la guérison des plaies, il se produit ici, pour la guérison du processus inflammatoire, une abondante néoformation du tissu atteint, elle provient de la multiplication des éléments préexistants du voisinage. Ce processus régénérateur est de très bonne heure ébauché tout autour de la zone enflammée, longtemps avant la disparition des phénomènes inflammatoires, si bien qu'il mérite d'être décrit comme une deuxième phase de l'inflammation, *l'inflammation régénérative et proliférante* L'infiltration des petites cellules inflammatoires constitue une couche de tissu embryonnaire semblable au « tissu de granulation » que l'on observe dans la cicatrisation des plaies. De ce même tissu de granulation naîtront les ébauches du tissu définitif, sous forme de fibroblastes et de cellules conjonctives, tandis que les leucocytes ne prennent à la régénération aucune part appréciable.

2° **Passage de l'inflammation aiguë à l'inflammation chronique.** Lorsque la puissance défensive de l'organisme ne parvient pas à arrêter complètement l'effet nuisible des agents causes d'inflammation, mais se contente de les affaiblir au lieu de les anéantir, les phénomènes inflammatoires se transforment, ils perdent leurs caractères aigus et bruyants, ils s'adoucissent, et l'inflammation traînant en longueur se transforme en inflammation chronique.

Mais si l'inflammation chronique peut être l'aboutissant d'une inflammation aiguë, elle peut dans certaines circonstances exister d'emblée comme telle, sans qu'une phase aiguë l'ait précédée.

La caractéristique des *inflammations chroniques* se

trouve dans ce fait qu'elles présentent côte à côte les phénomènes réparateurs d'origine organique et les phénomènes destructeurs d'ordre extraorganique. La régénération des tissus produit autour de la zone inflammatoire une zone de défense qui s'oppose aux phénomènes destructeurs centraux.

3⁰ **Extension de l'inflammation.** *a*) EXTENSION LOCALE. Lorsque l'inflammation s'étend, elle commence d'abord par envahir les parties voisines. Dans l'inflammation des séreuses, la quantité du liquide exsudé s'accroît ; dans l'inflammation des muqueuses, le catarrhe augmente à la surface de celles-ci. Dans l'infiltration purulente, la suppuration des tissus s'accentue, tandis qu'à la périphérie se forment de nouvelles barrières de cellules rondes.

*b*) EXTENSION LYMPHATIQUE. Pendant que le processus inflammatoire s'étend ainsi par continuité, les agents infectieux, les bactéries, pénètrent dans les espaces lymphatiques et dans les vaisseaux blancs, et sont ainsi transportés par le courant lymphatique jusqu'aux ganglions les plus proches. A leur tour, les vaisseaux lymphatiques peuvent être eux-mêmes envahis par l'inflammation, infectées que sont leurs parois par l'infiltration des bactéries (*lymphangites*) ; ou bien les bactéries, après avoir parcouru les vaisseaux blancs, s'arrêtent au niveau des ganglions lymphatiques, d'autant plus volontiers que ces ganglions agissent à l'égard des bactéries comme de véritables filtres. Les ganglions s'enflamment alors et grossissent (*adénites*).

*c*) EXTENSION SANGUINE. Si la barrière ganglionnaire est insuffisante, les agents pathogènes continueront à cheminer vers les centres ; finalement ils parviendront au milieu sanguin. *L'invasion du sang par les bactéries* peut d'ailleurs succéder directement à l'inflammation des vaisseaux sanguins. Les bactéries pénètrent alors immédiatement dans le sang, ou bien il se produit dans les vaisseaux enflammés une thrombose (thrombus artériel ou veineux), et le thrombus s'infecte secondairement ; le phénomène s'observe en particulier au niveau des veines. Que des particules se détachent du caillot plus ou moins flottant, elles emporteront avec elles les bactéries qui seront ainsi déversées dans la circulation (embolies).

Nous avons vu qu'il existe dans le sérum sanguin, de même que dans les cellules blanches, des *propriétés bac-*

*téricides et anti-toxiques* ; aussi les bactéries peuvent-elles être détruites directement dans le sang ; sinon elles seront réduites à l'impuissance au niveau des *organes hémato- poiétiques* comme la *rate* ou la *moelle des os*. Cependant il n'en est plus ainsi lorsque les microorganismes enva- hissent le sang en nombre considérable.

*Les bactéries peuvent se multiplier dans le sang lui- même, on dit alors qu'il y a bactériémie.* Les éléments du pus introduits dans la circulation peuvent être transportés en divers points du corps, souvent très loin de la première zone inflammatoire, et y devenir l'origine d'une inflamma- tion nouvelle ; il s'agit alors d'*inflammations métastati- ques* qui peuvent se comporter comme l'inflammation primitive. En fait, dans la plupart des cas, la multiplica- tion des bactéries dans le sang est peu active, le sang sert plutôt alors à véhiculer les microbes.

Dans quelques inflammations locales (pas dans toutes), plus volontiers au cours de l'extension des phénomènes inflammatoires, mais surtout dans la bactériémie, l'infec- tion du sang peut s'accompagner d'une intoxication géné- rale par *pénétration des toxines dans le sang (toxinémie)*.

## II. Effets généraux de l'infection bactérienne.

Toutes les infections bactériennes de l'orgauisme ne s'ac- compagnent pas nécessairement de phénomènes inflam- matoires localisés au niveau du point d'inoculation. *Les manifestations locales peuvent manquer complètement,* c'est pourquoi il existe dans l'organisme des maladies caractérisées par leurs seuls symptômes généraux. Il n'est d'ailleurs pas nécessaire que les bactéries se multiplient dans l'intérieur même de l'organisme, la présence de leurs toxines est suffisante pour produire la maladie. On dési- gne ces dernières maladies sous le nom de *maladies toxi- ques,* par opposition aux *maladies infectieuses* dans les- quelles c'est l'existence et la multiplication des bactéries dans l'intérieur même du corps qui produit la maladie.

*L'effet nuisible des toxines sur l'ensemble de l'organisme* se fait sentir sur le système nerveux, sur le cœur et l'ap- pareil circulatoire, sur le sang lui-même et sur les glandes excrétrices, en particulier sur le rein. Aussi observe-t-on dans les intoxications graves des excitations du système

raît donc comme liée à une exagération de la production du calorique organique.

*La cause de la fièvre* réside dans la résorption par l'organisme de substances toxiques, substances fermentatives qui ont la propriété de dégager de la chaleur. Beaucoup de ces substances sont des toxines bactériennes (toutes les bactéries n'en produisent pas), et ainsi s'explique l'apparition de la fièvre au cours des maladies infectieuses. Mais on connaît d'autres agents capables d'élever, eux aussi, la température du corps. Billroth, O. Weber ont montré que l'introduction dans l'organisme de substances animales ou végétales en décomposition pouvait provoquer de la fièvre ; à cette catégorie appartient également la « Stuhlfieber » qui accompagne la constipation, l'accumulation des matières dans l'intestin.

A la suite de la destruction de certains éléments des tissus, certaines substances peuvent également passer dans l'organisme et devenir cause de fièvre ; il en est ainsi du sang, par exemple : on observe en effet de la fièvre au cours de la résorption des épanchements sanguins, de même que dans la transfusion d'un sang étranger. On sait qu'à la suite d'opérations complètement aseptiques, dans lesquelles on semble pouvoir écarter toute participation bactérienne, on peut observer de la fièvre qui vraisemblablement provient de la résorption de substances nocives d'origine organique, telles que le sang épanché, les tissus détruits, etc. (*fièvre traumatique aseptique*). D'ailleurs dans les fièvres d'origine bactérienne il est possible que des ferments organiques produits aux dépens des cellules détruites par les microbes prennent une certaine part à l'élévation thermique.

Comment, en dernière analyse, les substances précitées qui font monter la température, produisent-elles ce phénomène ? quels sont dans l'organisme les éléments spécialement en cause à cette occasion ? Nous ne savons encore rien de précis à ce sujet. Il est vraisemblable que les muscles, les glandes et le système nerveux jouent dans la circonstance un rôle capital. Le système nerveux vaso-moteur, qui règle l'élargissement et le rétrécissement des vaisseaux, et par suite représente un élément important de la régulation thermique, joue évidemment dans la fièvre un rôle important. D'autre part, il est certain qu'il existe dans le cerveau et dans la moelle des centres thermiques dont l'excitation mécanique ou électrique provoque une ascension de la température ; par exemple A. Eulenburg et Landois ont constaté l'existence de pareils centres dans le cerveau du chien, Aaronsohn et Sachs dans le corps strié du lapin. Nous connaissons d'ailleurs des fièvres qui paraissent purement nerveuses, celles qui suivent une crise épileptique, celles qui accompagnent une violente frayeur, etc., etc.

Au cours de la fièvre et en particulier dans les fièvres élevées il se produit, en dehors de l'ascension de température, toute une série d'autres symptômes. *La fréquence du pouls augmente* ses pulsations sont souvent dicrottes, les mouvements respiratoires deviennent plus fréquents. L'appétit disparaît, les malades se plaignent d'une soif brûlante. L'*excrétion urinaire* diminue, les urines sont foncées, concentrées, riches en substances extractives. Dans les très fortes fièvres la conscience s'obnubile, les malades deviennent apathiques, somnolents, ou bien ils délirent et l'on peut observer des *convulsions*, des *spasmes généralisés*, surtout chez les enfants.

La connaissance et l'observation exacte de la fièvre (*thermométrie*) rendent d'importants services dans le diagnostic et le pronostic d'un grand nombre de maladies, car le thermomètre constitue un véritable réactif capable de nous donner des indications sur les réactions organiques. Il nous arrive souvent de pouvoir porter le diagnostic d'une maladie par le simple examen de sa courbe thermique ; mais, nous le verrons par la suite, tandis que certaines maladies infectieuses présentent des courbes fébriles très caractéristiques, il en est d'autres, comme le tétanos ou la diphtérie, qui peuvent évoluer complètement sans fièvre.

On considérait jadis la fièvre en elle-même comme un élément essentiellement nuisible et dangereux pour l'organisme, aussi s'efforçait-on d'agir directement sur cette fièvre, que l'on considérait comme le symptôme le plus grave de la maladie, au moyen de thérapeutiques diverses (bains froids, médicaments antipyrétiques, c'est-à-dire abaissant la température). Actuellement on considère que la fièvre est plutôt un élément favorable, elle viendrait en aide à l'organisme dans sa lutte contre les éléments infectieux, soit que l'élévation de la température du corps agisse défavorablement sur la croissance des bactéries, soit que l'exagération des sécrétions organiques constitue une condition favorable à l'élimination des bactéries et de leurs toxines, soit enfin que la multiplication des leucocytes, telle qu'on l'observe dans la fièvre (hyperleucocytose), serve à la protection de l'organisme.

Le rôle favorable de la fièvre a néanmoins ses limites. Si l'on connaît des cas dans lesquels la température s'est élevée jusqu'à 43° et plus, une fois même jusqu'à 47°, sans causer de dommages définitifs, il n'en est pas moins vrai que des fièvres de 40 ou 41°, surtout si elles persistent, parviennent à affaiblir considérablement les défenses organiques. On voit alors se développer des dégénérescences des tissus, en particulier du muscle cardiaque et des vaisseaux, altérations qui à elles seules peuvent finir par déterminer la mort. Aussi conçoit-on que la lutte contre la fièvre soit une des préoccupations des médecins, après la lutte contre la cause de la fièvre qui constitue toujours, évidemment, l'indication capitale.

### III. Les Infections mixtes.

Nous ne nous sommes occupés jusqu'à présent que des infections organiques provoquées par une seule espèce de germes pathogènes, celles qu'on peut nommer *mono-infections*. Mais habituellement les bactéries n'existent pas en cultures pures, elles peuvent provoquer alors un deuxième mode d'infection, les infections qui dépendent de la pénétration dans l'organisme de microbes de deux ou plusieurs espèces (*polyinfections*). La pénétration de ces différents germes peut se faire en un seul temps ou en plusieurs étapes successives ; dans cette dernière éventualité, on donne à l'infection première le nom de protopathique, à celle qui suit, le nom d'infection deutéropathique.

Des germes de diverses sortes peuvent se réunir dans l'organisme pour aboutir aux mêmes réactions (staphylocoques et streptocoques par exemple), ou bien chaque espèce de microbes provoque sa réaction spéciale (bacilles tuberculeux et streptocoques, par exemple, ou staphylocoques du phlegmon associés aux streptocoques de l'érysipèle).

Nous avons déjà vu, en parlant des symbioses (voy. p. 147) que l'association d'un deuxième microbe à un microbe préexistant exalte en général la virulence du premier. Nous ne nous étonnerons donc pas de constater que les infections mixtes renferment les formes les plus graves et les plus dangereuses des infections bactériennes (phlegmon gazeux, pyohémie, toxinémie, tétanos, etc.). Néanmoins il se peut que la virulence d'une bactérie soit en quelque sorte paralysée par l'association d'un autre microbe. Emmerich nous a montré que des cobayes et des lapins, infectés par la bactéridie charbonneuse, peuvent être sauvés par une infection consécutive au moyen du streptocoque pyogène.

## Notions générales sur la thérapeutique des infections bactériennes.

Les microbes et leurs toxines doivent, lorsqu'ils provoquent des maladies infectieuses, être considérés comme l'ennemi à combattre, et l'on doit s'efforcer d'assurer leur élimination ou de les rendre inoffensifs.

Il est important pour cela de connaître le point d'inoculation des bactéries, mais il s'en faut que ce soit là toujours une connaissance facile à acquérir. Dans bien des cas la porte d'entrée nous échappe complètement (intestin, etc.).

**Thérapeutique locale.** — Dès qu'on a découvert la porte d'entrée, la *thérapeutique locale* entre en jeu. C'est le cas de toutes les inflammations externes succédant à des plaies grandes ou petites. Nous savons que toute inflammation comporte, de la part de l'organisme, un processus de réaction et de défense. Dans les inflammations légères, comme les inflammations séreuses ou fibrineuses, l'organisme sera souvent capable à lui seul de se rendre maître de son ennemi si nous ne contrarions pas son évolution vers la guérison spontanée, si surtout nous favorisons celle-ci. Il n'en est plus de même dans les inflammations purulentes ou nécrotiques et surtout dans les inflammations gangréneuses. De très bonne heure ici nous devons entrer en œuvre ; l'organisme doit pouvoir compter sur notre aide dans la lutte qu'il entreprend contre les bactéries et les toxines qui l'assaillent pour se débarrasser du pus, de la nécrose, de la gangrène. Dans les inflammations superficielles, les efforts de l'organisme peuvent aboutir à l'élimination spontanée, mais dans les inflammations profondes, celles qui aboutissent aux abcès par exemple, l'élimination spontanée est impossible ou tout au moins très difficile.

En pareil cas, nous devons *intervenir opératoirement* sur la zone enflammée ; il faut inciser les tissus de manière à provoquer l'expulsion des sécrétions purulentes ou gangréneuses, puis drainer ensuite la plaie ainsi créée.

*L'action des antiseptiques sur les bactéries des plaies* a été fortement discutée dans ces derniers temps. Nous avons l'habitude de laver les plaies infectées au moyen de substances antiseptiques ; nous employons pour le drainage et le pansement des bandes de gaze imprégnées de désinfectants, etc. ; mais si nous obtenons ainsi une action destructive sur les bactéries situées dans les parties superficielles, les antiseptiques sont souvent impuissants à détruire la totalité des germes contenus dans la plaie ; souvent même la concentration de ces antiseptiques devient dangereuse pour la vitalité des tissus qui bordent cette plaie. L'élément capital dans le pansement d'une plaie consiste et doit consister à *assurer un écoulement large et facile aux sécrétions inflammatoires* accumulées dans la plaie.

**Thérapeutique générale.** Si les bactéries ont pénétré *dans le courant sanguin*, il ne nous est plus loisible, pour détruire ces germes, d'employer des désinfectants chimiques comme on les emploierait dans un verre à expérience ; on ne peut pas dire qu'il y ait des antiseptiques internes. Certaines infections possèdent cependant leurs remèdes spécifiques, le mercure et l'iodure dans la syphilis, la quinine dans la malaria, etc.

Aujourd'hui pour toute une série de maladies comme la diphtérie, le tétanos, la peste, etc., nous cherchons à extraire de l'organisme des animaux ou des bactéries elles-mêmes des *antitoxines* qui possèdent à la fois des *propriétés immunisantes et curatives*. Cette thérapeutique antitoxique qui agit essentiellement sur les poisons produits par les bactéries dans l'organisme, agit d'autant plus sûrement qu'elle est employée plus près du début de l'infection. Tout l'effort des bactériologistes se porte vers la découverte de substances antitoxiques capables d'agir sur toute la série, — et elle est longue — des maladies infectieuses qui ne possèdent pas encore leur substance immunisante.

Dans tous les cas de bactériémie et de toxinémie nous devons soutenir les efforts de l'organisme 1° en relevant ses forces (soutenir le cœur et les vaisseaux, analeptiques) par une nourriture convenable, par une hygiène rigoureuse, par les excitants du système nerveux, etc., etc. 2° En favorisant les excrétions du rein, de l'intestin, de la sueur, par les bains, etc.

# DES MALADIES INFECTIEUSES MICROBIENNES EN PARTICULIER

On divise les infections microbiennes en deux grandes classes.

La première comprend les maladies qui, tout en présentant des particularités cliniques et anatomiques caractéristiques, sont pourtant dues à des agents divers ; elles peuvent être causées par des microorganismes variés. A ce groupe se rattachent les infections banales, les infections aiguës en particulier, et la plupart des suppurations. Comme en définitive elles peuvent succéder à toute la série des plaies qui frappent l'organisme. on désigne habituellement ces *maladies infectieuses, qui ne sont pas spécifiques*, sous le nom de *maladies infectieuses traumatiques, infections pyogéniques*.

Le deuxième groupe comprend toutes les maladies qui sont causées par un microbe particulier, microbe qui leur est spécial, *microbe spécifique*. Ces maladies restent toujours les mêmes, bien que pouvant varier dans de certaines limites : ce sont les *maladies infectieuses chirurgicales spécifiques*.

## *a.* LES INFLAMMATIONS ET LES SUPPURATIONS CHIRURGICALES BANALES (NON SPÉCIFIQUES).

Ces infections reconnaissent pour cause une série de microbes que nous allons passer en revue.

*a.* **Le staphylococcus pyogenes** [Pasteur 1878], Ogston [1881], Rosenbach [1884]. Petits cocci ronds, de 0,8 à 1 $\mu$ de large, immobiles, disposés spécialement en amas rappelant une grappe de raisin (σταφυλη = grappe). Le staphylocoque se colore par les couleurs d'aniline et prend le Gram. Il liquéfie la gélatine. Il est essentiellement aérobie, mais peut être anaérobie facultatif. Ses cultures peuvent prendre trois colorations différentes, ce qui permet de distinguer trois variétés de staphylocoques : le staphylococcus pyogenes aureus, de couleur jaune orange, le staphylococcus pyogenes citreus, dont les cultures prennent une teinte jaune citron, et enfin le staphylococcus pyogenes albus, dont les cultures restent blanches.

*Habitat.* — Les staphylocoques dorés et blancs sont extrêmement répandus, le citrin l'est beaucoup moins. On les rencontre à la surface du sol, dans l'air, dans l'eau. Chez les individus sains, ils se trouvent à la surface de la peau et en particulier sur les

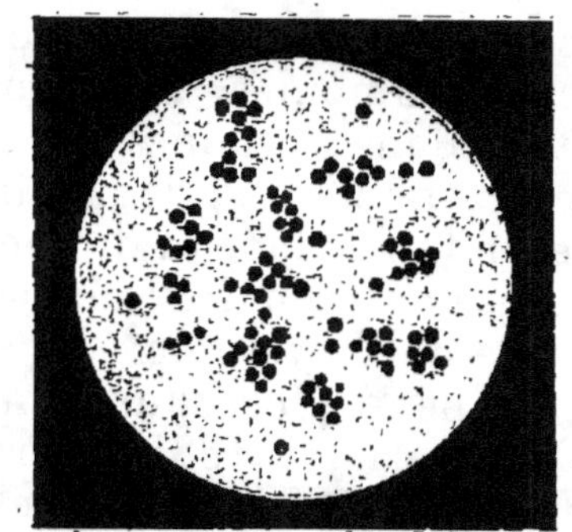

Fig 73. — *Staphylococcus pyogenes* en culture sur agar. Gross. 1500/1.

doigts, dans la bouche, le nez, le pharynx, dans le tube intestinal, dans l'urèthre et le vagin.

Les maladies que provoque le staphylocoque sont représentées par la plupart des inflammations suppuratives de l'organisme dont il est l'agent unique ou qu'il provoque avec l'aide d'autres microbes. Les plus fréquentes sont l'acné, le furoncle, le phlegmon, la périostite et l'ostéomyélite ; plus rarement il prend part à l'inflammation d'organes internes : pneumonie, pleurésie, méningite.

*b.* Le streptococcus pyogenes [Pasteur et Doléris (1880), Ogston (1881)], Rosenbach [1884]. Il est habituellement disposé en chaînes entremêlées constituées elles-mêmes par des cocci larges de 0,3 à 0,8 μ, et immobiles. Il prend le Gram ; il ne liquéfie pas la gélatine ; il est anaérobie facultatif. Ses cultures sont habituellement transparentes.

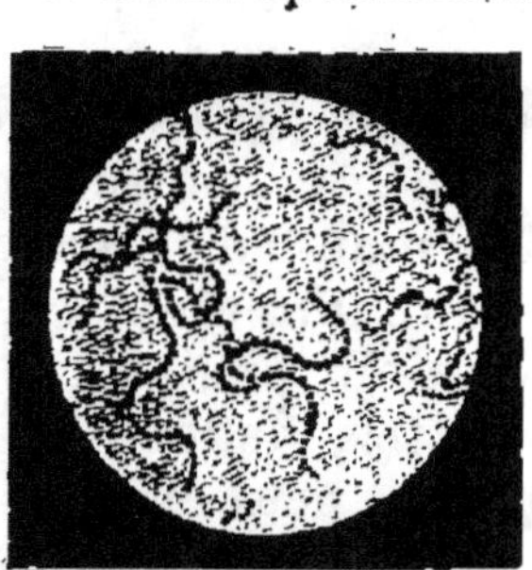

Fig. 74. — *Streptococcus pyogenes aureus.* Culture sur bouillon. Gross. 700/1.

*Habitat.* — On le rencontre dans le sol, dans les eaux ménagères, dans l'air des salles d'opérations [?] et d'autopsie ; il se trouve chez les individus sains, dans la bouche, le nez, le pharynx, sur la peau, dans le tube intestinal et également dans le vagin.

Pathologiquement il est la cause, soit isolé, soit associé au staphylocoque, des formes les plus habituelles d'inflammation ; on le rencontre dans les phlegmons et les ostéomyélites, dans l'angine folliculaire, dans les bronchites, les pneumonies, les pleurésies, les fièvres puerpérales, etc., dans certaines formes de néphrites, de rhumatismes articulaires, de myélites, etc. ; il est agent d'infections secondaires dans la diphtérie, la scarlatine, dans la tuberculose pulmonaire ; on l'a considéré comme l'agent spécifique de l'érysipèle.

*c.* **Le diplococcus pneumoniae** (1) [Pasteur, Roux et Chamberland (1881), Sternberg (1881), Talamon (1883) ], Fraenkel [1884], Weichselbaum.

Il se présente sous forme de cocci arrondis ou lancéolés, habituellement disposés par deux ; dans l'organisme il s'entoure d'une capsule transparente qui fait défaut dans les cultures. Il ne liquéfie pas la gélatine. Il se développe à partir de 25 degrés. Ses cultures vivent peu de temps. Il prend le Gram.

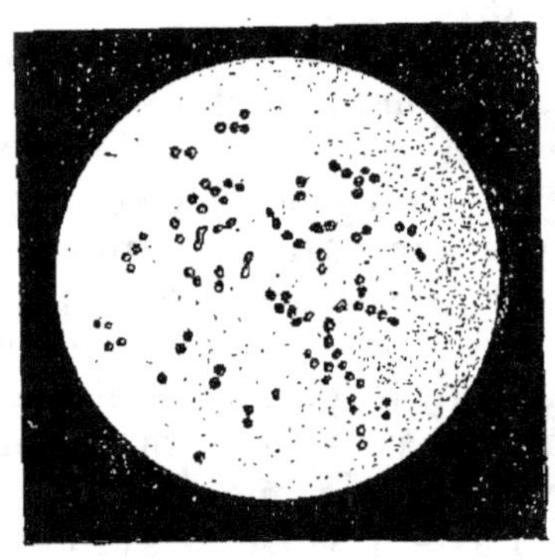

Fig. 75. — *Diplococcus pneumoniæ* (Fraenkel), culture sur agar. Gross. 1000/1.

*Habitat.* — On ne le trouve pas à la surface de l'organisme, mais il est un hôte très fréquent de la salive, du mucus nasal, des sécrétions bucco-pharyngées, cela chez les individus sains. Il est l'agent habituel de la pneumonie croupale, mais il provoque aussi fréquemment toute une série d'inflammations de la plèvre et du poumon, et il est souvent en cause dans les maladies des muqueuses et des séreuses, telles que les otites, les méningites, les péritonites. Il peut enfin pro-

(1) [J'ai tenu à rétablir dans ces quelques pages l'historique des découvertes microbiennes tel qu'il doit être, Marwedel s'étant contenté de faire à ce sujet un historique « allemand ». Le *diplococcus pneumoniae*, en particulier, avait été nommé par Sternberg lui-même *Micrococcus Pasteuri*.]

voquer des suppurations, des phlegmons, des abcès, des ostéomyélites, avec ou sans pneumonie concomitante.

*d.* **Bacillus pneumoniae** (Friedlaender) [1882]. C'est un bacille long de 0,6 à 3 $\mu$ ; les éléments sont disposés par deux ou forment de courtes chaînes ; dans l'organisme animal, ils possèdent une capsule. Le bacille de Friendlaender se développe à la température du laboratoire. Il ne liquéfie pas la gélatine ; il ne prend pas le Gram.

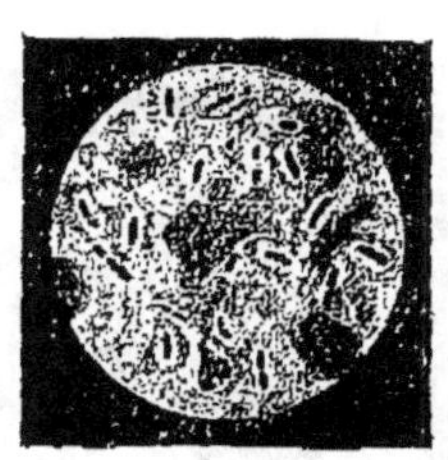

Fig. 76. — *Bacillus pneumoniæ* (Friedlaender), préparation d'un crachat. Gross. 800/1.

*Habitat.* — On le rencontre dans la salive des individus sains, bien que plus rarement que le pneumocoque. Il peut être cause de bronchites et de pneumonies. On le rencontre très exceptionnellement dans les suppurations, les abcès et les phlegmons.

*e.* **Bacillus pyocyaneus** (Gessard) [1882]. Il est constitué par des bâtonnets effilés, animés de mouvements rapides. Ses cultures, au contact de l'air, ont la propriété de prendre une coloration, tantôt franchement bleue, tantôt d'un jaune verdâtre.

*Habitat.* — On le rencontre sur la peau, sur la peau de l'aisselle en particulier ; il est rare dans la bouche et l'intestin des individus sains ; c'est cependant de là qu'il peut partir pour pénétrer dans les plaies ouvertes, au cours des pansements. Ses sécrétions, très caractéristiques par leur coloration spéciale, sont l'origine du pus bleu. Il est un parasite habituellement inoffensif, mais il peut éventuellement pénétrer dans l'organisme et y provoquer des inflammations suppuratives (otite moyenne, hygroma prérotulien, etc.) Chez les enfants, en particulier il peut prendre part à des infections générales graves (infections mixtes).

*f.* **Micrococcus tetragenes** (Koch et Gaffky) [1893]. Cocci arrondis, disposés habituellement par quatre ; les tétrades s'observent en particulier dans l'organisme où elles sont également entourées d'une capsule. On peut rencontrer le tétragène dans la bouche des individus sains ; il peut provoquer des suppurations, d'ailleurs exceptionnelles, dans les différents tissus.

*g.* **Bacillus pyogenes fœtidus** (Passet) [1885]. Il provoque des suppurations exceptionnelles. [Ne mérite pas d'être différencié du coli bacille, avec lequel il se confond.]

*h.* **Bacterium coli commune [ou coli-bacille]** (Escherich) [1885]. Bâtonnets courts, à extrémités arrondies, pressés les uns contre les autres et souvent disposés par paire ; ils sont animés de mouvements rapides qu'ils doivent à l'existence de cils. Le bacterium coli ne prend pas le Gram, ne liquéfie pas la gélatine ; il pousse sur les milieux aérobies, mais peut vivre en anaérobie et provoque alors un abondant dégagement de gaz.

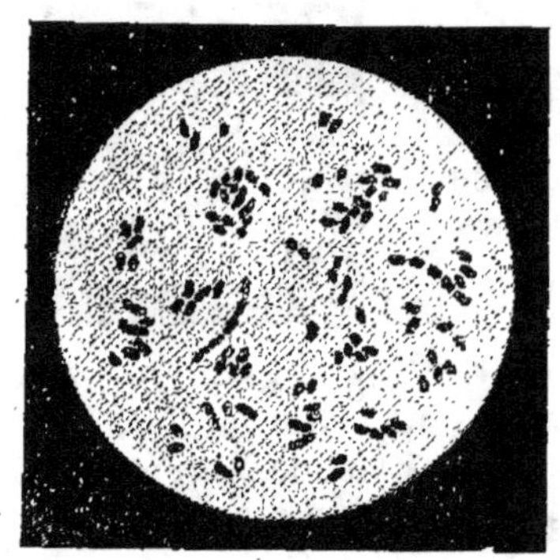

Fig. 77. — *Bacterium coli commune* en culture pure. Gross. 500/1.

*Habitat.* — On le rencontre dans les eaux. Il est un hôte habituel du tractus intestinal ; il se trouve aussi sur la peau, le vagin, le prépuce des individus sains. Ainsi s'explique son rôle considérable dans les inflammations et les suppurations de la cavité abdominale, du tractus urogénital ou des organes voisins ; on le rencontre également dans les panaris, les phlegmons, les abcès, les ostéomyélites, voire dans les phlegmons gazeux.

**Le Bacterium lactis aerogenes** est avec le *Bacterium acidi lactici* l'agent habituel de la fermentation lactique ; il peut arriver jusqu'à l'intestin; on l'a rencontré dans le segment inférieur du système urogénital ; il peut provoquer là des inflammations, telles que les phlegmons urineux et les phlegmons gazeux.

*i.* **Bacillus œdematis maligni** (Koch) [1881]. [C'est le « *Vibrion septique* » de Pasteur (1877).] (1) Bâtonnets grêles, effilés, mobiles, disposés dans les cultures, et surtout dans les tissus, en longues chaînes. Le bacille de l'œdème malin est anaérobie strict. Il possède des spores parfois volumineuses.

*Habitat.* — Il se rencontre dans la terre, en particulier dans les jardins et dans les champs. On le rencontre aussi dans la poussière. Il se multiplie rapidement dans les eaux

_______

(1) [C'est le *Bacillus perfringens* de Veillon et Zuber (1898).]

sales. Il provoque chez les animaux et chez l'homme, au niveau des plaies qui lui servent de porte d'entrée, des inflammations phlegmoneuses du tissu cellulaire sous-cutané, ces inflammations sont rapidement envahissantes et constituent des phlegmons séro-gazeux qui provoquent la mort par intoxication à la suite d'un véritable œdème foudroyant, d'ailleurs il s'agit là souvent d'infections mixtes.

*k.* **Bacillus phlegmonis emphysematosae** (Fraenkel), [1893]. Anaérobie ; les recherches les plus récentes semblent en faire un proche parent du bacille de la fermentation butyrique, également anaérobie. On l'a signalé dans quelques cas exceptionnels chez l'homme ; il y provoque, comme chez les animaux en expérience, une inflammation phlegmoneuse avec production de gaz et destruction des tissus envahis. En dehors de l'organisme malade, Fraenkel l'a rencontré sur de vieilles boiseries ; d'autres auteurs semblent l'avoir également observé dans la terre.

*l.* **Proteus vulgaris** (Hauser) [1885]. Petits bâtonnets effilés, de dimensions très variables, réduits parfois aux dimensions d'un coccus, ils sont disposés en chaînes ou en spirales. Le nom de proteus tient à ces variations morphologiques.

*Habitat.* —On le rencontre en général dans les matières en décomposition, en particulier dans la viande et dans l'eau corrompue. Il est très répandu, chez les individus sains, dans tout le tractus digestif.

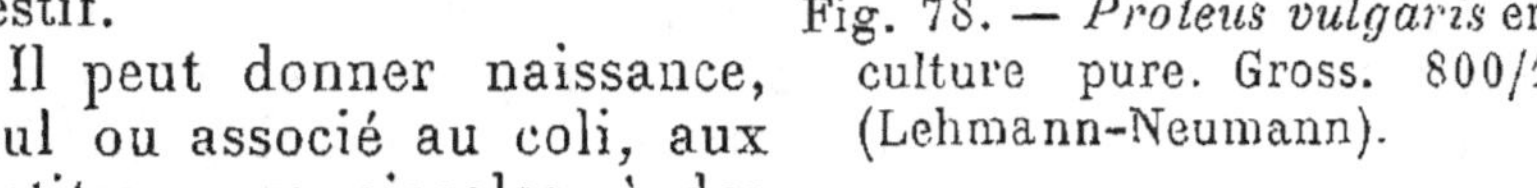

Fig. 78. — *Proteus vulgaris* en culture pure. Gross. 800/1 (Lehmann-Neumann).

Il peut donner naissance, seul ou associé au coli, aux cystites ammoniacales, à des inflammations et à des suppurations péritonéales parties de l'intestin ou de la vessie.

Associé à d'autres microbes pyogènes, il peut provoquer des phlegmons putrides extrêmement graves ; à lui seul il ne semble pas pathogène On le considère également comme l'agent de la maladie de Weil, forme spéciale d'ictère infectieux dont le point de départ est, lui aussi, dans l'intestin.

*m*. **Bacillus typhi-abdominalis** (Eberth [1880]-Gaffky). Il appartient au deuxième groupe de maladies, celles qui possèdent leur microbe spécifique ; il est en effet la cause d'une maladie très caractéristique de la muqueuse intestinale, et que seul il provoque, la fièvre typhoïde. [La lésion de la muqueuse intestinale n'est que le point de départ ; la fièvre typhoïde est avant tout une « septicémie ».] Nous devons cependant le signaler ici, car il donne chez les typhoïdiques, pendant l'infection ou pendant la convalescence, des suppurations métastatiques, des abcès ou des ostéomyélites dans lesquels on le trouve, soit seul, soit plus fréquemment associé au staphylocoque et au streptocoque (infection mixte).

*n*. **Gonococcus** (Neisser) [1879]. C'est également un agent spécifique ; il niche dans les muqueuses malades de l'urèthre, de la vulve, etc. ; mais il peut de là se répandre dans le sang et provoquer des inflammations et des suppurations métastatiques dans les articulations, dans les bourses séreuses, dans les gaînes tendineuses, etc. ; il est alors tantôt isolé, tantôt, comme le bacille d'Eberth, associé au staphylocoque et au streptocoque (infection mixte).

Chacun des microbes que nous venons d'énumérer est, pour une part plus ou moins grande, l'agent des maladies que nous allons maintenant décrire. Ces maladies sont caractérisées par ce fait que les bactéries en cause provoquent de préférence dans les tissus les phénomènes de l'inflammation suppurative.

Aussi désigne-t-on ces microorganismes sous le nom de *cocci ou bactéries pyogènes*, et les maladies dont ils sont cause sous celui *d'infections pyogènes*. Mais il importe de ne pas oublier 1° que *cette catégorie de microbes ne produit pas exclusivement du pus*, mais qu'elle peut éventuellement provoquer d'autres formes d'inflammations, inflammations séreuses, hémorragiques, fibrineuses, etc. ; 2° que parmi les microorganismes classés dans la catégorie des microbes spécifiques, tels que le *gonocoque*, le *bacille d'Eberth*, le *bacille de Koch*, *l'actinomyces*, le *bacille de la morve*, il en est qui présentent des propriétés pyogéniques. On a l'habitude de désigner seulement sous le nom de *pyogènes* les seules infections qui ne sont pas dues à des microbes spécifiques.

Au point de vue de la fréquence, *le rôle essentiel en matière d'infections pyogènes appartient au staphylococcus pyogenes,* surtout à l'aureus, beaucoup moins à l'albus ; *le streptococcus pyogenes vient en deuxième ligne.* Les infections de la peau sont essentiellement sous la dépendance du staphylocoque et du streptocoque ; le diplococcus pneumoniæ joue un grand rôle dans les infections de la cavité buccale et du tractus respiratoire. Le bacterium coli, le bacterium aerogenes provoquent surtout des infections au niveau de l'intestin et du système urogénital ; quant au bacillus œdematis maligni il se rencontre essentiellement dans les plaies souillées de terre.

Nous verrons par la suite que, malgré les divers points qui leur sont communs, on peut dans la plupart des cas distinguer cliniquement à quel agent bactérien répond telle ou telle infection. Les suppurations à streptocoque ont en général, sinon toujours, une autre allure que les suppurations à staphylocoque, leur propagation est en particulier plus rapide. Les inflammations dues au bacterium coli s'accompagnent souvent de production de gaz, de même que les suppurations liées aux anaérobies dont dépendent les gangrènes les plus graves. Peut-être arrivera-t-on à décrire séparément les *staphylomycoses* (Kocher et Tavel) qu'on différenciera cliniquement des *streptomycoses,* des *diplomycoses,* des *colimycoses,* etc. Pour le moment, nous conformant à l'habitude, nous décrirons dans l'ensemble ces diverses maladies, sans tenir essentiellement compte de leur agent pathogène.

## I. — LES INFLAMMATIONS PYOGÈNES DES FOLLICULES PILEUX ET DES GLANDES DE LA PEAU

Les microorganismes peuvent, nous l'avons vu, pénétrer, au niveau de la peau restée saine, dans la profondeur des canaux excréteurs des glandes cutanées et dans l'intérieur des follicules pileux. Cette invasion provoque toute une série d'inflammations circonscrites. A leur stade le plus atténué elles constituent *l'acné,* c'est-à-dire de petites pustules qui soulèvent l'épiderme en formant une élevure jaunâtre et brillante (planche IX). Ces pustules d'acné sont le plus souvent sous la dépendance du staphylocoque doré ou du staphylocoque blanc.

**Planche IX**. — Furoncle de la nuque.

---

### Furoncle

Un stade de plus et l'inflammation circonscrite provoquera un furoncle. Il s'agit là encore d'une *inflammation des follicules pileux à laquelle s'ajoute une inflammation des tissus avoisinants*. (Garré a reproduit expérimentalement le furoncle en frottant sur la peau des cultures de staphylocoque, voir page 146.) Le furoncle se développe avec prédilection dans les points du corps qui sont exposés au contact de vêtements serrés et surtout aux frottements (frottement du col au niveau du cou et de la nuque) ; il se produit aussi dans les points où l'épiderme est exposé à la macération sous l'influence de produits divers de sécrétion ou d'excrétion (cavité axillaire, région anale, région vulvaire, etc.). Les staphylocoques pyogènes dorés ou blancs sont presque toujours en cause.

*Les diabétiques* sont prédisposés au furoncle, ils font de véritables éruptions furonculeuses ; aussi convient-il, chez tout individu qui présente une « furonculose », de penser à la possibilité du diabète, et de rechercher le sucre dans les urines. Les tissus des diabétiques offrent aux microbes un excellent milieu de culture.

**Symptômes.** Le furoncle commence par une rougeur de la peau accompagnée d'une légère induration ; ce petit bouton est douloureux à la pression. Dans les jours qui suivent, la rougeur et l'induration s'accentuent, et souvent de la fièvre survient ; puis on voit apparaître au centre, s'élevant de la profondeur, un point purulent jaunâtre ; ce point grossit et bientôt les tissus voisins se ramollissent et suppurent. Ce qui caractérise l'inflammation dans le furoncle, c'est que *la suppuration du follicule s'accompagne d'une nécrose des parties enflammées*. Sous l'influence des microbes et de leurs toxines, le tissu conjonctif qui entoure le follicule pileux est détruit ; il s'ensuit que *le centre du furoncle est occupé par un bouchon à la fois purulent et gangréneux* dont l'élimination va devenir l'élément indispensable à la guérison (planche IX).

**Evolution.** L'ouverture du furoncle à l'extérieur, le ramollissement et l'expulsion de son bourbillon, peuvent se

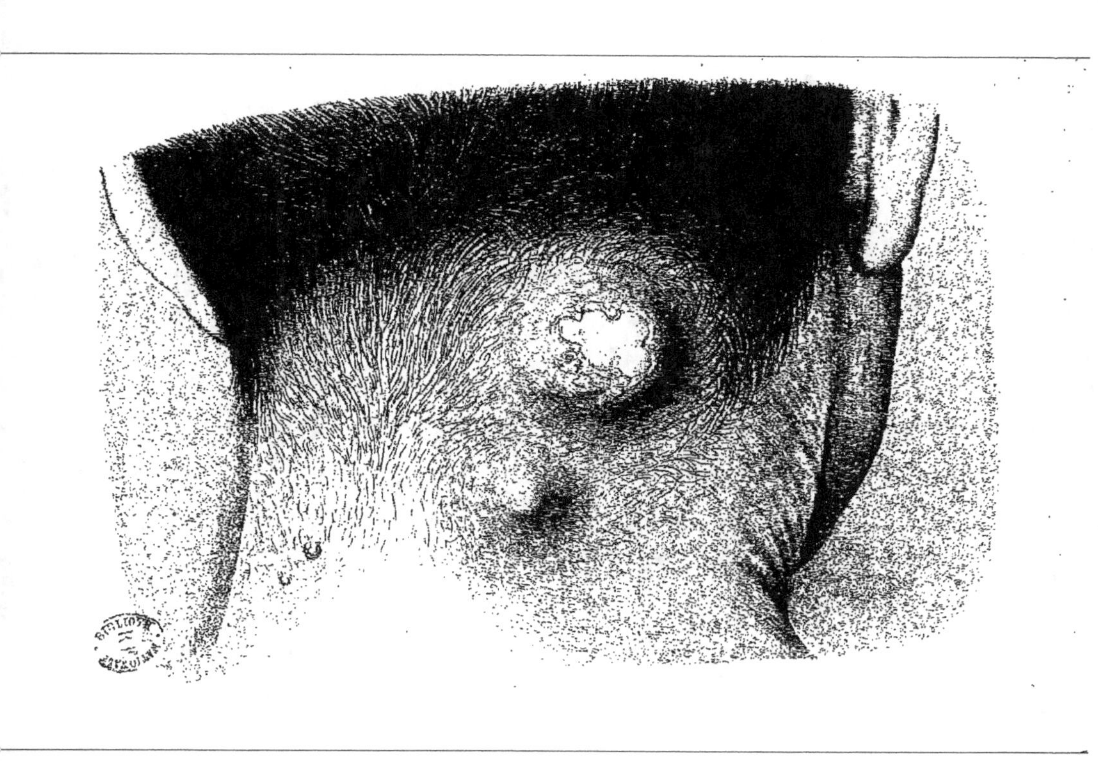

produire spontanément. Les microbes accumulés dans la masse se trouvent éliminés du même coup, les phénomènes inflammatoires s'atténuent, les douleurs et la fièvre disparaissent en même temps que l'infiltration et la rougeur. Finalement, le furoncle guérit en laissant à sa place une petite cicatrice.

Si telle est l'évolution habituelle, elle n'est pourtant pas absolument constante. L'inflammation partie du furoncle peut s'étendre aux régions voisines ; la suppuration tend à fuser en particulier dans le tissu cellulaire sous-cutané ; il se produit alors un véritable phlegmon. Il se peut aussi que les microbes pénétrant dans les vaisseaux lymphatiques soient conduits jusqu'au niveau des ganglions ; on voit alors un gonflement des ganglions en cause, et l'adénite ainsi provoquée ressemble à celle qu'on observe si souvent au cours des autres inflammations suppuratives. Enfin les ganglions lymphatiques peuvent de leur côté suppurer, les microbes et les toxines peuvent pénétrer dans la circulation sanguine et le tout aboutit en définitive au développement de métastases disséminées en divers points de l'organisme, à l'empoisonnement général et à l'infection purulente (1).

Les furoncles les plus à craindre sont d'une façon générale les gros furoncles de la face, si riche en vaisseaux ; ceux des lèvres en particulier provoquent souvent des phlegmons graves, des phlébites des veines profondes et peuvent se terminer par une méningite mortelle. [Il se produit successivement une phlébite des veines faciales, puis des veines ophtalmiques, et enfin du sinus caverneux.]

**Traitement.** Au début des phénomènes inflammatoires, on peut, après avoir enlevé la partie la plus superficielle du revêtement épidermique, badigeonner largement et chaque jour à plusieurs reprises, le furoncle à la *teinture d'iode*. On peut aussi cautériser le centre du furoncle avec une fine pointe de thermocautère ; ce traitement pratiqué à temps donne de bons résultats.

Si le furoncle est déjà plus volumineux ou si les parties

(1) [Les furoncles sont une cause assez fréquente de septicémies atténuées ; on les retrouve assez souvent à l'origine des ostéomyélites, des phlegmons périnéphrétiques, etc., qui ne sont en pareil cas qu'une manifestation locale de l'infection générale.]

voisines sont déjà profondément infiltrées et très doulou-reuses, il convient de pratiquer au bistouri une large in-cision sur toute l'épaisseur de la zone infiltrée, même si le furoncle n'est pas encore « mûr », c'est-à-dire si son centre n'est pas encore ramolli. On verra le bourbillon jaunâtre se séparer en un ou deux jours des parties voisines, si bien qu'il n'y aura plus à ce moment qu'à l'enlever avec une pince. L'incision d'un furoncle est une opération ex-trêmement douloureuse, aussi convient-il de la pratiquer sous l'anesthésie locale, soit au moyen du chloréthyle, soit à l'aide de la cocaïne employée suivant la méthode de Schleich. A la suite de l'incision les douleurs les plus vives disparaissent. Les soins consécutifs consisteront en pan-sements humides imbibés de substances antiseptiques faibles. On recouvrira les compresses avec un imper-méable (gutta-percha), de manière à empêcher l'évapo-ration trop rapide et à assurer ainsi une température humide, favorable aux réactions leucocytaires et à la cica-trisation des lésions.

[L'incision ou la thermocautérisation des furoncles n'a-brège pas de façon manifeste leur durée ; le traitement le plus simple du furoncle en évolution est encore la chaleur humide, surtout sous forme de *pulvérisations*.]

Dans ces derniers temps on a de divers côtés fait le procès du pansement humide au cours des inflammations ; on tente de le rem-placer par le pansement sec, ou plutôt par le pansement humide sans imperméable, qui réalise une véritable absorption et favo-rise l'évaporation. Une chose est certaine, c'est que, pour les furoncles en particulier, le pansement humide est beaucoup plus agréable pour les malades, et adoucit singulièrement leurs douleurs.

On aura soin d'enduire la peau qui entoure le furoncle avec un onguent, pommade à l'oxyde de zinc par exemple. On évitera de cette façon la macération de la peau et sur-tout on empêchera que le pus se répande sur les follicules voisins et les infecte. Sans cette précaution on risque de voir de nouveaux furoncles se développer tout autour du furoncle primitif.

Salzwedel a récemment préconisé les badigeonnages avec de l'alcool à 60 ou 70 degrés ; ce traitement donnerait de très bons résultats.

Lorsqu'un malade semble prédisposé à la furonculose, il faut rechercher dans son état général les raisons de cette dyscrasie. On veillera à l'extrême propreté de la peau par

des bains répétés [bains sulfureux] avec savonnage de tout
le corps. Ce sont souvent les malades eux-mêmes qui, par
leurs grattages, transportent les staphylocoques d'un point
à un autre. Les cures de sudation, les bains de vapeur net-
toient les pores de la peau en augmentant la sécrétion sudorale. On a vanté également le salicylate de soude, 3 à
4 grammes par jour à l'intérieur. On discute sur la valeur
du traitement par la levure de bière, récemment préconisé.
Surtout qu'on n'oublie pas d'examiner les urines ! Les
diabétiques seront mis au régime anti-diabétique. Mais il
est des furonculoses qui, par leur opiniâtreté, sont capables
de provoquer des glycosuries secondaires.

**L'Anthrax.** On désigne sous le nom d'*anthrax* un
groupe de furoncles pressés les uns contre les autres ; ils
peuvent être au nombre de 15,20 ou même davantage. Ils
forment alors un anthrax volumineux, large parfois
comme une assiette ; la peau qui le recouvre est d'un
rouge sombre et elle est criblée d'orifices à travers lesquels s'éliminent les bourbillons furonculeux. L'affection
aboutit finalement à la nécrose de la peau atteinte tout
entière jusqu'à l'aponévrose sous-jacente. L'anthrax nécessite de grandes incisions cruciales et il ne guérit qu'a-
près élimination de toutes les masses nécrosées.

[L'anthrax est, naturellement, beaucoup plus grave que
le furoncle. Le traitement de choix consiste, là encore, en
pulvérisations antiseptiques. Mais si les phénomènes phlegmoneux augmentent, il ne faut pas hésiter à *détruire en
quelque sorte l'anthrax au thermocautère ;* l'opération
nécessite évidemment l'anesthésie générale.]

## II. — LES PHLEGMONS

Sous le nom de phlegmon qui signifie inflammation
(φλεγμονη — inflammation) on désigne plus particulièrement *l'inflammation* — et surtout l'inflammation purulente — *du tissu cellulaire lâche* situé sous la peau, sous
les aponévroses, entre les muscles. D'où la division des
phlegmons en *phlegmons sous-cutanés, sous-aponévrotiques, intra-musculaires,* etc.

Ils succèdent le plus souvent à des *inoculations* (et les
petites plaies microscopiques sont très fréquemment en

cause) ; du fait de l'inoculation, les espaces conjonctifs se trouvent ouverts à l'invasion des agents de suppuration venus de l'extérieur. D'autres fois, le phlegmon est *secondaire* à une lésion suppurée primitive, à un furoncle par exemple, à une inflammation ganglionnaire ou osseuse. On peut enfin, très rarement d'ailleurs, observer des phlegmons d'origine *métastatique* dans lesquels l'invasion microbienne s'est faite par la voie sanguine.

La plupart des phlegmons se développent sous l'influence du *staphylococcus pyogenes aureus*, mais les streptocoques peuvent en produire, et d'autres agents encore ; les formes les plus graves de l'inflammation phlegmoneuse ne sont pas du domaine de la staphylomycose (phlegmon gazeux, œdème malin).

Suivant leur forme et leur évolution on distingue plusieurs espèces de phlegmons.

### a. Le phlegmon purulent banal.

Le début du phlegmon, lorsqu'il succède à une inoculation, s'annonce par un gonflement de la plaie et par l'apparition à son niveau de battements douloureux et de véritables piqûres ; l'infiltration inflammatoire du tissu conjonctif provoque une induration sur laquelle la peau se tend et rougit. Gonflement, infiltration et rougeur s'étendent de plus en plus et aboutissent à une suppuration du tissu cellulaire d'abord limitée, puis plus étendue. L'accumulation du pus en une région nettement circonscrite aboutit à *l'abcès phlegmoneux* ; on aurait pu prévoir le siège de cet abcès par les douleurs plus vives que provoquait auparavant la pression à ce niveau.

Dans les *phlegmons aigus* l'affection se développe en peu de jours. Il y a presque toujours de la fièvre, fièvre rémittente avec frisson initial. La température atteint le soir 38 dans les infections légères, tandis que, dans les infections graves, elle peut dépasser 40 pour retomber le matin à la normale.

Mais il est d'autres phlegmons à *évolution seulement subaiguë* ou même à *évolution chronique*.

Le phlegmon peut rester limité — *phlegmon circonscrit* — mais il peut aussi se propager et s'étendre plus ou moins loin, tant en largeur qu'en profondeur ; il forme alors un *phlegmon diffusé*. L'extension du phlegmon dépend, mise à part la virulence de ses germes, de la structure anatomique du tissu conjonctif envahi. La trame serrée s'oppose à l'extension rapide de l'inflammation, il en est ainsi par exemple au niveau des doigts ou du dos, pendant que, dans les espaces lâches d'un tissu conjonctif à larges mailles, la suppuration peut s'étendre sans contrainte.

L'infection en s'étendant peut atteindre les organes voisins, bourses séreuses, aponévroses, muscles, gaînes tendineuses et tendons, os et articulations, d'où la possibilité de complications multiples et souvent graves.

Un des meilleurs exemples que l'on puisse trouver de ces phlegmons circonscrits au début et diffusés par la suite est celui des phlegmons des doigts auxquels on donne le nom de panaris.

## Panaris

Les panaris succèdent à des inoculations septiques faites au niveau des doigts. Suivant le siège et l'étendue de la plaie qui sert de porte d'entrée, on en observe diverses formes. [Panaris sous-épidermique, panaris sous-dermique ou sous-cutané, panaris des gaînes, panaris osseux. La suppuration siège fréquemment à la fois sous le derme et sous l'épiderme, la communication entre les deux poches s'établit au moyen d'un petit pertuis creusé dans l'épaisseur du derme, c'est le panaris « en bouton de chemise ».]

L'inflammation peut siéger juste sous la peau ; elle se manifeste alors par une petite pustule ; c'est le panaris sous-cutané ; ce panaris peut se développer à côté de l'ongle ou sous lui, *panaris sous-unguéal* (voy. pl. XIII). La planche X reproduit l'aspect de la variété de panaris dite panaris des gaînes tendineuses.

A la suite d'une plaie de la face palmaire des doigts, il se peut que la gaîne tendineuse du tendon fléchisseur des doigts soit ouverte et infectée ; il se produit alors une *tendino-synovite purulente* ; la suppuration peut s'étendre en suivant la gaîne tendineuse jusque dans la paume de la main ; il se produit alors un abcès de la paume qui en effondrant le derme peut transparaître avec sa teinte jaunâtre (voy. pl. X). [Mais ce phlegmon de la main est essentiellement un phlegmon profond, sous-aponévrotique, il succède plus particulièrement aux infections des gaînes synoviales du pouce et de l'auriculaire, qui seules s'éten-

**Planche X.** — Inflammation purulente de la gaîne (panaris de la gaîne du médius avec abcès de la paume de la main).

---

dent normalement depuis les doigts jusqu'à la paume.]

Les inflammations des gaînes tendineuses des doigts sont toujours redoutables non seulement à cause de leur extension possible et rapide à la main, mais aussi parce qu'elles produisent fréquemment une *nécrose des tendons*; le tendon s'exfolie alors en débris d'un blanc jaunâtre qui tendent à sortir de la plaie ou qu'on doit bien souvent en extraire; [la raideur définitive du doigt, ou au moins d'une phalange, est la conséquence de cette grave complication].

Le phlegmon peut atteindre le périoste et l'os comme il atteint la gaîne tendineuse ; il peut envahir les articulations des phalanges ; on désigne ces inflammations sous les noms de *panaris périostiques, panaris osseux, panaris articulaires.* Lorsque le pus a séparé le périoste de l'os sous-jacent, la nutrition de la phalange devient insuffisante, elle finit par mourir, et elle constitue un corps étranger qui pourra pendant longtemps entretenir la suppuration dans les tissus.

[*Traitement.* — Il doit être précoce ; l'incision s'impose dès qu'on soupçonne l'existence du pus, et il ne faut pas attendre pour cela de le voir transparaître sous la peau, et moins encore chercher la fluctuation. L'incision ne doit être ni insuffisante, ni trop profonde ; elle ne peut être adéquate au mal que si elle est faite lentement. L'anesthésie locale à la méthode d'Oberst-Reclus permet seule de faire, sur le doigt complètement insensible, la ou les incisions convenables.]

### b. Phlegmon nécrotique (gangréneux).

Dans certaines inflammations particulièrement virulentes on voit se produire de larges nécroses ; de grands lambeaux de tissu graisseux sous-cutané, d'aponévroses, etc. sont éliminés ; c'est le *phlegmon diffus nécrotique.*

*La cause* de ces phlegmons à allure gangréneuse est exceptionnellement un staphylocoque ou un streptocoque à l'état pur ; presque toujours il s'agit d'infections mixtes, association du streptocoque et du bacterium coli, ou du streptocoque et du bacille diphtérique.

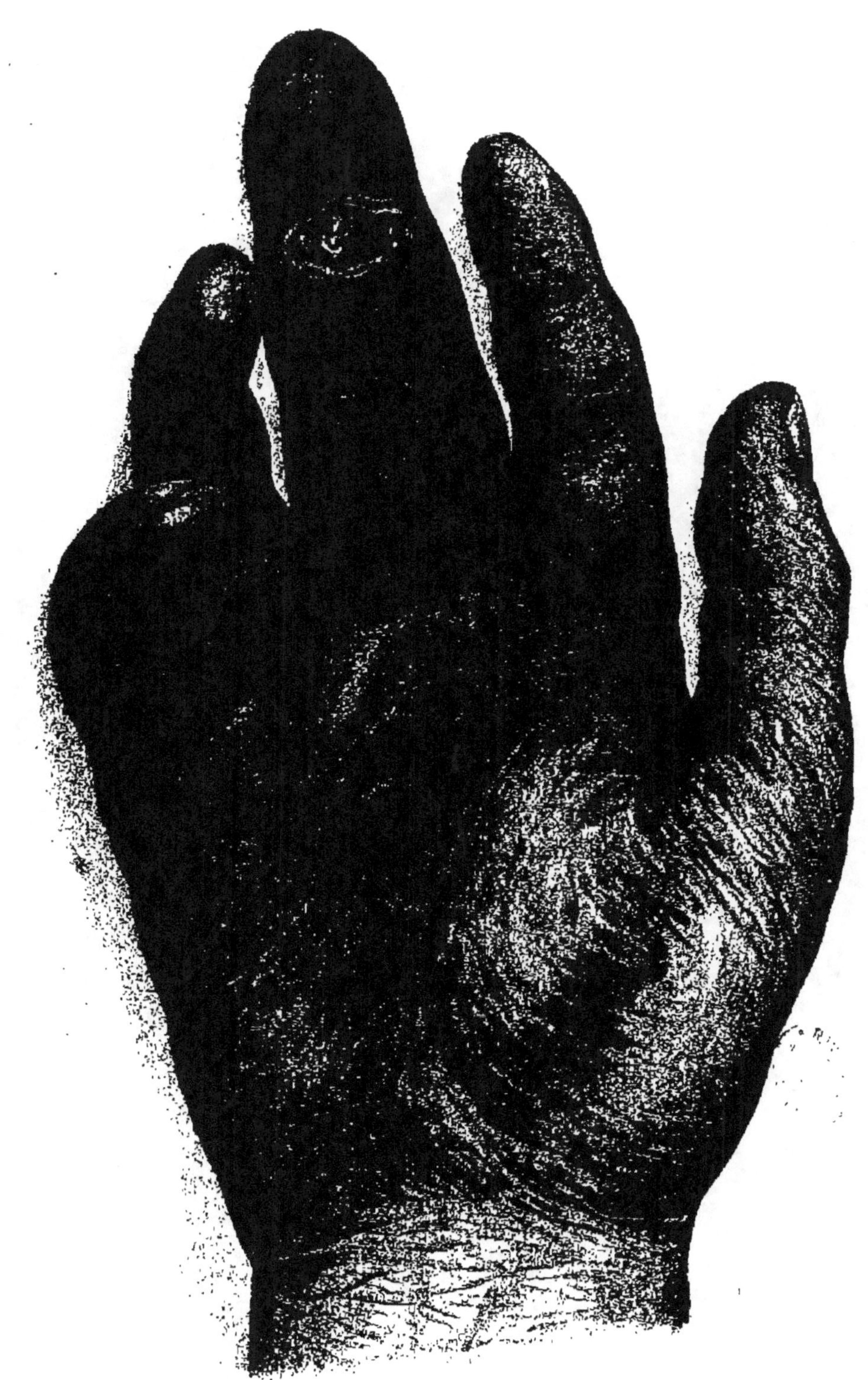

La forme la plus grave de ces phlegmons gangréneux est *la pourriture d'hôpital* ou gangrène nosocomiale. La pourriture d'hôpital est une forme d'infection que nous ne connaissons plus aujourd'hui peut-on dire, grâce à l'emploi de l'antisepsie et de l'asepsie modernes. Jadis elle était un hôte opiniâtre et redouté des hôpitaux, elle s'y perpétuait à l'état endémique et y faisait de nombreuses victimes, tant à la suite des opérations qu'à la suite des autres traumatismes. On voyait alors les plaies et leurs granulations se recouvrir d'un enduit blanchâtre à extension rapide ; des hémorragies graves survenaient, des abcès se faisaient jour et, au milieu d'une fièvre élevée et d'une intoxication profonde, les blessés mouraient en grand nombre.

On a comparé jadis semblable processus aux infections diphtériques ; la chose paraît peu admissible aujourd'hui ; d'ailleurs en ce temps-là on n'avait pas à sa disposition les examens bactériologiques. Il est probable qu'il s'agit là d'un processus auquel plusieurs espèces de microbes peuvent prendre part, et parmi ceux-ci le bacille diphtérique et le streptocoque semblent mériter la première place.

[La pourriture d'hôpital semble due à un agent pathogène spécial, le bacille fusiforme décrit par Vincent en 1891, agissant seul ou associé à un spirille. Elle ne mérite pas, tout au moins par les formes atténuées que l'on peut en observer de loin en loin aujourd'hui, d'être rapprochée du phlegmon diffus banal.]

*Diphtérie des plaies.* Le bacille diphtérique, l'agent spécifique de l'angine diphtérique, n'est pas seulement pathogène à la surface des muqueuses ; il peut encore produire des inflammations des parties molles, du tissu cellulaire sous-cutané ; on voit ainsi par exemple, chez les petits diphtériques trachéotomisés, la plaie de trachéotomie se recouvrir d'un enduit diphtéroïde et prendre des allures phlegmoneuses. Mais on peut voir aussi, chez des individus indemnes jusque-là de toute diphtérie, des plaies en voie de cicatrisation se recouvrir d'un enduit gris blanchâtre, qui ne se laisse détacher qu'avec peine en provoquant un léger suintement sanguin. Dans ces fausses membranes on trouve le bacille diphtérique ; telle est la diphtérie des plaies. Elle n'est qu'un phénomène sans importance.

Si l'on en croit Brunner le streptococcus pyogenes pourrait, comme le bacille diphtérique et même plus fréquemment que lui, provoquer à la surface des plaies des enduits diphtéroïdes.

On peut observer des cas très rares de « diphtérie urinaire » sur

**Planche XI.** — Phlegmon nécrotique de la jambe chez un vieillard. Les planches XI et XII sont un exemple d'un phlegmon nécrotique de la jambe qui s'était produit chez un vieillard de la clinique d'Heidelberg à la suite d'un petit ulcère de jambe. Sur la planche XI on voit la peau gonflée et rouge à la surface de laquelle s'élèvent une série de pustules, tantôt franchement purulentes, la plupart d'un bleu foncé, hémorragique ; toute la région était douloureuse, il n'y avait qu'une fièvre légère. Finalement il se produisit une nécrose superficielle de la peau et du tissu cellulaire sous-cutané ; cette nécrose se limita, et on la voit, sur la planche XII, sous forme d'une large escarre noire. L'agent de ce phlegmon était le streptococcus pyogenes associé au staphylococcus aureus. Il s'agit là d'une variété exceptionnelle de phlegmon dans laquelle les altérations séniles du système circulatoire, en particulier les thromboses, ont dû vraisemblablement jouer leur rôle.

---

des plaies en contact avec des urines ammoniacales ; ces plaies se recouvrent d'un enduit diphtéroïde et peuvent même s'accompagner de phlegmons nécrotiques. En fait, ces manifestations dépendent plutôt du bacterium lactis areogenes ou peut-être même d'infections mixtes dans lesquelles le *proteus vulgaris* joue le principal rôle.

### c. **Le phlegmon gazeux** *(phlegmon emphysémateux)*.

Il est caractérisé par l'existence de bulles de gaz dans les tissus enflammés. On peut dans la plupart des cas constater, par la palpation du phlegmon emphysémateux, le *crépitement des gaz* placés sous la peau ; la percussion donne un son tympanique ; au moment de l'incision le dégagement des gaz s'accuse par une odeur nauséabonde.

La production des gaz peut être le fait d'un certain nombre de microbes : le *bacterium coli*, le *bacterium lactis aerogenes*, le *bacillus phlegmonis emphysematosae*, le *bacillus œdematis maligni* ; tous ces microbes possèdent la propriété, lorsqu'ils se trouvent en état anaérobie, c'est-à-dire sans oxygène, de provoquer un dégagement de gaz, aussi bien dans les tissus humains ou animaux que dans les cultures.

La plupart des phlegmons gazeux appartiennent à la catégorie des *infections mixtes* ; il sont dus à la coexistence des anaérobies plus haut cités avec le streptocoque ou le staphylocoque.

Les *abcès gazeux* développés au voisinage de l'intestin, sous l'influence du bacterium coli, sont relativement peu

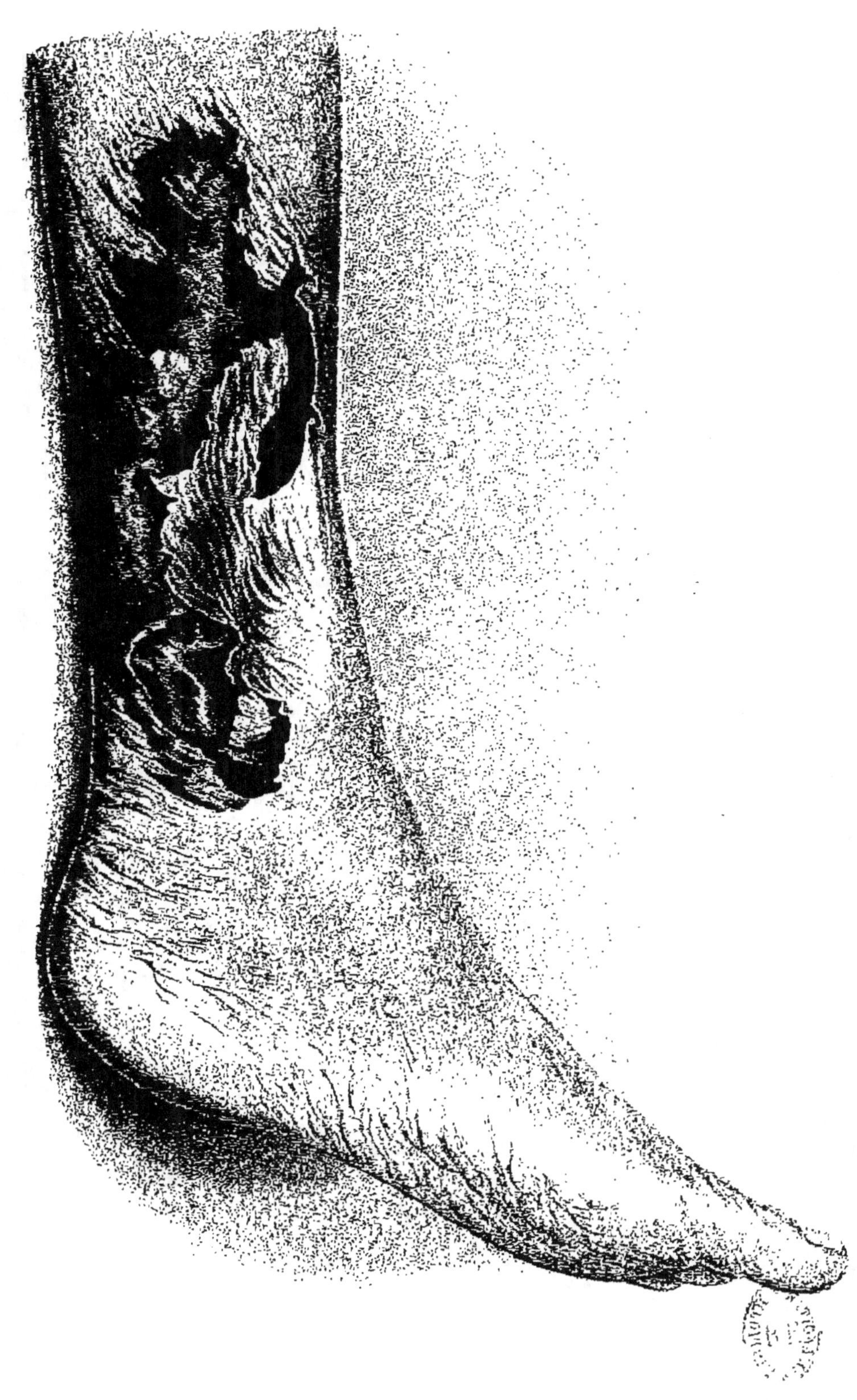

graves ; beaucoup plus graves déjà sont les phlegmons
gazeux du scrotum ou du périnée qui succèdent à l'infiltration d'urine sous l'influence du bacterium lactis aerogenes ; ces derniers aboutissent fréquemment en effet à
une gangrène rapide du scrotum et à une infection générale.

Le *bacillus phlegmonis emphysematosæ* de Fraenkel
provoque un *phlegmon gazeux gangréneux* et donne aux
tissus détruits l'apparence de l'amadou ; il a une tendance
très prononcée à s'étendre et à se propager aux organes
profonds.

Une des infections les plus graves qui soient peut-être,
et à coup sûr la plus grave des formes du phlegmon est
l'affection qu'on décrit sous le nom de *gangrène foudroyante*, d'emphysème gangréneux progressif, d'œdème
aigu purulent, d'œdème malin. [Nous donnons en France
le nom *d'œdème malin* aux seules lésions produites par la
bactéridie charbonneuse ; en Allemagne, l'expression d'œ-
dème malin est synonyme de notre « gangrène gazeuse »
ou « phlegmon diffus gazeux ». Nous rappelons que le
« bacille de l'œdème malin, tel que l'a décrit Koch, n'est
autre que le *Vibrion septique* décrit par Pasteur comme
agent de la gangrène gazeuse.] Les divers anaérobies,
lorsque leur virulence est fortement exaltée, peuvent provoquer cette terrible affection, mais le bacille de l'œdème
malin y joue d'habitude le rôle essentiel. Inoculé aux
animaux, ce bacille produit au point d'inoculation un
phlegmon séreux, un œdème dans lequel crépitent les gaz
qui en quelques heures envahissent le corps tout entier et
entraînent la mort ; à l'autopsie on trouve des bacilles
partout. Chez l'homme on observe cette variété de phlegmons surtout à la suite des fractures compliquées dont les
plaies ont été souillées par la terre ; elle est heureusement
rare aujourd'hui. Il s'agit presque toujours, comme nous
l'avons déjà dit, d'une infection mixte à laquelle prennent
part les microbes de la suppuration. Le tissu cellulaire
sous-cutané est infiltré par une sérosité trouble, blanchâtre,
au milieu de laquelle on distingue de fines traînées de pus ;
la gangrène s'étend rapidement et la mort survient dans
bien des cas dès le deuxième jour.

Etant donné que les anaérobies ne peuvent vivre qu'en l'absence
d'oxygène, on conçoit qu'ils ne puissent se développer dans les
plaies qu'à une certaine profondeur. A priori il est facile de com-

**Planche XII.** — Le phlegmon nécrotique de la planche XI après la régression des phénomènes inflammatoires. Une partie de la peau, nécrosée, s'est éliminée, le reste persiste sous forme d'une escarre noire.

---

prendre qu'ils ne puissent pas végéter dans les plaies qui communiquent largement avec l'air extérieur. Il semble cependant que, grâce à leur symbiose avec d'autres germes, ils puissent, même en pareil cas, trouver des conditions favorables. On suppose que l'association des staphylocoques, des streptocoques, etc. agit en absorbant pour son propre compte l'oxygène ; les anaérobies se trouvent dès lors en partie soustraits à son action.

### d. Le phlegmon putride *(sanieux)*.

Sécrétion infecte, blanchâtre, légèrement purulente, putréfaction gangréneuse et nauséabonde, fièvre élevée et phénomènes généraux particulièrement graves, tels sont les symptômes du *phlegmon putride*. Il est provoqué d'habitude par une infection mixte et se produit lorsque des microbes de la putréfaction, comme le proteus vulgaris, par exemple, viennent se greffer sur une inflammation préexistante.

Néanmoins le proteus ne produit pas toujours des inflammations putrides ; on a publié des observations indiscutables (péritonite) dans lesquelles le proteus vulgaris était certainement en cause et dans lesquelles cependant il n'y avait qu'une inflammation suppurative sans aucun caractère putride. Pourquoi la putréfaction se produit-elle seulement dans certains cas et pas dans d'autres, c'est là une question qui n'est pas encore résolue.

[La distinction établie par Marwedel entre les phlegmons gangréneux et les phlegmons putrides paraît un peu schématique.]

[On ne trouve pas dans Marwedel la description du « *phlegmon diffus* », tel que nous l'admettons en France. Il est très caractéristique avec son gonflement rapide, envahissant, son infiltration gélatineuse sans pus, et la très grave atteinte de l'état général qui l'accompagne. Des phlyctènes se forment à la surface des téguments, des escarres apparaissent (stade d'escharrification) ; si le malade n'a pas été emporté auparavant par la septicémie, on voit s'éli-

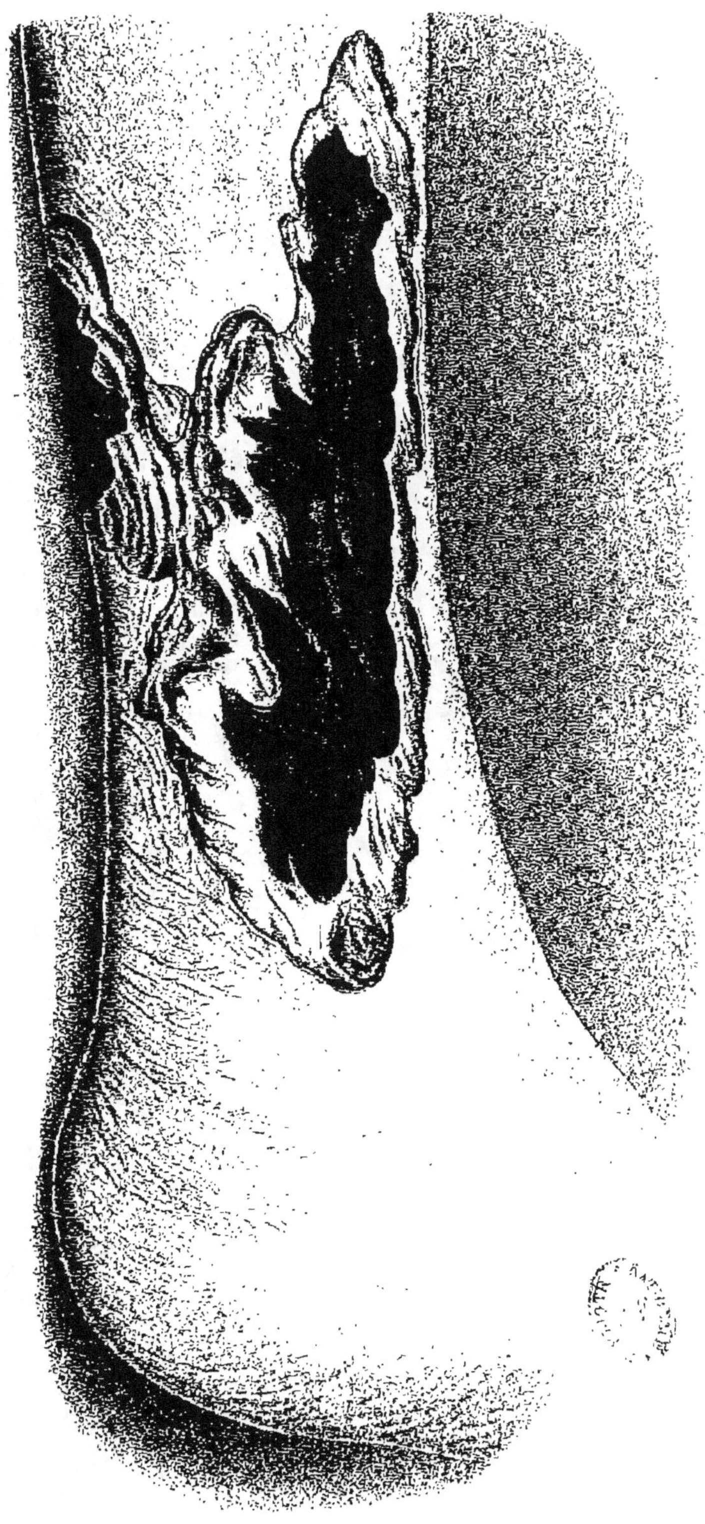

miner, à la chute des escharres, des lambeaux de tissu cellulaire sphacélé. (Voir pour plus de détails l'article *Phlegmons*, par Pierre DELBET et CHEVASSU, du *Nouveau Traité de Chirurgie*, 1907, fasc. 1).]

### *e.* **Les phlegmons fibreux chroniques**
*(phlegmons ligneux).*

Les phlegmons que nous avons étudiés jusqu'ici étaient tous des inflammations à caractère plus ou moins destructif; presque tous ils s'accompagnaient d'une abondante suppuration. En face de ceux-ci se placent des inflammations extrêmement atténuées qui envahissent les parties molles, en particulier le tissu conjonctif sous-cutané, et s'y développent en une inflammation fibreuse qui aboutit à un véritable tissu cicatriciel.

Ces phlegmons évoluent sans fièvre et sans douleur; il se produit seulement une infiltration très dure des parties molles, à la surface desquelles la peau finit très tard par rougir. Puis, de ci de là, on voit apparaître au centre de ces zones, *dures comme du bois*, de petites zones de ramollissement qui finissent par s'ouvrir spontanément en laissant s'écouler une faible quantité de pus. L'affection peut durer de longs mois. Reclus a décrit cette inflammation spéciale qu'il a observée au cou sous le nom de *phlegmon ligneux du cou*. Mais on peut l'observer en d'autres points du corps, « ostéomyélite fibreuse », par exemple. *Ces phlegmons ressemblent beaucoup à d'autres inflammations tuberculeuses et actinomycosiques, mais ils rappellent aussi tout à fait certaines tumeurs malignes.*

La cause de cette forme très atténuée de phlegmon semble être tantôt le *staphylocoque*, tantôt le *bacille diphtérique*, le *bacterium coli* ou des *diplocoques*. Elle peut être due également à des infections mixtes à streptocoque et à proteus ; il s'agit évidemment de *formes microbiennes très atténuées, presque avirulentes.*

[Les allures « néoplasiques » de ces phlegmons chroniques sont d'un intérêt capital. *Beaucoup de soi-disant sarcomes ne sont que des inflammations chroniques méconnues.* Nous reviendrons sur ces faits au chapitre des néoplasmes.]

## Le pronostic des phlegmons.

Il est toujours sérieux. Si l'on en excepte les formes très rares de phlegmon ligneux, le phlegmon est en règle générale une maladie aiguë qui commence brusquement et qui évolue en s'étendant rapidement d'heure en heure ; il peut aboutir à la dissémination des germes septiques dans le système lymphatique et *dans le milieu sanguin*. C'est là qu'est le danger dans les formes habituelles des phlegmons suppurés à staphylocoque, sans compter la gravité locale de l'envahissement des parties molles voisines, tendons, os, articulations, etc. Le danger est plus grand encore dans les formes gangréneuses, il est extrême dans les formes putrides, et pire, si possible, dans les formes foudroyantes d'emphysème séro-purulent.

[En somme, ce qui fait avant tout la gravité d'un phlegmon, c'est la septicémie qui l'accompagne et l'intoxication générale qui en résulte.]

## Traitement des phlegmons.

Ubi pus ibi evacua ; telle est la formule. Elle veut dire que lorsqu'il existe du pus quelque part, nous devons lui donner issue aussi vite et aussi largement que possible.

La méthode plus récente de Bier, qui traite les phlegmons, les suppurations articulaires, les ostéomyélites par la stase hyperhémique, modifiera vraisemblablement les règles actuelles du traitement des suppurations locales. L'expérience nous manque à l'heure actuelle pour en donner ici les règles à nos lecteurs. [Il ne semble pas que la méthode de Bier ait donné, même dans les inflammations aiguës, les résultats qu'elle avait fait espérer.]

*Au début* des inflammations phlegmoneuses, s'il s'agit par exemple d'une plaie dont les lèvres commencent à gonfler, à rougir et à devenir douloureuses, s'il s'agit en un mot du stade d'infiltration séreuse, il convient de chercher à calmer cette inflammation au moyen de *compresses humides et chaudes*.

Mais si les tissus sont déjà profondément infiltrés, si les douleurs spontanées et les douleurs à la pression sont très vives, si la fièvre s'est installée, si les ganglions voisins sont pris, *il ne faut pas tarder davantage à recourir au bistouri ;* on peut être certain qu'au niveau de la zone infiltrée et douloureuse au maximum, on trouvera du pus dans la profondeur. Il en sera de même, à plus forte raison, s'il existe une fluctuation manife et si le pus s'est déjà collecté en un abcès.

**L'incision** doit être faite de telle sorte que ses dimensions et sa profondeur assurent l'évacuation complète du pus. Il ne doit rester aucun diverticule dans lequel le pus pourrait stagner et qui entretiendrait l'inflammation. Si une incision ne suffit pas, il importe d'en faire plusieurs ; d'ordinaire on se contente de faire une contre-ouverture, c'est-à-dire une incision nouvelle au point déclive de la collection. En même temps que le pus s'éliminent des cellules mortes, des microbes en grand nombre ainsi que leurs toxines. Il est certain qu'il reste encore dans les tissus, même après cette évacuation, une quantité respectable de bactéries, mais les forces de l'organisme sont dès lors capables de lutter victorieusement contre elles. L'incision apaise d'une manière extraordinaire la tension des tissus infiltrés, surtout au niveau de la peau et des aponévroses, elle favorise du même coup la circulation et la nutrition et s'oppose à l'extension de la nécrose commençante. Si la nécrose est installée déjà, on enlèvera avec la pince et les ciseaux les parties mortes, sans provoquer de tiraillements inutiles et sans toucher aux tissus encore vivants.

*Les phlegmons à accroissement rapide*, en particulier les phlegmons putrides et les phlegmons gazeux, réclament des incisions énergiques, grandes et multiples. Si ces incisions ne sont pas faites assez tôt et si elles ne parviennent pas à endiguer un processus rapidement envahissant, il reste, aux membres tout au moins, une dernière ressource, l'amputation haute ou la désarticulation qui d'ailleurs, dans bien des cas, restent elles-mêmes insuffisantes. Même dans les phlegmons ordinaires, comme les phlegmons à staphylocoques, il est des cas tellement graves et tellement opiniâtres que l'amputation constitue le seul refuge.

Pour distinguer plus facilement les tissus sains des tissus malades et pour suivre les traînées purulentes jusqu'à leurs extrêmes limites, il est sage, du moins au niveau des membres, d'opérer après ischémie de la région. On applique vers la base du membre une bande élastique (voy. p. 67), en évitant d'appliquer les tours de bande à la surface même de la zone enflammée.

Dans les phlegmons du doigt, les panaris, l'incision peut se faire sans douleur au moyen de l'anesthésie locale (voy. p. 32); lorsque celle-ci n'est pas possible, il convient d'endormir les malades; une brève *anesthésie à l'éther* est en général suffisante (voy. p. 25).

Pour pratiquer l'incision des phlegmons, la peau des malades, les mains du chirurgien, les instruments, doivent être désinfectés ou stérilisés comme pour une opération aseptique. On ne doit pas laisser courir au malade, par des manœuvres imparfaites, les risques que comporte toujours l'introduction de nouveaux germes; il se pourrait qu'ils transforment une infection bénigne en une infection mixte très virulente.

En fait, le danger d'une incision pratiquée dans de pareilles conditions serait, dans la plupart des cas, assez minime; néanmoins un chirurgien doit être à ce point imprégné de la méthode aseptique qu'il ne doit pas s'exposer même à de si faibles risques. Il pourra d'ailleurs protéger ses mains contre l'infection et contre les dangers des transports de cette infection à d'autres malades, par l'usage des gants de caoutchouc (1).

Après l'incision et l'évacuation du pus on appliquera un pansement sur la plaie. Des bandes de gaze seront entre-croisées à la surface de l'incision, un *tube à drainage* assurera l'évacuation continuelle du pus en l'amenant à l'extérieur où il sera absorbé par la gaze et par l'ouate qui la recouvre. On changera régulièrement le pansement de manière à assurer un nettoyage fréquent de la plaie. Enfin on pourra immobiliser le membre sur des attelles, et autant que possible on le mettra en position élevée de manière à éviter la stase veineuse et à favoriser la circulation.

### Le traitement des plaies doit-il être aseptique ou antiseptique ?

Jusqu'à ces derniers temps on considérait sans discussion que le traitement des plaies infectées devait être un traitement antiseptique.

(1) [L'usage des gants de caoutchouc tend à se répandre de plus en plus; autant que faire se peut un chirurgien ne doit plus avoir avec le pus aucun contact direct. S'il est possible de se nettoyer les mains après infection, il est toujours beaucoup plus sûr de ne pas s'exposer à cette infection; le contact du pus constitue une cause d'erreur que le chirurgien peut facilement et doit écarter.]

Nous ne possédons pas encore de désinfectant interne analogue au sérum antidiphtérique, si nous en exceptons peut-être le sérum antistaphylococcique. Aussi ne pouvons-nous lutter actuellement contre les microbes disséminés dans les plaies qu'au moyen de substances qui les tuent sur place, les substances antiseptiques.

Les recherches expérimentales les plus récentes ont montré que *nous ne devons pas nous attendre à détruire directement les germes au moyen des désinfectants*, leur concentration est pour cela beaucoup trop faible, et leur action sur les bactéries est entravée par des causes qui nous échappent, des combinaisons des matières albuminoïdes avec nos solutions ou nos poudres, à moins encore que les antiseptiques ne pénètrent pas à la profondeur nécessaire.

Schimmelbusch, après avoir pratiqué une plaie sur la queue d'une souris, l'infecta avec des cultures virulentes de charbon ; il infecta de même des oreilles de lapin avec des cultures très virulentes de steptocoques, puis il procéda immédiatement à une désinfection très énergique avec du sublimé au 1 °/₀₀ ou avec une solution phéniquée à 5 %; il ne parvint cependant pas à les sauver ; même lorsqu'il amputait la queue de ces souris à la racine, la mort survenait régulièrement si la section était faite 10 minutes après l'infection. D'autres ont repris les mêmes expériences en employant des germes moins virulents et ils sont arrivés à des résultats sinon aussi constants du moins assez comparables.

Toutes ces questions sont encore fortement discutées. On n'a guère le droit d'appliquer à l'homme les résultats obtenus dans des expériences sur les animaux : en pratique, les infections ne se comportent pas comme des infections expérimentales, d'autant plus que les infections de l'homme ne sont pas toujours le fait de cultures pures et très virulentes. *Le point capital du traitement dans les inflammations des tissus est, comme nous l'avons déjà dit, l'action mécanique, le draînage ;* il est beaucoup moins important de savoir si l'on doit panser les plaies avec du sérum et de la gaze aseptique ou avec des antiseptiques faibles. C'est surtout par la pratique que se règle l'emploi de tel ou tel antiseptique approprié, qui, s'il est incapable de tuer directement les germes, peut cependant s'opposer à leur développement.

*Provisoirement nous recommandons de traiter les plaies infectées par la méthode antiseptique en employant des* compresses *chaudes et humides* imbibées de sublimé à 1/4 ou 1/2 %, d'eau boriquée à 3 % etc.

Tant que la plaie présentera des phénomènes d'inflammation aiguë, *la chaleur humide* sera pour les malades préférable au pansement sec ; il semble en outre que la chaleur humide, en provoquant une légère hyperhémie, favorise les réactions organiques. On emploie beaucoup aussi une méthode qui consiste à tamponner les plaies avec de la gaze iodoformée imbibée de sublimé au 1 %, on les recouvre ensuite de compresses de gaze humides.

*Les pansements secs* sont au contraire indiqués surtout lorsque la plaie est arrivée à son stade de granulation, a pris une allure chronique, quand la rougeur, le gonflement et les douleurs ont cessé.

Les poudres antiseptiques comme l'iodoforme, l'airol, le dermatol, etc. forment volontiers à la surface des plaies des sortes de croûtes qui arrêtent les sécrétions ; mais elles ne doivent être appliquées qu'à la surface des plaies en voie de granulation, elles régularisent alors le processus granuleux (1). Il en est de même pour les divers onguents, l'onguent boraté, la pommade à l'oxyde de zinc, le baume du Pérou. Enfin il conviendra d'entretenir les pansements avec propreté. Au stade aigu, ils devront être changés quotidiennement.

N'oublions pas enfin les excellents résultats produits par *les bains chauds*, surtout si l'on y ajoute de faibles quantités de lysol, de sublimé [ou d'eau oxygénée] ; ils sont indiqués particulièrement dans les phlegmons graves du membre supérieur, dans les phlegmons du pied ; les grands bains généraux sont aussi d'utiles adjuvants.

Enfin il faudra toujours favoriser les défenses organiques par une nourriture appropriée, par les toniques du cœur, en favorisant la sudation, comme nous l'avons déjà indiqué à la page 167.

(1) [La valeur cicatrisante des poudres en général est extrêmement discutée ; les petits cristaux qui les constituent jouent souvent le rôle de corps étrangers et gênent la cicatrisation plus qu'ils ne la favorisent.]

## III. LES INFECTIONS PYOGÈNES DES VAISSEAUX LYMPHATIQUES

La grande richesse de la peau et des parties molles en vaisseaux lymphatiques permet de comprendre que, dans les infections, il se produise presque toujours une *inflammation du système lymphatique* ; nous avons déjà vu d'ailleurs que le gonflement et l'inflammation des vaisseaux lymphatiques d'un territoire donné constituaient un important symptôme des inflammations aiguës et même des inflammations chroniques.

**Adénites.** Les microbes transportés par le cours de la lymphe jusqu'au niveau des ganglions sont arrêtés par le filtre glanglionnaire et par lui rendus inoffensifs (il en est de même des toxines microbiennes) (1). Lorsque régresse l'inflammation primitive, l'inflammation des ganglions (adénite) disparaît parallèlement, mais il peut persister de temps en temps un certain gonflement ganglionnaire, une véritable inflammation chronique, qui reste là comme une marque de l'inflammation passée (adénite chronique). D'autre part les ganglions infectés peuvent aussi suppurer pour leur propre compte ; il se développe alors des abcès ganglionnaires [adeno-phlegmons d'abord, adénites suppurées ensuite] qui peuvent persister après que l'inflammation primitive des tissus a disparu. Ces abcès nécessiteront le même traitement que les autres suppurations, l'incision, etc. et si la suppuration se prolonge, si des fistules persistent, l'extirpation pourra devenir nécessaire.

**Lymphangites.** Les microbes ne parviennent aux ganglions que par l'intermédiaire des vaisseaux lymphatiques. Aussi lorsque ces lymphatiques, et en particulier les gros troncs collecteurs des membres, sont bourrés de bacilles, de cocci, etc., qui s'y arrêtent, on voit ces troncs lymphatiques gonfler, s'épaissir. Le gonflement occupe la paroi même du vaisseau (*lymphangite*) ou les tissus qui l'environnent (péri-lymphangite). La lymphangite est sou-

---

(1) [Tout le monde admet que les ganglions lymphatiques jouent le rôle d'une barrière vis-à-vis des microbes ; mais par rapport aux toxines, le ganglion ne peut être une barrière que pour les toxines « adhérentes », suivant la classification d'Auclair, et non pour les toxines « solubles » et diffusibles.]

MARWEDEL. Chirurgie générale. 13

**Planche XIII.** —Panaris sous-unguéal du pouce, phlegmon
du dos du pouce, lymphangite du bras.

---

vent en partie dissimulée, grâce à la profondeur à laquelle
cheminent les vaisseaux, mais on peut néanmoins la soupçonner grâce aux douleurs qui s'échelonnent sur le trajet
des lymphatiques, et aussi grâce au gonflement des ganglions tributaires. Lorsque les lymphatiques enflammés
sont superficiels, il est facile de les reconnaître à la traînée
rouge qui s'étend du point d'inoculation jusqu'au relais
ganglionnaire, jusqu'aux ganglions épitrochléens et axillaires au niveau du bras, par exemple, jusqu'aux ganglions
inguinaux au niveau du membre inférieur ; souvent ces
lymphatiques forment de vrais cordons sensibles à la
pression.

Voyez à ce sujet la traînée rouge reproduite planche XIII. Elle
part d'un phlegmon du dos du pouce consécutif lui-même à un
panaris sous-unguéal, elle remonte à l'avant-bras, puis à la partie
interne du bras jusque dans la cavité axillaire.

Opposons aux abcès ganglionnaires les abcès lymphan-
gitiques beaucoup plus exceptionnels.

On combat l'inflammation lymphatique en mettant le
membre atteint au repos, en lui donnant une position
élevée, etc. Dans les inflammations des lymphatiques ou
des ganglions superficiels, nous pouvons chercher à agir
directement sur les tissus enflammés au moyen de médicaments dont l'action pourra se faire sentir grâce au peu
d'épaisseur de la peau ; depuis longtemps on emploie
dans cette intention le *mercure*, surtout sous forme *d'onguent gris* ; il suffit de l'étaler à la surface de la peau.
Plus récemment Credé a vanté les effets des *sels d'argent*
(*collargol*). *Les enveloppements chauds et humides* favorisent aussi la résorption.

## L'érysipèle.

L'érysipèle est une forme spéciale d'inflammation des
vaisseaux lymphatiques superficiels *localisée dans les
réseaux lymphatiques les plus fins de la peau* et du tissu
cellulaire sous-cutané. Il mérite une place à part parmi
les inflammations signalées plus haut, tant par son étiologie que par son aspect clinique.

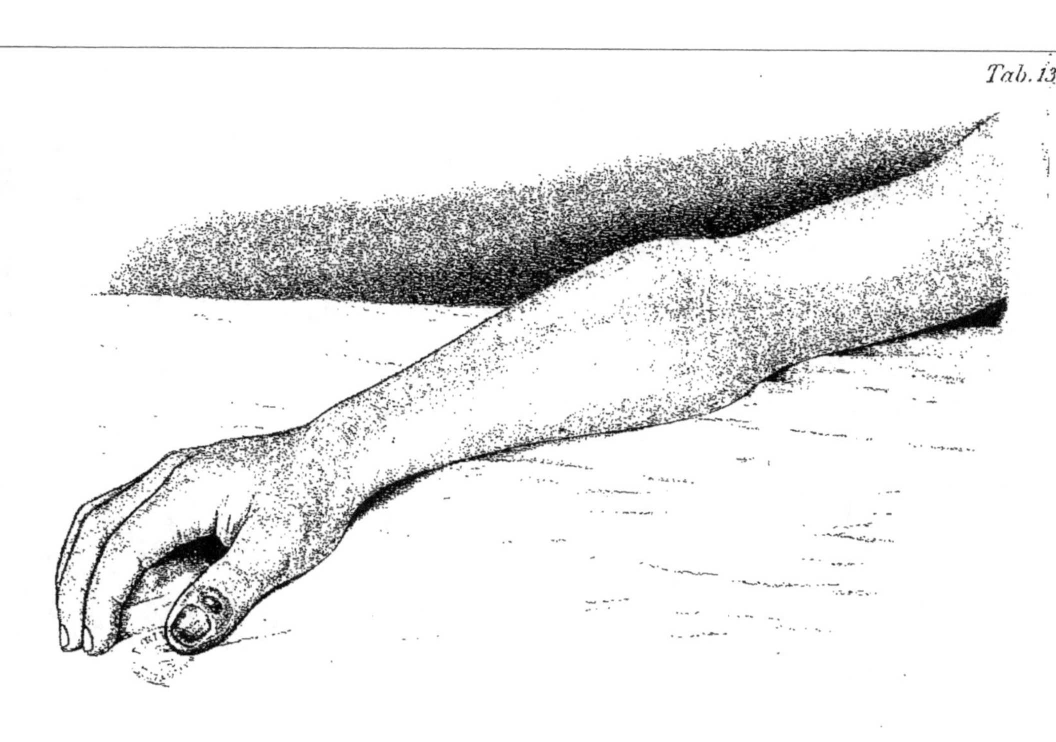

Tab. 13.

L'agent de l'érysipèle est le streptocoque pyogène découvert par Fehleisen. Les cas sont extrêmement rares dans lesquels on a trouvé comme agent d'un érysipèle typique, soit le staphylocoque doré (Jordan), soit le diplocoque de la pneumonie (Schürmayer). — Il s'agit alors d'érysipèles secondaires à une autre suppuration, mais pas d'érysipèles primitifs. — Aussi peut-on considérer l'érysipèle comme une infection spécifique à streptocoque.

Au point de vue anatomo-pathologique, l'érysipèle se présente sous forme d'une *dermite aiguë* et d'une lymphangite réticulaire ; on y rencontre des amas de streptocoques qui encombrent les fentes conjonctives de la peau et du tissu cellulaire sous-cutané.

L'érysipèle naît des moindres écorchures, d'une érosion de la peau. On voit apparaître une rougeur intense qui rapidement s'étend aux parties voisines ; en même temps, la peau présente un léger gonflement qui se termine par un *bourrelet* très net à la limite des parties saines (voy. planche XIV). C'est surtout au visage qu'on observe de semblables érysipèles ; ils ont fréquemment pour origine de petites excoriations nasales. Sur la planche XIV, l'érysipèle s'était développé aux dépens d'une excoriation superficielle de l'oreille gauche. La dermite s'étend progressivement ; elle ne tarde pas à envahir une assez grande étendue des téguments. Pendant que les parties primitivement atteintes pâlissent — c'est l'affaire de deux ou trois jours — la rougeur s'étend à la périphérie comme le feu dans les broussailles (érysipèle migrateur). Dans l'érysipèle étendu de la face on voit l'œdème envahir le front, le cuir chevelu, la joue ; il provoque des déformations considérables défigurant les malades.

La planche XIV représente un érysipèle au début. On voit souvent les parties les plus superficielles de l'épithélium se soulever en vésicules de dimensions variables remplies de sérosités, c'est l'érysipèle bulleux. Au niveau de la cavité buccale et du périnée, l'inflammation s'étend souvent aux muqueuses avoisinantes de la bouche, du nez, du pharynx, du vagin, de la vessie ; c'est l'érysipèle des muqueuses.

LE DÉBUT de l'érysipèle est très aigu ; les malades sont pris brusquement de frissons, de malaise, de maux de tête, et la fièvre s'élève rapidement à 40 degrés. Cette fièvre persiste dans les jours qui suivent, c'est une fièvre élevée,

**Planche XIV**. — Erysipèle de la joue au début,
à point de départ auriculaire.

continue, sans rémissions appréciables (voy. la courbe).

Le pouls est rapide, la soif vive, les urines foncées et concentrées, la rate grosse, tous phénomènes qui sont la conséquence de l'infection générale.

Il est rare que la maladie se prolonge plus de dix à douze jours ; au bout d'une semaine et demie la température présente sa phase critique et retombe à la normale. L'envahissement de la peau s'arrête, les téguments pâlissent. Dans les cas d'érysipèles érythémateux ou bulleux on observe une restitutio ad integrum parfaite, seules les

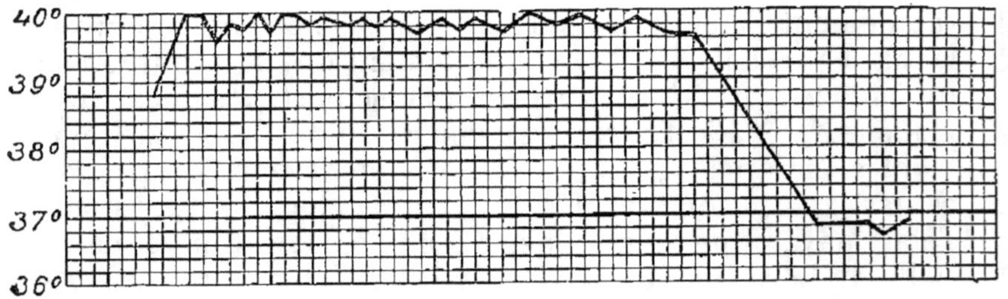

Fig. 79. — Courbe fébrile d'un érysipèle.

couches les plus superficielles de l'épiderme desquament. Si l'érysipèle a envahi une zone garnie de poils, on voit fréquemment ces poils tomber ; ils repousseront d'ailleurs plus tard avec leur abondance primitive.

Mais il existe des *variétés d'érysipèles* plus graves : *l'érysipèle phlegmoneux*, qui, comme son nom l'indique, aboutit à la suppuration, à la formation d'abcès, probablement sous l'influence d'une infection associée ; *l'érysipèle gangréneux*, dans lequel de larges territoires de peau sont détruits et se gangrènent. De semblables inflammations sont naturellement beaucoup moins bénignes que les premières et elles ne guérissent pas sans laisser de cicatrices.

Le pronostic de l'érysipèle n'est pas grave en général ; on admet cependant que sa mortalité est de 11 0/0. Les individus affaiblis, les vieillards, les enfants peuvent, sous l'influence de l'intoxication, tomber dans le collapsus et

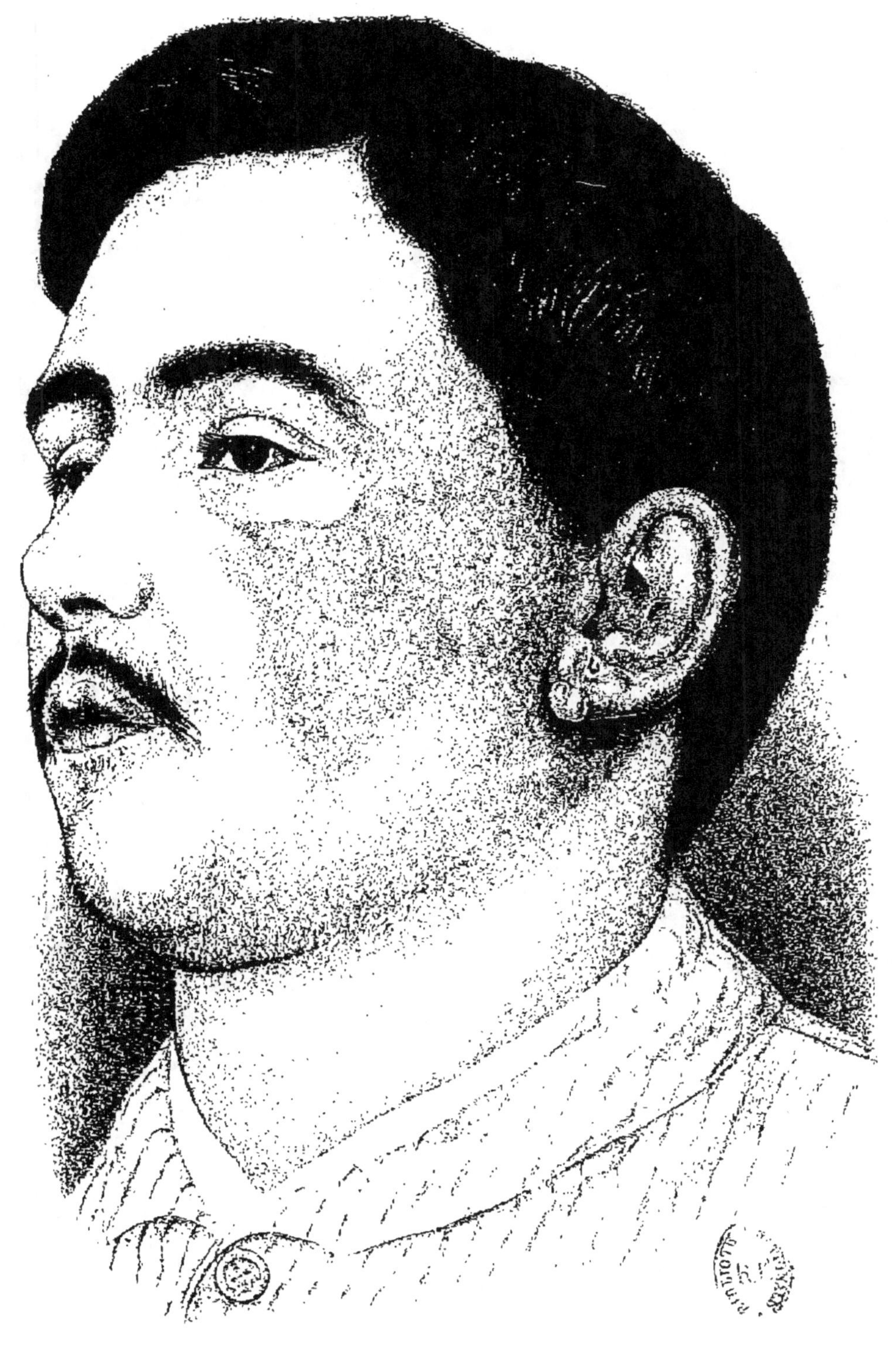


Tab. 14.

mourir par faiblesse cardiaque. Dans l'érysipèle de la face, l'inflammation peut se transmettre au cerveau par les veines de l'orbite ou par les émissaires du crâne, il se produit alors une méningite mortelle. Chez les individus robustes, on observe souvent au cours de la fièvre des phénomènes d'excitation méningitique, du délire, etc. Les complications suppuratives peuvent envahir les parties molles, les gaînes tendineuses, les articulations, les organes internes et aboutir à une pyohémie mortelle.

*Une atteinte d'érysipèle ne met pas à l'abri des récidives ;* il ne se produit pas d'immunité, au contraire, certains individus ont tendance à présenter des séries d'érysipèles successifs. Il y aurait ainsi une véritable prédisposition à l'érysipèle.

**Le traitement de l'érysipèle** est des plus simples. Nous ne possédons à l'heure actuelle, ni médicament, ni sérum (Marmoreck), qui soit capable, d'une façon tant soit peu certaine, d'abréger la durée de la maladie et encore moins d'en amener la guérison. Le moyen le plus efficace est peut-être encore de faire sur la peau, avec la pierre infernale, un tracé circonférenciel qui provoque tout autour de l'érysipèle, en partie saine, une cautérisation énergique ; on voit alors l'érysipèle s'arrêter à la limite qu'on lui a tracée. Des scarifications multiples de la peau peuvent être utiles lorsque sa tension est extrême et qu'elle tend à se nécroser.

En général on se borne à désinfecter la plaie porte d'entrée ; on diminue les douleurs dues à la tension de la peau au moyen d'applications d'onguent à l'oxyde de zinc ou à l'acide borique ; on recouvre les parties atteintes d'un bandage protecteur (masque de visage).

L'érysipèle n'est pas à proprement parler contagieux, bien que, d'après les recherches de Haegler, on rencontre habituellement des streptocoques dans la peau, dans le contenu des vésicules, dans les produits de desquamation ; néanmoins on a raison de prendre à son égard les mêmes précautions que dans les autres infections des plaies.

En définitive, le traitement est avant tout symptomatique. Une vessie de glace appliquée sur la tête atténuera la céphalée. Dans les cas d'atteinte profonde de l'état général, de fièvre élevée, les bains tièdes donneront de bons résultats. Le malade sera mis à la diète, on veillera à la régularité des gardes-robes, des purgatifs légers feront sur l'intestin une utile révulsion. Si la température est très élevée on emploiera les médications anti-thermiques, sulfate de quinine, 0,5 une ou deux fois par jour, aspirine, 0,25 à 0,50 deux fois par jour. Si le cœur paraît faiblir, les analeptiques seront indiqués, la digitale, le vin, le champagne, etc.

ÉRYSIPÈLE CURATEUR. L'érysipèle, c'est là un des points les plus intéressants de son histoire, est capable d'influencer par lui-même certaines manifestations pathologiques ; il peut même en provoquer la guérison. On a observé à plusieurs reprises que des maladies chroniques de la peau, telles qu'un lupus, une gomme, une ulcération syphilitique, qui jusqu'alors avaient été rebelles à tout traitement, s'arrêtaient brusquement, puis guérissaient à la suite d'un érysipèle intercurrent.

On a constaté également la guérison de cicatrices chéloïdiennes à la suite d'un érysipèle. Mais le fait le plus remarquable c'est que des tumeurs malignes elles-mêmes, des sarcomes et des carcinomes, se seraient évanouies sous l'influence d'un érysipèle intercurrent. Le fait est d'autant plus frappant que nous connaissons l'absolue malignité de ces tumeurs et l'insuffisance de nos thérapeutiques à leur égard. Bruns a, jusqu'en 1888, relevé dans la littérature 22 cas de cette sorte ; il aboutit à cette conclusion que la guérison des carcinomes a été ou seulement passagère ou incomplète ; mais dans trois cas au moins de sarcomes on aurait observé une guérison définitive et non douteuse (1).

On a cherché à appliquer ces constatations au traitement des tumeurs malignes inopérables (du sarcome en particulier) ; on provoque artificiellement un érysipèle par l'inoculation de streptocoques. Mais on ne doit pas oublier que ce mode de traitement constitue une entreprise grave qui ne comporte que des chances de guérison exceptionnelles, tandis qu'il peut, chez des individus déjà affaiblis, conduire directement à la mort, et le fait a été souvent observé.

On ne sait pas encore exactement par quels moyens l'érysipèle provoque de pareilles guérisons ; dans les cas examinés au microscope, on a pu observer une dégénérescence graisseuse étendue des cellules sarcomateuses, suivie de leur nécrose et de leur résorption. L'action curatrice se fait sentir surtout dans les points qui ont été atteints directement par l'érysipèle, mais on a observé aussi des actions lointaines, on a vu disparaître des tumeurs qui n'avaient pas été touchées directement par l'érysipèle en cause. Il ne s'agirait donc pas exclusivement d'une action locale, il existerait des modifications générales vraisemblablement sous la dépendance

(1) Il convient de faire remarquer ici que seuls les « *sarcomes* » peuvent guérir sous l'influence de l'érysipèle. Nous verrons par la suite combien est vague la classe des « sarcomes » ; les sarcomes qui ont guéri étaient apparemment des inflammations chroniques, et non pas de véritables tumeurs malignes.

des toxines streptococciques. On a d'ailleurs préconisé plus récemment, pour remplacer l'inoculation des cultures pures de streptocoques, des injections de toxines streptococciques. (Voir plus loin traitement du sarcome).

On désigne sous le nom d'*érythème ambulant, érysipélateux* une maladie des doigts à allure d'érysipèle qui s'observe surtout chez les bouchers, les cuisinières, les marchands de gibiers, les tanneurs, etc. Elle serait due au contact de viandes plus ou moins faisandées et corrompues. L'infection serait due peut-être à l'inoculation d'un microorganisme découvert par Rosenbach et appartenant à la famille des Cladothrix. L'affection commence par une inflammation, une démangeaison, une rougeur de la peau du doigt, elle s'étend en plaques rouges jusqu'au dos de la main. L'évolution se fait sans fièvre, mais est souvent particulièrement tenace, surtout si on ne lui oppose aucun traitement. Il faut, en pareil cas, prescrire des pansements avec du sublimé à 1 %, et éventuellement des injections sous-cutanées d'acide phénique à 2 ou 3 %.

## IV. LES INFECTIONS PYOGÈNES DES VAISSEAUX SANGUINS

Nous avons déjà montré que dans toute inflammation les vaisseaux sanguins sont toujours plus ou moins touchés. En règle générale ce sont les plus petits capillaires des tissus qui sont pris, mais on peut observer aussi une inflammation des vaisseaux plus volumineux ; elle constitue les *phlébites* et les *artérites*. Ces deux affections sont dues à l'extension aux parois vasculaires de l'inflammation des tissus au milieu desquels sont plongés les vaisseaux. Les lésions aboutissent à l'infiltration purulente, à la nécrose, à l'érosion des vaisseaux, et peuvent s'accompagner d'hémorragies abondantes et dangereuses. A l'habitude il se produit dès le début de l'inflammation vasculaire un *thrombus* qui remplit la lumière du vaisseau ; ce thrombus peut s'enflammer et se dissocier à la suite d'invasions microbiennes (*thrombo-artérite, thrombo-phlébite*). La transformation purulente du thrombus peut provoquer sa dissociation en parcelles qui, emportées dans le courant sanguin, peuvent être déposées en d'autres points du corps (*embolies*). Ainsi, les microorganismes, en se multipliant, provoquent de nouveaux centres d'inflammation et de suppuration appelés *métastases*.

Mais sans que soient nécessaires des thromboses volumineuses, les microbes peuvent être transportés depuis les capillaires jusque dans le courant sanguin général ; là, ils se multiplient et donnent à leur tour des métastases ou causent des intoxications. Ainsi les micro-organismes peuvent être transportés secondairement sur la tunique interne des vaisseaux et provoquer des inflammations vasculaires métastatiques avec thromboses, qui cette fois sont secondaires.

La TROMBOPHLÉBITE s'observe fréquemment au membre inférieur, en particulier au niveau des veines saphènes ; elle s'annonce par l'apparition d'une douleur sur le trajet de la veine thrombosée ; on peut sentir la veine sous forme d'un cordon épaissi ; enfin le trouble apporté à la circulation veineuse se manifeste habituellement par un œdème de la jambe. *Le traitement* de la thrombophlébite est analogue à celui de la lymphangite : position élevée du membre pour lutter contre l'œdème, applications d'onguent gris sans frictions, bains chauds, pansements (1). Souvent à la suite de ce traitement l'inflammation s'apaise, les thromboses se résorbent et les vaisseaux redeviennent perméables. D'autres fois les vaisseaux restent thrombosés, ils se transforment en cordons fibreux, ou bien il persiste par places des noyaux thrombosés qui se calcifient et se transforment en *phlébolites*.

*La suppuration du caillot* peut provoquer des abcès phlébitiques et périphlébitiques.

La thrombophlébite suppurée de la veine jugulaire et des sinus crâniens est particulièrement redoutable ; elle succède assez fréquemment aux suppurations de l'oreille moyenne et de l'apophyse mastoïde. Le danger consiste dans l'extension possible de la thrombose et de la suppuration au cerveau ; ce danger est si grand que la chirurgie a le droit et même le devoir d'intervenir. On lie la veine

---

(1) Si la chaleur humide est le meilleur mode de traitement local non opératoire des phlébites, on ne saurait trop insister sur la nécessité d'une *immobilisation absolue* du membre atteint. Ce sont surtout les mouvements du malade, les manipulations intempestives de la veine thrombosée, qui provoquent le détachement des caillots, les embolies redoutables avant tout.

jugulaire en partie saine, entre le thrombus et le cœur, et si possible aussi à la périphérie du thrombus ; on ouvre la veine et l'on évacue son contenu puriforme qui souvent s'étend jusqu'au sinus latéral ; on tamponne la veine pour éviter les hémorragies (Zaufal). Cette opération a été souvent employée avec succès dans ces derniers temps ; elle a été appliquée par W. Muller au traitement des thrombophlébites des membres (veines du bras et de la jambe). Trendelenburg a appliqué un traitement analogue en préconisant la ligature et l'extirpation des veines infectées du bassin dans la paramétrite purulente pyohémique ; il aurait obtenu des succès.

## V. — L'INFLAMMATION PYOGÈNE DES OS

La constitution anatomique des os permet de comprendre que l'inflammation développée à leur niveau puisse prendre les divers aspects d'une *périostite*, d'une *ostéite* ou d'une *ostéomyélite*. La substance osseuse pauvre en cellules et en vaisseaux sanguins prend naturellement aux processus inflammatoires une part beaucoup moins active que le reste des parties constituantes de l'os ; on conçoit qu'étant donnée sa richesse en vaisseaux sanguins et en éléments cellulaires, la moelle osseuse joue dans les processus inflammatoires le rôle essentiel. Aussi est-ce sur l'étude de l'ostéomyélite que nous insisterons surtout dans les pages qui sont suivre.

### L'Inflammation pyogène de la moelle osseuse. Ostéomyélite pyogène.

L'inflammation des os et en particulier de la moelle osseuse peut être 1° *primitive*, succédant à des lésions directes, en particulier dans les fractures compliquées ; 2° *secondaire*, c'est-à-dire hématogène par suite du transport par la voie sanguine de germes infectieux venus d'un autre point du corps. Ce deuxième mode d'infection est de beaucoup le plus fréquent, c'est lui qu'on observe dans la plupart des cas de cette infection si fréquente que constitue l'ostéomyélite.

Un furoncle, un anthrax, un panaris, un phlegmon, un

**Planche XV.** — Ostéomyélite aiguë du tibia gauche. La planche XV montre un type d'ostéomyélite aiguë du tibia. Toute la jambe est gonflée, cylindrique ; la peau est tendue, luisante et commence à rougir.

---

érysipèle peuvent provoquer une infection métastatique dela moelle osseuse sous l'influence des staphylocoques ou des streptocoques ; les angines, les pneumonies, peuvent être cause d'ostéomyélites dues au diplococcus pneumoniae, parfois même au diplobacille ; nous savons de même que les inflammations du tube intestinal sont capables de causer des infections de la moelle osseuse par le bacterium coli, le bacille typhique, le streptocoque, etc. L'intensité de l'inflammation causale ne joue en pareille circonstance qu'un rôle tout à fait effacé ; une affection très localisée, paraissant très restreinte, peut suffire à mettre en liberté des microorganismes dans le milieu sanguin. Le panaris causal, le furoncle, l'angine sont souvent depuis longtemps guéris lorsque se révèle l'inflammation osseuse. L'infection primitive a souvent été si minime que le malade n'y a pas attaché la moindre importance. Aussi s'explique-t-on que jusqu'à ces derniers temps on n'ait pas toujours su attacher à ces conditions étiologiques l'importance qu'elles méritent, et qu'on ait souvent décrit l'ostéomyélite aiguë, comme une ostéomyélite primitive, idiopathique. Aujourd'hui nous cherchons avec soin dans chaque cas d'ostéomyélite paraissant spontanée le point au niveau duquel s'est faite l'infection microbienne, et grâce à cette observation plus précise nous pouvons, en règle générale, constater *la nature secondaire, métastatique, du processus ostéomyélitique.*

L'ostéomyélite atteint de préférence *les individus jeunes* entre 13 et 17 ans surtout ; c'est l'époque pendant laquelle la croissance des os se fait avec une énergie toute particulière. L'inflammation se localise d'abord dans la portion de la diaphyse qui avoisine l'épiphyse. C'est ici, dans la *métaphyse*, comme l'appelle Kocher, [dans le *bulbe de l'os* comme dit Lannelongue], point où la moelle est la plus active, que le courant sanguin vient déposer ses germes ; ils se multiplient rapidement sur place. La zone la plus fréquemment atteinte est la métaphyse du fémur ; viennent ensuite l'extrémité supérieure du tibia, son extrémité inférieure, l'extrémité supérieure de l'humérus, etc.

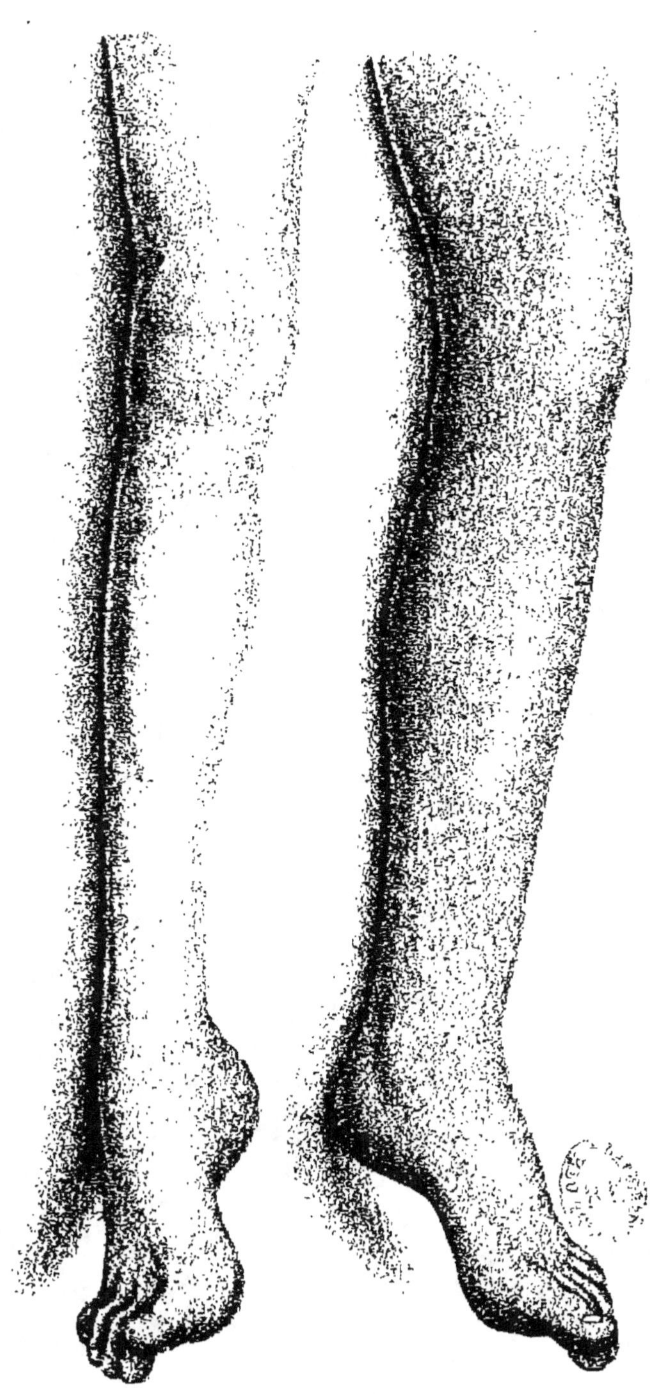


Tab. 15.

L'inflammation de l'os varie dans ses aspects anatomo-cliniques suivant la virulence et la nature des agents infectants, et aussi suivant la résistance des tissus atteints. La forme la plus habituelle est l'inflammation purulente aiguë que nous prendrons d'abord comme type de notre description.

### 1. L'ostéomyélite aiguë suppurée.

Au début, la moelle présente une forte hyperhémie ; du 2e au 3e jour on voit de ci de là, dans la moelle rouge foncée, de petits points jaunes purulents ; ces points s'accroissent dans les jours qui suivent, ils confluent les uns avec les autres et finissent par constituer un véritable abcès. Les microbes s'étendent dans la moelle du côté de la diaphyse, mais ils pénètrent aussi dans les canaux de Havers, les envahissent et finissent par arriver sous le périoste qui prend ainsi de bonne heure part au processus infectieux. Ainsi se développe une périostite avec abcès développés entre l'os et le périoste ; ils soulèvent le périoste et le séparent de l'os. L'extension de l'inflammation sous-périostée marche en général de pair avec l'inflammation médullaire. Un moment arrive où le pus fait issue à travers le périoste détruit ; il s'infiltre alors au milieu des muscles, prend l'aspect d'un phlegmon des parties molles, pour s'étaler enfin sous la peau qu'il peut finir par perforer à son tour.

**Symptômes.** Au point de vue clinique, l'évolution est en général très aiguë. Après un stade prodromique très court, souvent absent, les malades sont pris brusquement d'un *grand frisson* avec fièvre élevée qui atteint 39, 40 et davantage. Des *douleurs vives*, martelantes, excruciantes, apparaissent dans le segment atteint, et de là s'étendent dans le membre entier ; leur intensité est plus vive encore dès qu'on appuie sur l'os ou même dès qu'on effleure les téguments qui le recouvrent. Les parties molles gonflent, s'œdémacient (voy. pl. XV) ; l'œdème apparaît d'autant plus vite que l'os atteint est plus superficiel. Tant que le processus reste localisé à la moelle, le gonflement des parties molles est réduit au minimum ; il s'accuse au contraire dès que le périoste s'enflamme ; on peut alors sentir à travers les téguments un *épaississement manifeste de l'os*.

Au moment où le pus effondre la coque résistante formée

**Planche XVI**. — Elle représente la même jambe que la planche XV, mais après incision et trépanation de l'os. L'infection était encore limitée à l'os et au périoste. Le pus accumulé sous le périoste a été évacué par l'incision. On aperçoit la moelle osseuse infiltrée de pus ; le périoste, séparé de l'os, est épaissi et imbibé de pus.

---

**Planche XVII**. — Ostéomyélite chronique.

La planche XVII reproduit l'aspect clinique d'une jambe atteinte d'une ostéomyélite chronique du tibia à la 20e semaine de la maladie. La peau a repris sa coloration normale, mais en 5 points différents elle présente des fistules dont les deux extrêmes sont apparues spontanément, tandis que les fistules moyennes reposent sur la cicatrice d'une incision pratiquée à cet endroit. Par l'orifice de la plus grande des fistules on aperçoit un fragment d'os blanc et nécrosé.

---

par le périoste, les douleurs les plus vives peuvent s'apaiser ; souvent cependant elles sont entretenues par le phlegmon des parties molles et ne diminuent que lorsque le pus est évacué à l'extérieur, soit à la suite d'une incision, soit spontanément.

La fièvre, elle aussi, conserve jusqu'à ce moment toute son intensité, elle présente habituellement le type de la fièvre rémittente. Elle s'abaisse dès qu'est évacuée la collection purulente, mais elle persiste encore pendant les semaines qui suivent ; elle n'atteint la normale que lorsque l'écoulement du pus est bien assuré, à condition encore qu'aucune autre complication ne survienne.

Les malades se rétablissent progressivement, l'intensité de l'inflammation diminue ; aux allures aiguës du début succède *une marche chronique*. Lorsque la maladie est abandonnée à elle-même, on observe en général le tableau que voici.

**Ostéomyélite chronique.** Les ouvertures creusées dans les parties molles, soit par l'incision, soit par l'évacuation spontanée du pus, se transforment en *fistules* (voy. planche XVII), par lesquelles se produit un écoulement purulent continu. Un stylet introduit dans le trajet fistuleux conduit dans la profondeur directement sur l'os malade *dénudé de son périoste*. L'os, sous l'influence du processus inflammatoire, présente une série de transformations graves. Les vaisseaux qui d'habitude passent du périoste dans la moelle sont altérés par le processus inflammatoire, une

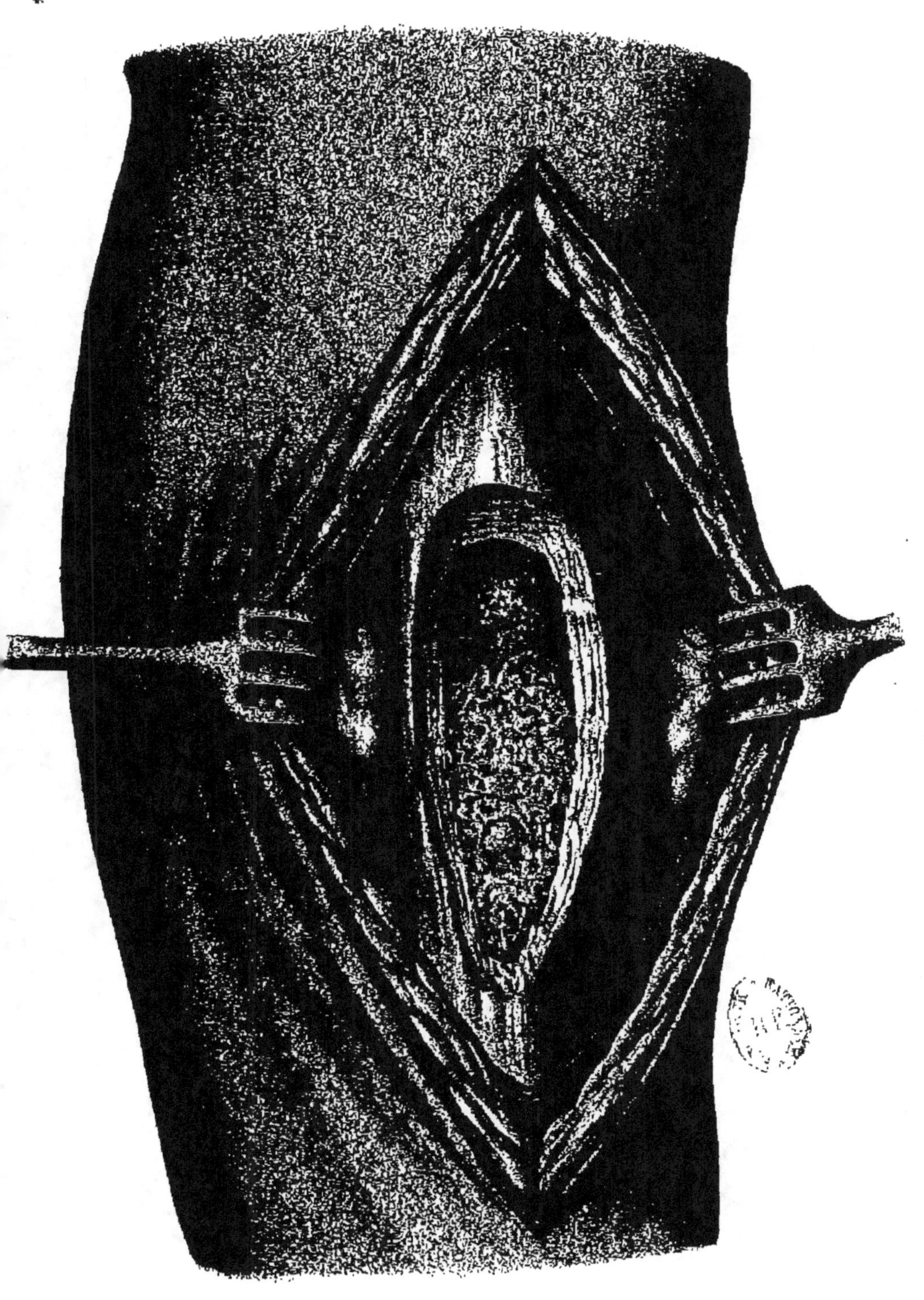

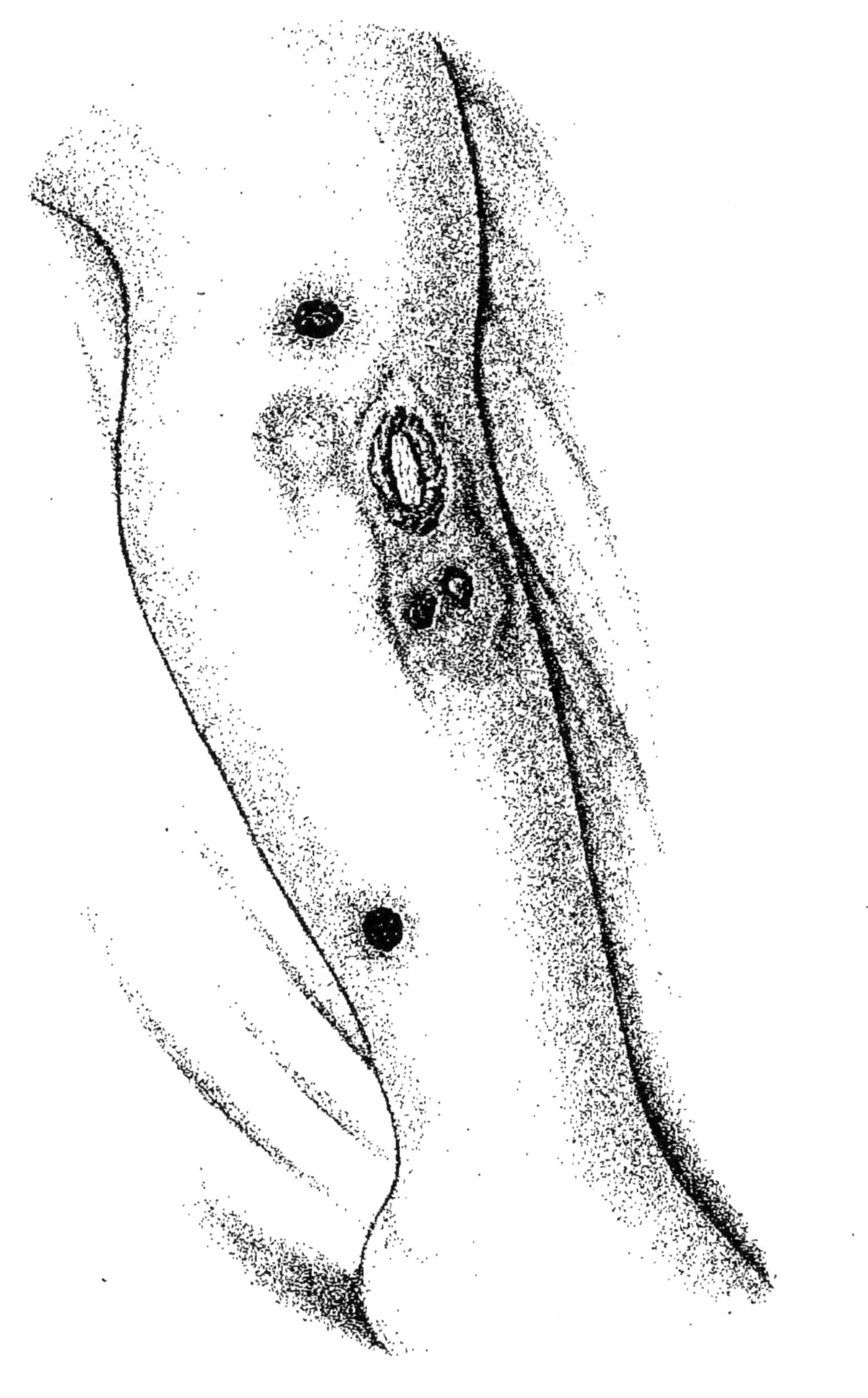

Tab. 17.

partie d'entre eux se thrombose. Quant au périoste, séparé de l'os par la suppuration, il ne se réapplique sur lui que d'une façon très incomplète. Il s'ensuit que fréquemment l'os, privé plus ou moins complètement de sa circulation, perd ses moyens d'existence et meurt. Il forme alors, au fond de la zone inflammatoire, une partie morte dite *séquestre* qui constitue un véritable corps étranger et qui provoque, comme tout corps étranger, une réaction des parties voisines, en particulier de la couche profonde ostéoblastique du périoste.

Sous l'influence du processus inflammatoire cette couche périostique présente une activité désordonnée, ses cellules se multiplent, elles édifient de nouvelles couches osseuses. Ainsi se constitue autour de l'os mort, aux dépens du périoste, une enveloppe d'os jeune qui rapidement s'accroît (voy. planche XVIII). La coque d'os jeune dans laquelle le séquestre est *incarcéré* constitue pour celui-ci un véritable cercueil. Cette couche est naturellement intimement unie au périoste auquel elle doit sa formation, mais au début elle est aussi intimement unie à l'os nécrosé qu'elle entoure. Avec le temps l'os vivant se sépare de l'os mort grâce à l'apparition d'une inflammation qui provoque sur les limites de l'os mort une véritable résorption lacunaire. Aussi les extrémités du séquestre (voy. planche XVIII) sont-elles en général très irrégulièrement déchiquetées, comme rongées, tandis que sa surface reste souvent tout à fait lisse.

La coque qui entoure le séquestre peut être parcourue par des conduits fistuleux plus ou moins larges que l'on appelle des *cloaques* ; sa surface peut être très rugueuse, irrégulière, hérissée d'épaississements, véritables ostéophytes.

La fig. 80 représente une ostéomyélite chronique du tibia avec sa coque épaisse, irrégulière, percée de larges cloaques à travers lesquels on aperçoit la teinte blanche du séquestre incarcéré.

On peut cliniquement reconnaître l'existence d'un os nécrosé au centre d'une coque plus ou moins épaissie par *l'exploration au stylet*. Le séquestre a, rappelons-le, une surface ordinairement lisse. Si l'on introduit par une fistule un stylet qu'on pousse dans la profondeur, on sent une résistance dure à surface lisse, qui permet d'affirmer l'existence d'un séquestre. En imprimant des mouvements

**Planche XVIII.** — Même cas que planche XVII.

La planche XVIII représente la même jambe que la planche XVII, telle qu'elle apparut au cours de l'opération après incision des téguments et trépanation de la coque osseuse recouvrant le séquestre. Le périoste est séparé de l'os par un écarteur. La partie rouge dont on voit la tranche de section est de l'os périostique jeune, riche en vaisseaux néoformés ; dans sa cavité repose un séquestre mobile formé par l'os ancien mort, et entouré de granulations purulentes ; les bords et la surface du séquestre sont en partie corrodés et à son centre on aperçoit une moelle osseuse suppurante.

---

au stylet on peut savoir si le séquestre tient encore aux parties voisines où s'il se laisse mobiliser ; dans ce dernier cas on a affaire à un *séquestre mobile*, dit séquestre en grelot. La forme du séquestre varie suivant l'étendue du processus inflammatoire. La diaphyse tout entière peut être nécrosée, le séquestre est alors total ; ou bien la nécrose peut s'être limitée à une partie seulement de l'os. Dans ce dernier cas la nécrose atteint soit toute l'épaisseur de l'os, soit une simple lamelle superficielle (séquestre cortical), soit la partie centrale (séquestre central). Il n'est d'ailleurs pas rare de rencontrer à la fois plusieurs séquestres situés en des points divers. L'évolution n'est pas toujours celle que nous venons de décrire et qui répond à la forme la plus fréquente de l'ostéomyélite suppurée.

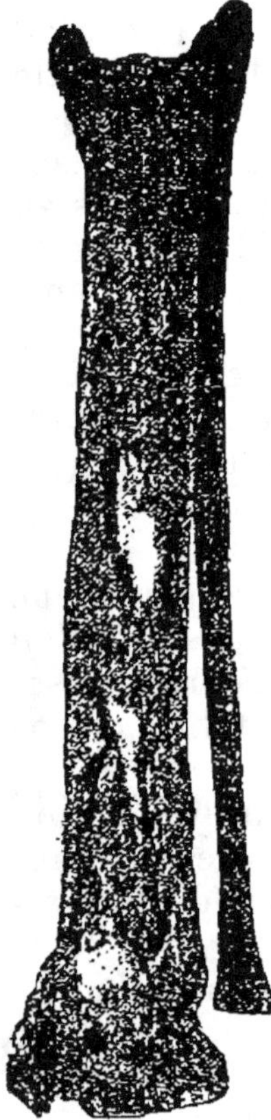

Fig. 80.

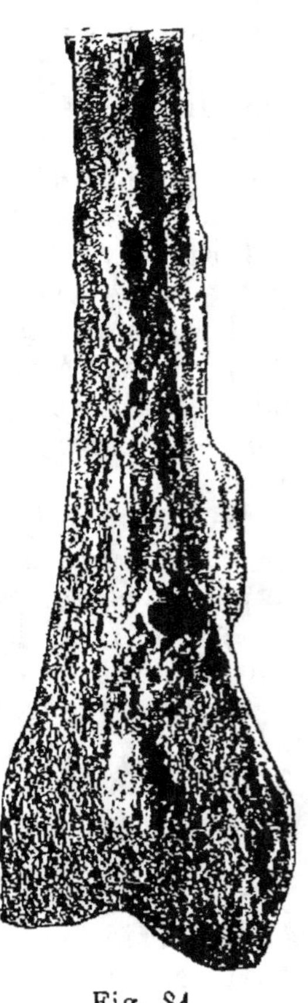

Fig. 81

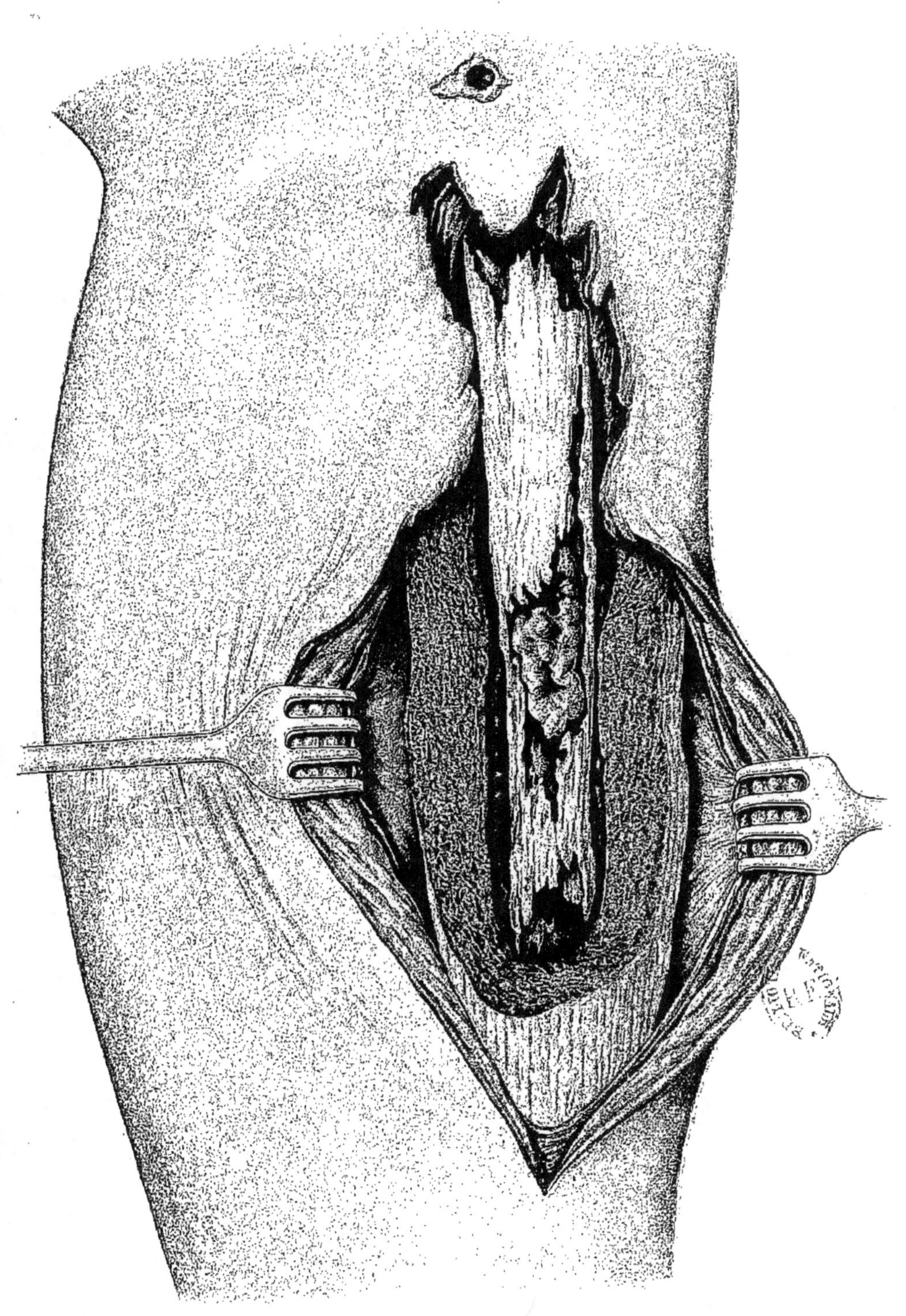

La suppuration peut, dans certaines circonstances, se limiter à une ou à quelques parties restreintes de la moelle. Au lieu d'une suppuration diffuse, on observe alors un grand abcès localisé qui constitue un *abcès des os*. Cet abcès peut rester inclus dans l'intérieur de l'os pendant un

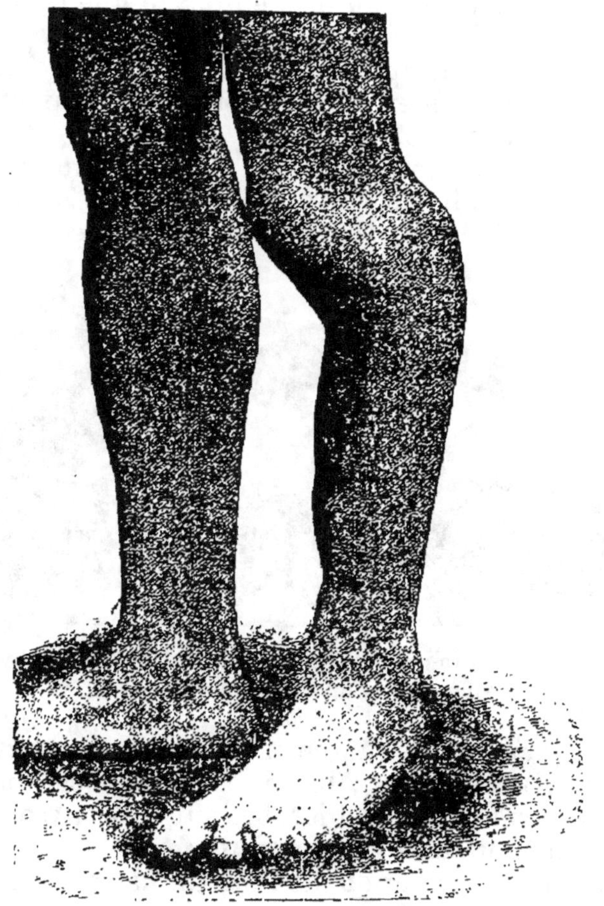

Fig. 82. — Ostéomyélite ancienne du tibia gauche guérie avec décollement de l'épiphyse supérieure.

an, voire pendant dix, sans que les microbes s'étendent aux parties voisines ; ils peuvent d'ailleurs conserver, dans ces abcès à lente évolution, leur vitalité première, et sont capables, sous l'influence d'un traumatisme, par exemple, de provoquer brusquement une inflammation nouvelle.

Passons maintenant en revue les complications les plus importantes de l'ostéomyélite suppurée.

*a*. **Décollement des épiphyses.** — L'extrémité épiphysaire des individus jeunes constitue d'habitude pour le processus infectieux un obstacle qui l'empêche de s'étendre plus loin. Mais il se peut que la fonte purulente de l'os provoque au niveau de l'épiphyse une destruction de ses moyens d'union avec l'os envahi. Il se produit alors un décollement épiphysaire inflammatoire que l'on reconnaît au déplacement des fragments et à leur mobilité à ce niveau (voy. fig. 82).

*b*. **Ostéomyélite épiphysaire.** — L'inflammation peut s'étendre soit sous le périoste, soit à travers le cartilage épiphysaire, de la métaphyse jusqu'à l'épiphyse.

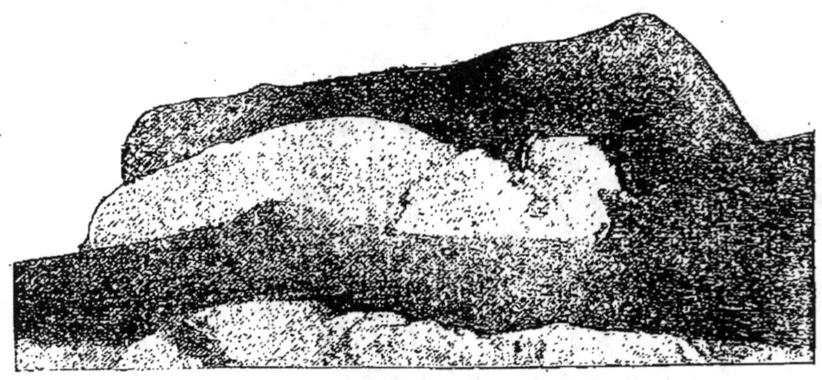

Fig. 83. — Fracture spontanée de la cuisse droite
au cours d'une ostéomyélite.

Mais il se peut aussi qu'une ostéomyélite épiphysaire se développe primitivement ; le fait est rare, il est dû à une localisation primitive des microbes sur l'épiphyse. Le voisinage de l'articulation fait que cette forme s'accompagne souvent d'une propagation de l'inflammation à l'article, voire de sa suppuration.

*c*. **Arthrite purulente.** — Elle succède à l'extension de l'inflammation venue de l'os ou du périoste ; d'autres fois l'infection se fait sans continuité directe, par la voie sanguine.

*d*. **Fractures inflammatoires.** — Elles sont rares ; cependant on conçoit qu'un os altéré par l'inflammation puisse se fracturer sous l'influence d'un choc ou même spontanément.

On observe encore de semblables fractures lorsqu'on enlève trop tôt un séquestre avant que la coque osseuse ait acquis une résistance suffisante (voy. page 214.)

La fig. 83 représente une fracture spontanée d'origine inflammatoire au cours d'une ostéomyélite du fémur droit ; elle était survenue dans un mouvement inconsidéré que le malade avait fait dans son lit.

<h3 style="text-align:center">2. La forme proliférante non suppurée<br>de l'ostéomyélite.</h3>

Nous avons eu déjà à plusieurs reprises l'occasion de constater qu'une série d'agents microbiens, tels que le staphylocoque, provoquent en général une inflammation purulente ; mais ce n'est pas la seule forme d'inflammation qu'ils soient capables de provoquer. Certaines formes microbiennes affaiblies, à virulence atténuée, peuvent donner lieu à des manifestations non suppurées ou à suppuration restreinte.

Cette forme nouvelle d'inflammation reconnaît comme agent, elle aussi, en première ligne, le staphylocoque, mais d'autres microbes peuvent s'accompagner de manifestations analogues.

### *a.* Ostéomyélite et périostite séreuses ou albumineuses.

Le début clinique est souvent semblable à celui de la forme aiguë suppurée ; il est brusque, la fièvre est vive, les douleurs violentes ; mais les accidents cessent rapidement et l'inflammation passe vite à l'état chronique. Il ne se forme pas de pus ; il n'existe qu'un exsudat séreux, ou visqueux, ou lactescent et trouble ; on le rencontre dans l'intérieur de l'os où il constitue un *kyste osseux* d'origine inflammatoire ; ou bien c'est un épanchement sous-périostique qui constitue la *périostite séreuse ou albumineuse.*

En pareil cas la moelle est très congestionnée avec quelques granulations inflammatoires mollasses ; dans ces végétations, de même qu'à la surface de l'os, sous le périoste, on peut rencontrer de petits fragments osseux nécrosés.

On admet que dans un certain nombre de cas l'exsudat séreux ou visqueux est dû à la transformation d'un épanchement d'abord purulent ; il est vraisemblable que dans d'autres cas l'exsudat a présenté d'emblée son aspect séreux, albumineux ou mucineux.

### b. La forme sclérosante de l'inflammation des os.

Elle est l'analogue de la forme fibreuse et chronique des phlegmons (voy. page 187). Sous l'influence des microbes amenés jusqu'à elle (staphylocoques, etc.), il se produit dans l'intérieur de la moelle une inflammation granuleuse qui conduit à une prolifération inflammatoire du périoste et de l'os. On voit apparaître lentement un épaississement, un gonflement de l'os, et cet os, par la condensation de ses lamelles, prend souvent une dureté toute spéciale. Lorsque le processus est localisé à un point restreint de la périphérie de l'os la lésion se manifeste exclusivement par une hyperostose localisée (voy. fig. 84) ; d'autres fois les modifications s'étendent à l'os tout entier.

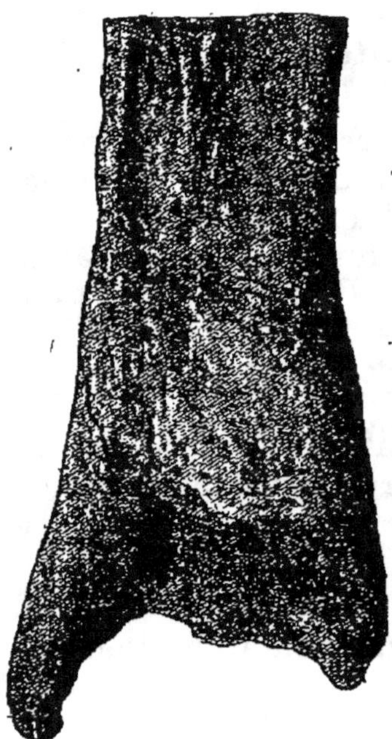

Fig. 84.

L'inflammation fibreuse peut s'étendre au delà du périoste, dans les parties molles environnantes, et celles-ci se transforment en une sorte de couenne très dure. La suppuration et la formation de fistule sont ici exceptionnelles.

L'affection a tantôt un début aigu, fébrile et douloureux ; plus fréquemment elle évolue lentement dès son début. [C'est l' « *ostéomyélite chronique d'emblée* » de Demoulin.] Il existe des douleurs, mais peu accentuées, tantôt sous forme de battements, tantôt, au début surtout, sous forme d'une simple sensibilité à la pression. L'affection peut être confondue avec une tumeur osseuse, un sarcome, particulièrement lorsqu'on n'a pas eu l'occasion d'observer les légères ascensions thermiques qui se produisent au début (37,8 ou 38). Même après l'incision du tissu enflammé et l'examen microscopique d'un fragment excisé, la confusion est encore possible avec un sarcome (angio-sarcome à cellules rondes). Mais d'habitude on rencontre ici de *petits séquestres* ; ils se trouvent sous le périoste ou au centre même de l'os et viennent donner à l'affection sa signification véritable. On aura une preuve meilleure de la nature inflammatoire de la lésion par la constatation de bactéries, de staphylocoques, par exemple, dans les granulations examinées. On pourrait encore confondre ces lésions avec une tuberculose osseuse ou une manifestation syphilitique.

Nous avons admis jusqu'ici que dans l'ostéomyélite, la périostite était secondaire à une inflammation primitive de la moelle osseuse ; c'est en effet la règle. Mais il convient de dire que *les premières manifestations peuvent fort bien être localisées au niveau du périoste*, alors que la moelle reste intacte. Les manifestations cliniques sont d'ailleurs tout à fait semblables ; le processus est seulement plus limité. L'évolution se fait de même soit vers la suppuration, soit vers l'inflammation séreuse ou sclérosante ; les séquestres qui apparaissent en pareil cas sont ordinairement petits, ils ont le caractère de séquestres corticaux.

Le **diagnostic** de l'ostéomyélite se fait dans la forme aiguë par l'acuité du début, la fièvre, les douleurs, l'épaississement de l'os.

Au début, l'existence de douleurs et d'un gonflement au voisinage d'une articulation fera souvent penser à un rhumatisme articulaire aigu. D'autres fois on reconnaîtra bien qu'il existe une suppuration, mais on pensera à un simple phlegmon, si l'on ne recherche pas *la douleur osseuse à la pression qui est caractéristique*. Quant au diagnostic différentiel entre l'ostéomyélite chronique, les ostéites tuberculeuses ou syphilitiques et une tumeur, nous l'avons indiqué déjà.

Le **pronostic** de l'affection se déduit des considérations précédentes. Dans certains cas à microbes très virulents et à sujets affaiblis, *la mort* peut survenir en quelques jours par intoxication aiguë ; dans ces intoxications suraiguës on n'observe au niveau de la moelle que des modifications très légères. La fièvre est très élevée, les malades sont somnolents, ils meurent avec les signes d'une *toxhémie* ou d'une *septicémie*. D'autres fois la suppuration de la moelle constitue une première étape qui s'accompagne ensuite d'une dissémination des germes dans le courant sanguin ; on voit alors apparaître des manifestations métastatiques dans d'autres os, des abcès des parties molles, des articulations, des organes internes, c'est une pyohémie qui s'installe. Même lorsque la suppuration reste localisée, l'ostéomyélite constitue un danger pour l'organisme, par sa fièvre élevée, ses risques d'envahissement articulaire, et l'affaiblissement du cœur qu'elle provoque.

Aussi le rôle thérapeutique du chirurgien est-il très important ici.

### Traitement de l'ostéomyélite.

#### A. Traitement de l'ostéomyélite suppurée.

1. **Stade aigu.** — La première indication est ici, comme dans toutes les suppurations aiguës, de donner jour au pus aussi vite que possible. (Pour l'emploi de la méthode hyperhémique de Bier, voy. page 188). Lorsque la suppuration siège sous le périoste ou dans les parties molles, la règle est la même que dans un phlegmon banal, c'est l'*incision* avec évacuation complète du pus et drainage.

Mais dans l'ostéomyélite la source de la suppuration siège au centre même de l'os ; le pus ne peut être évacué qu'au moyen d'une ouverture osseuse, c'est donc une *trépanation* qui s'impose en pareil cas.

Faut-il faire la trépanation dans toutes les ostéomyélites aiguës ? Oui en règle générale, c'est-à-dire toutes les fois qu'il s'agit de formes sérieuses, d'ostéomyélites aiguës avec fièvre élevée, douleurs vives, état général grave ; et *cette évacuation doit être aussi précoce que possible.*

Il arrive le plus souvent qu'on trouve le périoste soulevé par le pus et qu'après l'incision de l'abcès périostique on tombe directement sur un *os dénudé* baignant dans le pus. En pareil cas, on devra, soit à l'aide du ciseau et du marteau, soit à l'aide d'un perforateur, pratiquer un trou dans l'os. Dès qu'on aura la preuve qu'il existe du pus dans l'intérieur même de la moelle, on agrandira au ciseau l'ouverture primitive de manière à mettre complètement à nu toute la partie malade de la moelle (voy. planche XVI, dans laquelle on a atteint, en haut, la limite de la moelle saine, qui n'est pas encore visible en bas). On enlèvera à la curette la totalité de la moelle suppurée.

S'agit-il de cas moins bruyants ou d'individus très affaiblis, on se contente d'abord de la simple incision de l'abcès périostique. Chez les tout petits enfants, de même, on se limite en règle générale à l'incision sans trépanation. On attend alors l'évolution ultérieure. Si la fièvre diminue, si les symptômes généraux cessent d'être menaçants, il s'agit probablement d'un *simple abcès sous-périostique*, ou du moins les lésions de la moelle osseuse sont peu accentuées et susceptibles de régression spontanée. S'il en est autrement, on pratique la trépanation dans les jours qui suivent.

*On traite la plaie osseuse* comme les plaies habituelles des parties molles, on la tamponne à ciel ouvert et on la draine, et cela tant que durent les phénomènes aigus ; on emploie de préférence des pansements humides antiseptiques que l'on change quotidiennement. On immobilise le membre malade au moyen d'une attelle.

La guérison dans les cas favorables se produit par bourgeonnement et aboutit à la production de cicatrices profondes, déprimées, intimement unies au squelette (voy. fig. 82).

Fréquemment, mais non constamment, la trépanation précoce a l'avantage d'éviter la formation de gros séquestres.

Il est enfin des cas malheureux dans lesquels l'inflammation et la suppuration sont tout particulièrement graves, et dans lesquels une thérapeutique locale bien qu'énergique reste insuffisante. Il ne reste guère alors qu'à pratiquer une amputation, s'il s'agit d'une ostéomyélite des extrémités ; c'est une ressource ultime et encore n'est-elle pas toujours suffisante.

2. **Ostéomyélite chronique, stade des séquestres.** — Les petits séquestres peuvent, avec le temps, se résorber ; ils s'érodent d'abord et finissent par disparaître complètement. Il n'en est pas de même des séquestres volumineux ; ils constituent des corps étrangers qui entretiennent la suppuration, provoquent des fistules et doivent par conséquent être enlevés.

La longue durée des fistules permet déjà d'habitude de faire avec vraisemblance le diagnostic de l'existence d'un séquestre ; mais ce diagnostic est confirmé par les résultats de l'examen au stylet que nous avons indiqués plus haut (page 205).

En élargissant le trajet fistuleux on arrive à extraire avec la pince certains séquestres lorsqu'ils ne sont pas trop gros.

Mais lorsqu'il s'agit de séquestres étendus, allongés, ou de séquestres diaphysaires incarcérés dans une coque de nouvelle formation, c'est une *séquestrotomie* qu'il faut pratiquer en passant à travers la coque périphérique.

Comme le montre la planche XVIII, on incisera d'abord les parties molles et le périoste qu'on détachera à la rugine, puis on sectionnera au ciseau la paroi antérieure de la coque. Le séquestre enlevé, on débarrassera toute la cavité des bourgeons purulents qui entouraient le séquestre. Il convient d'ouvrir la coque aussi loin qu'il est nécessaire, il ne faut pas laisser de culs-de-sac borgnes à l'une des extrémités, car de pareilles cavités ne bourgeonnent qu'avec peine et se comblent très difficilement.

La perte de substance ainsi créée se comble lentement, par bourgeonnement et épidermisation des bords de la plaie ; c'est une question de mois. Pour abréger cette lente guérison, on peut recouvrir la perte de substance au moyen de greffes épidermiques de Thiersch, ou bien on libère les téguments sur les deux bords, on les fait glisser dans la cavité et on les y fixe.

Il est un précepte important, c'est de *n'entreprendre la séquestrotomie pour les grands séquestres totaux que si ces derniers sont mobilisés.*

1º Si la démarcation n'était pas encore complète, on devrait la faire artificiellement ; mais alors il n'est pas facile de distinguer des parties saines celles qui se nécroseront plus tard.

2º Si on libère les séquestres trop tôt, il est à craindre que la coque qui les entoure n'ait pas encore acquis l'épaisseur et la résistance suffisantes ; on risque alors de retarder la néoproduction osseuse ou de favoriser des fractures spontanées de la coque.

Le *traitement de ces fractures inflammatoires* est, de même que le décollement inflammatoire des épiphyses, analogue à celui des fractures traumatiques ; on remet en place les fragments déplacés, on immobilise le membre (extension, attelles), de manière à obtenir une consolidation aussi exacte que possible.

Pour le traitement des suppurations articulaires, des suppurations métastatiques, de l'intoxication septicémique, nous renvoyons aux articles traitant de ces manifestations.

### B. Traitement de l'ostéite et de l'ostéomyélite proliférante non suppurée.

Cette forme atténuée mérite un traitement spécial.

La périostite séreuse, albumineuse, guérit sans encombre par la simple incision.

Dans la forme proliférante la suppuration et les fistules sont chose rare, aussi les indications thérapeutiques dépendent-elles surtout des accès fébriles et des douleurs qui prennent volontiers le type intermittent.

Les antipyrétiques (antipyrine, quinine, aspirine), les calmants, la glace, les pansements, les bains, etc. ne donnent aucun résultat durable, tant que l'inflammation ne s'est pas apaisée au centre même de l'os. Il est souvent nécessaire de pratiquer une incision sur l'os et de l'ouvrir au ciseau ; il est parfois très dur et tout à fait éburné. La trépanation au moyen d'une petite ouverture est en général suffisante. On trouve fréquemment au milieu des granulations ramollies, congestionnées, qui remplissent la moelle, un ou plusieurs séquestres que l'on enlève avec les bourgeons. Le traitement consécutif consiste en un tamponnement de la plaie à la gaze iodoformée, on draîne et l'on applique un pansement aseptique.

## VI. — L'INFLAMMATION DES ARTICULATIONS

L'infection des articulations est primitive ou secondaire. Primitive, elle succède à une plaie articulaire ; secondaire, elle est due à l'envahissement de l'articulation par une inflammation de voisinage, telle qu'un phlegmon, une ostéomyélite, ou à une infection d'ordre hématogène, véritable manifestation métastatique.

La localisation des agents pathogènes se fait habituellement au niveau de la synoviale articulaire, aussi la manifestation première de l'inflammation est-elle habituellement une *synovite*. Suivant l'intensité et la nature de l'inflammation on distingue deux sortes de synovites, la synovite séreuse ou séro-fibrineuse et la synovite purulente.

**Arthrite aiguë séreuse (hydrops aigu des articulations).** — La membrane synoviale est légèrement épaissie et hyperhémiée ; l'articulation est distendue par un liquide

séreux jaune clair ; les tissus péri-articulaires sont œdéma=
ciés, la peau est chaude sans présenter pourtant de rougeur
très appréciable. Les mouvements de l'articulation, la
pression éveillent une certaine sensibilité, la fonction de
l'article est limitée du fait même du gonflement. On peut
d'habitude constater par la palpation l'existence du liquide
intra-articulaire ; on obtient de la *fluctuation*. La fièvre est
peu accusée, elle manque même souvent tout à fait. Dans
l'exsudat de ces arthrites séro-fibrineuses on peut rencontrer des flocons de fibrine ; on en observe également à la
surface des cartilages et de la synoviale.

**Arthrite aiguë suppurée (empyème des articulations).**
— Le contenu est en pareil cas purulent. La gêne fonctionnelle (1), les douleurs articulaires sont intenses ; la peau
rougit, les parties molles péri-articulaires sont soulevées
par un gonflement œdémateux. La fièvre est habituelle,
elle atteint souvent 40° et davantage.

Dans l'articulation même on constate une congestion
intense, un gonflement très marqué de la synoviale, le
cartilage est légèrement trouble ; plus tard on le verra se
ramollir, il se détruit en partie, miné qu'il est par le pus.
La distension de l'article et sa fonte purulente ramollissent
les ligaments. Et tandis que l'arthrite séreuse reste limitée
à l'articulation, on peut voir dans l'arthrite purulente se
produire des perforations de la capsule articulaire et la
suppuration envahir les parties molles environnantes (suppurations péri et para-articulaires).

**Arthrite chronique.** — Les inflammations séreuses ou
purulentes peuvent, après un stade aigu, aboutir à un stade
d'inflammation chronique (hydrops chronique, arthrite
suppurée chronique). [Ce stade chronique peut d'ailleurs
s'installer d'emblée, il en est ainsi de la plupart des *hydar=
throses*.]

A côté de la forme exsudative de l'arthrite chronique, il
en existe une autre forme, inflammation sèche, dite arthrite
chronique sèche. Elle succède à une forme exsudative soit
aiguë, soit chronique, après la résorption de l'exsudat, ou
bien elle se développe d'emblée. La synoviale, la capsule, les
ligaments sont épaissis par un processus d'infiltration chro-

(1) Il existe une contracture accentuée des muscles périarticulaires, « contracture de défense » qui immobilise l'article dont les
moindres mouvements sont horriblement douloureux.

nique qui aboutit à la production de néoformations conjonctives dans la cavité de l'article, à l'excroissance des franges synoviales. Ces épaississements sont dus en partie à l'apposition de dépôts fibrineux et à leur organisation par des vaisseaux de nouvelle formation. Les surfaces articulaires se couvrent d'une couche de fins vaisseaux néoformés (pannus) ; sur elles se déposent aussi des strates fibrineux qui s'organisent.

L'épaississement irrégulier des surfaces internes de l'articulation provoque un symptôme capital de l'arthrite chronique sèche, la *crépitation*. A chaque mouvement articulaire, la main appliquée sur l'article sent facilement une série de légers craquements ; il n'est même pas rare qu'ils puissent être perçus directement par l'oreille. Au début la mobilité articulaire est en grande partie conservée ; mais peu à peu, par suite de la rétraction fibreuse de la capsule et des ligaments, les mouvements se limitent de plus en plus, l'articulation s'immobilise ; l'immobilisation se fait le plus souvent en flexion plus ou moins marquée, c'est la *position de contracture* de l'articulation ; finalement les mouvements deviennent complètement impossibles, l'articulation est *ankylosée*. Les adhérences des excroissances fibreuses de la synoviale et des surfaces articulaires provoquent la variété d'ankylose dite fibreuse ; mais il se peut aussi, surtout lorsque l'inflammation s'est accompagnée d'une usure et d'une destruction du cartilage, que l'ankylose soit véritablement osseuse. Nous connaissons déjà les conséquences analogues que peuvent provoquer les plaies articulaires, les hémartroses, les fractures, les luxations, de même que l'immobilisation prolongée.

Toutes les affections articulaires, qu'elles soient d'ordre mécanique ou inflammatoire, entraînent, comme conséquence de l'immobilité articulaire, un amaigrissement du membre et surtout une *atrophie des muscles* dépendants de l'articulation.

Au cours des arthrites chroniques on peut voir se produire des luxations que, par opposition aux luxations traumatiques, on désigne sous le nom de *luxations inflammatoires ou spontanées*. Comme les luxations traumatiques, on divise les luxations spontanées en luxations complètes et luxations incomplètes ou subluxations. D'après l'étiologie on peut diviser ainsi ces luxations inflammatoires :

1. *Luxations par distension*. Elles succèdent à une distension de l'articulation provoquée par l'existence prolongée d'un gros épanchement articulaire ; le poids du membre agissant pendant longtemps dans une attitude donnée aboutit à l'écartement et au déplacement des surfaces articulaires. Ces luxations s'observent essentiellement à la suite d'arthrites séreuses ou faiblement purulentes.

2. *Luxations par destruction*. Elles succèdent essentiellement aux arthrites purulentes ; elles sont dues à la destruction de telles ou telles parties des surfaces articulaires ou de la capsule. On verra par exemple au niveau de l'articulation de la hanche se produire une usure des bords de l'acétabulum et un déplacement consécutif de la tête fémorale.

**Bactériologie des arthrites.** — Si l'inflammation d'une articulation est tantôt séreuse, tantôt purulente, cela dépend avant tout de la nature et de la virulence des agents infectieux.

En général on trouve dans les arthrites des *staphylocoques* si elles ont succédé à des ostéomyélites, à des phlegmons, à des furoncles ; les streptocoques s'observent à la suite de diverses suppurations, des suppurations post-érysipélateuses surtout ; les pneumocoques s'observent dans les arthrites consécutives à certaines ostéomyélites et à la pneumonie ; enfin on peut voir à la suite de la fièvre typhoïde des arthrites à bacilles typhiques (nous renvoyons à la page 232 pour l'étude des arthrites d'origine gonococcique). Les arthrites dues au bacterium coli, au pneumo-bacille, au tétragène sont tout à fait rares ; le proteus peut se localiser dans les articulations à la suite d'infections mixtes à allures gangréneuses.

Les arthrites à pneumocoque, à bacille typhique, à gonocoque sont jusqu'à un certain point relativement favorables. Les arthrites à staphylocoque et à streptocoque, qu'elles soient primitives ou secondaires, sont au contraire des complications redoutables, d'un pronostic très sérieux. Mais les mêmes agents infectieux peuvent, du fait de leur nombre restreint ou de leur multiplication lente, du fait de leur virulence atténuée ou de la résistance toute spéciale de l'organisme, provoquer seulement une forme atténuée d'arthrite, soit une arthrite aiguë séreuse, soit une arthrite chronique. Nous voyons ainsi des ostéomyélites ou des phlegmons provoquer au niveau des articulations voisines une synovite séreuse, qui tantôt tourne rapidement à la purulence, tandis que d'autres fois elle guérit spontanément. La forme chronique proliférante de l'ostéomyélite s'accompagne, grâce à sa localisation dans l'épiphyse, c'est-à-dire au voisinage de l'articulation, d'une hydrarthrose chronique qui présente fréquemment des allures intermittentes. Cette hydarthrose chronique intermittente ne disparaît souvent d'une façon définitive qu'à la suite du traitement opératoire des lésions primitives qui siègent au centre même de l'os.

Les arthrites d'ordre hématogène consécutives aux angines, à la pneumonie, à la gonococcie sont en règle générale constituées par un exsudat séreux ou légèrement trouble.

Enfin dans la catégorie des arthrites par infection hématogène peu virulente et à agents non spécifiques, il faut placer un nombre respectable des soi-disant arthrites rhumatismales.

**Le rhumatisme articulaire aigu (polyarthrite rhumatismale aiguë)** est une maladie infectieuse très caractéristique qui consiste d'habitude en un gonflement des articulations, gonflement aigu, fébrile, douloureux avec inflammation. On voit d'ordinaire plusieurs articulations se prendre en même temps, mais on observe fréquemment aussi des inflammations des séreuses, complications qui se voient surtout au niveau de l'endocarde (endocardite). Il s'agit ici de *synovite séreuse* qui n'aboutit pour ainsi dire jamais à la suppuration ni à la destruction purulente des surfaces articulaires.

Dans un petit nombre de cas de rhumatisme articulaire aigu, on a pu constater qu'il s'agissait d'infection par le pneumocoque ; à la suite d'une angine antérieure, de bronchites, etc. il avait pénétré dans le courant sanguin et avait pu parvenir ainsi jusqu'aux articulations. D'autres exemples de rhumatisme articulaire aigu ont pu être rattachés à un furoncle, par exemple ; il s'agit là de *véritables staphylococcies ou streptococcies métastatiques*. De même quelques formes de douleurs osseuses et musculaires dites rhumatismales sont consécutives à une infection hématogène de faible virulence sans aucune tendance à la suppuration. Mais il est fort possible que le plus grand nombre des cas de rhumatisme articulaire aigu soit lié à l'invasion d'un agent spécifique encore inconnu.

Le *rhumatisme articulaire chronique (poly-arthrite rhumatismale chronique)* dit aussi arthritis pauperum, est souvent consécutif à une arthrite rhumatismale aiguë et mérite par conséquent d'être rangé parmi les maladies infectieuses. Mais bien souvent il apparaît lentement, surtout après la quarantaine, chez des sujets exposés par leur genre d'existence à l'humidité, aux refroidissements (habitations humides). Il est difficile de dire en pareil cas si les micro-organismes jouent un rôle quelconque dans la maladie ; le fait paraît au moins douteux.

## Traitement des arthrites.

Nous avons indiqué quel était le traitement de l'hydrops aigu à l'occasion des hydartroses traumatiques. Avant tout, il faut un *repos absolu de l'articulation* ; on peut l'obtenir au moyen d'un plâtre. On atténuera les douleurs qui sont vives par l'application de compresses humides, voire d'un sac de glace. On voit souvent alors le gonflement diminuer rapidement. On peut favoriser la résorption de l'exsudat en appliquant sur l'article un pansement compressif. Si malgré tout l'épanchement persiste, si à la phase aiguë succède une hydartrose chronique, alors il convient d'évacuer l'épanchement au moyen d'une *ponction* ; on se sert d'un trocart soigneusement désinfecté ; le liquide s'écoule dès que la cavité articulaire est atteinte ; on peut aussi pratiquer l'aspiration au moyen d'une pompe aspirante.

Si l'épanchement est légèrement trouble, si de nombreux flocons de fibrine s'y rencontrent, on pratique après la ponction un *lavage de l'articulation*. On emploie pour cela de l'eau salée chaude à 0,9 0/0 ou mieux encore des solutions antiseptiques faibles telles que l'acide phénique à 2 0/0 ; on laisse celles-ci une ou deux minutes et on continue le lavage jusqu'à ce que le liquide ressorte absolument clair. L'articulation doit les jours suivants être immobilisée au moyen d'attelles.

Dans le *rhumatisme articulaire aigu* on n'intervient pas d'habitude ; le repos suffit à amener la guérison attendue ; on peut en tous cas pratiquer de larges enveloppements ouatés. Mais nous possédons dans le salicylate un remède véritablement spécifique qui semble agir à la manière d'un antiseptique interne On emploie d'habitude le salicylate de soude ; on prescrit une dose de 1 gramme toutes les 2 ou 3 heures, et on peut aller jusqu'à 6 et 8 grammes par jour ; on observe d'habitude une amélioration très sensible après l'absorption de 10 ou 12 grammes. Nous renvoyons d'ailleurs pour de plus amples détails aux livres de médecine.

Les arthrites séreuses ou séro-purulentes d'origine blennhorragique doivent être soignées également par l'immobilisation, les enveloppements humides ; il en est de même des arthrites suppurées consécutives à la pneumonie, la rougeole, la scarlatine, etc. On y adjoint souvent la ponction et le lavage articulaire.

Dans les formes récidivantes d'hydartrose chronique, on doit penser à la coexistence possible d'une ostéomyélite chronique ou à la possibilité d'un corps étranger articulaire (voy. page 118).

LES SUPPURATIONS ARTICULAIRES AIGUES ET GRAVES, dues par exemple à des staphylocoques ou à des streptocoques virulents, réclament un traitement énergique. La ponction et le lavage de l'articulation réussissent alors rarement ; la fièvre vive, les symptômes locaux menaçants nécessitent une évacuation persistante du pus. Il faut donc ouvrir l'articulation, pratiquer une *arthrotomie*. On fait une incision aboutissant au point déclive de la cavité articulaire, ou mieux plusieurs incisions ; puis on draine largement. Immobilisation, élévation du membre.

Dans les suppurations particulièrement inquiétantes, la résection, voire l'*amputation* du membre au-dessus de l'article, peuvent devenir nécessaires.

L'ARTHRITE CHRONIQUE SÈCHE nécessite une longue patience de la part du malade comme de celle du médecin. Les applications de teinture d'iode sur la peau ont rarement donné des succès. On vante beaucoup les eaux chaudes, en particulier les eaux de Wildbad, Gastein, Teplitz, Ragaz, Aix, Wiesbaden, etc. Les meilleurs résultats ressortissent d'un massage bien conduit accompagné d'une médication prudente et méthodique. De même que dans les suites des plaies articulaires, nous espérons ici obtenir par le massage la résorbtion des produits inflammatoires, détruire les adhérences, en même temps que nous fortifions les muscles atrophiés.

Dans les cas de contracture, il faut *corriger les positions vicieuses* par le massage, par une mobilisation systématique des gaînes et des muscles rétractés, par une extension progressive que l'on pratique avec des poids. Dans les formes plus graves, la ténotomie des tendons rétractés, des opérations plastiques tendineuses peuvent devenir nécessaires.

En définitive, certaines formes graves d'arthrite chronique qui résistent à toute thérapeutique mécanique, doivent être traitées par la méthode sanglante ; l'arthrotomie ou l'arthrectomie constituent le suprême recours (pour le traitement orthopédique, voir le volume spécial).

TRAITEMENT DES ARTHRITES PAR L'HYPERHÉMIE ACTIVE ET
PASSIVE. — Dans certaines formes d'arthrite chronique et dans une
série de raideurs articulaires, d'ordre traumatique par exemple, l'application de la chaleur donne des résultats intéressants.

1. *Hyperhémie active ou artérielle.* — Elle s'obtient au moyen de
la chaleur humide (bains, enveloppements, douches de vapeur) ou
de la chaleur sèche (bains de sable chaud et surtout appareils à air
chaud, douches d'air chaud). L'exagération de la circulation sanguine, aidée d'ailleurs par un massage simultané, provoque souvent
une résorption rapide des exsudats inflammatoires, un ramollissement des néoformations conjonctives, un relâchement de la capsule
et des ligaments rétractés (1).

2. *Hyperhémie passive, veineuse ou hyperhémie par stase.* —
Bier a récemment préconisé l'hyperhémie passive utilisée déjà
avant lui par Dumreicher et Helferich pour la consolidation des
fractures. Il se sert pour l'obtenir d'une bande élastique légèrement
serrée qu'il applique sur le segment de membre sus-jacent à l'articulation. Se basant sur cette constatation que les poumons congestionnés deviennent rarement tuberculeux, Bier a appliqué d'abord
la stase hyperhémique au traitement des tuberculoses périphériques
des os et des articulations ; mais il l'a étendue ensuite et avec
succès au traitement d'autres arthrites chroniques, aux raideurs articulaires en particulier. Ce traitement nécessite de la patience et
une technique rigoureuse. On apprend par l'usage à doser l'hyperhémie de manière à ne provoquer aucune douleur (les douleurs
doivent au contraire disparaître s'il en existait auparavant), aucune
hémorragie ; les malades doivent pouvoir conserver la bande élastique pendant 12 à 24 heures consécutives (2).


### VII. — L'INFECTION PYOGÈNE DU MILIEU SANGUIN


Lorsqu'en un point du corps il se produit une infection
bactérienne locale, il se peut que de cette zone d'infection
primitive les germes ou leurs toxines diffusent jusqu'au

---

(1) [Il convient d'insister sur les excellents résultats donnés par
*l'air chaud* dans le traitement des hydarthroses et des hémarthroses ;
la méthode du « *chauffage* » des articulations semble peu connue
en France ; elle mériterait d'être largement appliquée.]

(2) [Les résultats tant vantés de la méthode de Bier semblent
avoir été singulièrement exagérés. A côté de quelques améliorations
indiscutables, elle m'a paru souvent n'entraver en rien l'évolution
des lésions ; je crains même qu'il ne lui arrive parfois d'accélérer
leur marche.]

milieu sanguin ; la chose peut se produire aussi bien lorsque la zone d'infection primitive est restreinte que lorsqu'elle est très étendue.

L'invasion du sang par les bactéries s'appelle *bactériémie* ; son invasion par les toxines porte le nom de *toxinémie*. La toxinémie peut se produire sans que l'on puisse rencontrer de bactéries en nombre appréciable dans le sang ou dans les autres tissus, à l'exception du tissu primitivement infecté ; il s'agit alors exclusivement d'une résorption toxique. C'est le cas, en particulier, pour quelques infections spécifiques comme le tétanos et la diphtérie. Mais la toxinémie peut également se produire dans les maladies pyogènes qui n'ont rien de spécifique. Néanmoins, dans la plupart des toxinémies produites par les infections pyogènes, l'examen bactériologique du sang permet de constater qu'il contient des bactéries (bactérihémie) et le plus souvent en très grand nombre.

La pénétration des bactéries dans le système circulatoire est, en fait, beaucoup plus fréquente au cours des maladies infectieuses qu'on ne le pense d'habitude. Cette pénétration succède, soit indirectement à une infection du système lymphatique, soit directement à l'envahissement des parois capillaires ou des petites veines par les processus inflammatoires. Dans ce dernier cas on voit se produire dans les vaisseaux des thromboses inflammatoires riches en microbes (thrombophlébite) ; des parcelles du thrombus pourront se détacher et seront ainsi mises en liberté dans le courant sanguin. D'autres fois on peut voir des lésions inflammatoires situées au voisinage d'un vaisseau faire irruption à travers la paroi vasculaire et déverser ainsi leur contenu dans la circulation ; il s'agit évidemment ici du déversement subit d'une quantité considérable de microbes dont les suites sont particulièrement dangereuses.

Tant que les germes déversés dans le sang ne s'y trouvent qu'en petit nombre ou ne possèdent qu'une virulence minime, l'infection sanguine est rendue inoffensive grâce au pouvoir anti-bactérien du sang.

Si au contraire le système sanguin a été envahi par un grand nombre de microbes ou par des microbes très virulents, si les forces de l'organisme sont affaiblies, les bactéries peuvent rester vivantes, et deux éventualités sont possibles.

1. *Les bactéries n'envahissent que temporairement le*

*milieu sanguin*, mais cela suffit pour qu'elles soient transportées en les points les plus divers de l'organisme. Le phénomène s'observe surtout lorsque se détachent des fragments d'un thrombus, des embolies, qui s'arrêtent au niveau des vaisseaux les plus étroits ou dans les mailles du système capillaire. Une fois fixés, les microbes ainsi disséminés vont se multiplier rapidement et devenir l'origine d'un nouveau foyer infectieux. Il s'agit d'une inflammation dite métastatique. On dit qu'il y a bactériémie métastatique lorsque le sang sert de simple véhicule aux microbes sans qu'ils se multiplient dans son intérieur; dans ces conditions on n'observe pas d'intoxication du sang ou des os par les toxines bactériennes.

2. *Les bactéries restent dans le sang et s'y multiplient* Elles peuvent évidemment y déverser alors leurs toxines. Cette forme de bactériémie s'accompagne donc, en règle générale, d'un empoisonnement sanguin, d'une toxinémie. Le degré d'intoxication dépend de la virulence microbienne.

En clinique on distingue habituellement *deux formes d'infection sanguine pyogénique* :

1° La *bactériémie métastatique* ;

2° La *toxinémie.*

Ces deux formes sont depuis longtemps connues des cliniciens, elles l'ont été bien avant l'ère bactériologique. On désignait la première forme caractérisée par ses suppurations métastatiques sous le nom de *pyohémie* ; la deuxième, l'intoxication sanguine, constituait la *septicémie.* On croyait que, dans le premier cas, il existait véritablement du pus en nature dans le sang, d'où le nom de pyohémie, et ce pus aurait donné naissance aux abcès métastatiques. Dans le deuxième cas on pensait que la maladie était due à des substances putrides développées au niveau de la plaie, d'où le nom de septicémie.

Aujourd'hui nous savons que ces deux noms sont impropres si l'on s'en tient à leur étymologie, aussi préfère-t-on à juste titre les laisser tomber en désuétude. Si l'on a encore quelque indulgence vis-à-vis de l'expression pyohémie, on doit s'élever contre les expressions « septicémie, septique » d'autant plus violemment qu'il existe de vraies intoxications putrides, celles qui sont dues au proteus par exemple, et qu'à celles-là seules s'applique véritablement l'expression de processus septique.

Mais si nous repoussons les deux expressions « pyohémique » et « septique », il n'en est pas moins très difficile de les remplacer par une expression meilleure, à la fois courte et appropriée. Peut-être devrons-nous nous résoudre à conserver quand même ces expressions, à condition qu'elles ne possèdent plus pour nous qu'un sens clinique et qu'elles désignent en réalité : la pyohémie, une bactériémie métastatique ; la septicémie, une toxinémie. Peut-être pourrait-on alors créer pour les intoxications réellement putrides, comme celles que provoque le proteus par exemple, un nom nouveau, celui de putrémie.

[En France, l'expression de septicémie sert à désigner toutes les infections sanguines, qu'elles soient dues aux microbes (bactérihémies) ou aux toxines (toxinhémies) ; il est en effet difficile de savoir, dans bien des cas, si l'altération du milieu sanguin est liée aux seules toxines microbiennes ou aux agents pathogènes producteurs de ces toxines. (Voir l'article Septicémies du *Nouveau Traité de chirurgie* de Le Dentu et Delbet, Fascicule 1, 1907). — Pour éviter toute confusion dans l'esprit du lecteur, je n'emploierai ici le terme septicémie qu'à la manière allemande.]

## La bactériémie métastatique ou pyoémie.

Elle est, comme nous l'avons dit, caractérisée par l'existence en divers points de l'organisme de productions inflammatoires métastatiques, et en particulier de formations purulentes.

On a pu, dans un grand nombre de cas, s'assurer que les métastases étaient le fait du ramollissement d'un thrombus développé dans les veines enflammées, au cours d'une thrombophlébite ; des parcelles sont détachées dans le courant sanguin et peuvent dès lors se trouver répandues dans tout le système circulatoire. Les *embolies microbiennes* peuvent être disséminées dans les points du corps les plus divers. On les rencontre d'abord dans le poumon ; elles y provoquent des abcès du poumon, elles y deviennent la cause de pleurésies. Elles peuvent atteindre le cœur, s'arrêter sur les valvules, surtout sur la valvule mitrale ; elles y provoquent des proliférations inflammatoires de l'endothélium vasculaire connues sous le nom d'endocardite verruqueuse ; ou bien elles pénètrent dans les vaisseaux coronaires et deviennent l'origine d'abcès du muscle cardiaque avec péricardite. De même il peut se produire des abcès dans la rate, dans le foie, dans des glandes comme la parotide, dans le cerveau ; on en peut rencontrer encore dans les muscles ; il peut se produire également des inflammations et des suppurations dans les articulations et les synoviales, et dans les os de véritables ostéomyélites. Nous savons actuellement que la plupart des

Marwedel. Chirurgie générale. 15

ostéomyélites et des arthrites suppurées ne sont que des métastases hématogènes, et nous comprenons que l'on puisse, à l'exemple de Jordan, décrire l'ostéomyélite aiguë comme une maladie pyohémique de la période de croissance.

L'ASPECT CLINIQUE D'UNE PYOHÉMIE, qu'elle succède à un furoncle ou à une ostéomyélite, par exemple, est le suivant. L'abcès originel a été incisé, le pus s'est écoulé, la fièvre du début est tombée, la maladie évolue vers la guérison, quand tout d'un coup la fièvre s'élève à 40 degrés et plus, accompagnée d'un malaise général ; il n'est pas rare que cette nouvelle invasion morbide s'annonce par un *grand frisson*. Le pouls augmente de fréquence, il bat à 100, 120 à la minute. Le matin, la température pourra s'abaisser de 1 ou plusieurs degrés, mais vers le soir on la verra s'élever de nouveau ; elle prend les allures d'une fièvre élevée à type intermittent (fig. 72, n° 3) et pourtant la plaie originelle ne présente rien qui explique l'apparition de ces phénomènes nouveaux. On doit dès lors soupçonner l'apparition d'une pyohémie. Ce soupçon sera confirmé si l'examen permet de constater un gonflement douloureux de quelque articulation, un point douloureux sur un os, un abcès commençant dans les parties molles. L'apparition de râles ou d'une certaine matité au niveau du poumon, d'un point de côté, d'une toux légère avec crachats sanguinolents, suffira à indiquer une métastase pulmonaire. Les altérations du pouls, les modifications de la fonction cardiaque et des battements du cœur, l'existence de souffles perçus à l'auscultation au niveau de l'orifice mitral, permettront de diagnostiquer une adultération cardiaque et l'apparition d'une *endocardite*. Enfin l'examen des urines permettra de constater qu'elles contiennent de l'albumine, etc.

LA MARCHE, LA DURÉE, LA TERMINAISON DE L'INFLAMMATION MÉTASTATIQUE dépendent avant tout de la nature et de la virulence des microbes en cause, de même que de la résistance de l'organisme attaqué. Il est des pyohémies qui conduisent rapidement à la mort après avoir provoqué partout, et en particulier dans les organes internes, l'apparition d'une multitude d'abcès. Il en est d'autres qui présentent une évolution subaiguë ou même chronique, qui ne se manifestent que par quelques métastases ou une métastase unique, n'ayant qu'à peine le caractère virulent ;

ou bien elles ne se manifestent que par l'apparition de quelques douleurs rhumatoïdes avec un léger gonflement articulaire sans suppuration véritable. Il est certain que l'allure de la fièvre, que la durée de l'infection varient tout à fait suivant les cas. Dans les formes les plus graves de la pyohémie, les embolies successives s'annoncent chaque fois par l'apparition de nouveaux frissons ; cependant on ne peut pas considérer les frissons comme absolument pathognomoniques de la bactériémie métastatique, car ils manquent souvent dans les bactériémies atténuées.

Il n'est pas rare que le processus pyohémique apparaisse presqu'en même temps que l'infection primitive, mais il peut aussi apparaître plus tard ; la pyohémie peut même se développer alors que la lésion première, furoncle, angine, etc. paraît complètement guérie ; à l'extrême limite on peut concevoir l'existence d'une pyohémie dans laquelle la porte d'entrée passerait complètement inaperçue ; à de pareils cas on a donné le nom de *pyohémies cryptogénétiques*.

### La toxinémie ou septicémie.

Elle se produit, nous l'avons dit, sans qu'on puisse rencontrer de bactéries dans le sang ou dans les tissus (à l'exception, bien entendu, du tissu porte d'entrée).

Mais le plus habituellement elle est liée à la pénétration des microbes eux-mêmes dans le sang ; ces microbes peuvent alors à leur aise y déverser leurs produits toxiques.

L'ASPECT CLINIQUE D'UNE TOXINÉMIE est celui d'un empoisonnement subaigu ou chronique. Les malades sont pâles et dépérissent, leur peau est brûlante et sèche, la langue et les lèvres sont sèches elles aussi, souvent recouvertes d'un enduit pulvérulent, les sécrétions sudorales et urinaires sont considérablement diminuées, les malades souffrent d'une soif ardente ; en un mot la plupart des sécrétions sont taries ou presque. En même temps la plaie originelle sécrète moins, les bourgeons charnus ont perdu leur éclat et leur fraîcheur, ils sont ternes, secs, souvent livides, le pus qui s'écoule est fluide et presque séreux. Le pouls est petit, très accéléré, il bat à 100, 120 et même 140 à la minute.

La fièvre, dans les cas les plus caractéristiques, offre le type continu, sans rémissions matutinales accentuées.

D'ailleurs l'élévation de la température n'est pas en relation nécessaire avec l'intensité de la maladie. S'il est une série de toxinémies graves qui évoluent avec une fièvre de 40 degrés et plus, il en est d'autres dans lesquelles la température s'élève à peine au-dessus de la normale *et cette basse température forme avec l'accélération du pouls un contraste de mauvais augure.* En opposition avec ces symptômes objectifs graves il faut placer les sensations subjectives des malades ; mise à part leur soif ardente, les septicémiques ne se plaignent pas, ils se sentent à leur aise et ne se préoccupent pas de leur état pourtant menaçant ; c'est l'euphorie septicémique.

Il est des *cas foudroyants* de toxinémie staphylococcique ou streptococcique, véritables toxinémies suraiguës dans lesquelles les malades sont emportés en quelques jours, alors que l'infection primitive est un furoncle, un phlegmon, une ostéomyélite, etc. Vers la fin de la maladie, les malades sont pris d'éruptions hémorragiques pétéchiales ; ces hémorragies se font non seulement dans la peau, mais dans les divers tissus, sous les muqueuses, dans les séreuses, etc. ; le pouls devient filiforme, incomptable, jusqu'à ce que le cœur définitivement paralysé refuse tout service.

A l'autopsie des toxinémies pures, on trouve un minimum de lésions : une tuméfaction trouble du foie (ictère), de la rate, des reins, du myocarde, parfois des congestions et des ulcérations de la muqueuse intestinale, et des hémorragies dans les divers tissus. Mais de pareilles toxinémies absolument pures sont rares, presque toujours elles sont associées à un certain degré de bactériémie ; aussi conçoit-on qu'en règle générale on trouve à l'autopsie de petits abcès miliaires dans les reins, la rate, le foie, le poumon, abcès qui, au point de vue clinique, avaient passé complètement inaperçus.

Dans les intoxications moins accentuées, l'évolution prend des *allures subaiguës ou chroniques* ; elle peut durer de longues semaines et aboutir finalement à la mort, à moins que l'organisme restant victorieux, l'intoxication cesse et la guérison survienne.

La bactériémie métastatique et la toxinémie sont deux processus qui reconnaissent la même cause, l'infection de l'organisme, ou mieux du sang, par les germes pyogènes. Entre les deux formes il existe de nombreux intermédiaires, tant au point de vue clinique qu'au point de vue anatomique. On dit qu'il y a pyohémie lorsque prédominent les productions métastatiques ; on parle de toxinémie si l'intoxication l'emporte. Lorsque sont combinés les deux processus on dit qu'il y a pyotoxinémie. Il est d'ailleurs possible que la toxinémie se transforme progressivement en pyohémie, de même qu'on peut voir une forme pyohémique prendre peu à peu les allures d'une toxinémie.

**Au point de vue bactériologique**, la pyohémie comme la toxinémie sont sous la dépendance d'abord du staphylocoque, en particulier du staphylocoque doré, le streptocoque vient ensuite ; tous deux peuvent produire des métastases pyohémiques, comme ils peuvent provoquer une toxinémie. Néanmoins le staphylocoque est avant tout l'agent des pyohémies, tandis que les septicémies les plus graves sont essentiellement sous la dépendance du streptocoque. Cependant il existe des toxinémies foudroyantes, causées par le staphylocoque, à la suite de furoncles, d'ostéomyélite, etc. ; de même on connaît des pyohémies streptococciques.

Assez souvent la combinaison des deux processus, la pyotoxinémie, est due à une infection mixte causée à la fois par le staphylocoque et par le streptocoque.

On peut observer d'autres pyohémies sous la dépendance du pneumocoque, du bacille typhique, du bacille de la pneumonie, du coli-bacille, du gonocoque ; on peut aussi rencontrer des pyosepticémies du même ordre ; en pareil cas il est habituel de constater l'association du streptocoque, plus rarement du staphylocoque.

Enfin on connaît quelques cas d'intoxication générale par le bacille pyocyanique ; ils appartiennent surtout à l'enfance. Le bacille pyocyanique peut d'ailleurs provoquer lui aussi une pyohémie métastatique. Ajoutons que ces cas sont extrêmement rares de même que les cas de pyohémies à tétragène. Le plus souvent il s'agit d'infections mixtes.

Les *infections générales par le proteus* méritent enfin une place à part, car le proteus possède des propriétés putréfiantes. Nous avons vu que, dans les phlegmons putrides, si l'on observait des infections à proteus, c'étaient surtout des infections mixtes. Aussi ces phlegmons putrides, qui par bonheur ne sont pas fréquents, sont-ils de véritables pyotoxinémies à proteus. Nous aurions ici le droit de parler d'une « septicémie dans le sens propre du terme », c'est-à-dire d'une véritable putréfaction du sang et de l'organisme. Peut-être vaudrait-il mieux, pour éviter des confusions, adopter le mot de putrémie (1).

## Le traitement des toxinémies bactériennes.

Nous ne possédons malheureusement encore aucun antitoxique à opposer aux toxines pyogènes. Notre thérapeutique se réduit donc à soutenir l'organisme dans les efforts qu'il fait pour se débarrasser des agents infectants et de leurs poisons.

La première chose à faire est d'*agir sur la zone primitivement infectée*, cause de tout le mal ; s'il existe encore des infiltrations inflammatoires ou des abcès collectés, on devra donc les inciser et les draîner. Ensuite les métastases devront être traitées de la même façon : on incisera les abcès le plus tôt possible et largement. Existe-t-il dans un gros vaisseau, en particulier dans une veine, un thrombus en voie de suppuration, comme cela se voit dans la veine jugulaire au cours des suppurations d'origine otique, il faudra mettre la veine à nu, la lier au-dessus et au-dessous de la thrombose, et curetter son caillot. La chose n'est d'ailleurs possible que dans des cas bien définis.

Il faudra enfin surveiller le malade en détail, passer régulièrement l'examen de ses poumons, de son cœur, de ses urines, de manière à reconnaître à leur début, pour les mieux combattre, les inflammations métastatiques possibles, telles que pneumonie, pleuro-pneumonie, endocardite, néphrite. On luttera contre la dyspnée et les points de côté ; des expectorants favoriseront l'expulsion des crachats, on placera sur le cœur une vessie de glace au cours des palpitations.

Nous savons que dans la sueur comme dans les urines on peut rencontrer des bactéries et surtout des toxines ; nous devrons donc chercher à favoriser ces excrétions par des diaphorétiques ou des diurétiques. *Les bains chauds*

_______________

(1) [La distinction établie ici entre les pyotoxinémies (nous disons septico-pyohémie) liées aux éléments ordinaires de la suppuration, et celles qui se rattachent au seul proteus, n'est pas faite en France et ne semble pas particulièrement justifiée.]

constituent un excellent traitement des pyohémies chroniques et des toxinémies graves.

La langue, la bouche, nécessitent des soins assidus ; on fera laver fréquemment la langue, les lèvres, les dents, on fera rincer la bouche, ce qui fait disparaître la sécheresse, apaise la soif et diminue la richesse de la bouche en bactéries.

Contre l'affaiblissement du cœur on prescrira les analeptiques, camphre, alcool ; on soutiendra le myocarde par le strophantus ou la digitale.

Tant que la fièvre restera élevée, on devra lutter contre elle par les médications antipyrétiques : quinine, antipyrine, aspirine, pyramidon.

Enfin on procédera à des lavages réguliers du corps en surveillant spécialement la région génitale et on évitera les accidents du décubitus (au moyen de matelas d'air ou de matelas d'eau).

[Les injections de sérum sont très indiquées dans toutes les septicémies ; le grand air modifie aussi très heureusement tous les grands infectés ; c'est ainsi que M. Quenu fait transporter au jardin, sur un brancard, les malades de cette catégorie, et en obtient des résultats satisfaisants.

On a beaucoup parlé, pendant ces dernières années, de l'*argent colloïdal ou collargol*, employé en frictions ou en injections intra-veineuses dans les grandes septicémies ; les résultats qu'a donnés ce mode de traitement sont encore discutables. Peut-être y a-t-il davantage à attendre des méthodes « leucothérapiques » (injections d'acide nucléinique, en particulier), mais elles sont encore peu connues.]

## b. LES MALADIES INFECTIEUSES CHIRURGICALES SPÉCIFIQUES

Chacune de ces maladies possède, nous le rappelons, son agent causal propre, spécifique.

Les infections bactériennes spécifiques de l'organisme humain comprennent l'influenza, la diphtérie, la fièvre typhoïde, le choléra, la peste, le botulisme, le tétanos, le charbon, la morve, la gonococcie, la tuberculose, la lèpre, l'actinomycose, la fièvre récurrente. Mais nous y pouvons compter également toute une série d'autres maladies dont nous soupçonnons la nature microbienne sans connaître encore leur agent spécifique : la syphilis, la variole, les maladies éruptives comme la rougeole et la scarlatine, la fièvre aphteuse et la maladie du sabot, la rage et enfin le noma.

Dans les chapitres qui vont suivre nous nous occuperons seulement des maladies infectieuses qui intéressent les chirurgiens. Nous les diviserons en infections aiguës et infections chroniques.

## I. Infections spécifiques aiguës.

Nous étudierons au début les maladies causées par deux microbes que nous avons rencontrés déjà en étudiant les infections pyogènes : le bacille typhique et le gonocoque. Nous avions vu alors qu'ils peuvent être cause d'inflammations et de suppurations pyohémiques (ostéomyélites métastatiques ou inflammations articulaires). Ils méritent cependant d'être rangés parmi les infections spécifiques puisque chacun d'eux donne naissance à une infection spéciale, le bacille typhique au niveau de la muqueuse intestinale, le gonocoque au niveau de la muqueuse de l'urèthre.

## 1. La gonococcie ou blennorragie.

Les gonocoques, découverts par Neisser, sont des diplocoques en forme de grains de café accolés deux à deux dans le sens de leur largeur. Ils se rencontrent dans le pus blennorragique et fréquemment dans l'intérieur même des globules de pus (fig. 85). Ils se colorent bien avec le bleu de méthylène et prennent le Gram. Les cultures se font sur sérum au sang.

Le gonocoque de Neisser, à la suite d'un coït infectieux, pénètre dans l'urèthre de l'homme ou dans le tractus génital de la femme ; il y provoque une inflammation purulente spécifique de la muqueuse ; on retrouve les gonocoques dans les sécrétions et ils s'observent également directement au-dessous de la couche épithéliale. D'habitude les microbes ne s'étendent pas au delà de la sous-muqueuse, mais l'inflammation s'étend en lon-

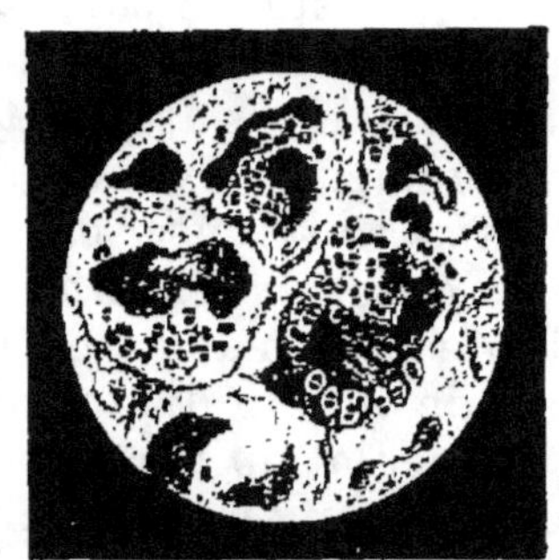

Fig. 85. – Gonocoques dans un frottis de pus blennorragique. Gross. 1000/1.

gueur tout en restant superficielle. Chez l'homme, elle atteint l'urèthre postérieur, puis la vessie, d'où elle peut remonter par l'uretère pour provoquer des pyélites, ou des pyélonéphrites. Chez l'homme également les gonocoques peuvent envahir la prostate, les vésicules séminales, le canal déférent et atteindre le testicule. Chez la femme ils se propagent à la muqueuse de l'utérus et de la trompe et ils sont fréquemment cause de lésions inflammatoires des annexes et du péritoine.

Le gonocoque a la particularité de ne provoquer au niveau des muqueuses que des suppurations superficielles. Dans les complications inflammatoires qui surviennent au cours de la blennorragie, comme les complications testiculaires, par exemple, d'observation si fréquente, l'infection par le gonocoque à l'état pur provoque une inflammation simple sans suppuration (1). Dans les complications suppurées de la blennorragie : abcès périuréthraux, prostatites, salpingites, etc. il y a presque toujours une association du gonocoque avec le staphylocoque ou avec le streptocoque.

ARTHRITES BLENNORRAGIQUES. — Il en est de même dans

_______

(1) [Nous savons actuellement que dans les épididymites blennorragiques il y a presque toujours du pus, — mais il est exceptionnel qu'il arrive à l'extérieur ; il se résorbe lentement à mesure que l'épididymite « refroidit ».]

les inflammations métastatiques qu'on observe dans les articulations, au cours de la blennorragie, et qui sont en fait des *bactériémies métastatiques à gonocoques*. Le plus souvent, c'est l'articulation du genou qui est atteinte ; ce peut être aussi l'articulation du poignet, mais à la rigueur toutes les autres articulations peuvent être touchées. Anatomiquement, il s'agit en règle générale d'inflammations articulaires séreuses ou séro-purulentes, mais il n'est pas rare d'observer une infiltration des parties molles périarticulaires [cet œdème périarticulaire est très important au point de vue du diagnostic] ; les bourses séreuses voisines de l'articulation participent elles aussi fréquemment au processus inflammatoire. Le début est souvent aigu, mais l'évolution est surtout chronique, l'infection peut durer des mois [et elle aboutit trop fréquemment à des raideurs invincibles et même à l'ankylose absolue]. Pour le traitement nous renvoyons à la page 220.

## 2. La Fièvre typhoïde (*typhus abdominalis*).

Le bacille typhique, découvert par Eberth (1880), Gaffky (1884), est un bâtonnet court, épais, animé, lorsqu'on l'observe à l'état vivant, de mouvements propres dus à ses flagella. Les bacilles typhiques se rencontrent dans l'organisme des typhiques et dans leurs matières fécales ; en dehors de l'organisme ils s'observent dans l'eau et dans le sol, mais seulement dans les points qui ont été contaminés par les déjections des typhoïdiques.

Les bacilles pénètrent dans le tube digestif soit avec des aliments contaminés, comme le lait, soit par l'intermédiaire de l'eau ; arrivés dans l'intestin ils s'installent dans les follicules et les plaques de Peyer de la muqueuse intestinale.

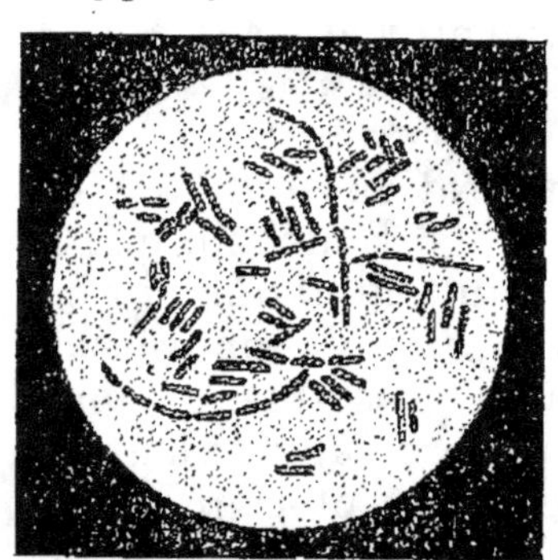

Fig. 86. — Bacilles typhiques en culture pure. Gross. 1000/1.

Après une incubation qui varie de 10 à 20 jours, il se produira à ce niveau un certain nombre de modifications, du gonflement d'abord, des ulcérations par la suite. Les ulcérations évoluent en trois semaines et guérissent ; mais dans certains cas une perforation peut se produire à leur niveau qui s'accompagne d'une *péritonite par perforation* extrêmement grave, presque toujours mortelle.

Les bacilles typhiques ne restent pas localisés à la paroi intestinale, ils remontent dans les canaux lymphatiques, atteignent les ganglions mésentériques et les hypertrophient ; on peut les rencontrer dans le foie. dans la rate (hypertrophie de la rate) et dans le sang. [*On rencontre très rapidement le bacille typhique dans le sang*, à condition de savoir l'y chercher ; la fièvre typhoïde, ou bactérihémie éberthienne, peut être prise comme type des bactérihémies en général.] Comme le bacille typhique possède des propriétés pyogènes on s'explique facilement la possibilité, au cours du développement d'une pareille bactériémie, *d'abcès métastiques*, d'ostéomyélites et d'arthrites ; on les voit surtout apparaître au déclin de l'infection et si elles peuvent quelquefois être l'œuvre du seul bacille typhique, elles relèvent presque toujours d'infections mixtes par le streptocoque ou le staphylocoque.

Le bacille typhique possède également des propriétés toxiques très accentuées. L'aspect général grave des malades, la stupeur, la fièvre élevée, etc. sont dus à cette action toxique des agents spécifiques. [L'état d'hébétude, de stupeur, τυφος, qui a fait donner à la maladie son nom de *fièvre « typhoïde »*, est assez caractéristique des septicémies en général.]

On trouvera dans les traités de pathologie interne ce qui concerne l'évolution et le traitement de la fièvre typhoïde. Nous avons déjà parlé plus haut de la thérapeutique que doit opposer le chirurgien aux complications pyohémiques possibles. En cas de péritonite par perforation, une intervention chirurgicale est nécessaire ; elle consistera en une laparotomie avec excision et suture de la partie de l'intestin perforé.

### 3. Le Charbon (*Anthrax*) (1).

Le charbon est une maladie infectieuse très répandue

(1) [L'expression « *Anthrax* » s'applique en France à une infection massive des follicules pilo-sébacés qui n'a rien à voir avec la bactéridie charbonneuse (voy. p. 179).]

dans les troupeaux où elle s'attaque surtout aux bœufs et aux moutons ; c'est par leur intermédiaire que d'habitude elle se propage à l'homme.

LE BACILLE DU CHARBON a été découvert en Allemagne par Pollender (1849) (1), par Rayer et Davaine en France (1850) ; Robert Koch (1876) l'a cultivé et a reproduit expérimentalement la maladie. Depuis Koch le bacille du charbon est un des microbes les plus étudiés et les mieux connus.

Le bacille du charbon, ou bacillus anthracis, est un bâtonnet immobile, trapu, de 5 à 10 $\mu$ de longueur, et large de 1 $\mu$ ; les bacilles se disposent souvent les uns au bout des autres en longues chaînettes, en particulier dans les cultures. La croissance se fait très rapidement et en présence de l'air. Toutes les couleurs d'aniline le colorent, il prend le Gram ; il liquéfie la gélatine. En dehors de l'organisme vivant, le bacille du charbon, lorsqu'il est placé dans un milieu épuisé, peu riche en oxygène, donne des *spores* caractéristiques *particulièrement résistantes*. Placées dans des conditions de développement convenable, dans un organisme animal par exemple, ces spores donneront à leur tour des bacilles.

On rencontre les bactéridies charbonneuses dans l'organisme des animaux et de l'homme atteints du charbon, dans le sang, dans la sérosité de l'œdème, et dans tous les organes, dans la rate en particulier. En dehors de l'organisme on ne rencontre que des spores charbonneuses, et cela sur les objets et dans les lieux qui ont été contaminés par des animaux charbonneux : le sang, les cornes, la peau et les poils, et dans les objets qu'ils servent à confectionner.

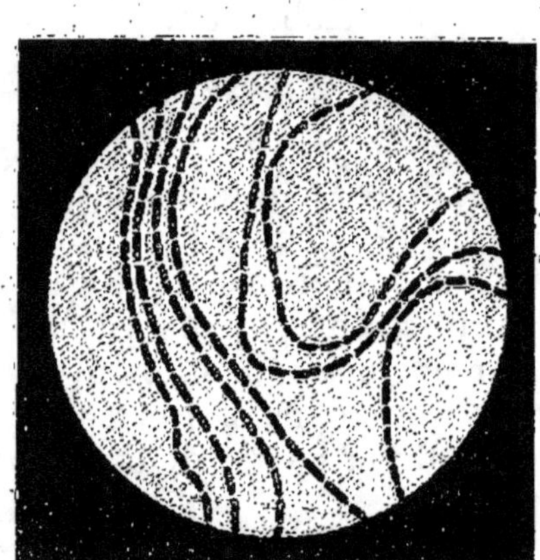

Fig. 87. — Bacille du charbon. Culture sur agar. Gross. 1000/1.

Donc l'infection charbonneuse de l'homme s'explique

(1) [Les travaux de Pollender datent de 1855.]

par le contact avec des animaux ou des produits charbonneux. Aussi les tanneurs, les bourreliers, les fabricants de brosses, de pinceaux, les cardeurs de coton, les papetiers, et aussi mais plus rarement les bergers, les fermiers, les vétérinaires sont-ils prédisposés à l'infection. Le charbon peut être également transmis par la piqûre d'insectes qui se sont posés sur des charognes charbonneuses.

*Les portes d'entrée* peuvent être la peau, le poumon, et l'intestin, d'où trois formes de charbon.

1. **Le charbon cutané** est caractérisé par l'apparition d'un petit nodule qui bientôt rougit à son centre et sur lequel s'élève une vésicule bleuâtre. Cette vésicule se rompt bientôt et elle est remplacée par une petite croûte. Tout autour apparaît un gonflement des téguments. Dans les jours qui suivent, on voit se constituer un noyau du volume d'un pois à celui d'une noix, dur, aplati, avec un centre momifié d'un bleu noirâtre, et avec une zone périphérique infiltrée et rouge [sur laquelle se dessine, tout autour de *l'escharre centrale*, une *couronne de vésicules* transparentes très caractéristiques] : tel est l'anthrax charbonneux ou pustule maligne.

Au niveau de la peau mince du visage [aux paupières surtout, l'œdème peut être tellement prédominant qu'il constitue une forme spéciale dite « *œdème malin* »] ; le gonflement, la rougeur peuvent s'étendre au loin. Les ganglions lymphatiques voisins s'hypertrophient.

En général l'homme n'est pas, comme l'animal, sans défense devant l'infection charbonneuse, surtout sous sa forme de pustule maligne [qu'on n'observe pas chez les animaux]. Dans le plus grand nombre des cas, la fièvre tombe, le gonflement et la rougeur de la peau diminuent, et l'affection guérit par une cicatrisation lente de la croûte nécrosée.

Dans les infections plus graves, les bacilles ne restent pas cantonnés au niveau de leur porte d'entrée, ils pénètrent soit par les vaisseaux lymphatiques, soit directement dans le sang et dans les organes internes ; il se produit en définitive une bactériotoxinémie des plus graves qui aboutit à la mort avec cyanose de la peau, faiblesse croissante, délire, diarrhée septique. [C'est l'éventualité toujours redoutable de cette « *septicémie charbonneuse* », que rien ne permet de prévoir, qui assombrit le pronostic, sans elle relativement bénin, de la pustule maligne.]

**2. Le charbon pulmonaire** est consécutif à l'inhalation de poussières contenant des spores charbonneuses. Il constitue une maladie professionelle, la maladie des chiffonniers ou des trieurs de laine. La maladie présente une évolution aiguë, avec brusque malaise, fièvre, vomissements ; elle provoque la mort en trois à six jours dans 60 à 70 % des cas par infection générale.

D'habitude les poumons présentent des lésions plus ou moins étendues de pneumonie ; ils peuvent être cependant peu atteints, les microbes ayant rapidement franchi la paroi des alvéoles pour se répandre de là dans les canaux lymphatiques et dans le système sanguin.

**3. Le charbon intestinal** est de toutes les formes de charbon la plus rare. L'infection de l'intestin se fait par les aliments. Les symptômes sont ceux d'une infection gastro-intestinale aiguë.

Nous voyons donc que seul le charbon cutané a chez l'homme une certaine tendance à la localisation ; les autres formes aboutissent rapidement à la diffusion des bacilles et à leur pénétration dans le courant sanguin. Le charbon généralisé constitue une infection sanguine, une bactériémie ; cependant ses symptômes sont aussi graves que ceux des toxinémies, bien que jusqu'à présent nous n'ayons pas de notions précises sur les toxines charbonneuses.

Pour diagnostiquer le charbon, il faut bien savoir que le staphylocoque, entre autres. est capable de provoquer les mêmes altérations cutanées que le charbon, avec escarre centrale et sans bourbillon [mais elles ne s'accompagnent pas des vésicules si caractéristiques ; elles sont d'ailleurs plus exceptionnelles encore que la pustule charbonneuse]. L'altération de l'état général, qui manque rarement dans le charbon véritable, est assez caractéristique. Mais la solution définitive de la question n'est en somme donnée que par la constatation du bacille du charbon dans la pustule, dans les crachats, dans les vomissements, dans les fèces ou dans le sang.

**Traitement du charbon.** — Pasteur est parvenu à immuniser les animaux, bœufs, moutons, très exposés, dans certaines contrées, aux dangers de l'infection charbonneuse, en leur injectant, en deux séances successives, des bacilles charbonneux de virulence atténuée (chauffage des cultures à 42 degrés) ; les animaux ainsi vaccinés deviennent insensibles à des infections charbonneuses extrèmement virulentes. Grâce à cette méthode prophylactique, la mortalité des animaux s'est singulièrement affaiblie spécialement en France, en Russie, en Hongrie (1).

Le charbon des animaux une fois déclaré, nous ne pouvons à l'heure actuelle lui opposer aucun remède certain, pas plus qu'au charbon généralisé de l'homme. Par bonheur ce dernier est relativement rare et le charbon cutané présente un pronostic plutôt favorable.

Peut-on, dans la pustule maligne, se contenter d'une thérapeutique purement expectative, comme des bains de sublimé ? Non, car nous ne savons jamais d'une façon certaine si l'infection charbonneuse restera locale ou si elle se généralisera. Il est donc prudent d'agir d'une manière plus efficace en fendant au thermocautère l'infiltration suspecte et *en détruisant l'escarre charbonneuse*. Les incisions sanglantes doivent être rejetées ; elles risquent de favoriser, en effet, l'infection sanguine. On appliquera par la suite des pansements avec des compresses antiseptiques humides, en particulier des compresses au sublimé à 1/2 à 10/00 (2).

La véritable *prophylaxie* du charbon consiste dans la destruction et en particulier dans l'incinération des cadavres charbonneux, puis dans la désinfection des objets susceptibles d'être infectés comme les peaux, les cuirs, les chiffons, les poils, les laines.


## 4. La peste.

La peste orientale présente avec le charbon de nombreuses ressemblances. Elle est endémique en certaines contrées, particulièrement dans la région de l'Hymalaya et du Thibet, et c'est de là qu'elle se répand en épidémies terribles qui provoquent une mortalité colossale. De même

(1) [Faisons remarquer ici, puisque Marwedel n'a pas cru devoir le faire, que la vaccination contre le charbon a été, avec le vaccin du choléra des poules, la première application de la féconde « *méthode des vaccinations* », telle qu'elle a été conçue et exécutée par Pasteur.

(2) [Avec la destruction de l'escarre au thermocautère, on pratique en général des injections interstitielles de *teinture d'iode* tout autour de l'escarre ; elles donnent même souvent à elles seules des résultats satisfaisants.]

que le charbon est une maladie particulière aux troupeaux, de même la peste est une infection spéciale aux rats. Dans toute une série d'épidémies de peste on a pu constater qu'auparavant les rats mouraient en quantité considérable.

L'agent de la peste est un bacille découvert par Kitasato et Yersin [1894] ; il est très petit, forme un bâtonnet trapu de 1,5 à 1,75 μ de long et de 0,5 à 0,7 μ de large. Les bâtonnets sont souvent accolés deux à deux. Traités par les couleurs d'aniline, ils présentent un aspect foncé à leur périphérie, tandis que leur centre est beaucoup moins coloré (fig. 88). Ils sont immobiles, aérobies ; on ne leur connaît pas de spores.

L'infection de l'homme semble souvent favorisée par des insectes qui se sont trouvés immédiatement en contact avec des pestiférés, avec des sécrétions ou du pus d'ulcères pesteux, avec des crachats de malades atteints de peste pulmonaire, etc. La pénétration du bacille de la peste se fait soit par la peau, au niveau de petites éraillures, de plaies minimes ; elle peut se faire aussi par inhalation. Il est possible enfin que dans des cas exceptionnels l'infection se produise par le tube digestif. On distingue donc :

1° LA PESTE BUBONIQUE. Les bacilles pénètrent par une lésion cutanée qui reste méconnue ; ils envahissent le système lymphatique et atteignent *les ganglions* qui s'enflamment violemment. L'ensemble des ganglions et du tissu périganglionnaire enflammé constitue des tumeurs du volume d'une pomme à celui du poing ; la peau présente à leur surface une consistance mollasse. Ainsi se produisent dans l'aîne, dans la fosse iliaque, dans l'aisselle, au niveau du cou et de la nuque, ou encore dans la zone du ganglion épitrochléen ou de toute autre région ganglionnaire, les « *bubons* » caractéristiques qui donnent leur nom à la maladie.

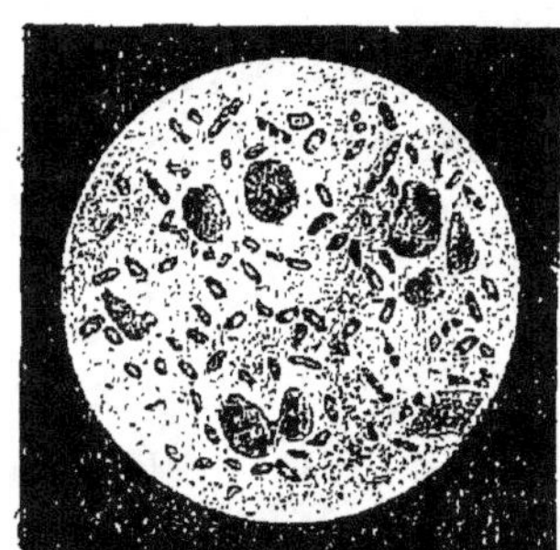

Fig. 88. — Bacille de la peste. Frottis du suc d'un bubon. Gross. 1000/1.

Dans d'autres cas le bacille provoque directement des lésions de la peau au niveau même du point d'inoculation. Ces lésions se caractérisent par l'apparition d'une petite

pustule reposant sur une tache du volume d'une lentille ;
brunâtre, irritante, elle est entourée par une zone d'un
rouge intense. Bientôt sur la tache apparaît une vésicule
qui, à la manière du charbon, se transforme rapidement
en une ulcération noirâtre cratériforme avec un centre
nécrosé. A la suite de cette *pustule pesteuse* on peut
voir apparaître secondairement des altérations ganglionnaires semblables à celles que nous avons décrites plus
haut.

La maladie évolue rapidement, avec fièvre, céphalée,
faiblesse, état général grave ; dans 50 à 90 0/0 des cas elle
se termine par *la mort* en 3 à 5 jours. Les symptômes généraux qui précèdent la mort consistent en une stupeur
rappelant celle de l'ivresse, des vomissements incessants
et une diarrhée à contenu sanglant qui, dans les épidémies
les plus graves, s'accompagne de suffusions sanguines
dans l'intérieur de la peau et sous elle (peste noire).

2. LA PESTE PULMONAIRE a une évolution plus foudroyante
encore : grands frissons, fièvre croissante, râles disséminés dans le poumon avec symptômes d'une pneumonie
lobaire ou lobulaire ; en trois jours la mort survient au
milieu de phénomènes de dépression ou d'exaltation extrême.

Dans la peste bubonique la mort peut survenir à la
suite de la lésion locale sans qu'on trouve dans l'organisme une véritable dissémination des bacilles. Cependant
d'habitude *les bacilles de la peste pénètrent dans le sang*,
envahissent les organes internes, comme c'est la règle
dans la peste pulmonaire. On voit alors la rate s'hyper-
trophier et devenir sensible, et il suffit de prélever une
goutte de sang du malade pour y constater l'existence du
bacille pesteux. C'est donc une bactério-toxinémie qui
vient terminer l'évolution de la peste, c'est une véritable
*septicémie pesteuse*.

Les bubons peuvent se ramollir. Leur centre devient
fluctuant, s'ouvre, et il s'en écoule un liquide gommeux
ou chocolat. On peut observer aussi une suppuration
ganglionnaire, et en pareil cas les bacilles de la peste ne
doivent pas être mis seuls en cause, ils doivent être associés à des staphylocoques ou à des streptocoques.

TRAITEMENT. Nous ne possédons pas encore à l'heure
actuelle un moyen certain de guérison de la peste de
l'homme. On veillera à l'ouverture chirurgicale des pus-

MARWEDEL. Chirurgie générale                    16

tules et des bubons. Les soins médicaux se borneront à soutenir les forces des malades ; un isolement strict est nécessaire.

*Immunisation.* On a cherché à immuniser les individus sains contre l'envahissement ultérieur de la peste ; Yersin a préconisé l'immunité passive [sérum anti-pesteux], Haffkine provoque l'immunisation active en injectant directement dans le tissu sous-cutané deux à trois centimètres cubes d'une culture morte de bacilles pesteux. Cette deuxième méthode est la plus active et elle a donné déjà de nombreux succès.

## 5. Le Tétanos

Le tétanos est causé par un bacille spécifique découvert par Nicolaïer [1884] ; Kitasato le premier en obtint des cultures pures [1889].

Le bacille tétanique est long de 1,2 à 3,5 $\mu$ ; il est exclusivement anaérobie ; dans les cultures ses éléments se disposent souvent en chaînettes. Il possède fréquemment des spores qui placées à l'extrémité du bacille lui donnent l'aspect d'une baguette de tambour ou d'une note de musique (voy. fig. 89).

Les spores résistent à des températures élevées, et c'est cette propriété qu'a utilisée Kitasato pour obtenir des cultures pures : on avait jusque-là cherché en vain à en obtenir ; constamment le bacille tétanique était mélangé à d'autres microbes. Kitasato opère ainsi : il dépose dans un tube d'agar du pus tétanique ou de la terre, puis, deux jours après, place pendant une heure les cultures dans un bain à 80 degrés ; les spores tétaniques, suffisamment résistantes pour supporter cette haute température,

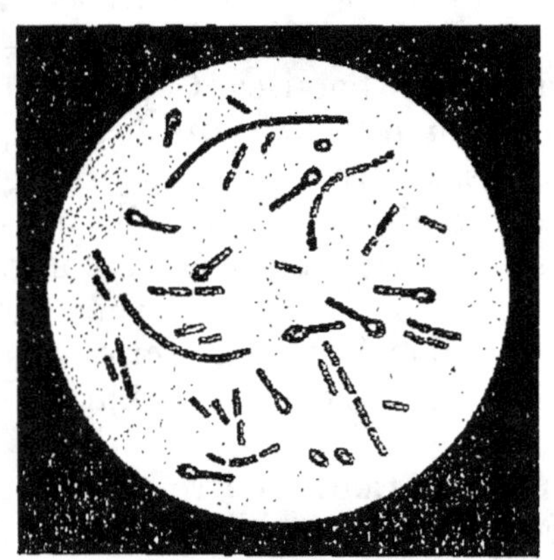

Fig. 89. — Bacilles du tétanos avec spores. Gross. 1000/1.

restent alors seules capables de se développer par la suite.

HABITAT. — Comme le bacille de l'œdème malin (vibrion septique), le bacille du tétanos est très répandu à la surface de la terre, en particulier dans la terre des jardins ; on le rencontre aussi dans la poussière et dans les excréments de certains animaux : crottin de cheval, bouse de vache. On observe fréquemment le tétanos chez les chevaux, rarement au contraire chez les moutons et les bœufs.

L'infection se produit chez l'homme à l'occasion de plaies des téguments *souillées par de la terre*, du crottin, des éclats de bois malpropres, etc. Aussi est-ce de préférence chez les travailleurs de la terre et chez les individus vivant au contact des chevaux que le tétanos s'observe.

L'infection tétanique est un exemple typique d'une maladie « par intoxication » ; *le tétanos est une toxinémie pure*. On ne rencontre le bacille qu'au niveau même de la plaie et dans son voisinage immédiat ; il n'envahit pas le milieu sanguin et le reste de l'organisme (on a cependant récemment signalé quelques exceptions à cette règle). Il produit dans les tissus une intoxication violente, comparable à l'intoxication par la strychnine ; *elle agit sur le système nerveux central* et provoque des contractures spéciales et des convulsions musculaires.

**Description clinique.** — Les premiers indices de l'empoisonnement se font sentir sur les muscles voisins de la plaie d'inoculation. Ces muscles deviennent rigides, surtout les muscles du visage, de la mâchoire. Les malades *ne peuvent pas ouvrir la bouche,* leurs masséters sont saillants, contracturés ; des contractures s'observent également dans les autres muscles du visage et elles donnent à la physionomie un aspect de *rire sardonique* tout à fait caractéristique. Les malades souffrent au niveau de leurs masséters contracturés.

Bientôt des contractions toniques apparaissent dans les *muscles de la nuque* et du reste de l'organisme. Pendant ces contractions toniques, le corps des malades est tout entier raidi. Grâce à la prédominance des contractures au niveau des muscles extenseurs, le corps se creuse par derrière, dessinant un arc de cercle dit opisthotonos ; plus rarement la courbure s'effectue en avant. La contracture des muscles de l'abdomen, de la poitrine et du cou rend la respiration difficile, le visage est cyanosé, et des contractures de la glotte ou du diaphragme provoquent finalement la mort si elle n'est pas survenue déjà du fait d'une paralysie cardiaque.

Il est remarquable de constater l'extrême sensibilité des malades aux influences extérieures ; la moindre excitation suffit à déchaîner une crise ; le simple ébranlement de leur lit, le son de la voix, le moindre bruit suffisent à réveiller chez le tétanique une crise horriblement douloureuse.

[Il n'y a pas seulement, en effet, dans le tétanos des contractures musculaires plus ou moins permanentes ; il se produit également des *convulsions* de ces mêmes muscles ; fréquentes dans les formes aiguës, survenant à la suite de la plus minime excitation, elles sont beaucoup plus espacées dans les formes chroniques.]

A L'AUTOPSIE on ne trouve aucune lésion essentielle ; mais on a pu constater dans le sang et dans les divers organes, et surtout dans la moelle et le cerveau, l'existence du poison tétanique. L'inoculation aux animaux du sérum sanguin ou de parcelles de la moelle leur donne un tétanos carastéristique. La toxine tétanique se rencontre également dans l'urine. Brieger [1886] et ses élèves sont parvenus à isoler la toxine tétanique ; elle n'est pas, comme on le croyait jadis, une toxalbumine, mais un corps non albuminoïde qui agit en proportions infinitésimales et possède un pouvoir toxique extraordinaire.

Les bacilles introduits dans la plaie, ou pour mieux dire leurs toxines, y restent un certain temps avant que soient appréciables leurs effets. La durée de l'inoculation varie de 1 à 22 jours. *Plus le tétanos se développe rapidement, plus les toxines tétaniques sont virulentes et plus le pronostic est grave.* L'expérience a montré que si le tétanos éclate dans les 10 jours qui suivent l'infection, sa mortalité est de 96 0/0, tandis qu'après les 10 premiers jours, entre le dixième et le vingtième, la mortalité est beaucoup moins considérable. Les statistiques sur la léthalité de cette deuxième période varient de 45 à 80 0/0.

Dans les *formes aiguës* la mort peut survenir en 4 à 5 jours ; dans certains cas foudroyants, elle peut survenir dans les 24 heures. Il n'est pas rare d'observer avant la mort une température extrêmement élevée de 41 et même 42 degrés. L'ascension thermique est due en grande partie aux substances développées par les contractions musculaires ; elle monte dans les heures qui suivent la mort jusqu'à 44 degrés et même davantage. Les malades inondés de sueurs, abandonnés progressivement par toutes leurs forces, conservent leur connaissance jusqu'à la fin.

A côté de ces cas mortels, il en est d'autres qui ont des *allures subaiguës ou chroniques.* Dans ces dernières formes le tétanos peut rester localisé à un groupe de muscles, à ceux de l'extrémité blessée par exemple, ou aux muscles de la tête.

Ainsi est constitué le *tétanos céphalique*, c'est un tétanos localisé avec trismus qui se développe à la suite de plaies situées dans le territoire de la cinquième paire crânienne. Il n'est pas rare de voir dans le tétanos céphalique les contractures coïncider avec des *paralysies*, et on voit ainsi par exemple des contractures des muscles placés sous la dépendance du trijumeau (trismus), tandis que les paralysies se localisent sur les muscles innervés par le facial (1).

[Il est une autre forme très importante du tétanos, c'est le *tétanos splanchnique*. Consécutif à une inoculation dans la sphère du grand sympathique, au niveau de l'utérus en particulier (tétanos puerpéral), il se caractérise surtout par des troubles viscéraux, et entraîne rapidement la mort par accidents respiratoires et cardiaques ; il serait toujours mortel.]

La période d'incubation du tétanos peut être longue ; il peut se développer alors que la plaie qui a servi de porte d'entrée est complètement cicatrisée.

Il se peut que la plaie d'inoculation s'enflamme ou suppure ; il s'agit évidemment alors d'infection mixte, car le bacille tétanique ne provoque aucune inflammation locale. Par contre ces associations exaltent, comme c'est d'ailleurs la règle, la virulence du tétanos. [Elles seraient presque indispensables au développement de l'infection tétanique (Vaillard et Rouget) ; sans elles le bacille tétanique serait rapidement phagocyté et resterait inoffensif.]

L'étude bactériologique du tétanos présente une foule de détails intéressants sur lesquels nous ne pouvons malheureusement pas insister ici. C'est ainsi par exemple que le bacille, avec ses toxines, peut persister très longtemps, plus d'une année, à la surface d'éclats de bois, de corps étrangers, même dans des cicatrices. Nous en retiendrons seulement ce fait que le tétanos peut se développer à la suite d'un traumatisme, au niveau de plaies depuis longtemps cicatrisées. [Cette longue vitalité du bacille tétanique dont la virulence peut être réveillée sous des influences multiples explique les tétanos dits « spontanés ».]

_______

(1) L'existence de la paralysie faciale, ou tout au moins d'une paralysie voisine (muscles du globe oculaire), nous semble à l'heure actuelle nécessaire pour affirmer le diagnostic de tétanos céphalique.

## Le traitement du tétanos.

1. Traitement local. Le devoir du chirurgien consiste avant tout en une désinfection et un nettoyage de toutes les plaies souillées de terre ou de saletés ; il pourra par ce traitement prophylactique débarrasser la plaie des bacilles tétaniques qui pouvaient la souiller [il évitera au moins les infections associées favorisantes], et il pourra prévenir ainsi l'éclosion de la maladie. C'est à une pareille indication que répond l'excision soignée des bords de la plaie telle que la préconise Friedrich ; il emploie cette pratique dans toutes les plaies récentes souillées de terre, après nettoyage. Les plaies suspectes d'infection tétanique seront laissées complètement ouvertes ; elles seront draînées et recouvertes d'un pansement humide antiseptique.

*Lorsque le tétanos est déjà déclaré* on peut dire que tout traitement local est désormais trop tardif. A vrai dire, nous débridons et nous désinfectons les plaies infectées, nous les cautérisons au fer rouge, nous les excisons, elles ou leurs cicatrices, nous allons même jusqu'à amputer certains segments de membre, tel qu'un doigt par exemple, mais c'est en général sans succès. [Ces différents moyens n'en méritent pas moins d'être employés ; s'ils n'arrêtent pas l'intoxication tétanique, ils la limitent en détruisant le laboratoire où sont élaborées les toxines. Malheureusement, dans la majorité des cas, la quantité des toxines mises en liberté dans l'organisme est déjà suffisante pour entraîner la mort.]

Lorsque le poison tétanique a pénétré dans l'organisme, il est insuffisant d'agir localement contre les bacilles contenus dans la plaie. Si cependant nous cherchons, comme il faut le faire en réalité, à extraire les corps étrangers, à détruire les tissus contusionnés ou nécrosés, c'est surtout pour éviter d'autres infections possibles, car nous savons que les infections mixtes sont de toutes les plus dangereuses.

2. Traitement symptomatique. Pour atténuer les crampes si douloureuses on emploie surtout les narcotiques, en particulier l'hydrate de *chloral* (2 à 3 grammes par jour), puis la morphine et l'opium ; ce dernier peut être employé sous forme de teinture d'opium, on l'administre alors par la bouche ou par la voie rectale, ou encore par la voie

sous-cutanée sous forme d'extrait d'opium. L'opium possède une action très favorable, en particulier chez les enfants et les individus jeunes. Tous ces narcotiques doivent être administrés *à hautes doses* et ces doses sont supportées de remarquable façon. Le bromure de potassium est également recommandé pour ses propriétés sédatives ; on en donne 10 à 15 grammes. On peut aussi suspendre pendant un certain temps les contractures au moyen d'inhalations chloroformiques, mais au réveil les crises reparaissent de nouveau. D'autres emploient le nitrite d'amyle en inhalations (2 à 5 gouttes par jour).

A côté de la thérapeutique médicamenteuse, efforçons-nous de régler la diurèse, d'exciter la sécrétion sudorale pour favoriser l'élimination des toxines. Les bains chauds sont utiles dans le tétanos chronique ; ils ne sont pas toujours bien supportés dans les formes aiguës.

3. TRAITEMENT ANTISEPTIQUE. On a cherché enfin à agir directement contre les bacilles et leurs toxines en introduisant par la voie stomacale ou sous-cutanée des contre-poisons de différents ordres ; parmi ceux-ci nous signalerons spécialement les *injections sous-cutanées d'acide phénique* d'après la *méthode de Baccelli* ; on injecte 8 à 10 fois dans les 24 heures une seringue de Pravaz d'une solution à 2 ou 3 0/0. La valeur curative de la méthode préconisée par le professeur italien est encore discutée. [C'est cette méthode qui, d'après les dernières statistiques, a donné de beaucoup les meilleurs résultats.]

4. TRAITEMENT ANTI-TOXIQUE. Depuis les travaux de Behring on emploie, pour immuniser les individus ou les animaux tétaniques, des injections de sérum constituées par le sérum d'animaux immunisés. On a, dans les différents pays, préparé toute une série de sérums anti-tétaniques dont les plus connus sont ceux de Behring en Allemagne, celui de Tizzoni en Italie, [celui de Roux et Vaillard en France].

[Le sérum de l'Institut Pasteur s'emploie à la dose de 10 centimètres cubes. Dans les cas de tétanos déclaré, on peut injecter jusqu'à 30 cc. par jour, et davantage.]

Le sérum de Behring provient de chevaux artificiellement immunisés ; il est débité sous forme liquide ou solide en doses de 100 unités antitoxiques. Cette dose sera injectée en une seule fois et le plus tôt possible ; quand il paraîtra nécessaire on pourra la répéter le deuxième et le troisième jour. On pourra par exception employer seulement un cinquième de dose, c'est-à-dire 20 unités antitoxiques mais seulement comme traitement prophylactique, lorsqu'on redoutera pour plus tard l'apparition du tétanos.

Behring pose en principe que l'injection antitétanique ne peut être efficace que si elle est faite dans les 30 heures qui suivent l'apparition des symptômes tétaniques.

5. TRAITEMENT PROPHYLACTIQUE. Les avis sont encore partagés sur la valeur curative du sérum antitétanique, tandis que tout le monde admet, et en particulier les vétérinaires, sa valeur prophylactique.

[A tout individu présentant une plaie contuse souillée de terre, il faut faire une injection préventive de 10 centimètres cubes de sérum antitétanique. Il est prudent de faire une deuxième injection au bout de 8 jours, surtout si la plaie suppure.]

On s'explique les difficultés d'un traitement antitoxique du tétanos lorsqu'on connaît la façon dont le poison tétanique se précipite sur les cellules du système nerveux central pour lesquelles il présente une véritable affinité. Aussi a-t-on cherché à faire pénétrer l'antitoxine à travers une légère perforation crânienne, soit directement dans les centres nerveux, soit dans le liquide céphalo-rachidien ; ce mode rationnel de traitement ne semble pas avoir amélioré les résultats, [au contraire].

Il est probable qu'en suivant la voie ouverte par Berhing on parviendra plus tard au but déjà entrevu. [?]


## 6. La diphtérie.


Sous le nom de diphtérie on désigne une maladie infectieuse localisée sur les muqueuses du pharynx, du larynx et des fosses nasales et causée par une bactérie spécifique, le bacille diphtérique décrit par Klebs (1883) et Löffler (1884).

Les bacilles diphtériques sont tantôt grêles, tantôt épais, souvent légèrement recourbés et renflés à leur extrémité en forme de massue ; ces bacilles se disposent dans les cultures en files véritables ou en filaments ramifiés qui ne méritent plus alors strictement leur nom de bacilles. Ils changent fréquemment de forme et de volume, sont immobiles et aérobies, ils se colorent par toutes les couleurs d'aniline et prennent le Gram ; on obtient les meilleures colorations par le bleu de Löffler.

On rencontre les bacilles diphtériques quelquefois dans la bouche et les fosses nasales d'individus sains. Ils possèdent la propriété, lorsqu'ils sont pathogènes, de provoquer au niveau de la muqueuse amygdalienne (angine diphtérique), des fosses nasales, du pharynx, du larynx, de la trachée, une inflammation locale qui se caractérise par la formation d'un exsudat fibrineux qui reste localisé aux portions superficielles de la muqueuse. On distingue[?] un processus superficiel ou croupal et un processus profond s'accompagnant de nécrose ou diphtérique. Les parties malades se laissent séparer des parties sous-jacentes sous forme de petits lambeaux ou sous forme de larges membranes. Lorsque ce processus envahit le larynx [croup], on voit apparaître des troubles de la respiration, de la dyspnée, de la cyanose, des crises de suffocation dangereuses et même mortelles ; l'extension du processus aux bronches et aux poumons provoque des bronchites croupales et des infiltrations pneumoniques (1).

A côté de ces symptômes locaux, on observe dans la diphtérie les signes d'une intoxication générale, une grande faiblesse, une fièvre souvent élevée ; enfin on peut observer dans un certain nombre de cas des *paralysies* de certains nerfs. Ces paralysies apparaissent de préférence dans la convalescence de la maladie ; elles

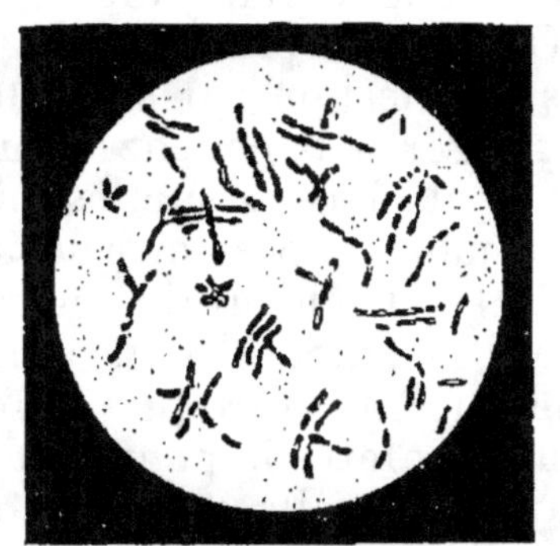

Fig. 90.—Bacilles diphtériques en culture pure. Gross. 1000/1.

se localisent le plus souvent sur les muscles du voile du palais et du pharynx ; plus rarement ce sont les nerfs des extrémités inférieures ; on peut voir aussi des paralysies des organes des sens, du goût, de l'odorat, etc., des trou-

_______________

(1) [Le processus diphtérique est en général peu douloureux, ou même indolore ; il s'accompagne d'adénopathies cervicales souvent volumineuses.]

bles de l'accommodation ; enfin il n'est pas rare de voir survenir une paralysie cardiaque aiguë qui provoque la mort subite.

Comme dans le tétanos, *les bacilles diphtériques restent localisés au point d'inoculation*, on a pu cependant les trouver par exception dans le sang ou des organes profonds.

La diphtérie est une maladie infectieuse grave ; elle s'étend d'ordinaire sous forme épidémique ; elle atteint surtout les enfants dans leurs premières années. Jusqu'à ces derniers temps elle provoquait une mortalité considérable ; nous la redoutons moins depuis que nous possédons le sérum de Béhring.

TRAITEMENT. — On injecte le *sérum antidiphtérique* par la voie sous-cutanée à la dose de 1000 à 2000 unités antitoxiques ; dans les infections particulièrement graves on peut doubler cette dose. [Le sérum de Roux, fourni par l'Institut Pasteur, s'injecte à la dose de 20 centimètres cubes.] L'injection doit être faite dès que le diagnostic est posé ; plus elle est précoce, plus elle est efficace. On observe alors la chute de la fièvre, la disparition de l'inflammation locale, de la cyanose, etc.

On ne doit pas négliger le *traitement local* du processus diphtérique ; il consiste en lavages, en nettoyages de la gorge, de la bouche et du nez, en gargarismes, en attouchements locaux sur les amygdales. Pour les indications et le manuel opératoire de la *trachéotomie*, nous renvoyons à l'Atlas de chirurgie spéciale.

A l'infection diphtérique s'adjoint très fréquemment une infection à streptocoques ; l'infection mixte ainsi constituée renforce le pouvoir toxique du bacille diphtérique ; d'autre part elle provoque des complications, telles que des inflammations et des suppurations des ganglions lymphatiques voisins, ou encore des métastases inflammatoires ou purulentes.

Pour la diphtérie des plaies, voy. page 183.

Les trois maladies suivantes sont très certainement d'origine bactérienne, mais leur agent pathogène nous échappe encore à l'heure actuelle.


## 7. Le noma.

Le noma appartient au groupe des phlegmons gangréneux graves dont la nature étiologique n'est pas encore

élucidée ; il constitue une maladie assez rare à l'heure
actuelle.

L'origine bactériologique du noma est relativement difficile à éclaircir, car il s'agit là d'un processus qui appartient presque exclusivement à la cavité buccale, et nous
savons qu'à ce niveau les inflammations putrides s'accom-

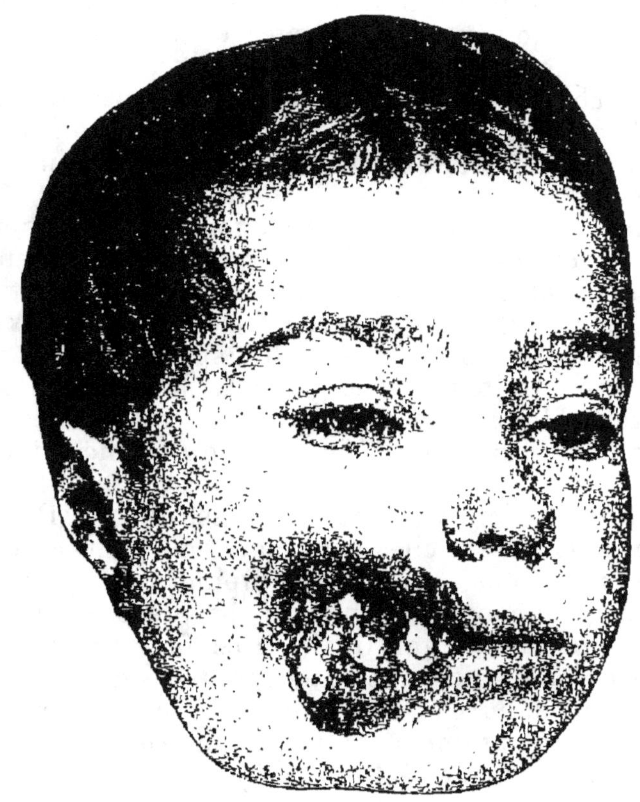

Fig. 91. — Perte de substance de la joue à la suite d'un noma.

pagnent d'une flore considérable formée par les germes
les plus variés. Perthes entre autres a décrit dans les tissus
nécrosés un champignon rappelant l'actinomyces. Pétrus-
chki a trouvé dans deux cas des bacilles diphtériques et
pseudo-diphtériques ; il les considère comme l'agent causal du noma, d'autant plus que les deux fois il aurait
obtenu la guérison au moyen du sérum anti-diphtérique.
Vraisemblablement il s'agit dans tous ces cas d'infections
mixtes.

Le noma se développe en règle générale *au niveau de la muqueuse de la joue* ; il forme une infiltration d'abord minime, dure, s'accompagnant d'un œdème de la moitié correspondante du visage. Puis l'infiltration se transforme en une plaie gangréneuse infecte ; la nécrose s'étend en profondeur, atteint la face cutanée de la joue. On voit d'abord un petit point noir qui rapidement s'accroît ; bientôt toute la joue est transformée en une infiltration noirâtre, qui gagne rapidement. Le noma envahit les gencives, la mâchoire, les lèvres. La fièvre est élevée, il existe une diarrhée fétide, une pneumonie de déglutition se développe, et les malades meurent en deux semaines au maximum.

Le noma a ses sujets de prédilection, les enfants mal nourris, misérables, et les individus jeunes qu'ont affaiblis d'autres maladies infectieuses (rougeole, scarlatine, diphtérie, fièvre typhoïde, tuberculose). Dans certains cas assez rares le processus s'arrête, soit spontanément, soit à la suite d'un traitement énergique, et la guérison survient ; il reste alors des pertes de substance affreuses sur la joue et sur les lèvres (fig. 91) qui défigurent le malade.

Traitement. — Après les heureux résultats de Pétruschky que nous avons cités plus haut, on peut toujours essayer des injections de sérum antidiphtérique. Le traitement chirurgical consistera en incisions précoces et profondes de toute la zone infiltrée ; on les fera au thermocautère jusqu'en partie saine (incision transversale de la joue de Trendelenburg) ; on nettoiera la plaie au moyen de lavages et de pansements antiseptiques (permanganate de potasse, eau oxygénée à 1 ou 2 0/0).

## 8. La Rage.

La rage présente de grandes analogies avec le tétanos ; elle se développe chez les chiens et sur diverses autres espèces, loup, renard, chacal, hyène. Grâce aux mesures de police prises en Allemagne (muselières, interdiction de laisser les chiens errer seuls, abatage immédiat des animaux enragés, etc.), la rage y est à peu près inconnue, mais on la rencontre encore dans d'autres pays, particulièrement en Russie et en France.

*La rage des chiens.* — Les animaux présentent au début une faim exagérée, une grande irritabilité et une certaine agitation ; ils ne peuvent plus supporter aucune entrave et ils cherchent à dévorer les choses les plus indigestes, terre, poils, ordures, paille, etc. Au bout de un à trois jours commence la période maniaque. Le chien devient hargneux, il s'échappe, la queue dressée, et poussant de rauques hurlements; il cherche à mordre. En 3 à 4 jours l'animal maigrit effroyablement, puis la dyspnée survient, des paralysies apparaissent surtout au niveau de la mâchoire inférieure, — la gueule reste ouverte — et du train de derrière ; finalement la mort arrive au milieu de convulsions. Dans un cinquième des cas, la période maniaque peut manquer, c'est la rage tranquille ; la terminaison fatale n'en survient que plus rapidement.

A l'autopsie des animaux enragés on ne trouve rien de bien caractéristique, si ce n'est une myélite reconnaissable au microscope.

On n'a pas encore découvert l'agent causal de la maladie, bien qu'on ait pu extraire de certains organes des animaux malades un poison dont l'inoculation à l'homme ou aux animaux reproduit la maladie. *Le poison est localisé dans le système nerveux central*, le cerveau et la moelle, et particulièrement au niveau du *bulbe* que l'on peut considérer comme le siège essentiel de la maladie ; on peut le rencontrer encore dans les glandes salivaires, dans la salive — d'où la contagion par morsure — dans les glandes lacrymales, le pancréas et la glande mammaire des animaux enragés.

La propagation du poison de la rage dans l'organisme se fait principalement par la voie des cordons nerveux et beaucoup moins par les vaisseaux sanguins et lymphatiques. On pourrait peut-être expliquer ce fait que tous les individus mordus par des animaux enragés ne contractent pas la rage en admettant que toutes les morsures n'atteignent pas un tissu riche en nerfs ou ne pénètrent pas dans la gaîne d'un gros tronc nerveux.

**La rage de l'homme.** — L'infection chez l'homme est consécutive à la morsure d'un animal enragé. Les statistiques établies pour savoir combien d'individus mordus dans ces conditions prennent la rage sont extrêmement variables ; les uns disent 50 0/0, d'autres 30 0/0, d'autres enfin à peine 5 0/0. Les enfants paraissent les plus exposés.

*Les premiers symptômes* de la maladie apparaissent après une longue incubation qui peut varier de 18 jours à 6 mois. On voit dans les 24 premières heures apparaître une certaine agitation psychique ou des phénomènes dépressifs ; mais le premier, le véritable symptôme du début, c'est une contraction des muscles de la déglutition et de la mastication, qui apparaît dès que le malade cherche à boire ou même au simple aspect d'un liquide ; le malade devient ainsi incapable d'avaler le moindre liquide (*hydrophobie*). Bientôt surviennent des crampes respiratoires suivies de contractions cloniques dans le reste du système musculaire ; finalement un délire furieux apparaît, d'où le nom de rage donné à la maladie. Dans les périodes où ils ont encore leur connaissance, les malheureux malades sont torturés par une soif ardente et par l'angoisse de crises d'étouffement effroyables ; vers la fin il se produit un profond abattement, les crampes et la dyspnée s'atténuent. La fièvre est peu accentuée. S'il n'est survenu aucune complication spéciale du côté même de la morsure, celle-ci est en règle générale guérie depuis longtemps lorsque la rage apparaît. Le drame tout entier ne dure pas plus de 2 à 4 jours.

Le traitement de la rage déclarée est jusqu'à présent impuissant ; on peut dire que tous les cas se terminent par la mort. On se contente d'appliquer un traitement symptomatique ; on apaise la soif par des injections de sérum, par des lavements nutritifs, etc. ; on modère les crampes par le curare, le chloroforme et d'autres narcotiques.

Par contre, étant donnée la très longue durée de l'incubation de la rage, nous pouvons instituer un *traitement prophylactique*. Toute morsure suspecte doit être nettoyée à fond et énergiquement désinfectée. Le mieux est de cautériser ou même d'exciser la plaie ou sa cicatrice. Il est également tout à fait rationnel de conseiller la succion de la plaie, à condition que les lèvres et la muqueuse buccale de l'opérateur ne présentent aucune érosion. *La méthode de choix est aujourd'hui la méthode de vaccination découverte et employée à Paris par Pasteur* ; les bons résultats qu'elle donne ne peuvent plus être discutés.

Pasteur a montré que la moelle d'un animal mort de la rage perdait par la dessiccation sa puissance toxique en 14 à 15 jours. Il prit des fragments de moelle ainsi desséchée, les broya dans du bouillon stérile et injecta sous la peau cette émulsion à ses malades. La première injection répondait à une moelle desséchée dans des tubes stériles pendant 14 jours. Il pratiqua ensuite des injections de moelle de 13 jours, puis de 12 jours, de 11, etc. ; il allait ainsi jusqu'à l'injection d'une moelle vieille de 2 jours seulement, c'est-à-dire tout à fait toxique. La méthode a été employée bien des fois, et dans toute une série de cas l'apparition de la rage a pu être évitée chez des individus mordus par des chiens enragés. Etant donnée la longue durée de l'incubation de la rage, des malades habitant très loin, au fond de la Russie, par exemple, ont le temps d'entreprendre le voyage de Paris et de recevoir le traitement d'usage avant qu'on ait à craindre l'apparition de la maladie.

## II. Infections spécifiques chroniques.

A ces infections appartiennent la *morve*, la *lèpre*, la *tuberculose*, l'*actinomycose*, la *syphilis* et le *rhinosclérome*.

L'agent du rhinosclérome est une bactérie qui n'est pas plus connue que l'agent de la syphilis.

Les agents des quatre autres maladies (morve, tuberculose, lèpre, actinomycose) n'appartiennent pas à la catégorie des organismes les plus inférieurs, ils occupent une place intermédiaire entre les microbes que nous avons jusqu'à présent décrits (schizomycètes, bactéries) et les organismes filamenteux (hyphomycètes) ; on peut même se demander s'ils ne mériteraient pas d'être rangés parmi ces derniers. En fait ils n'ont pas encore une place définie dans la classification. Lehmann-Neumann les rangent parmi les « actinomycètes », Kruse parmi les streptothrix. Ils apparaissent, surtout dans les cultures, mais aussi dans l'intérieur de l'organisme, non seulement sous forme de bacilles, c'est-à-dire de petits bâtons, mais aussi sous forme de longues chaînes qui s'enchevêtrent et peuvent présenter à leurs extrémités des renflements en massue. Nous avons déjà vu, page 248 que de semblables renflements étaient une des particularités de l'agent de la diphtérie ; aussi cet agent, au point de vue strict de la botanique, devrait-il être placé dans le groupe des actinomycètes (Lehmann et Neumann).

Les altérations provoquées chez l'homme ou les animaux par les bactéries de cet ordre présentent des aspects variables. En général elles forment dans l'organisme des zones pathologiques très circonscrites, sous forme de tout petits noyaux essentiellement constitués par des cellules embryonnaires, ou tissu de granulation. On les réunit pour ce motif sous le nom de *granulomes infectieux*. D'après la durée de ces maladies, qui sont des inflammations chroniques, on les a désignées aussi sous le nom de mycoses chroniques ; néanmoins ces agents peuvent prendre également part à des processus aigus. Il en est ainsi en particulier pour la morve.

## 1. La Morve.

La morve est une maladie infectieuse qui s'observe spécialement chez les chevaux, mais qui peut être par contagion transmise à l'homme ; aussi l'infection s'observe-t-elle spécialement chez les individus qui vivent au contact des chevaux.

L'agent de la morve est un bacille décrit par [Bouchard, Capitan et Charrin (1881)], puis par Löffler et Schutz ; il est constitué par de petits bâtonnets grêles, rappelant le bacille de la tuberculose, un peu plus épais cependant. Dans les vieilles cultures il prend l'aspect de longs filaments dédoublés par place. Il prend bien tous les colorants, surtout à chaud. Il ne prend pas le Gram. C'est un microbe aérobie; il ne vit que difficilement en anaérobiose.

La morve s'observe surtout chez les chevaux et les ânes, mais elle se rencontre aussi sur les chats, les chèvres, les moutons, etc. La race bovine et les oiseaux en sont exempts. Expérimentalement on transmet facilement la morve aux cobayes et aux rats: l'inoculation intrapéritonéale produit un gonflement du scrotum caractéristique.

La morve est caractérisée par l'existence de petits noyaux, variant du volume d'un grain de sable à celui d'un pois, et colorés tantôt en blanc gris, tantôt en blanc jaunâtre; ce sont les *nodules morveux*; ils sont dus à une infiltration cellulaire tout autour des bacilles incorporés.

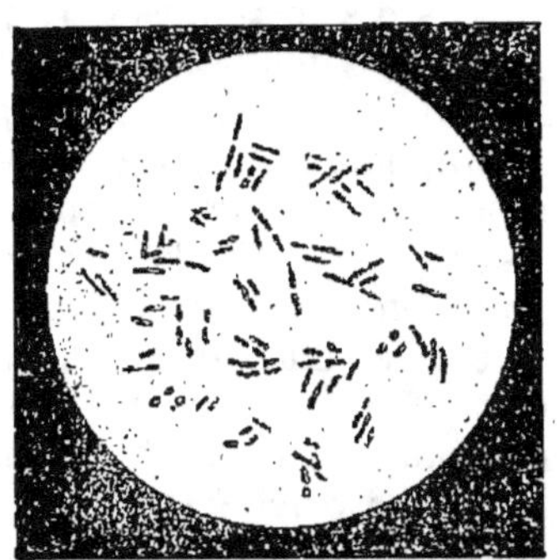

Fig. 92 — Bacilles de la morve en culture pure. Gross. 800/1.

Chez les animaux, chez les chevaux, les noyaux isolés ou groupés se rencontrent dans la muqueuse de l'appareil respiratoire, en particulier au niveau des fosses nasales, du larynx, de la trachée. Ces noyaux présentent une tendance très marquée à la suppuration ; ainsi se trouvent formées des ulcérations morveuses qui s'agrandissent rapidement en surface et en largeur. Des noyaux semblables transportés par l'inspiration se développent aussi dans les poumons ; par embolie il peut enfin en éclore dans tous les organes. On trouve également chez le cheval des nodules morveux et des ulcérations au niveau des téguments.

La transmission de la morve de l'animal à l'homme se fait par le contact des animaux malades. On observe ainsi chez l'homme une morve cutanée au niveau des mains, des bras ou du visage ; l'inoculation peut se faire au niveau de plaies microscopiques. Il se forme alors de petits noyaux pustuleux, puis des ulcérations suppurantes à bord lardacé ; certains nodules rappellent assez exactement les lésions charbonneuses. Les ulcérations s'accompagnent souvent de lymphangites, d'*inflammations ganglionnaires*, de phlegmons qui suppurent et même d'érysipèle. La morve nasale et la morve des muqueuses s'observent rarement chez l'homme.

La morve peut chez l'homme prendre des *allures aiguës* ; elle présente alors l'aspect d'une infection purulente aiguë ou d'une infection typhique ; la fièvre est vive quoique sans frissons, l'état général est grave et la mort survient rapidement. A l'autopsie on trouve des nodules purulents et des abcès dans les divers viscères, dans les muscles, les articulations, etc. ; sur la peau on observe d'une façon presque constante des plaques rouges disséminées et des pustules du volume d'une lentille à celui d'un pois.

Si la virulence est moins grande, c'est en plusieurs mois qu'évoluera la maladie. Dans cette forme de *morve chronique* de la peau et des viscères, on observe de nombreux noyaux qui s'ulcèrent ou des infiltrations en forme de cordons ou de verrues. Cette morve chronique, dont les noyaux rappellent ceux de la tuberculose ou de la syphilis, constitue ce qu'on appelle *le farcin*. Le diagnostic ne pourra être précisé que par la constatation des bacilles et par l'inoculation.

Le pronostic de la morve aiguë de l'homme est *très grave*. La plupart des cas aboutissent en quelques semaines à la mort. Par bonheur cette forme est très rare. Elle pourrait être confondue avec la fièvre typhoïde, le rhumatisme articulaire et d'autres infections générales aiguës. Le pronostic de la morve chronique est meilleur ; après de longs mois elle peut aboutir à la guérison ; elle est prise assez souvent pour une infection tuberculeuse ou syphilitique.

LE TRAITEMENT de la morve consiste en un traitement local aussi précoce que possible, cautérisations énergiques, pansements au sublimé à 1 0/00, etc. Les médecins francais emploient l'iodure de potassium à l'intérieur et ils auraient obtenu des succès par les frictions à l'onguent mercuriel.

## 2. La tuberculose.

La tuberculose est une des maladies les plus répandues; la septième partie environ de l'humanité meurt de tuberculose.

Mais bien plus considérable encore est le nombre des individus qui sont atteints par la tuberculose. Si l'on s'en rapporte aux recherches de Naegli, telles qu'elles sont rapportées par Ribbert, et qui reposent sur un grand nombre d'autopsies avec examen microscopique complet des organes, on constate que 97 0/0 des cadavres présentent des manifestations ou des résidus de tuberculose. En d'autres termes on peut dire que tout individu est à un moment ou à un autre de son existence sous l'influence du bacille tuberculeux ; cela ne veut pas dire que l'on retrouve en pareille proportion des manifestations cliniques de l'infection tuberculeuse.

**L'agent de la tuberculose** est le bacille tuberculeux découvert en 1882 par Robert Koch. Nous le rangeons aujourd'hui parmi les bactéries filamenteuses et nous pouvons le désigner sous le nom de mycobacterium tuberculosis (Lehmann et Neumann) ou champignon tuberculeux. Les travaux classiques de Koch sont devenus la base de toute étude sur la tuberculose.

*Morphologie du champignon tuberculeux.* C'est un petit bâtonnet effilé, long de 1,5 à 4 μ, épais en moyenne de 0,4 μ, quelquefois légèrement recourbé ; cet aspect est celui qu'il présente habituellement dans les tissus tuberculeux, dans les crachats (fig. 93) et aussi dans les cultures. Mais il n'est pas rare, dans les crachats et dans les cultures pures, de l'observer sous forme de filaments parfois nettement dicotomiques; dans certaines infections

expérimentales des animaux il peut enfin prendre des
formes rappelant l'actinomyces, avec filaments rayonnés
et massues terminales (Friedriech). Les bacilles tuberculeux ne présentent pas de
mouvements propres et on ne
leur connaît pas de spores. Ils
se colorent très difficilement
avec les couleurs habituelles
d'aniline ; on les colore surtout par la fuchsine phéniquée, mais une fois colorés
leur décoloration est très difficile, même avec les acides ;
ils sont *acido-résistants*. Ils
poussent difficilement sur les
milieux habituels à l'agar ou
à la glycérine ; pour leur culture on emploie d'habitude le
sérum sanguin coagulé ou l'agar glycériné.

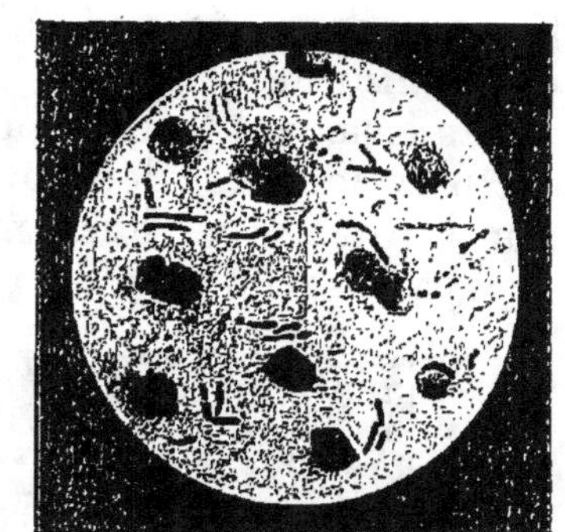

Fig. 93. — Bacilles tuberculeux
dans un crachat. Gross.
1000/1.

**Habitat du bacille tuberculeux.** On le rencontre dans
les tissus infectés par la tuberculose, dans le lait des vaches
tuberculeuses, même s'il n'existe pas de tuberculose mammaire. On le rencontre aussi dans les poussières infectées
par les crachats tuberculeux, et dans l'air qui environne
les phtisiques qui toussent, car ils pulvérisent tout autour
d'eux de fines particules riches en bacilles. [Bien avant
que fût découvert le bacille de Koch, Villemin (1869) avait
établi la « contagiosité de la tuberculose ».]

*La tuberculose des animaux.* La tuberculose spontanée est fréquente chez les bovidés, elle forme des noyaux de volume variable
qui se développent lentement dans l'organisme, jusqu'à acquérir
les dimensions d'une pomme de terre et à prendre l'apparence d'une
véritable tumeur. Bien qu'il existe dans l'aspect de l'infection certaines différences entre la tuberculose des bovidés et la tuberculose
humaine, on admet aujourd'hui qu'il s'agit dans les deux cas de la
même maladie, et en tout cas du même agent pathogène.

La tuberculose spontanée s'observe rarement chez les autres
espèces animales, les moutons, les porcs, les chèvres, les lapins,
les cobayes, les chiens, etc., mais on peut expérimentalement leur
transmettre très facilement l'infection.

**Action pathogène du bacille tuberculeux dans l'orga-
nisme humain.** *Les portes d'entrée* de la tuberculose sont :
1° l'appareil respiratoire, le poumon en particulier où les

agents pathogènes sont amenés par la respiration ; 2° le tube digestif, en particulier chez les enfants ; le lait des vaches tuberculeuses joue dans ce cas un rôle capital ; 3° la peau par l'intermédiaire de pertes de substance en général minimes.

Les lésions. L'action du bacille tuberculeux est au début exclusivement locale. Il provoque dans les tissus une réaction limitée, une inflammation chronique, sous forme de noyaux du volume d'un grain de mil à celui d'une graine

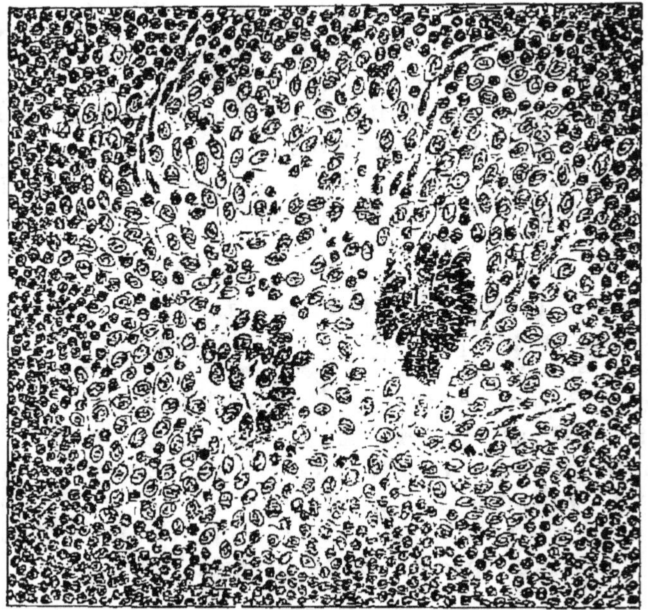

Fig. 94. — Coupe d'un tubercule à un fort grossissement. A la périphérie, petites cellules rondes lymphoïdes ; plus en dedans grosses cellules claires épithélioïdes ; au centre trois cellules géantes ; deux d'entre elles renferment plusieurs bacilles tuberculeux.

de pavot, c'est le *tubercule miliaire*. Très rapidement dans ces noyaux les vaisseaux s'altèrent (voy. fig. 95), le fait est caractéristique, aussi le tubercule prend-il un aspect gris et transparent.

Les bacilles tuberculeux provoquent au point où ils se sont fixés une prolifération des éléments fixes, c'est-à-dire des cellules conjonctives et des cellules endothéliales ; ces cellules riches en protoplasma, présentant un noyau clair, constituent les cellules que l'on rencontre au centre du tubercule et auxquelles leur aspect épithélial a fait donner le nom de *cellules épithélioïdes* (v. fig. 94). Quelques-unes de ces cellules épithélioïdes, celles qui sont les plus centrales et qui sont particulièrement riches en bacilles, aboutissent par leur apposition avec d'autres cellules semblables à la formation de *cellules géantes*, cellules volumineuses souvent déchiquetées, contenant de nombreux noyaux, jusqu'à 100, disposés d'ordinaire en une véritable couronne (fig. 94). Les cellules géantes constituent un élément très important du tubercule ; les leucocytes et les lymphocytes peuvent exceptionnellement prendre part à leur formation. Entre ces diverses cellules on aperçoit un fin réseau dû en partie à une véritable substance intercellulaire, en partie à des flots de fibrine.

L'invasion du bacille tuberculeux infiltre les tissus de tubercules miliaires (voy. fig. 95) qui peuvent ou non confluer ; on obtient ainsi des tubercules solitaires ou des tubercules conglomérés, susceptibles d'atteindre les dimensions d'un pois et même celles d'une noisette. Le tissu interposé entre les tubercules présente une inflammation chronique avec exsudation et infiltration cellulaire ; ainsi se constitue un tissu de granulation qui ne diffère des tissus de granulation traumatiques habituels que par sa mollesse, son aspect spongieux et les petits nodules qu'il contient ; il constitue les *fongosités*. Dans les articulations en particulier, ces granulations constituent de larges nappes de tissus tuberculeux (voy. fongosités, planche XX).

Le bacille tuberculeux possède la faculté de produire du pus. *Le pus tuberculeux* est fluide, mêlé de flocons. Très fréquemment le pus des inflammations tuberculeuses est consécutif à une infection mixte, en particulier par le streptocoque.

Au cours de leur évolution, les tubercules présentent des modifications diverses dont la plus habituelle est *la caséification*. Grâce à une vascularisation insuffisante (1), le centre du tubercule se nécrose, les cellules se transforment en un détritus granuleux qui prend l'aspect du fromage, et le tubercule présente dans son ensemble une

---

(1) [La caséification est due avant tout aux poisons caséifiants sécrétés par le bacille (Straus, Auclair).]

Fig. 95. — Tubercules conglomérés dans la sous-muqueuse du vagin. Injection des vaisseaux. Faible grossissement. *m*, Tubercule miliaire, *rg*, cellule géante. Les tubercules eux-mêmes sont privés de vaisseaux (préparation du professeur Dinkler).

coloration jaune ou blanc jaunâtre. La nécrose peut s'étendre aux tissus voisins déjà infiltrés, des cavernes nécrosées se forment dans les parties molles, de même qu'on peut observer de la nécrose des os, èt au niveau de la peau et des muqueuses des ulcérations nécrotiques.

Mais le tubercule et les tissus qui l'entourent peuvent présenter une autre évolution, la *transformation [fibreuse ou]* fibro-hyaline. Le tubercule est parcouru par des cellules conjonctives fusiformes qui s'étendent de la périphérie au centre, elles s'opposent à la caséification ou peuvent même se greffer sur des portions déjà caséifiées. Tout autour le tissu conjonctif se développe de façon à former une barrière épaisse, une véritable cicatrice. Les masses déjà calcifiées peuvent se résorber ou s'infiltrer de sels calcaires ; cette calcification, cette cicatrisation du tubercule est un mode de guérison spontanée. Mais sous ces cicatrices, les bacilles tuberculeux peuvent rester vivants pendant très longtemps ; ils demeurent capables, sous des influences diverses, de reprendre leur essor et de reconstituer une infection nouvelle.

**L'extension de la tuberculose** à partir de la porte d'entrée est due à la migration des microbes qui tantôt se propagent de proche en proche par continuité, tantôt sont transportés en d'autres points du corps par les *vaisseaux lymphatiques* ou sanguins. Ils ont une prédilection marquée pour les vaisseaux lymphatiques et ceux-ci les transportent aux *ganglions* régionaux. Au delà des vaisseaux *lymphatiques*, et parfois par l'intermédiaire de l'envahissement direct des vaisseaux sanguins, les bacilles arrivent *dans le sang* ; ils sont dès lors conduits aux organes les plus divers, viscères, moelle des os, articulations, glandes, etc. L'envahissement du milieu sanguin peut aboutir à une éclosion rapide de tubercules en tous les points du corps : c'est la tuberculose miliaire généralisée qui, au milieu d'une fièvre continue, entraîne la mort en quelques jours ou en quelques semaines.

**Evolution.** — Si l'on en excepte cette forme aiguë de tuberculose miliaire, la tuberculose évolue en général

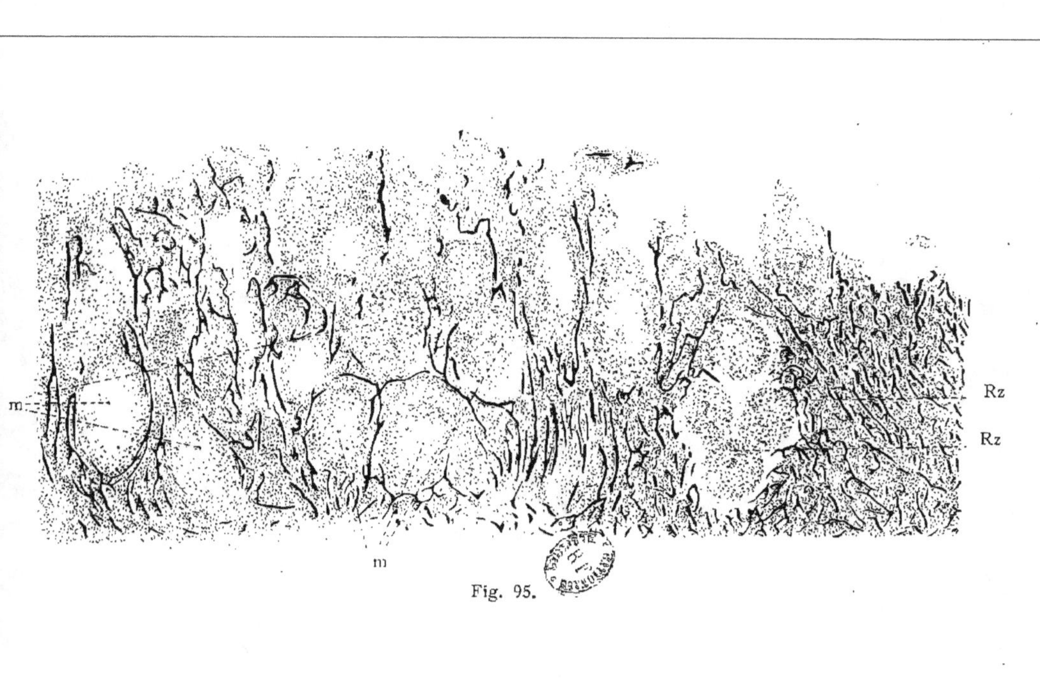


Fig. 95.

comme une *maladie chronique* ; elle compte par mois et
même par années. La guérison spontanée est possible, et
si l'on en croit les recherches de Naegli que nous avons
rapportées plus haut, elle est beaucoup plus fréquente
qu'on ne le suppose d'habitude. Mais lorsque la tuberculose s'est nettement manifestée dans un organisme, elle
est capable de reprendre son cours bien des années après.

Le travail de la tuberculose qui mine sournoisement
l'organisme s'effectue très fréquemment sans aucune douleur ; on voit de grosses néoformations tuberculeuses et
des altérations très avancées chez des individus qui
jusqu'alors n'avaient pas souffert. A mesure que se répand le virus tuberculeux, l'état général s'affaiblit, les
forces diminuent ; on voit, le soir, se produire de légères
ascensions de température (dans les cas de suppuration
on observe souvent une température élevée). Néanmoins,
en règle générale, les malades ne souffrent pas, et dans
les cas très avancés de tuberculose pulmonaire, par
exemple, ils présentent souvent une euphorie véritable.

Dans la tuberculose comme dans les autres infections,
l'issue de la lutte dépend essentiellement de la virulence
des microbes et de *la résistance de l'organisme*. On sait
depuis longtemps que certains individus sont prédisposés
à la tuberculose ; c'est ainsi qu'on parle d'habitus tuberculeux ou phtisique en présence d'individus au thorax
étroit, aplati, amaigri (thorax paralytique), car cet habitus se rencontre souvent chez les individus atteints de tuberculose pulmonaire.

Parmi les éléments de prédisposition à la tuberculose
il importe de rechercher quel est le rôle de *l'hérédité*. Les
enfants de parents tuberculeux sont certainement une
proie facile pour la tuberculose, mais ce n'est pas parce
que le bacille tuberculeux a été transmis directement aux
produits de conception, soit par l'ovule, soit par le spermatozoïde — ce cas là doit être bien rare — c'est parce que
les cellules et les tissus des individus ainsi formés présentent une résistance insuffisante à l'envahissement du
bacille ; d'ailleurs le voisinage de parents tuberculeux
place ces prédisposés dans les meilleures conditions possibles pour qu'ils absorbent des bacilles en quantité
considérable.

Ce que nous avons dit jusqu'à présent montre que l'aspect anatomique de la tuberculose peut présenter des

**Planche XIX.** — Lupus vulgaris de la peau de la cuisse (d'après Mracek).

---

formes extrêmement variées. Aussi dans chaque cas particulier le diagnostic repose-t-il sur la constatation du tubercule caractéristique, et avant tout *sur la présence du bacille de Koch*. Nous parlerons plus tard du diagnostic par la tuberculine.

La tuberculose la plus fréquente est la tuberculose pulmonaire. Mais ce n'est pas ici le lieu d'entreprendre la description clinique de cette localisation, non plus que de la tuberculose de toute une série de viscères profonds. Nous décrirons seulement à grands traits l'aspect clinique des tuberculoses périphériques, c'est-à-dire des tuberculoses de la peau, des ganglions, des gaînes synoviales et des bourses séreuses, des os et des articulations.

### 1. Tuberculose de la peau.

Les infections tuberculeuses de la peau se présentent parfois sous forme *d'ulcérations* essentiellement constituées par des végétations mollasses, au milieu desquelles on peut reconnaître de ci de là des granulations grises ou jaunâtres. Les bords de l'ulcération tuberculeuse sont légèrement infiltrés, un peu rosés, irréguliers, et avant tout *décollés :* on peut glisser sous eux un stylet. De semblables ulcérations se voient assez rarement sous forme d'infection primitive de la peau ; elles s'observent surtout à la suite de tuberculoses profondes qui, de la profondeur, envahissent les téguments ; on les observe en particulier autour des orifices fistuleux, dans la tuberculose des os ou des ganglions.

Chez les petits enfants on rencontre assez fréquemment une tuberculose primitive du tissu cellulo-graisseux sous-cutané [dite gomme tuberculeuse de la peau] qui rapidement envahit le tégument sus-jacent. On voit alors apparaître dans le tissu cellulaire et dans la peau elle-même de petits noyaux élastiques au début, qui bientôt se ramollissent ; leur surface est lisse, leur forme arrondie et leurs dimensions varient du volume d'un pois à celui d'un œuf de pigeon ; à leur surface la peau devient livide, finit par se rompre, et par l'ouverture ainsi créée on voit s'écouler un pus fluide avec des grumeaux.

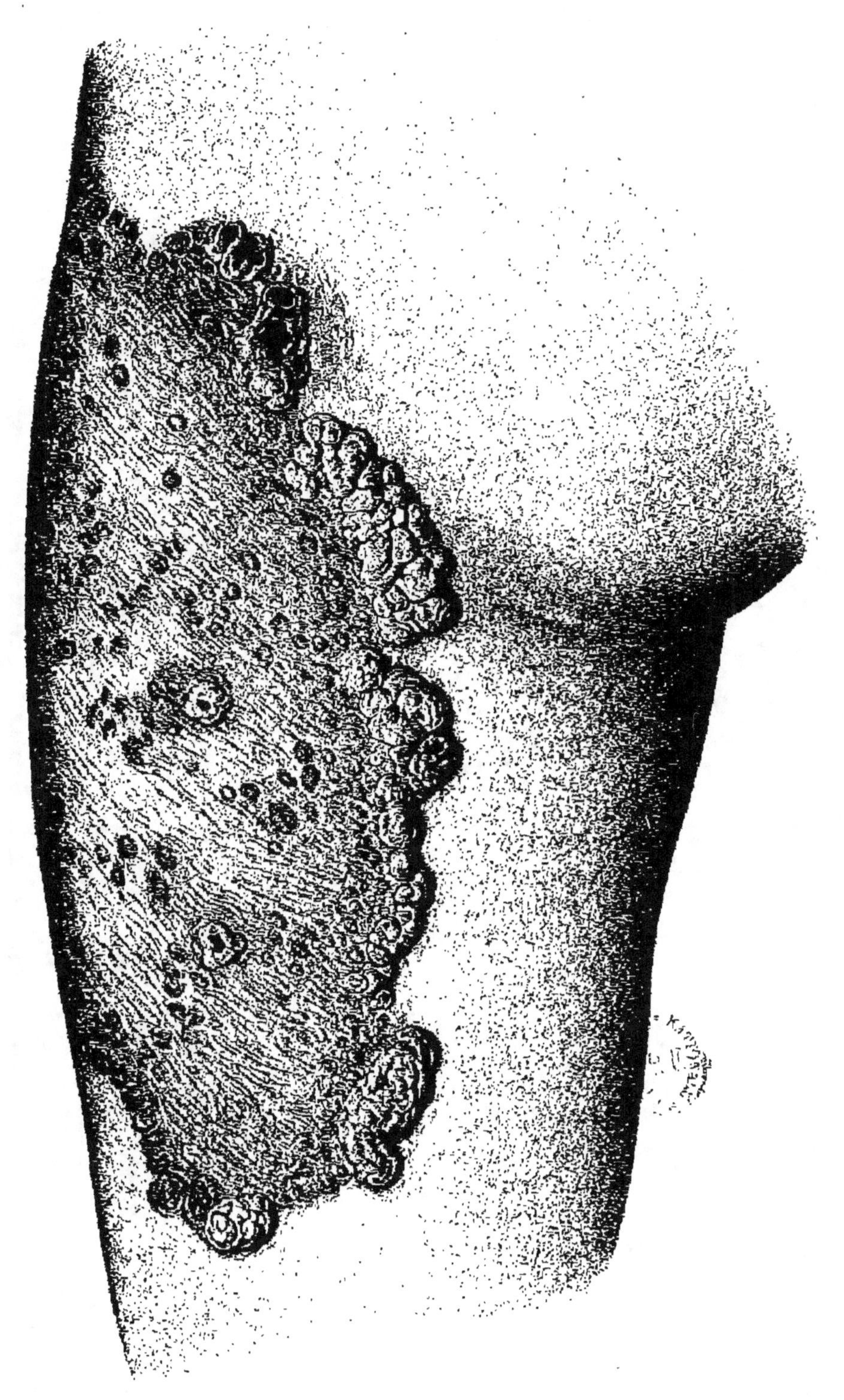

**La tuberculose verruqueuse de la peau** représente une autre forme de tuberculose cutanée ; elle se manifeste par un épaississement des téguments qui sont indurés, verruqueux ; leur surface est légèrement suintante ou même ulcérée. A cette variété appartiennent les tubercules anatomiques qui s'observent surtout chez les individus qui dissèquent, et particulièrement chez ceux qui pratiquent des autopsies ; on les rencontre spécialement au niveau du dos de la main, en particulier au niveau des jointures. Dans ces tubercules on rencontre souvent, à côté des bacilles tuberculeux, les agents microbiens du pus, voire de la putréfaction.

**Le lupus.** La forme la plus fréquente de la tuberculose primitive et pure de la peau est *le lupus*. On le rencontre de préférence au visage, mais on l'observe aussi au niveau des extrémités, particulièrement aux mains ; il est plus rare au niveau du tronc.

Le lupus est caractérisé cliniquement par de petits noyaux dont les dimensions varient du volume d'une tête d'épingle à celui d'un grain de chènevis, de couleur grise ou brun rouge ; ils sont situés dans l'épaisseur de la peau et sont entourés de tissus d'aspect inflammatoire. Ces noyaux augmentent de volume et s'unissent les uns aux autres ; l'inflammation s'étend ainsi lentement. Elle peut finir par envahir une très large surface cutanée, la peau du visage et du cou, par exemple. Les bords du lupus se séparent nettement des tissus environnants (voy. planche XIX). Le revêtement épidermique peut disparaître en certains points, laissant à nu des parties suintantes d'étendue variable, au niveau desquelles les produits de sécrétion forment en séchant des croûtes jaunes ou brunâtres souvent très dures.

D'après l'aspect du lupus vulgaris on en distingue *plusieurs variétés*. Le *lupus maculosus* qui présente des zones cutanées, tantôt rouges, tantôt jaunes, tantôt écailleuses, tantôt lisses, s'élevant à peine au-dessus du niveau de la peau ; le *lupus exfoliativus* dont la surface est crevassée et recouverte de squames brillantes et exfoliées (voy. fig. 169) ; le *lupus hypertrophicus* qui aboutit à un épaississement irrégulier des tissus, souvent sous forme de gros nodules (voy. fig. 96). Le *lupus exulcerans* doit son nom aux ulcérations qui le caractérisent ; ces ulcérations peuvent creuser profondément et détruire le nez, les oreilles, les

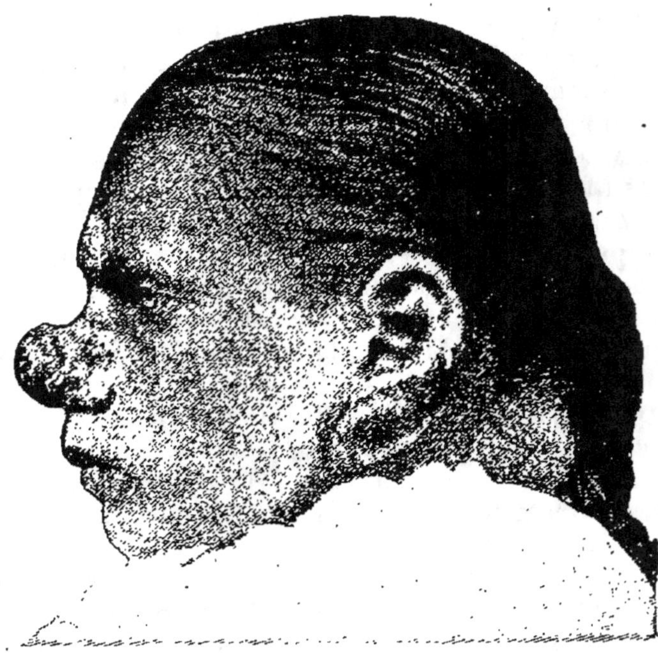

Fig. 96. — Lupus hypertrophique du nez et du lobule de l'oreille.

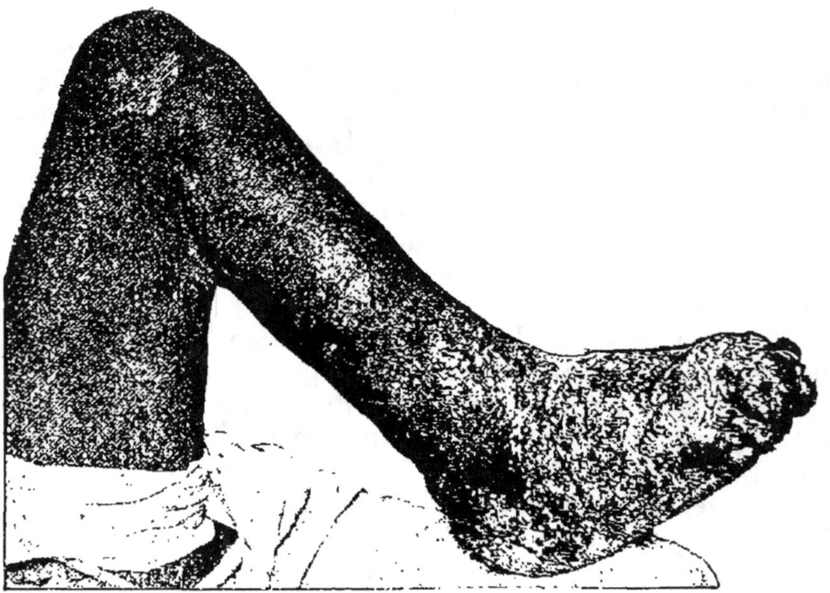

Fig. 97. — Lupus hypertrophicus et exulcerans du pied (avec contracture du genou consécutive à la suppuration des ganglions poplités).

lèvres, etc. Quand l'affection régresse au centre, en laissant une cicatrice mince, tandis qu'elle s'étend en rampant à la périphérie, on dit qu'il s'agit d'un *lupus serpigineux ;* la planche XIX en représente un exemple typique.

LE PRONOSTIC DU LUPUS n'est pas absolument défavorable, car la tuberculose peut rester, pendant de longues années, malgré son extension en surface, localisée aux téguments sans envahir d'autres organes, sans atteindre en particulier les poumons ; et cela même dans les formes nettement ulcéreuses. Néanmoins la généralisation de la tuberculose menace à plus ou moins longue échéance la plupart des individus atteints de lupus. Dans certains cas peu fréquents on voit un cancer se développer sur les plaies ou cicatrices du lupus (voy. fig. 169 et 170).

**Traitement du lupus.** — Bien qu'il reste longtemps localisé, le lupus présente une grande résistance aux agents thérapeutiques.

Nous passerons sous silence les nombreux agents médicamenteux employés jadis, car actuellement le *traitement chirurgical* semble la méthode souveraine. Ce traitement consiste en une destruction complète de tous les tissus lupiques au moyen du thermocautère. Dans la forme maculeuse du lupus, il suffit avec la pointe de l'instrument de faire une série de petites ponctions, les tissus altérés se trouvent rapidement détruits. Quelques chirurgiens préconisent l'excision du lupus et remplacent la perte de substance ainsi produite, lorsque ces bords sont difficiles à réunir, par une autoplastie ou des greffes de Thiersch.

Le traitement du lupus nécessite une grande patience de la part du chirurgien comme de celle du malade ; il est rare que la guérison survienne à la suite d'une seule opération et la tendance à la récidive est telle que plusieurs retouches sont en général nécessaires.

Dans ces derniers temps on a beaucoup parlé du traitement du lupus au moyen des *radiations physiques*. On en connaît deux espèces :

1º *La radiothérapie par les rayons Rœntgen,* telle qu'elle a été employée par Freund, Schiff, Kümmel, etc.

2º *Les rayons de Finsen* (de Copenhague) seraient encore plus actifs ; ils sont obtenus au moyen de l'arc électrique dont les rayons sont concentrés par une lentille de quartz et dirigés sur la peau.

Dans les deux cas il se produit dans les tissus une légère réaction inflammatoire avec destruction des agents pathogènes et résorption du tissu malade. La guérison peut n'être complète qu'au bout de plusieurs mois, mais on obtient finalement une cicatrice minime. Les résultats de la méthode de Finsen semblent jusqu'à présent supérieurs à la radiothérapie, mais la Finsenthérapie n'est pas, vu son prix élevé, d'une application très pratique.

### 2. Tuberculose des ganglions lymphatiques.

Lorsque le bacille tuberculeux envahit l'organisme en se répandant dans le système lymphatique, on conçoit qu'en règle générale il se produise une infection des ganglions régionaux dépendant de la zone primitivement infectée. Ces ganglions augmentent de volume, ils peuvent aboutir à la caséification et à la suppuration, à la formation d'abcès et de fistules.

Tuberculose des ganglions du cou. — Nous pouvons d'ailleurs observer la tuberculose ganglionnaire sans apparence de lésion primitive, c'est en particulier le cas au niveau du cou, dans les régions sous-maxillaires et sous-mentales ou au niveau des ganglions cervicaux proprement dits, aussi bien superficiels que profonds. La porte d'entrée des microbes siège dans la bouche ou le pharynx ; les agents pathogènes pénètrent soit au niveau d'une dent cariée, soit par les amygdales ou bien encore par de minuscules érosions [dont il est en général impossible de retrouver la trace].

Les adénites tuberculeuses cervicales s'observent de préférence chez les enfants et les adolescents ; les ganglions présentent le volume d'un haricot, d'une noisette ou d'un œuf de pigeon ; ils occupent un côté ou les deux côtés du cou ; ils sont pris isolément ou se réunissent en masses plus ou moins irrégulières qui finissent par déformer la région cervicale. La caséification et la suppuration peuvent s'étendre au delà de la coque ganglionnaire ; il se produit une inflammation périadénitique qui adhère aux organes voisins, aux paquets vasculaires en particulier, et aboutit à la formation d'abcès et de fistules.

Mais il existe des tuberculoses des ganglions du cou dans lesquelles les lésions régressives tardent indéfiniment ; les bacilles ne provoquent qu'une augmentation de volume du ganglion. Au microscope on rencontre dans ces ganglions de grandes cellules épithélioïdes sans tubercules et sans caséification, et seulement quelques rares bacilles. Macroscopiquement ces ganglions donnent l'aspect d'hypertrophie simple, ou sont pris, vu leur volume, pour des ganglions néoplasiques (lymphosarcome). [Cette forme de tuberculose hypertrophique a été décrite autrefois sous le nom de « lymphadénome » ; il est souvent très difficile de distinguer ces « faux lymphadénomes » des lymphadénomes véritables.]

On décrit encore cette forme comme tuberculose ganglionnaire hyperplastique ou à grandes cellules ; on peut y rencontrer par la suite de ci de là de petits tubercules et même de véritables caséifications.

*Pronostic et traitement.* — La tuberculose ganglionnaire peut rester localisée pendant longtemps. Sous l'influence d'applications locales de teinture d'iode, jointes au traitement par le grand air, les bains de mer, les frictions, les fortifiants tels que l'huile de foie de morue chez les enfants, il n'est pas rare de voir les engorgements ganglionnaires diminuer et disparaître. On peut voir aussi la guérison survenir à la suite de l'ouverture du ganglion et de l'évaculation à l'extérieur de son contenu caséeux. La guérison survient par transformation fibreuse, mais laisse une cicatrice plus ou moins difforme. Lorsque après l'application du traitement que nous venons de mentionner les adénites ne régressent pas, lorsqu'elles persistent ou lorsqu'elles présentent des zones ramollies, le traitement le plus rationnel est l'extirpation radicale de tous les ganglions malades, soit sous anesthésie générale, soit sous anesthésie locale. C'est en particulier le moyen prophylactique le plus sûr contre la généralisation de la tuberculose. L'opération est simple tant que les ganglions sont bien limités, elle devient difficile lorsque les glanglions sont adhérents partout, en particulier aux gros vaisseaux (1) ; elle nécessite alors une connaissance approfondie de la topographie de la région. Les résultats définitifs sont bons ; on compte à la suite des opérations plus de 70 0/0 de guérisons.

(1) [L'ablation des grosses masses ganglionnaires tuberculeuses ne rentre plus dans la catégorie des opérations « bien réglées » qui seules doivent être faites, d'après Reclus, sous anesthésie locale.]

### 3. Tuberculose des gaînes synoviales et des bourses séreuses.

La tuberculose des gaînes synoviales se développe soit primitivement — il s'agit alors d'une infection hématogène, car l'infection par un traumatisme direct est exceptionnelle — soit secondairement à une lésion d'un organe voisin, à une affection osseuse en particulier. Au début, la gaîne synoviale présente à son intérieur une fine injection vasculaire puis l'on voit apparaître de petits tubercules. Plus tard surviennent des exsudats, des épanchements séreux qui aboutissent à la transformation de la gaîne synoviale en une véritable poche kystique. C'est l'*hygroma des gaînes synoviales* ou hydrops tendo-vaginalis. Ces hygromas s'observent surtout à la main et en particulier à la face palmaire des doigts ou à la paume elle-même ; au delà de la main ils peuvent s'étendre sous le ligament carpien jusqu'à l'avant-bras. Souvent on constate que ces hygromas sont remplis de petites masses blanches, arrondies, analogues à des grains de riz ; elles sont dues à une sorte de prolifération papillaire de la paroi avec dégénérescence fibrinoïde de l'extrémité des végétations, puis au frottement de ces corps les uns contre les autres. On désigne pareille affection sous le nom d'*hygroma à grains riziformes*.

Il existe une deuxième forme de tuberculose des gaînes synoviales, c'est la *synovite fongueuse*. La poche est tapissée de granulations souvent épaisses, spongieuses ; elles partent de la paroi, s'insinuent sous les tendons, les entourent, les altèrent et les infiltrent. Il n'est pas rare de voir survenir des suppurations et de véritables abcès.

La tuberculose des bourses séreuses présente des dispositions anatomiques tout à fait analogues à celles des synovites tuberculeuses, et les mêmes méthodes thérapeutiques sont applicables aux deux cas.

*Traitement.* — Dans les formes séreuses les ponctions et les injections d'iodoforme à 10 ou 20 0/0 répétées à des intervalles de 8 à 15 jours amènent souvent la guérison. Dans l'hygroma à grains riziformes il convient d'ouvrir et de curetter le sac. Dans les synovites fongueuses suppurées, l'opération consistera en une extirpation complète des tissus malades jusqu'à ce qu'on soit parvenu en territoire sain. Les résultats anatomiques et fonctionnels sont très favorables, chez les jeunes surtout.

### 4. Tuberculose des os.

Après les poumons, ce sont les os qui subissent le plus les atteintes de la tuberculose, en particulier dans le jeune âge. L'infection des os se fait par voie hématogène et souvent à la suite d'un traumatisme qui fait de l'os un point de moindre résistance pour l'envahissement des bacilles tuberculeux.

Là comme partout ailleurs le premier stade de la tuberculose est marqué par des granulations d'un gris rosé formées par des agglomérations de tubercules. Elles s'accroissent lentement par augmentation de leur volume propre et par fusion avec les granulations voisines ; sous leur influence — et le fait est capital pour la compréhension du processus tout entier — l'os se désagrège lentement à leur contact, par le fait d'un processus de résorption lacunaire. Ainsi se constituent des masses tuberculeuses petites ou grosses qui tendent au ramollissement et dans lesquelles on retrouve des vestiges de l'os détruit sous forme d'une fine poussière. D'autres fois toute une partie de l'os, complètement entourée par les granulations, perd ses connexions avec le reste du tissu osseux, et finit par mourir ; au milieu du tissu formé par les granulations se constitue alors ce qu'on appelle un *séquestre*.

*Les séquestres tuberculeux* se différencient facilement des séquestres de l'ostéomyélite que nous avons décrits, page 205 ; ils sont notablement plus petits, de forme très irrégulière, d'aspect spongieux et parsemés de noyaux caséeux.

Cette destruction osseuse que les anciens décrivaient sous le nom de *carie* peut s'observer sur la plupart des os. La figure 98 représente une carie destructive d'un corps vertébral.

Suivant la localisation de la lésion, on distingue une *périostite tuberculeuse* et une ostéite ou mieux une *ostéomyélite tuberculeuse*. L'ostéite tuberculeuse des os longs se localise de préférence *au niveau des épiphyses ;* la tuberculose primitive de la diaphyse est rare, et en cela elle s'oppose à l'ostéomyélite pyogène, mais on peut l'observer cependant.

Les noyaux développés au centre des os peuvent pendant longtemps rester tout à fait latents ; autour d'eux s'installe une réaction inflammatoire provoquant la for-

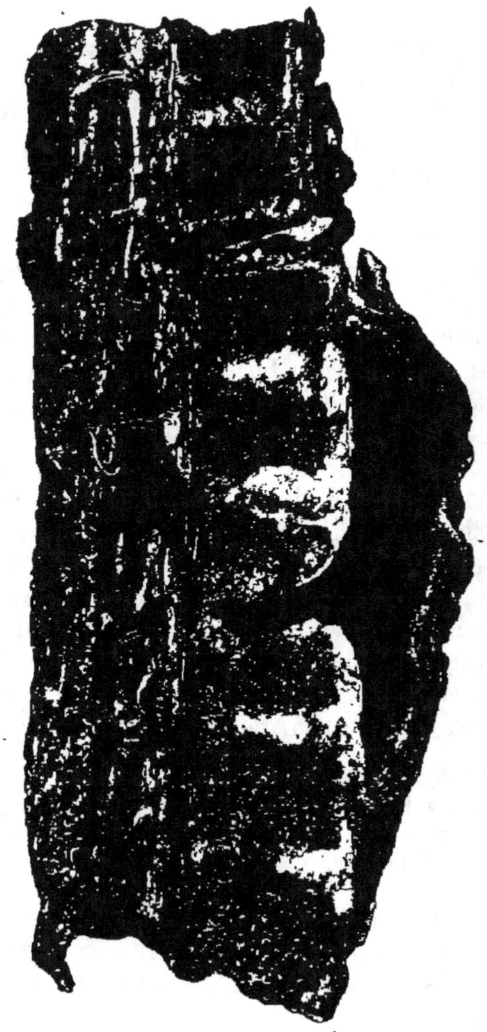

Fig. 98. — Carie tuberculeuse d'un corps vertébral (spondylite) avec abcès antérieur (Hecker-Trumpp).

mation de nouvelles couches osseuses ; le tout aboutit à l'épaississement et au gonflement de l'os.

Le gonflement des parties corticales de l'os s'observe en particulier lors de tuberculose des petits os longs, tels que les doigts chez les enfants. Les doigts, les orteils, présentent alors l'aspect d'une outre, et l'on a depuis longtemps l'habitude de désigner cette affection sous le nom de *spina ventosa*.

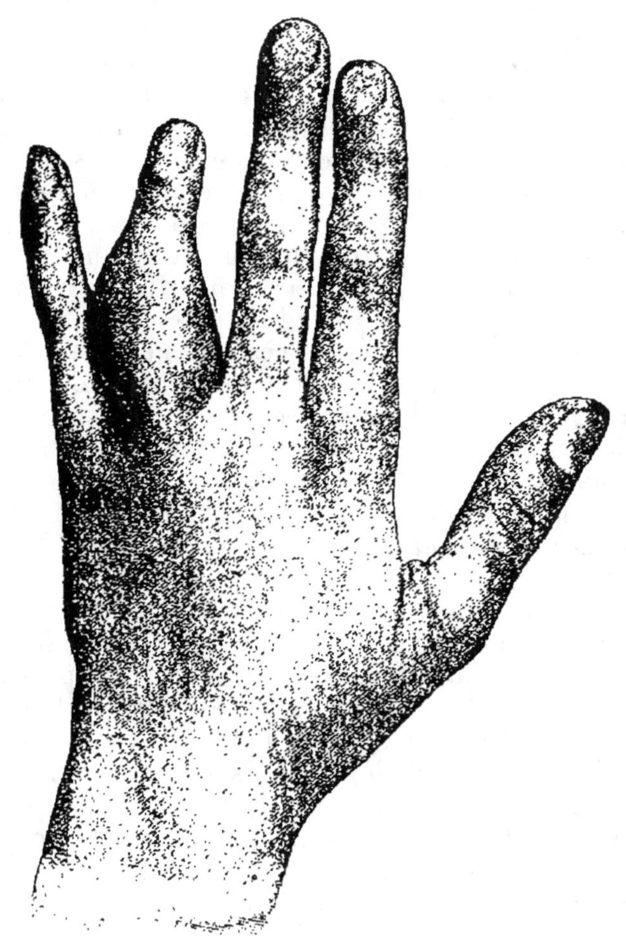

Fig. 99. — Spina ventosa de l'annulaire.

La figure 100 représente l'image radiographique de doigts atteints de gonflement de ce genre, de nature tuberculeuse. On remarquera au niveau de la première phalange du deuxième et surtout du quatrième doigt combien la phalange est épaissie par la *néoformation de l'os périostique* qu'on reconnaît à sa teinte plus claire.

Les granulations caséeuses des formations tuberculeuses peuvent se scléroser, se calcifier et l'affection finit par guérir. Mais il peut aussi se former au centre de l'os un abcès entouré d'une membrane pyogène.

D'habitude l'infection s'étend à la fois vers la moelle et vers la corticalité, le périoste est soulevé puis perforé par le pus (voy. fig. 98), et la suppuration se propage dans les espaces conjonctifs, fusant entre les muscles et les aponévroses, accompagnant au loin les nerfs et les vaisseaux, formant en définitive des *abcès* tantôt profonds, sous-aponévrotiques, tantôt superficiels, sous-cutanés. Finalement la peau se perfore, il se forme une petite fistule à bords irréguliers, et par cette fistule s'écoule un pus grisâtre, granuleux, caractéristique, le pus tuberculeux. Les fistules sont souvent situées très loin du foyer osseux qui leur a donné naissance. Les plus longs trajets s'observent en général à la suite des abcès qui succèdent à la carie tuberculeuse de la colonne vertébrale. Le pus pourra partir par exemple d'une des premières vertèbres dorsales (fig. 98), fuser sur la face antérieure de la colonne, s'étendre au loin sur l'aorte, gagner la fosse iliaque, se glisser sous le ligament de Poupart et gagner la racine de la cuisse. On désigne ces abcès sous le nom d'*abcès par congestion*.

Symptômes. La tuberculose osseuse peut pendant longtemps ne se manifester par aucun symptôme; les malades ne s'en aperçoivent d'ordinaire que par l'apparition d'un gonflement de l'os ou par un abcès des parties molles. L'état général, les fonctions de la zone atteinte sont altérés au minimum, à condition que les articulations soient respectées. La fièvre est d'habitude très peu marquée. Aussi désigne-t-on les abcès tuberculeux sous le nom d'*abcès froids*; ils ne s'accompagnent ordinairement que d'un minimum de réactions locales et générales.

Le diagnostic est facile dans les formes telles que le spina ventosa. En cas de fistules on arrive souvent par l'*exploration au stylet du trajet fistuleux* jusqu'au contact de *l'os qui est carié et dénudé de son périoste*. D'autres fois un certain épaississement de l'os, ou l'existence à son niveau de douleurs nettement localisées devront faire penser à une lésion tuberculeuse, surtout si l'on trouve ailleurs, en particulier dans les poumons, d'autres manifestations tuberculeuses. *La radiographie* permettra souvent de déceler avec succès le siège exact des lésions (fig. 100).

TRAITEMENT DE LA TUBERCULOSE OSSEUSE. Toute une série
de tuberculoses osseuses qui, à l'exemple de la tuberculose vertébrale, sont difficilement accessibles ou même
inaccessibles au chirurgien, guérissent, à condition de

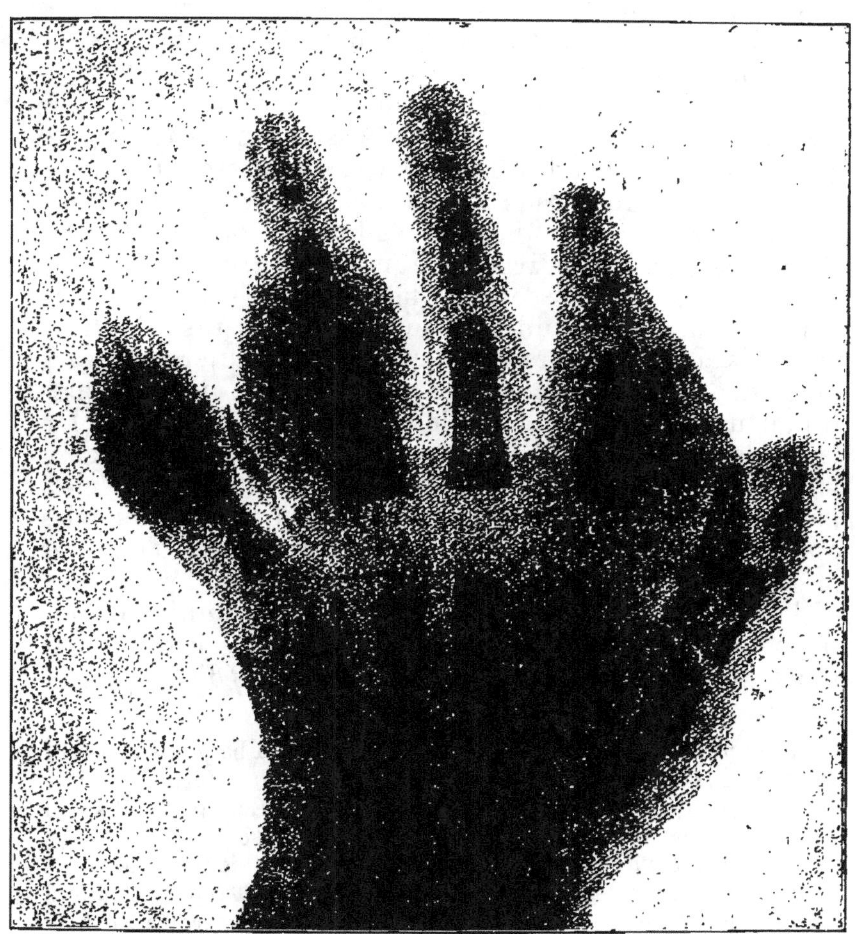

Fig. 100. — Spina ventosa des 2e, 4e et 5e doigts chez un enfant
d'un an.

compter par mois ou par années, grâce à la simple mise
au repos de l'os atteint accompagnée d'un traitement
général fortifiant.

On a rarement l'occasion de faire des injections iodoformées dans l'intérieur même des os, mais ces injections
donnent des résultats excellents dans le *traitement des*

**Planche XX**. — Tuberculose de l'articulation du genou (synovite fongueuse) d'après Böllinger.

---

*abcès froids*. Par une ponction on retire d'abord le pus, puis par la même aiguille on injecte la solution iodoformée. L'injection doit être répétée toutes les deux semaines environ.

Enfin on emploiera *les méthodes opératoires*. Elles se pratiquent de préférence sur des tissus rendus exsangues au moyen de la bande d'Esmarch, car il est alors beaucoup plus facile de distinguer les tissus sains des parties malades. On ouvrira les abcès et les fistules, on curettera les fongosités, on les extirpera au moyen du bistouri et des ciseaux. Au fond du conduit fistuleux on arrivera sur la carie osseuse qu'il faudra à son tour gratter jusqu'en tissu sain. S'agit-il de foyers centraux, on fera sauter au ciseau, largement, la couche corticale jusqu'à ce qu'on puisse pratiquer une extirpation complète de la moelle caséifiée. On laisse la plaie grande ouverte et l'on tamponne à la gaze iodoformée. La guérison est souvent fort longue, il n'est pas rare d'être obligé de faire par la suite de nouvelles opérations complémentaires. [On pourra essayer d'extirper les petits abcès froids d'origine osseuse sans les ouvrir. Si l'on a pu y parvenir, on peut tenter la réunion primitive ; elle ne réussit pas toujours, mais il suffit qu'elle réussisse parfois pour qu'elle vaille la peine d'être essayée en pareil cas (Delbet).]

Récemment Mosetig-Moorhof a proposé le plombage de la cavité creusée dans l'os au moyen d'un « plombage à l'iodoforme ». Cette méthode semble donner de très bons résultats. Lorsqu'ont disparu les phénomènes douloureux et quand les parois se sont asséchées, on remplit la cavité osseuse avec le plombage à l'iodoforme et on réunit par dessus les parties molles et la peau. Le plomb durcit rapidement et la guérison survient. Le plombage serait résorbé à la longue et serait remplacé par du tissu conjonctif et finalement par de l'os.

Dans les très vieilles suppurations osseuses les résections et les amputations peuvent devenir une nécessité.

### Tuberculose des articulations.

On distingue une *forme osseuse* et une *forme primitivement synoviale* suivant que le début du processus tuber-

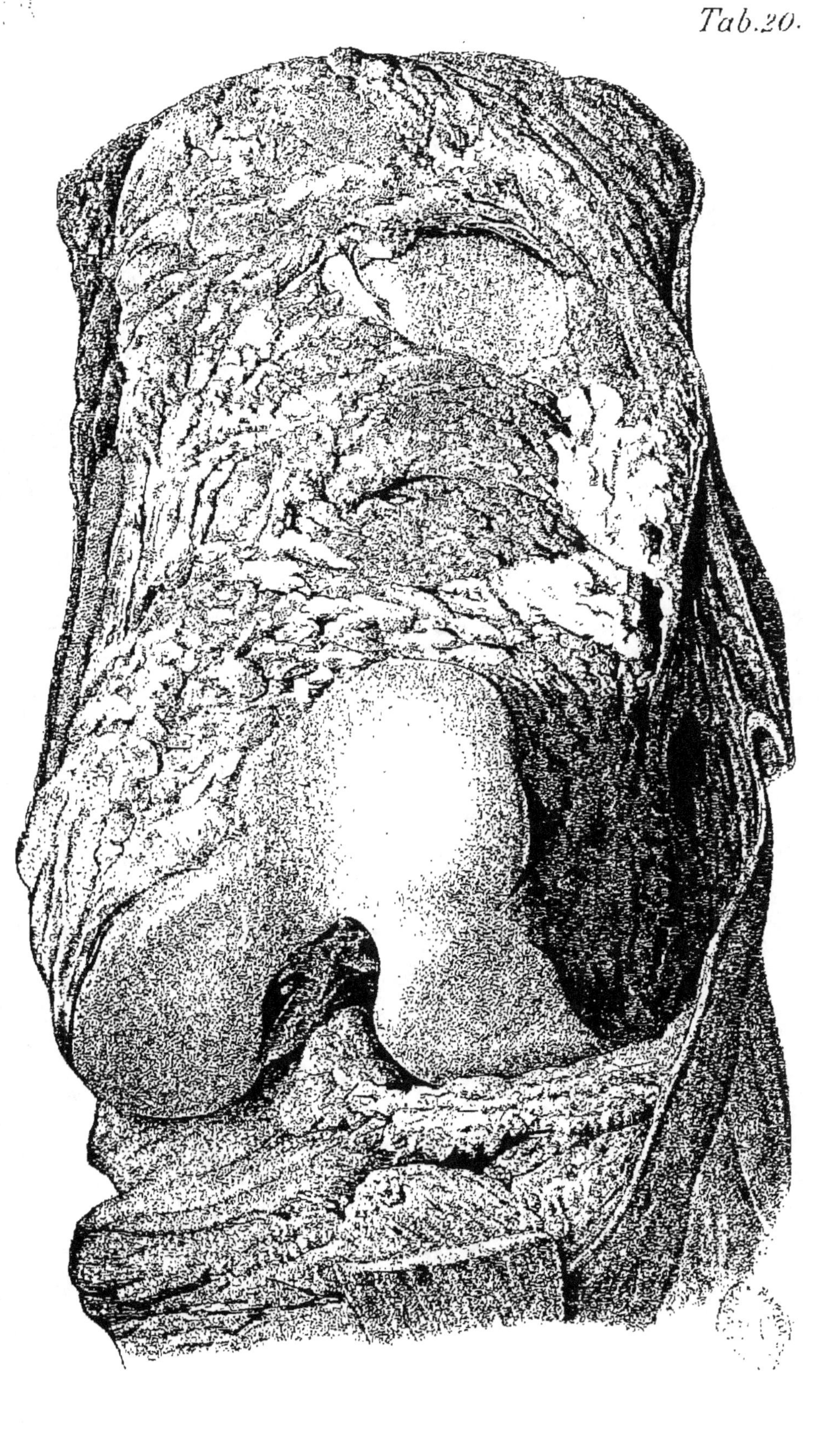

Tab.20.

culeux se fait à l'extrémité articulaire de l'os ou au niveau de la synoviale. La forme synoviale est de beaucoup la plus fréquente, elle commande les formes cliniques de la tuberculose articulaire que nous pouvons diviser en trois groupes :

1º L'*hydartrose tuberculeuse ;*

2º La *tuberculose fongueuse des articulations ;*

3º La *tuberculose suppurée des articulations*, ou *abcès froid articulaire.*

**1. Arthrite tuberculeuse séreuse ou séro-fibrineuse, hydrops tuberculosus.** — Le début de l'affection est marqué par un léger gonflement de la synoviale dont les vaisseaux sont injectés ; elle présente quelques rares granulations tuberculeuses. En même temps il se produit dans l'articulation un épanchement liquide sous forme d'un exsudat séreux, souvent légèrement trouble, parsemé de petits flocons et riche en fibrine. *L'épanchement* peut, au genou par exemple, acquérir de grandes dimensions. La capsule se distend sans provoquer d'ailleurs de douleurs très appréciables. Il n'est pas rare de voir l'épanchement apparaître chez des individus prédisposés à la tuberculose à l'occasion d'un léger traumatisme local.

On soupçonnera la tuberculose chez tout individu présentant des antécédents tuberculeux ou d'autres foyers de tuberculose, toutes les fois qu'une hydartrose ne disparaîtra pas rapidement, lorsqu'elle récidivera facilement, lorsque la ponction montrera une sérosité légèrement trouble, floconneuse.

Vient-on à ouvrir une pareille articulation, on trouve de bonne heure, étalée sur la synoviale et sur les cartilages, une mince couche de fibrine qui, facile à détacher au début, tient ensuite plus solidement et se rattache à la synoviale par un lacis de fins vaisseaux.

On peut voir dans l'articulation des corps étrangers libres ou pédiculés semblables à ceux que nous avons décrits dans la tuberculose des gaînes synoviales. La couche de fibrine s'accroît progressivement, elle prend les caractères des *granulations tuberculeuses* gris-rosé et finit par remplir toute l'articulation.

**2. Le fongus articulaire** est dès lors constitué (1). La

______

(1) [On lui donne vulgairement le nom de *tumeur blanche.*]

collection liquide est refoulée vers le centre, ou même disparaît complètement. L'articulation est remplie de masses molles qui lui donnent une forme en fuseau assez spéciale, [d'autant plus accentuée que les muscles de la cuisse, le quadriceps surtout, sont toujours très atrophiés].

La planche XX représente une synovite fongueuse de l'articulation du genou. L'articulation a été ouverte par une incision en fer à cheval ; le lambeau supérieur a été rejeté en haut avec la rotule. A la place de la synoviale lisse et mince on constate l'existence de masses végétantes [dites fongosités] d'un rose clair avec quelques tubercules miliaires épars çà et là.

Les granulations envahissent progressivement le cartilage articulaire, en général par sa périphérie. On voit partir à l'union du cartilage et de la capsule des traînées de granulations qui s'insinuent entre le cartilage et l'os ; elles minent ce cartilage, le désagrégent (ostéite souschondrale) pendant que d'un autre côté d'autres granulations érodent le cartilage à sa surface. Le processus aboutit à la destruction de l'articulation et à l'usure et à la carie des extrémités osseuses.

Dans la tuberculose osseuse primitive, c'est évidemment un processus inverse qui se produit. Mais il se peut aussi que des foyers de tuberculose osseuse situés au voisinage d'une articulation restent extra articulaires et s'étendent à travers les parties molles en respectant l'articulation pour arriver jusqu'à la peau.

3. **La tuberculose articulaire suppurée.** — La capsule articulaire très solide résiste longtemps à l'envahissement de la tuberculose fongueuse. La capsule finit par se laisser perforer lorsque se produisent les suppurations qui sont habituelles à la période tardive de la tuberculose articulaire. Le pus s'accumule dans l'articulation, et en particulier dans les culs de sac qui communiquent avec cette articulation ; il perfore la capsule, diffuse autour d'elle et constitue de la sorte un *abcès périarticulaire*. Finalement l'abcès s'ouvrira à l'extérieur en laissant derrière lui une ou plusieurs fistules.

Il est de règle, peut-on dire, d'observer, dans les vieilles tuberculoses articulaires, des contractures secondaires de l'articulation (1) ; elles sont au maximum à la hanche et

(1) [*Les contractures périarticulaires* s'observent, non seulement dans les vieilles tuberculoses articulaires, mais dès le début de l'ar-

au genou. Grâce à l'élargissement de la capsule, à la destruction des surfaces articulaires, il n'est pas rare d'observer des subluxations ou même des luxations véritables.

La tuberculose articulaire se déclare sur les petites articulations comme sur les grandes ; elle est surtout fréquente au genou, à la hanche et au pied, mais on l'observe fréquemment aussi au coude et au poignet.

ÉVOLUTION DE LA TUBERCULOSE ARTICULAIRE.— La guérison spontanée est possible à tous les stades mais surtout dans les formes hydrathrose et arthrite fongueuse ; en définitive, elle est rare. Lorsque se sont produites l'usure et la carie des extrémités osseuses, la guérison ne peut plus se faire que par *ankylose* de l'articulation ; et les contractures aidant, cette ankylose se fait souvent en position vicieuse.

**Le traitement de la tuberculose articulaire** était, il n'y a pas longtemps encore, des plus radical. On pensait qu'il fallait ouvrir opératoirement l'articulation et cela le plus tôt possible ; on cherchait à enlever tous les tissus malades au moyen d'une *résection*. On en est revenu de ces résections précoces, en particulier chez les jeunes chez lesquels les résections ont le grave inconvénient de supprimer la part que prend l'épiphyse à la croissance du membre.

A l'heure actuelle on place en première ligne, ici comme dans les autres formes de tuberculose, le traitement général et les fortifiants. On y adjoint un traitement local essentiellement conservateur dont voici les points essentiels.

1. *Repos absolu de l'articulation malade.* — On l'obtient au moyen d'appareils (attelles, appareils plâtrés) ou au moyen de l'extension continue telle qu'on l'emploie à la hanche par exemple. On peut aussi obtenir le repos nécessaire à l'articulation au moyen de certains appareils (Hessing) exactement modelés et qui ont l'avantage de ne pas nécessiter le repos au lit.

2. *Injections locales d'iodoforme*, [éther iodoformé, glycérine iodoformée. L'eau oxygénée donne également de bons résultats. Enfin les injections de chlorure de zinc pratiquées, non plus dans l'articulation mais directement sur l'os, *sclérosent* souvent les tissus tuberculeux et enkystent les lésions (Lannelongue).] Elles donnent, dans la tuberculose articulaire, de nombreux succès, à condition

thrite tuberculeuse ; elles constituent même *un excellent signe de diagnostic au début* (Lannelongue).]

d'être employées systématiquement et d'être patiemment poursuivies.

3. *La méthode hyperhémique de Bier.* — Nous avons décrit cette méthode, p. 222. On l'emploie soit associée à la ponction et aux injections iodoformées, soit combinée à l'incision et aux grattages des abcès qui peuvent éventuellement se produire. Elle nécessite une technique rigoureuse et une longue patience ; elle a donné, entre les mains de Bier et de beaucoup d'autres, de très bons résultats. [En France elle n'a donné que des résultats médiocres jusqu'à présent.]

4. *Traitement sanglant.* — Lorsque le traitement conservateur que nous venons de préconiser n'est plus possible, ou lorsqu'on l'a tenté pendant longtemps sans succès, on est autorisé à pratiquer une arthrotomie ou mieux une arthrectomie. L'hémostase étant faite, on pratique l'ouverture de l'articulation, on extirpe d'une façon complète tous les tissus fongueux et malades, on curette tous les foyers osseux, le cas échéant on résèque les extrémités articulaires, on ouvre enfin, puis l'on nettoie toutes les fistules et tous les abcès qui en dépendent. [Ces *opérations atypiques* sont de mise surtout chez les enfants ; les *résections typiques*, qui ne doivent jamais être faites tant que la croissance n'est pas terminée, constituent au contraire le traitement de choix chez les adultes lorsqu'ils n'ont pas été améliorés par les traitements locaux plus simples et une hygiène rigoureuse.] Lorsqu'il existe dans les extrémités articulaires de petits foyers osseux on peut les combler au moyen du plombage à l'iodoforme.

Enfin dans les cas désespérés, chez les cachectiques ou chez les vieux, c'est l'amputation qui s'impose.

## Notions générales
## sur le traitement de la tuberculose.

Dans chaque cas de tuberculose il faut, à côté du traitement local, instituer un *traitement général* destiné à renforcer la résistance organique et à aider l'organisme dans sa lutte. Ce traitement consiste, en première ligne, en une *nourriture fortifiante*, lait, aliments gras, etc. [On a souvent donné à cette alimentation rationnelle le nom de « suralimentation » ; l'expression est mauvaise, car elle entraîne souvent des abus hygiéniques qui aboutissent au surmenage de l'estomac ; or il faut éviter ce surmenage à tout prix, car l'intégrité du tube digestif constitue l'un des moyens de défense essentiels du tuberculeux contre son infection.] Les malades doivent vivre dans un air pur, loin des poussières ; si leurs moyens le leur permettent, ils iront séjourner soit au bord de la mer, soit en montagne ou dans un climat doux du midi. On régularisera avec avantage les fonctions cutanées par l'emploi régulier des bains, bains de mer ou stations thermales à la mode, telles que Kreuznach, Munster, Tolz, etc. [En France, Salies de Béarn, Salins, Lons-le-Saunier, eaux chlorurées sodiques.]

On peut remplacer jusqu'à un certain point les bains médicamenteux par des onctions de tout le corps au moyen de savon blanc. Deux ou trois fois par semaine, et de préférence le soir, le corps tout entier sera enduit de savon ; on le laisse appliqué pendant un quart d'heure, puis on l'enlève par un bain chaud ou un lavage à l'eau chaude. On termine par un bon essuyage et on fait coucher le patient. Cette méthode préconisée par Kappesser donne, lorsqu'elle est poursuivie pendant plusieurs mois, des résultats surprenants. [Elle semble inconnue en France.]

*Les médications internes* peuvent jouer un certain rôle, la créosote par exemple et ses dérivés, créosotal, gaïacol, etc. Chez les enfants on emploie surtout *l'huile de foie de morue*, mais pendant l'hiver seulement, ou les préparations iodiques (sirop d'iodure de fer). Mais on emploie surtout l'iode en applications locales et à ce point de vue l'iodoforme est certainement la préparation la plus efficace. Nous l'employons en poudre à la surface des plaies ou sous forme de tampons de gaze iodoformée. L'action de l'iodoforme est particulièrement énergique lorsqu'on l'introduit à l'abri de l'air dans la profondeur des tissus ; c'est le cas des injections d'huile iodoformée, qu'on pratique dans les tumeurs blanches, dans les abcès froids, etc.

Il semble qu'en l'absence d'oxygène l'iodoforme soit dédoublé au contact des tissus ; ce sont ces produits de dédoublement qui auraient une action toute spéciale. Il faut savoir que l'emploi de trop grandes quantités d'iodoforme peut être dangereux ; on a observé jadis de nombreuses intoxications iodoformées.

Tuberculine. — R. Koch a extrait des bacilles tuberculeux eux-mêmes un produit glycériné auquel il a donné le nom de tuberculine. Il a pu, au moyen de cette tuberculine, immuniser des cobayes contre une infection tuberculeuse ultérieure et même guérir des animaux déjà infectés. Chez l'homme, l'action de ce médicament, malgré les nombreuses modifications qu'il a subies, n'a pas jusqu'à présent donné les résultats attendus.

Mais la tuberculine constitue par contre un moyen de *diagnostic* important. Si l'on injecte sous la peau une très faible dose de tuberculine (de 1 à 3 milligrammes) chez un individu bien portant, on ne verra se produire aucune modification appréciable ; au contraire on verra éclater un accès de fièvre, chez tout individu qui présente en un point quelconque de son organisme, fût-il resté jusqu'alors inappréciable, le moindre foyer tuberculeux; d'une façon très nette ces foyers présentent un accroissement brusque et des phénomènes inflammatoires accentués. On emploie la réaction de la tuberculine au diagnostic de la tuberculose chez les animaux surtout.

[On peut obtenir, avec la tuberculine, une autre réaction diagnostique, l'*ophtalmo-réaction*. L'instillation de quelques gouttes de tuberculine sur la conjonctive d'individus tuberculeux produit une conjonctivite qui ne s'observe pas chez les individus indemnes de toute tuberculose.]

Behring a récemment préconisé, pour lutter contre la tuberculose des bovidés, une méthode de vaccination préventive qui commence à donner des résultats extrêmement heureux. Espérons qu'il y a là une étape vers la guérison de la tuberculose humaine. [Les résultats éloignés n'ont malheureusement pas répondu aux espérances qu'on avait formulées au début.]

### 3. La lèpre.

La lèpre était déjà connue des anciens qui la désignaient sous le nom de « elephantiasis Graecorum » ; au moyen âge elle se répandit dans l'Europe entière. A l'heure actuelle, elle se trouve encore à l'état endémique en Asie, surtout en Chine et aux Indes, mais on la rencontre aussi dans certaines parties de l'Amérique et de l'Afrique. En Europe, la lèpre ne s'observe que dans les pays riverains de la mer Baltique, la Norvège, la Finlande, la Russie occidentale et la Suède. On l'a observée parfois dans le sud de l'Espagne.

L'AGENT DE LA LÈPRE a été découvert par Armauer Hansen [1877] et Neisser [1886]. Il se présente habituellement sous forme de bacilles qui rappellent le bacille tuberculeux, tant par leur forme, bien qu'ils soient un peu plus courts, que par leurs propriétés tinctoriales. La distinction est donc difficile ; Baumgarten a indiqué des procédés de coloration permettant de les différencier. En plus de la forme bacille qui est la règle, on a observé le microbe de la lèpre sous forme de filaments, mais seulement dans l'intérieur de l'organisme. On n'est pas jusqu'à présent arrivé à reproduire la lèpre en l'inoculant aux animaux.

Le bacille de la lèpre se rencontre dans les tissus malades des lépreux, dans leur sang et surtout dans leurs sécrétions nasales, ce qui est important à connaître au point de vue de la contagion.

L'infection se produit chez l'homme à travers la muqueuse de la bouche, du nez ou du pharynx, ou grâce à de petites plaies cutanées. La durée de l'incubation est extraordinairement longue ; il se passe souvent trois à cinq ans avant qu'apparaissent les premières manifestations cliniques.

Les altérations anatomo-pathologiques provoquées par le bacille de la lèpre consistent en la production d'un tissu de granulation dans la peau, dans la muqueuse nasale, dans les cordons nerveux et enfin dans les organes internes, le pharynx et le larynx en particulier.

1. LÈPRE CUTANÉE. Il se développe dans la peau des noyaux qui forment une infiltration d'abord sans relief, puis qui se renfle par place en productions saillantes, d'où son nom de *lèpre tubéreuse*. Ces altérations envahissent avant tout la face ; les noyaux se développent sur les

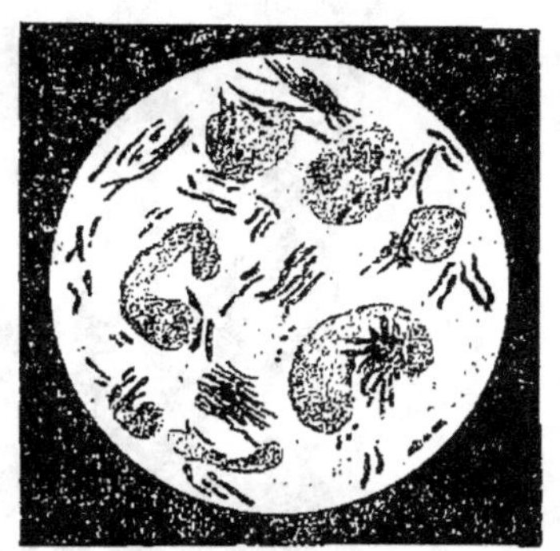

Fig. 101. — Bacille de la lèpre. Frottis de mucus nasal. Gross. 1000/1.

sourcils, le nez, les lèvres, ils finissent par déformer complètement le visage (voy. fig. 102). Les cheveux tombent, la respiration nasale est rendue difficile par l'infiltration des narines et de la muqueuse nasale ; les muqueuses du pharynx et du larynx présentent aussi des épaississements qui provoquent une raucité constante de la voix et peuvent conduire à une sténose laryngée. La peau du reste du corps, surtout aux extrémités, aux bras et aux jambes, présente des noyaux et des bourrelets analogues. Ces noyaux peuvent, sous l'influence d'une légère pression et même sans traumatisme, faire éclater l'épiderme extrêmement mince qui les recouvre et aboutir à l'ulcération. A la plante des pieds, en particulier au niveau du talon antérieur, on observe des ulcérations particulièrement torpides.

2. Lèpre nerveuse. Cette forme envahit de préférence les nerfs cubital, médian et sciatique poplité externe.

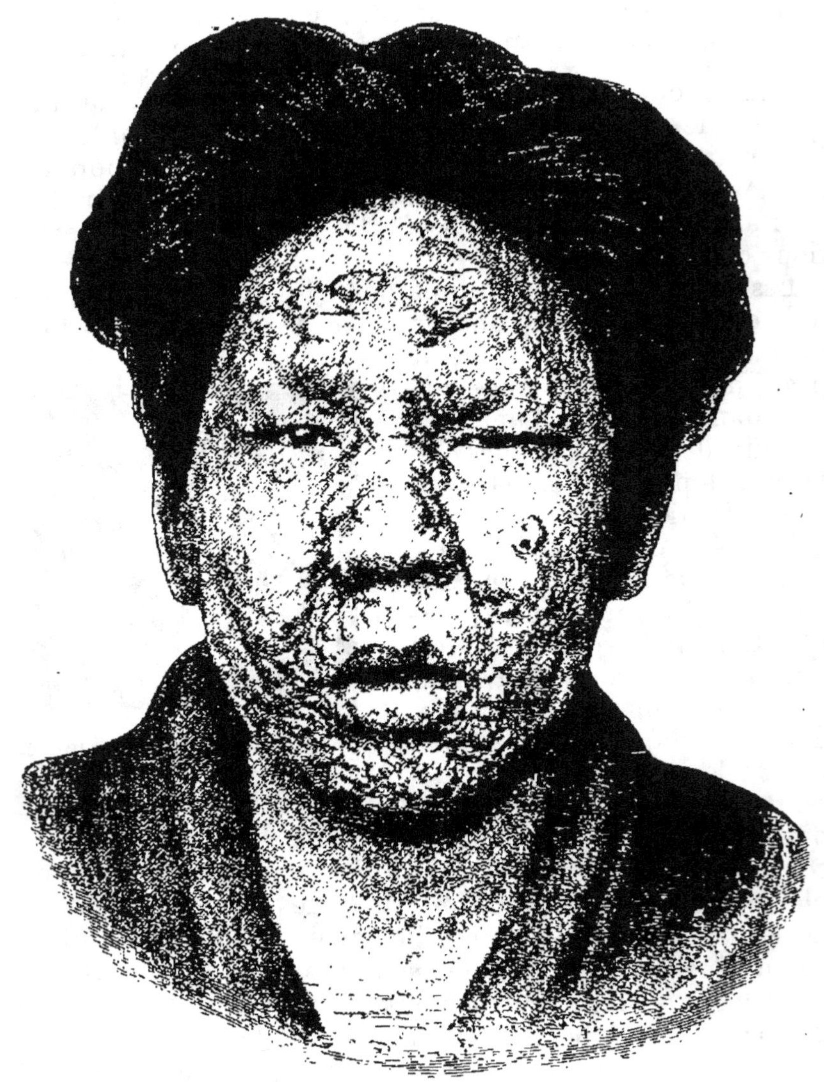

Fig. 102. — Lèpre tubéreuse.

L'envahissement de ces nerfs par la lèpre se caractérise par des nodosités et des épaississements fusiformes sur le trajet de ceux-ci ; le nerf est comprimé, dissocié et finalement détruit. A la suite de ces altérations on voit sur-

venir dans le territoire de ces nerfs des troubles anesthésiques, de l'atrophie musculaire, des contractures des
doigts et des orteils ; finalement il se produit des inflammations et des nécroses des phalanges qui aboutissent à
des mutilations caractéristiques (voy. fig. 103).

La maladie dure des années, mais ne guérit pas. Les
malades tombent dans une langueur profonde, des altérations se produisent dans leurs divers viscères, dans les
reins en particulier qui sont atteints de néphrite chronique ;
les poumons finissent par être envahis
et la mort survient en six à neuf ans
dans la lèpre cutanée, tandis que dans
la lèpre nerveuse elle peut ne survenir
qu'au bout de dix et même vingt ans.

La lèpre est contagieuse sans aucun
doute, bien qu'on ait exagéré le danger
de sa transmission directe. On cherche
à éviter l'extension de la lèpre aux territoires voisins en isolant les malades
dans des léproseries.

Von Bergmann a préconisé pour le
traitement de la lèpre l'usage interne
du « Chaulmoograol » et les frictions
avec le « Gurjunbalsam ». Le traitement chirurgical n'est indiqué qu'en
cas d'ulcérations, on fera alors des pansements antiseptiques, ou en cas de nécrose des phalanges, on en pourra pratiquer l'amputation. Le cas échéant, on

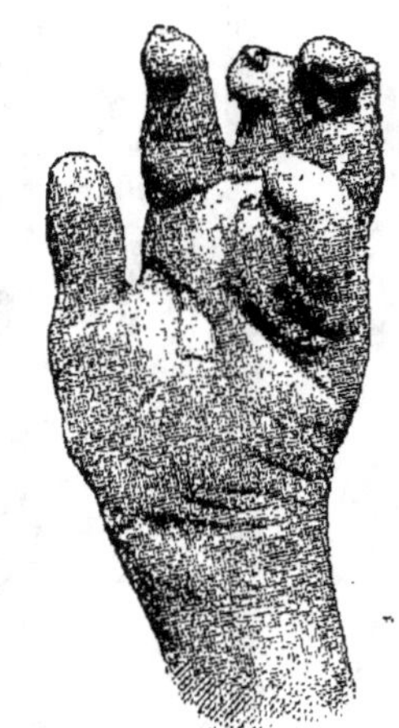

Fig. 103. — Lèpre
a n e s t h é s i q u e
mutilante de la
main.

pourra être amené à enlever quelques noyaux au niveau
du visage, des narines ou de la bouche.

## 4. L'actinomycose.

Dans l'actinomycose, on rencontre au niveau des tissus
malades et dans le pus *des grains tout à fait spéciaux* de
couleur blanc jaunâtre dont la dimension varie du volume d'un grain de sable à celui d'une tête d'épingle (voy.
planche XXI, grains extraits du pus et placés sous une
lamelle). A l'examen microscopique, on constate que ces
grains sont formés par un amas central de *filaments mycé-
liens* présentant des divisions dicotomiques qui se disposent radiairement vers la périphérie et s'y terminent

**Planche XXI**. — Actinomycose du cou au début.
A gauche de la figure, grain extrait du pus et écrasé sous une lamelle. On voit dans le pus plusieurs petits grains actinomycosiques très caractéristiques.

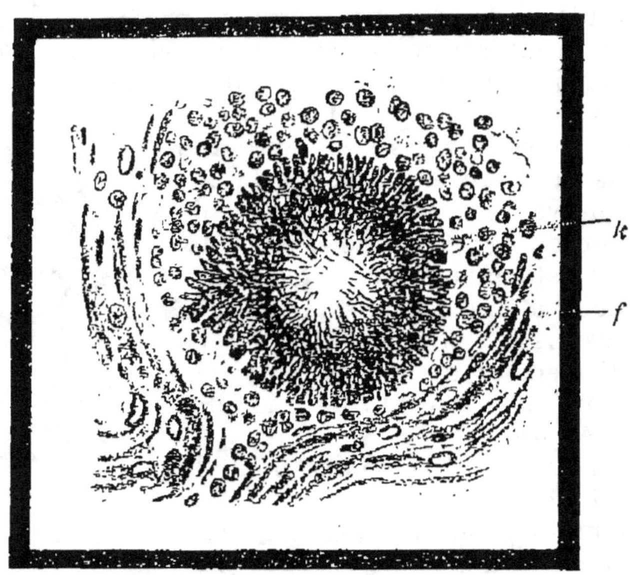

Fig. 104. — Actinomyces, coupe d'une langue humaine actinomycosique. *K*, massues; *F*, mycélium. Gross. 800/4.

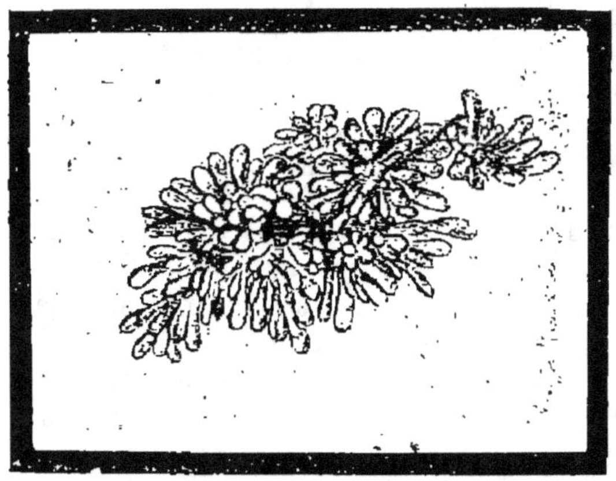

Fig. 105. — Grain actinomycosique écrasé. Pus humain. Gross. 450/1.

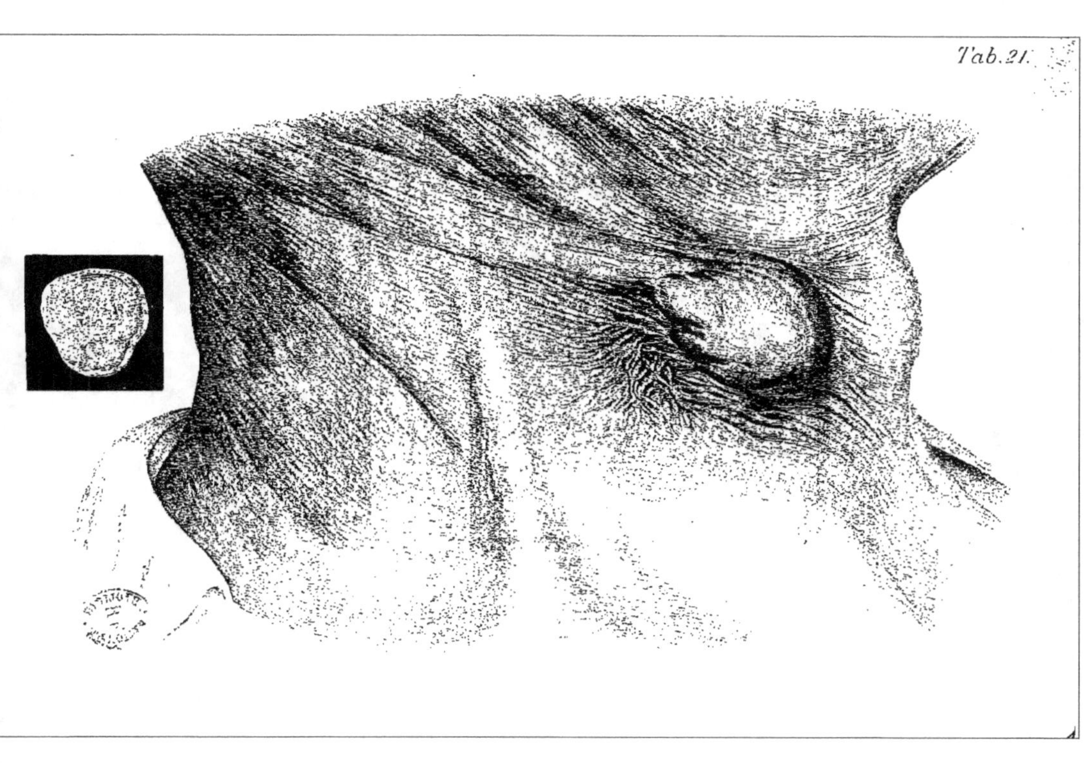


Tab.21.

par des *renflements en forme de massue* (voy. fig. 104).
Lorsqu'on place ces grains sous une lamelle et qu'on les
examine à un faible grossissement on obtient un aspect
comparable à la fig. 105.

Böllinger décrivit en 1876 le champignon actinomycosique comme
l'agent pathogène d'une maladie spéciale des bovidés. En 1878,
James Israël, sans avoir eu connaissance du travail de Böllinger,
fit connaître 4 cas de la même mycose, mais observés cette fois
chez l'homme. Ponfick établit l'identité de la maladie décrite par
Israël et de la maladie découverte chez les bovidés par Böllinger.
O. Israël obtint en 1884 la première culture pure, et la même
année J. Israël et Wolf purent obtenir, en injectant à un lapin des
cultures sur agar, les premières reproductions expérimentales de
l'affection. C'est à Boström que nous devons les recherches plus
récentes sur la morphologie du champignon rayonné. [L'actinomycose a été étudiée tout spécialement en France par l'Ecole lyon-
naise, et en particulier par Poncet.]

L'agent pathogène de l'actinomycose est constitué par un mycélium délicat qui présente des dicotomies indiscutables; les massues
terminales radiairement disposées sont des formes de dégénérescence.

Dans l'organisme animal les filaments pathogènes se disposent
en amas granuleux dont nous avons parlé déjà, et au centre des
filaments on pourrait observer des spores analogues à un coccus.
Beaucoup des grains que l'on rencontre dans le pus ou dans les
tissus sont déjà morts, aussi l'inoculation et la culture ne réus-
sissent-elles d'habitude que si elles contiennent un nombre relativement considérable de ces grains (50 à 60).

Le mycélium se colore par la méthode de Gram, tandis que les
crosses se colorent tout différemment par la safranine ou par l'éo-
sine. Les cultures réussissent en aérobies et en anaérobies sur tous
les milieux de culture.

Il existe toute une série de variétés de champignons rayonnés,
mais elles ne s'écartent que peu de la description que nous avons
donnée ci-dessus.

*Habitat de l'actinomyces.* — On le rencontre sur les
grains de blé, sur les herbes, etc., aussi la forme la plus
fréquente d'inoculation de l'actinomycose à l'homme est-elle
la pénétration de fragments de graminées, soit dans une
dent cariée, soit par une excoriation de la muqueuse buccale, soit par l'aspiration de poussières de blé, ce qui se
voit chez les cultivateurs, les meuniers, etc.

Lésions de l'actinomycose. — *Arrivé dans les tissus,* le
champignon y provoque une *inflammation chronique*
qui prend l'aspect d'un tissu granuleux peu abondant; il

donne au tissu conjonctif dans lequel il se développe l'aspect de callosités, l'allure d'un tissu cicatriciel. Puis survient la fonte purulente à la suite de laquelle se développent, de ci de là, de petits abcès qui aboutissent à des fistules creusées au milieu du tissu de granulation. Par ces fistules s'écoule un pus qui contient *les grains* dont nous avons déjà parlé à plusieurs reprises. A l'incision on constate que les tissus calleux sont parsemés de petites zones jaunâtres ; le tissu de granulation lui-même a souvent une teinte jaune tout à fait frappante.

Le type clinique est dominé par l'existence de ce tissu calleux d'aspect cicatriciel qui se présente sous forme d'une *infiltration dure comme du bois*, on la prend souvent pour une tumeur ; elle simule mieux encore le phlegmon ligneux qu'on a récemment décrit (voy. page 187).

Ainsi se constituent des tuméfactions dures, capitonnées, ramollies par places, recouvertes d'une peau d'un rouge livide (planche XXI et fig. 106) et perforée d'un nombre plus ou moins considérable d'orifices fistuleux. Les fistules conduisent dans un tissu induré ; on sent au palper et on voit des prolongements en forme de corde, ils sont la marque du mode d'extension de la lésion dans les tissus, et permettent de se rendre compte de la façon dont se fait l'invasion (voy. planche XXI).

Formes de l'actinomycose. — Suivant le siège qu'occupe le champignon rayonné dans l'organisme on distingue diverses formes d'actinomycose.

1. *L'actinomycose de la cavité buccale*. — Elle provient d'une inoculation au niveau de la muqueuse de la bouche ou des joues, au niveau des mâchoires (dents cariées) ou de la langue. La lésion partie de la bouche ou de la mâchoire peut s'étendre en dehors aux muscles masticateurs, provoquant du *trismus*, et à la région temporale. Elle peut gagner la base du crâne et finalement provoquer la mort par méningite et encéphalite.

2. *L'actinomycose du cou* prend son origine au niveau du pharynx, de l'amygdale, de l'œsophage ou du larynx.

3. *L'actinomycose du poumon* est produite par aspiration. Elle envahit la plèvre, infiltre la paroi thoracique ; des fistules s'ouvrent à la surface du thorax. On peut assister par la suite à l'envahissement du péricarde et du cœur, de la colonne vertébrale, de la cavité abdominale ou du bassin. L'actinomycose pulmonaire peut être confondue

avec une tuberculose pulmonaire, avec une tumeur de la paroi thoracique ou de la colonne vertébrale.

4. *L'actinomycose intestinale* se développe de préférence au niveau du cœcum et prend l'aspect d'une pérityphlite chronique. On observe dans la paroi abdominale une tuméfaction dure avec des fistules qui viennent s'ou-

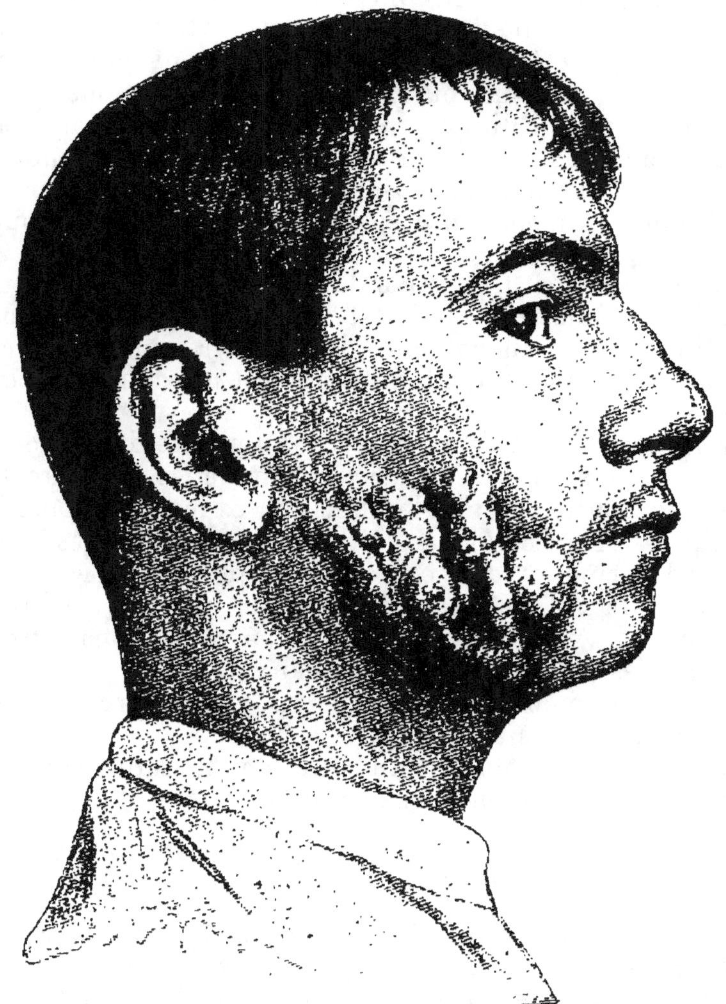

Fig. 106. — Actinomycose de la mâchoire inférieure
(d'après Illich).

vrir à l'aîne, à l'ombilic ; il peut même se produire des perforations intestinales ; on observe alors une péritonite

MARWEDEL. Chirurgie générale.                19

chronique, des fistules stercorales qui s'ouvrent soit à l'extérieur soit dans la vessie, etc.

5. *L'actinomycose primitive de. la peau* est la forme plus rare ; elle succède à une inoculation directe de la peau et des parties molles par le champignon rayonné qui a pu pénétrer par quelque plaie superficielle.

LE DIAGNOSTIC de l'actinomycose est difficile tant qu'on n'a pas constaté dans le pus (!) ou dans les tissus l'existence des grains caractéristiques. Les tuméfactions actinomycosiques seront surtout confondues avec des lésions tuberculeuses ou syphilitiques, avec des tumeurs malignes, etc.

[L'essentiel est de penser à la possibilité de l'actinomycose ; c'est l'examen microscopique du pus qui permet ensuite de confirmer un diagnostic seulement soupçonné jusque là.]

LE PRONOSTIC est très grave dans les actinomycoses pulmonaires et intestinales ; il est meilleur dans les formes qui se localisent au cou ou à la mâchoire inférieure, cependant l'envahissement du crâne est un danger à considérer.

LE TRAITEMENT de l'actinomycose comporte deux indications : *a*. Incision précoce des tissus malades, grattage des abcès, poursuite des fistules dans toutes les directions. On appliquera ensuite sur la plaie béante des compresses de gaze iodoformée ou des compresses imprégnées d'eau oxygénée à 1 ou 2 0/0. Très fréquemment on sera conduit à pratiquer de nouvelles opérations parce qu'apparaîtront de nouvelles poussées et de nouveaux abcès.

*b*. Le traitement interne consiste en de larges doses *d'iodure de potassium.*

Enfin on aurait observé au cours de l'actinomycose un certain nombre de guérisons spontanées.


## 5. Syphilis (1).


La syphilis est une infection chronique spéciale à l'espèce humaine. Les essais de transmission expérimentale aux animaux sont restés négatifs jusqu'à ces derniers temps. Tout récemment, néanmoins, on serait parvenu à transmettre avec succès la syphilis aux singes [Roux et Metch-

_________

(1) [Voir l'article Syphilis du *Nouveau Traité de chirurgie,* par Pierre Delbet et Maurice Chevassu, 1907, fascicule 1.]

nikoff]. L'agent de la maladie est inconnu. Schaudinn vient cependant de décrire un Spirochaete (Sp. pallida) qu'il aurait rencontré d'une façon constante dans les affections syphilitiques. [On admet aujourd'hui comme à peu près démontré que le Spirochaete décrit par Schaudin est bien l'agent pathogène de la syphilis.]

*La contagion syphilitique* est consécutive à l'inoculation d'un individu sain par un individu syphilitique. L'inoculation sexuelle est le plus souvent en cause ; plus rarement la syphilis est extragénitale et elle est alors transmise par la bouche, le sein (nourrices), les doigts, etc. La transmission peut enfin s'effectuer directement, au moment de la conception, par l'intermédiaire du spermatozoïde ou de l'ovule, ou pendant la grossesse au travers du placenta [Syphilis congénitale].

Le virus encore inconnu [?] pénètre par les moindres écorchures de la peau ou des muqueuses.

**Accident primitif.** — Au POINT D'INOCULATION le premier symptôme de l'infection apparaît vers la troisième semaine sous forme d'une lésion purement locale dite *accident primitif*. C'est une induration arrondie, dure, tantôt superficielle et plate (papule), tantôt plus profonde, en forme de nodosité (exulcérée), tantôt enfin érodée superficiellement ou franchement ulcérée. Ainsi se trouve constitué *le chancre induré* dont l'aspect est assez variable, mais qui est toujours [ou à peu près] complètement indolore.

Lorsque l'accident primitif est reconnu comme tel dès son apparition, on peut l'extirper en taillant largement en parties saines ; dans certains cas l'infection pourrait être radicalement jugulée. Le moyen est certainement fort incertain. Mais qu'on se garde, au cours d'une semblable opération, d'inoculer la plaie opératoire avec le chancre ou ses produits ; le moyen le plus sûr est alors de détruire l'accident primitif au thermocautère (1).

[ÉTAPE LYMPHATIQUE]. — En règle générale la maladie suit son cours et l'infection s'étend. Elle emprunte d'abord la voie lymphatique. On voit en effet, au bout d'une ou deux semaines, s'accroître les ganglions tributaires de la zone infectée, les ganglions inguinaux dans les chancres géni-

---

(1) [L'extirpation ou la destruction du chancre n'est guère employée en pratique.]

**Planche XXII**. — Ulcérations gommeuses de syphilis tertiaire
au niveau du mollet (d'après Mracek.)

taux par exemple ; ils forment autant de masses dures, distinctes les unes des autres, et tout spécialement indolores (bubons indolores) (1). Mais, alors que le chancre aura disparu depuis des semaines et des mois, les ganglions régionaux resteront pendant longtemps encore perceptibles, et pourront renseigner rétrospectivement sur le siège de la porte d'entrée de l'infection.

[Étape sanguine]. — Quelques semaines plus tard apparaîtront les premières manifestations générales témoignant de la pénétration du virus dans l'économie tout entière : affaiblissement, fièvre légère, céphalée, douleurs dans les membres. Puis en différents points du corps on voit les ganglions lymphatiques augmenter de volume ; indolores, leurs dimensions varient de celle d'un pois à celle d'un haricot. De sept à neuf semaines après l'infection apparaît une éruption, le plus précoce des exanthèmes, *la roséole*.

**Période secondaire**. — Ce stade porte le nom de *période secondaire* de la syphilis ; il dure quelques années ; il est caractérisé, pour la plupart, par une série d'affections récidivantes de la peau et des muqueuses.

La roséole est constituée par des taches d'un rouge clair ; les éruptions qui suivront, très variables dans leurs aspects, seront papuleuses, squameuses, pustuleuses, vésiculeuses ; elles simuleront l'herpès, le lichen, le psoriasis, ou bien l'on verra se produire des ulcérations superficielles. En certains points, en particulier dans les zones au niveau desquelles la peau est macérée par la sueur ou d'autres sécrétions, on peut voir se développer de volumineuses excroissances dites *condylomes* (au niveau de l'anus, des orteils, etc.). Sur les muqueuses on observe des processus analogues aux manifestations cutanées : ce sont des inflammations superficielles, localisées, telles que l'angine syphilitique, les laryngites, *les plaques muqueuses* (2), etc.

(1) [Il existe habituellement une « pléiade ganglionnaire », au milieu de laquelle se distingue un ganglion beaucoup plus volumineux que les autres, le « ganglion satellite ou témoin ».]

(2) [Les plaques muqueuses, très importantes au point de vue

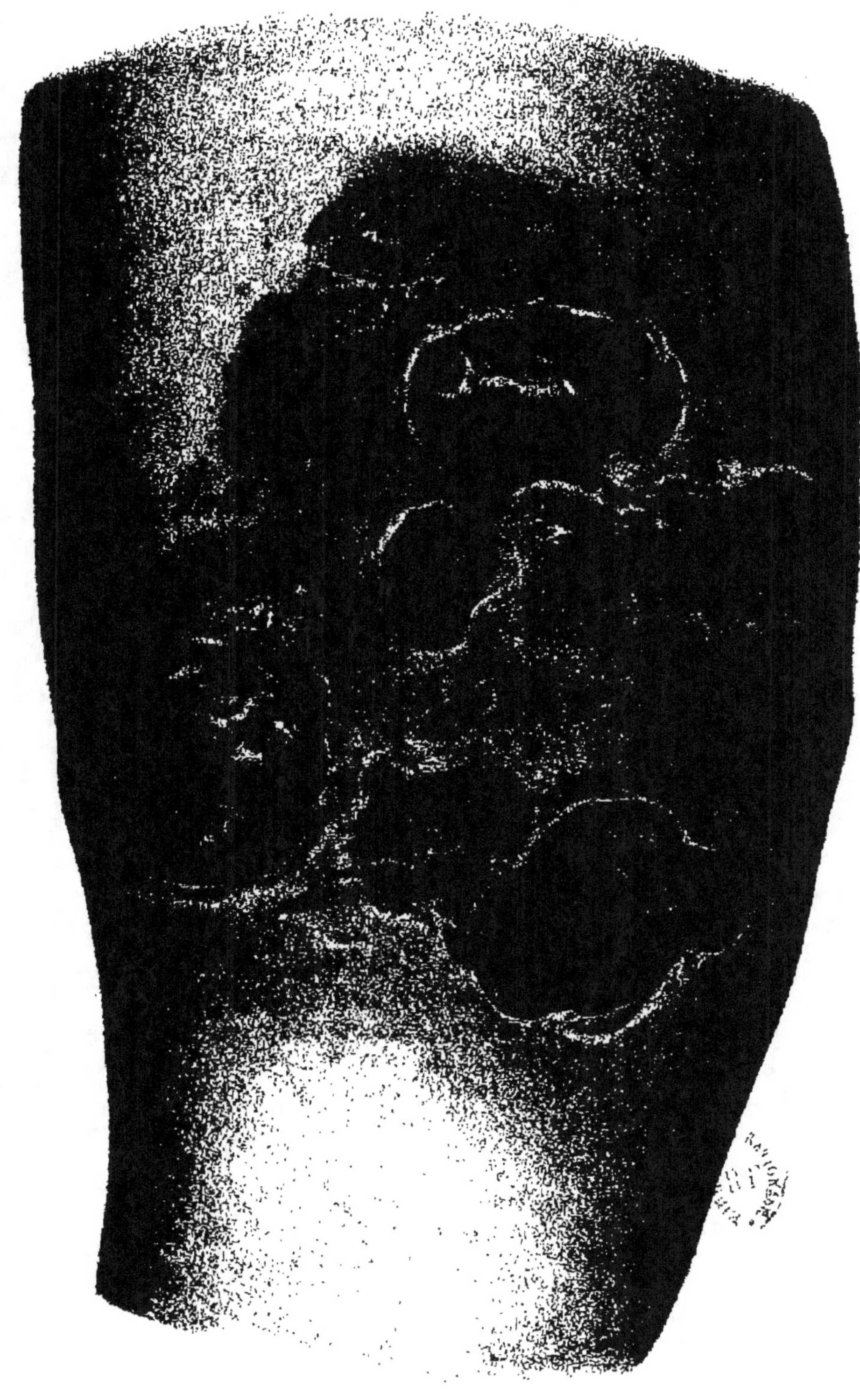

Toutes ces manifestations de la syphilis secondaire surviennent dans les trois premières années de l'infection ; elles ont pour caractères essentiels d'être très contagieuses et de guérir sans laisser de cicatrice. Citons encore certaines taches blanches dues à la disparition du pigment cutané que l'on voit apparaître en particulier au niveau de la peau du cou, *leucodermie syphilitique* [syphilide pigmentaire].

La syphilis tertiaire se manifeste ordinairement vers la quatrième ou la cinquième année ; elle est constituée par des accidents beaucoup plus profonds que les précédents ; leur type est *la gomme* ou tumeur gommeuse.

LES GOMMES constituent des noyaux arrondis, essentiellement formés de tissu de granulation. Elles sont grises ou d'un gris rosé à la coupe, tantôt gélatineuses, tantôt presque liquides. Elles peuvent acquérir les dimensions d'un œuf ou même celles du poing ; elles aboutissent volontiers à la nécrose et constituent alors des *ulcérations gommeuses*, aux bords taillés à pic, d'aspect lardacé ou fongueux, au fond suppurant et rempli de débris gommeux en voie d'élimination (voy. pl. XXII et fig. 107.) Les ulcérations sont souvent réniformes, ce qui tient à ce que d'un côté la cicatrisation s'est déjà faite tandis que de l'autre l'ulcération est profonde encore (pl. XXII).

Au MICROSCOPE le tissu de granulation d'une gomme a quelque ressemblance avec celui du tubercule ; pourtant dans la gomme les cellules épithélioïdes et les cellules géantes sont beaucoup plus rares, la caséification plus exceptionnelle, et si les vaisseaux sanguins sont abondants dans les deux cas, ils sont beaucoup plus malades dans la gomme, ce qui nous explique l'apparition de la nécrose.

*Les lésions des vaisseaux* jouent un rôle considérable dans les altérations de la syphilis tertiaire ; il se produit un processus *d'artérite* qui peut conduire à l'oblitération de la lumière vasculaire, à la calcification des parois artérielles, aux hémorragies, aux anévrysmes, etc.

LES os peuvent présenter des altérations gommeuses tant au niveau de leur périoste qu'au niveau de l'os lui-même.

*La périostite gommeuse* est caractérisée par l'apparition d'épaississements, de bosselures hémisphériques ou dis-

du diagnostic comme au point de vue de la contagion, s'observent surtout au niveau de la cavité buccale, de l'anus et de la vulve ; elles sont formées par des plaques blanches, ou mieux opalines.]

coïdes provenant de la couche interne du périoste. Ces bosselures (tophi) (1) se rencontrent de préférence au niveau du crâne, du tibia, du sternum, des côtes, etc. Elles peuvent se caséifier, suppurer, s'ouvrir à l'extérieur. Ainsi se forment des ulcérations gommeuses dans la profondeur desquelles on tombe sur l'os recouvert de granulations (voy. fig. 107) ; il n'est pas rare que l'os présente

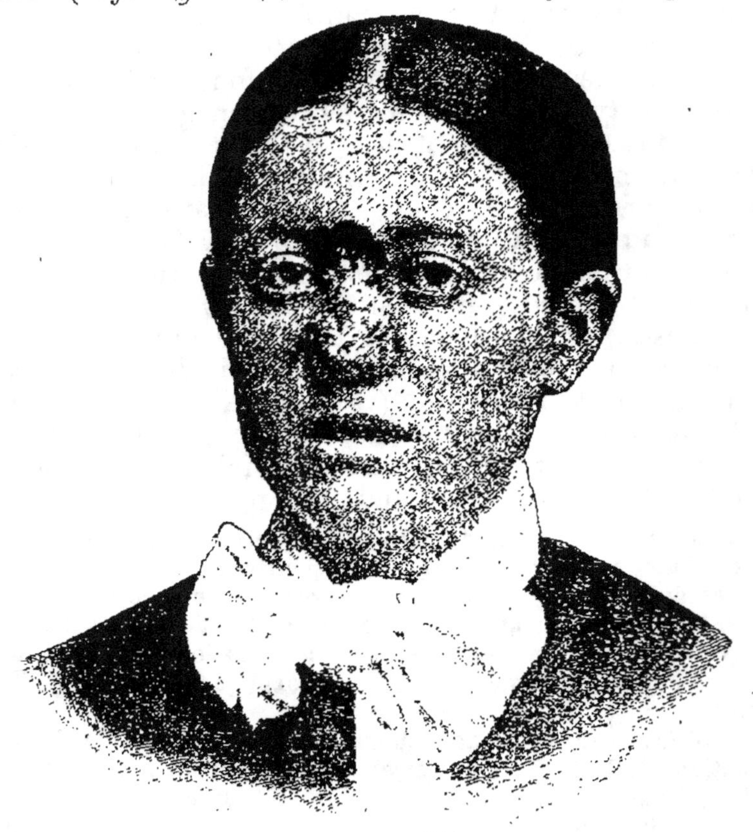

Fig. 107. — Périostite gommeuse de la racine et du dos du nez.

une nécrose superficielle. Sous l'influence d'un traitement approprié, ces périostites gommeuses aboutissent à la production de cicatrices irrégulièrement arrondies et adhérentes à l'os.

(1) [On n'emploie en France l'expression « tophus » que pour désigner les productions crétacées très spéciales que l'on observe dans la goutte.]

*L'ostéite gommeuse* succède fréquemment à la péirostite syphilitique ou à des gommes des parties molles. Les os, lorsqu'ils sont minces, peuvent se nécroser en fragments de dimensions variables. Ainsi se produisent les perforations du palais ou de la cloison des fosses nasales. L'effondrement de  la cloison aboutit à l'aspect relativement fréquent du nez syphilitique en selle (voy. fig. 108).

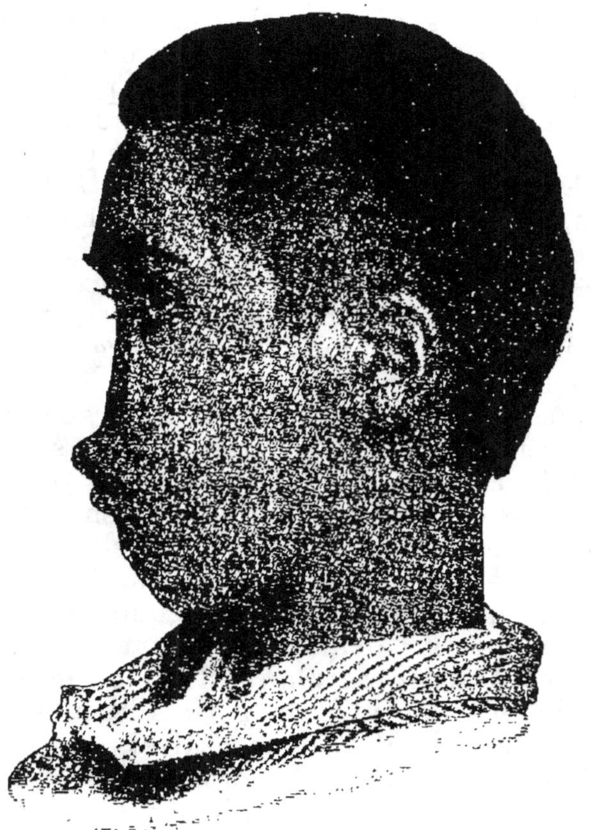

Fig. 108. — Nez syphilitique en selle, très accentué. (L'effondrement de la cloison a abouti à la destruction totale du nez).

*L'ostéomyélite gommeuse* est caractérisée par l'existence, dans la moelle osseuse, de zones inflammatoires circonscrites ou plus diffuses. Elle aboutit à la carie syphilitique avec production de fistules, à la formation de séquestres. En même temps que se développe le processus gommeux dans l'intérieur de la moelle, il se produit une réaction des parties voisines qui aboutit à l'épaississement de l'os, soit en un point localisé, soit dans sa totalité. Ainsi se forment des ostéophytes superficiels, des *hyperostoses*, de véritables éburnations. Il peut aussi se produire des ramollissements anormaux et les *fractures spontanées* peuvent s'observer au cours de la syphilis osseuse, lorsqu'elle atteint les os longs. On peut voir également survenir des déviations osseuses, des allongements, au niveau de la jambe en particulier ; ils sont la conséquence de l'action de la syphilis sur des os en période de croissance.

La syphilis articulaire se présente à la période tertiaire sous forme de gommes de la synoviale, qui provoquent un épaississement de celle-ci et sont cause d'hydarthroses rebelles. D'autres fois la syphilis aboutit à l'usure des cartilages, à la carie des extrémités articulaires, au relâchement de l'appareil ligamenteux ; cela s'observe surtout lorsque — fait peu fréquent — des noyaux de syphilis osseuse s'ouvrent dans l'intérieur de l'articulation.

Parmi les lésions syphilitiques des organes profonds nous signalerons les gommes du cerveau, les altérations syphilitiques des vaisseaux cérébraux et leurs conséquences (apoplexie cérébrale), les dégénérescences du système nerveux central (paralysie progressive, tabès, etc.), les gommes du foie (cirrhose spécifique), les ulcérations intestinales, en particulier au niveau du rectum, où elles aboutissent au rétrécissement de l'intestin, enfin les lésions du testicule (orchite syphilitique et tumeurs gommeuses).

**Diagnostic.** — En définitive *aucune maladie n'est aussi polymorphe dans ses manifestations que la syphilis*, aussi son diagnostic peut-il être parfois des plus difficiles. Surtout dans ses manifestations tardives, on peut la confondre, d'une part avec tous les processus de suppuration chronique, la tuberculose, l'actinomycose ; d'autre part avec les sarcomes et les carcinomes. *Aussi importe-t-il dans tous les cas douteux de toujours penser à la possibilité d'une lésion syphilitique.* Le diagnostic sera souvent aidé par les résultats favorables d'un *traitement spécifique d'épreuve.* Mais vu la possibilité d'une confusion avec une tumeur maligne on ne devra jamais prolonger trop longtemps le traitement mercuriel ou l'usage de l'iodure.

**Traitement.** — *Le traitement général* de la syphilis possède deux médications souveraines : 1° *Le mercure,* sous forme de frictions d'onguent mercuriel, ou en injections sous-cutanées de résultat moins certain (1). Le mercure fait merveille en particulier dans tous les accidents secondaires de la syphilis. 2º *L'iodure de potassium*, donné en potions à la dose de 1 à 3 grammes par jour et davantage. On a récemment préconisé pour remplacer l'iodure, l'iodipin en injections sous-cutanées. L'iodure est spécifique des manifestations tertiaires (2) ; on peut d'ailleurs lui adjoindre le mercure qui trouve encore ici son application.

A côté de ce traitement général le chirurgien devra appliquer un *traitement local* au cours des manifestations tertiaires. Les ulcérations gommeuses seront désinfectées avec soin, pansées au sublimé ou à l'iodoforme. S'il existe des nécroses ou des séquestres il faudra pratiquer l'extirpation des parties mortes. Les abcès, les fistules pourront être extirpés. Enfin pour corriger les cicatrices syphilitiques ou les pertes de substance, on devra recourir à des opérations plastiques d'ordres divers.

(1) [Les injections de sels mercuriels solubles donnent certainement, quoi qu'on en dise ici, les résultats les meilleurs.]

(2) [L'iodure de potassium donne de bons résultats dans les accidents tertiaires, mais il ne peut pas être considéré comme un spécifique de la syphilis au même titre que le mercure.]

# V. LES TUMEURS

Le mot tumeur pris dans son sens général désigne un accroissement de volume, une tuméfaction. Tous les processus de réparation organique consécutifs à des plaies s'accompagnent d'un gonflement des tissus ; il en est de même de la plus grande partie des manifestations inflammatoires qui traduisent par une augmentation de volume la néoformation des tissus.

Mais aujourd'hui la médecine sépare ces phénomènes de régénération et ces productions inflammatoires du groupe que seul on désigne sous le nom de « tumeurs proprement dites ».

*On réserve donc l'expression de tumeur à des formations plus ou moins volumineuses, différentes suivant la forme et la structure des tissus qui leur donnent naissance, et dont la cause reste jusqu'à présent inconnue. Elles sont susceptibles d'un accroissement indéfini, sans aucun rapport avec la croissance des tissus qui les entourent.*

*Chacun des tissus de l'organisme peut devenir le point de départ d'une tumeur ;* aussi la classification des tumeurs ne peut-elle avoir qu'une base histogénétique. On les désigne d'après les noms des tissus qui leur ont donné naissance.

Dans de nombreux cas les caractères macroscopiques de la tumeur permettent déjà de la caractériser ; mais en règle générale c'est l'*examen microscopique* seul qui peut donner les renseignements nécessaires sur la nature du néoplasme. Aussi un diagnostic chirurgical n'est-il possible, en pareille matière, que pour qui connaît suffisamment l'histologie pathologique dont l'importance est considérable.

La première question que se pose le praticien en présence d'un néoplasme est celle-ci : la tumeur est-elle bénigne ou maligne. La réponse à cette question dépend essentiellement du mode d'accroissement de la tumeur et de ses rapports avec le reste de l'organisme.

Une tumeur peut s'accroître par multiplication limitée de ses éléments propres ; elle refoule alors en les comprimant les tissus voisins ; c'est la *croissance par expansion* (voy. fig. 109 *b*). Mais la tumeur peut présenter aussi une *croissance par infiltration* (fig. 109 *c*) dans laquelle les cellules néoplasiques s'infiltrent au milieu des tissus sains, les envahissent et les compriment.

On comprend facilement qu'une tumeur de la première

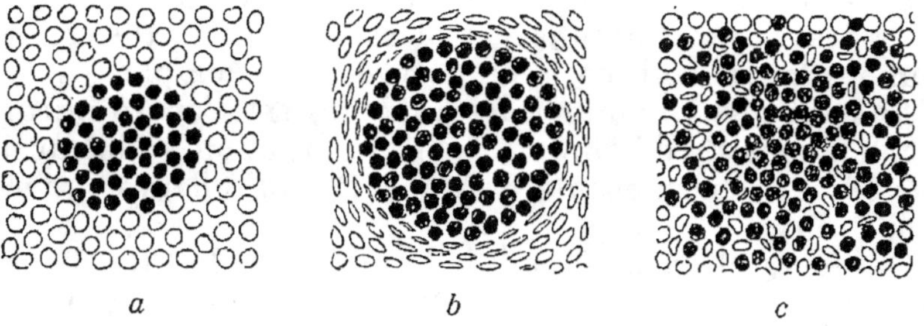

*a*      *b*      *c*

Fig. 109. — Schéma de la croissance des tumeurs (les points noirs représentent les éléments néoplasiques). D'après Ribbert. *a*, schéma du début ; *b*, croissance par expansion ; *c*, croissance par infiltration.

catégorie sera susceptible d'une extirpation radicale et cela facilement, tandis que les néoplasmes du deuxième groupe présenteront de sérieuses difficultés à l'extirpation de tous leurs éléments ; des cellules néoplasiques méconnues resteront dans les tissus et seront la cause de récidives, c'est-à-dire de reproductions nouvelles du néoplasme.

De plus certaines tumeurs possèdent la faculté de donner des *métastases* : des fragments néoplasiques partent de la tumeur primitive, se propagent dans les vaisseaux, sont emportés par le courant lymphatique ou sanguin, et s'arrêtent en de nouveaux points de l'organisme où elles deviennent l'origine de tumeurs secondaires, de métastases.

*Nous désignerons donc sous le nom de tumeurs bénignes celles qui ne présentent aucune tendance aux mé-*

*tastases ou aux récidives. Elles sont dans l'organisme à la façon d'un corps étranger, gênantes seulement par leur siège ou leur volume.*

*La caractéristique des tumeurs malignes est leur crois-sance par infiltration, leur tendance aux récidives et la faculté qu'elles ont de donner des métastases.*

Les tumeurs sont nourries par des vaisseaux qui les pé-nètrent, émanés des tissus mêmes de l'organisme envahi. On observe fréquemment dans les néoplasmes des altéra-tions régressives, de véritables destructions, des nécroses ; des abcès peuvent se former, liés à des infections secon-daires d'origine microbienne ; ainsi s'expliquent les sup-purations et les ulcérations des néoplasmes.

La *guérison spontanée* des tumeurs ne s'observe que dans des cas exceptionnels, à la suite de la nécrose totale d'une tumeur bénigne, d'un polype, par exemple.

Le traitement habituel des tumeurs est d'ordre chirur-gical, il consiste d'habitude dans l'extirpation au bistouri, parfois au thermocautère (Pour la radiothérapie, voir plus loin).

On devra chercher à établir la nature de la tumeur par l'étude des coupes qu'on en pratiquera, mais indiquons dès le début que nos connaissances à ce sujet sont encore extrêmement obscures ; *certaines tumeurs sont infiniment difficiles à caractériser d'une manière exacte ;* la chose est même parfois impossible.

On aboutit ainsi d'habitude à classer les tumeurs en se plaçant au point de vue histogénétique dont nous avons parlé plus haut ; mais les caractères histo-pathologiques ne suffisent pas toujours à classer certaines tumeurs, soit qu'elles ne présentent pas de caractères suffisamment tran-chés, soit qu'elles présentent en différents points des tran-sitions d'une forme néoplasique à une autre.

Au point de vue pratique nous nous en tiendrons, d'une façon tout à fait générale, à la division en deux groupes, tumeurs bénignes, tumeurs malignes. Mais là encore, in-diquons bien, dès le début, que la limitation entre les deux classes n'est pas toujours facile. C'est ainsi qu'une tumeur bénigne en elle-même pourra causer la mort si elle s'est développée dans le cerveau et comprime des éléments es-sentiels à la vie ; de même un polype bénin des cordes vocales pourra tuer par asphyxie et être malin en définitive. D'autre part des tumeurs bénignes par ailleurs peuvent provoquer des métastases (1), tandis que certains cancers peuvent rester pendant des années tout petits et très localisés. Enfin une tumeur à caractère bénin peut se transformer en tumeur maligne, etc. Nos divisions schématiques ne doivent jamais être considérées que comme des moyens de faciliter la description.

[La division des tumeurs en tumeurs bénignes et tumeurs malignes est, en somme, extrêmement délicate, car le microscope ne permet pas, dans bien des cas, de classer une tumeur donnée dans l'une ou l'autre de ces catégories. Il est plus prudent de classer avant tout les tumeurs d'après les tissus qui leur donnent naissance : tumeurs du tissu épithélial, du tissu conjonctif, du tissu cartilagineux, etc. Dans chacune de ces classes on peut établir ensuite des subdivisions dans lesquelles prennent place, d'abord les tumeurs qui rappellent tout à fait, par l'aspect de leurs cellules et par leur disposition, le tissu originel, puis celles qui s'en éloignent davantage, puis celles qui s'en éloignent plus encore, à ce point qu'il devient difficile de dire quels éléments leur ont donné naissance ; en général, *à mesure qu'une tumeur s'éloigne davantage du type du tissu dont elle est née, sa bénignité diminue.* Mais, dans un même tissu, à côté des tumeurs nettement bénignes et des tumeurs nettement malignes, qui sont placées aux deux extrémités de l'échelle, il existe des tumeurs intermédiaires pour lesquelles il est difficile a priori de porter un pronostic ferme.]

(1) [Peut-il exister des métastases dans les tumeurs bénignes ? D'après nos idées actuelles sur les tumeurs, il semble qu'on puisse répondre non. Le fait, pour une tumeur, d'essaimer ses éléments dans la circulation générale indique un envahissement nécessaire des vaisseaux lymphatiques ou sanguins dont paraissent incapables les tumeurs bénignes « qui refoulent et n'envahissent pas ». En réalité, il est parfois bien difficile, sinon impossible, d'établir histologiquement le pronostic d'une tumeur : une tumeur bénigne donnant des métastases est, a priori, une tumeur dite à tort bénigne ; l'exemple le plus typique en est donné par certains « adénomes » du corps thyroïde. Il ne faut pas cependant confondre avec des métastases les « greffes » dont sont susceptibles certaines tumeurs bénignes, telles les greffes péritonéales de certaines tumeurs kystiques de l'ovaire, en particulier.]

## A. TUMEURS BÉNIGNES

## 1. Les tumeurs bénignes développées aux dépens du tissu conjonctif.

### 1. Le Fibrome

Le fibrome, comme son nom l'indique, provient [des fibres] du tissu conjonctif. Suivant la richesse de la tumeur en cellules fusiformes et suivant les caractères de la sub-

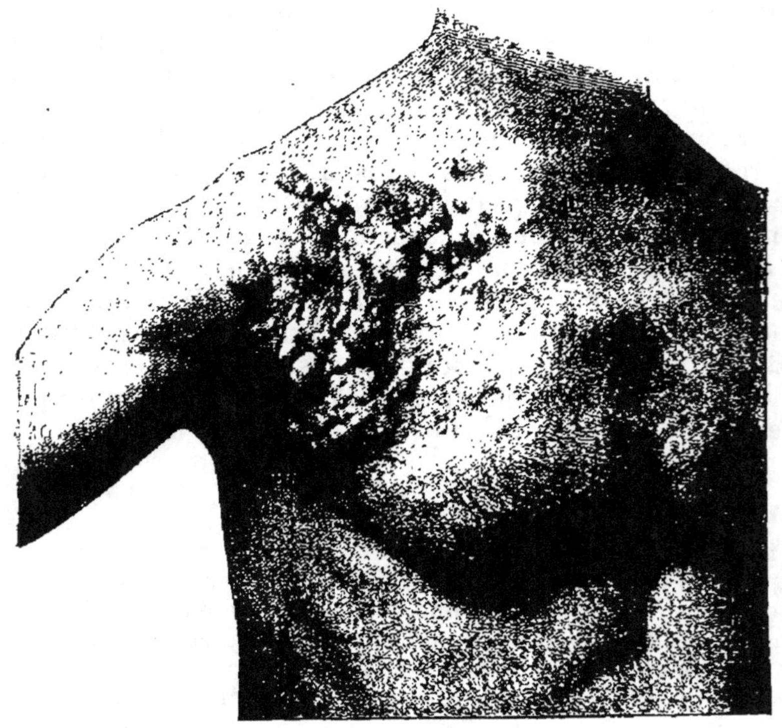

Fig. 110. — Fibrome dur de la peau du thorax.

stance intercellulaire, on divise les fibromes en deux grandes classes : fibromes durs et fibromes mous.

*a.* **Fibromes durs.** — Ils constituent des noyaux durs, de forme arrondie, blancs à la coupe, d'aspect presque tendineux. Ils sont *pauvres en cellules* et sont constitués par un tissu fibreux, dense, dont les faisceaux sont souvent divisés et entrelacés (1).

On les rencontre soit isolément, soit disposés en groupe (voy. fig. 110), dans la peau, dans le tissu cellulaire sous-cutané ; on les observe au niveau du périoste, à la base du crâne en particulier — ils font alors saillie dans la cavité du naso-pharynx et constituent les fibromes naso-pharyngiens ; on les rencontre en outre dans l'utérus, sous forme de fibrome ou de fibromyome utérin (2), et aussi dans la mamelle. [Les fibromes de la mamelle sont presque toujours des adéno-fibromes.]

[Beaucoup de fibromes durs semblent développés autour des vaisseaux qui les parcourent comme s'ils étaient la marque d'une réaction « conjonctive fibreuse » à quelque substance toxique cheminant dans les vaisseaux. *On peut trouver tous les intermédiaires entre les tumeurs fibreuses inflammatoires et les fibromes « néoplasmes ».*]

*b.* **Fibromes mous**. — Ils sont *plus riches en cellules* que les précédents et contiennent un tissu interstitiel beaucoup plus lâche ; dans certains cas, il est riche en vaisseaux sanguins et surtout en lymphatiques, au point

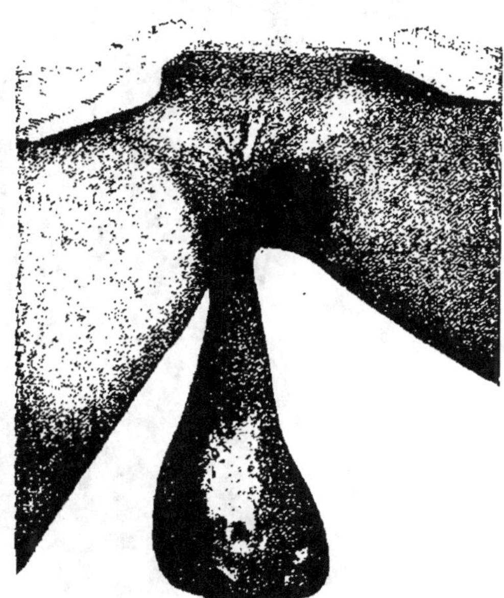

Fig. 111. — Fibrome pendulum de la grande lèvre.

(1) [Le type du fibrome dur est représenté par le fibrome aponévrotique.]

(2) [Le fibrome pur de l'utérus est exceptionnel ; les tumeurs dites vulgairement « fibromes de l'utérus » sont des myomes, développés aux dépens des fibres lisses du muscle utérin. La prolifération des fibres lisses s'accompagne souvent d'une réaction conjonctive ; on désigne alors la tumeur sous le nom de fibromyome.]

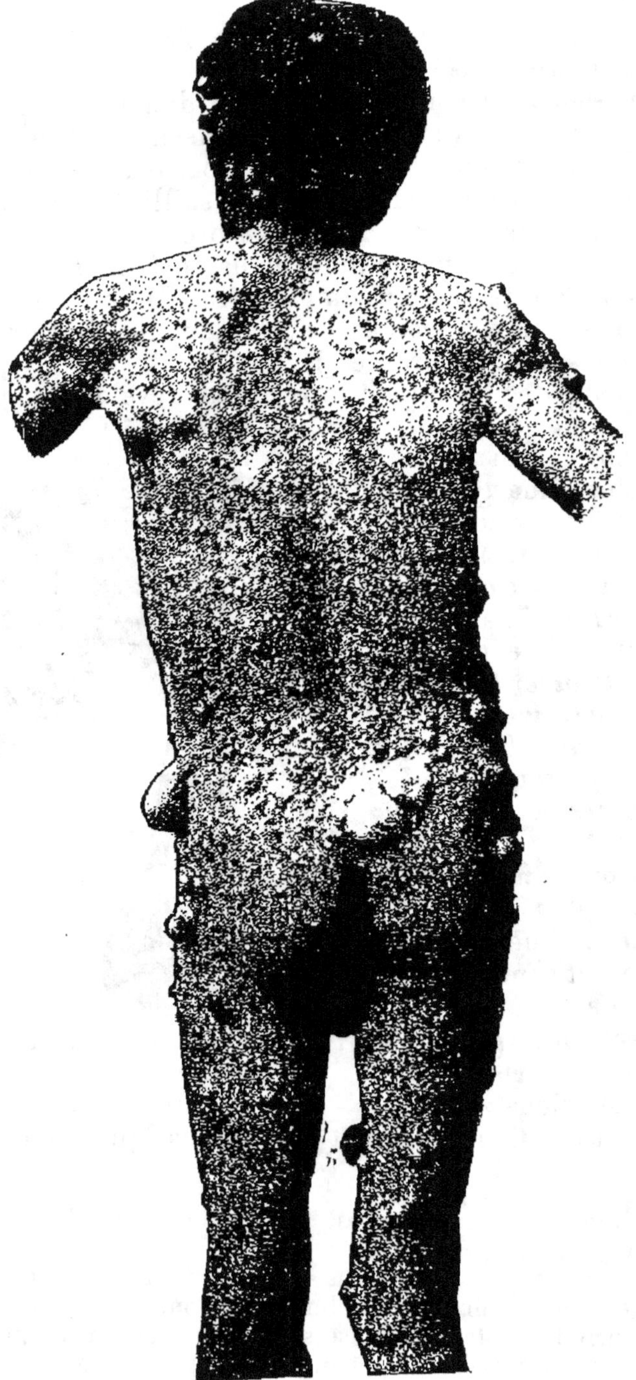

Fig. 112. — Fibromatose généralisée de la peau
(Fibrome molluscum).

de prendre une consistance franchement œdémateuse. Les fibromes mous siègent de préférence dans la peau, dans le tissu conjonctif sous-cutané ou sous-muqueux ; ils constituent souvent des tumeurs pédiculées.

On peut les rencontrer à l'état isolé, comme le *fibrome pendulum* de la grande lèvre représenté figure 111, ou comme les polypes que l'on observe dans les diverses cavités de la face, et en particulier dans les fosses nasales (polypes des fosses nasales).

Dans d'autres cas, les fibromes mous sont multiples ; ils sont répandus sur la peau du corps tout entier ; ce sont les *fibromes*

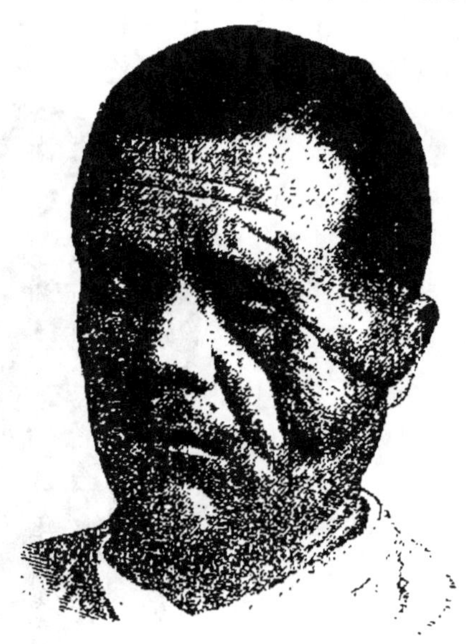

Fig. 113. — Eléphantiasis du côté gauche du visage.

« *molluscum* », gros comme une noisette, une noix et davantage, et susceptibles d'acquérir des dimensions colossales. La figure 112 représente un exemple superbe de fibromatose généralisée.

Les recherches de Recklinghausen ont montré que les fibromes mous sont en rapport par leur origine avec les gaînes conjonctives, celles des vaisseaux, des glandes de la peau, mais surtout celles des nerfs ; ce sont alors des formes de transition avec les neuro-fibromes.

Les fibromes peuvent constituer des tumeurs étendues que l'on rencontre au visage ;

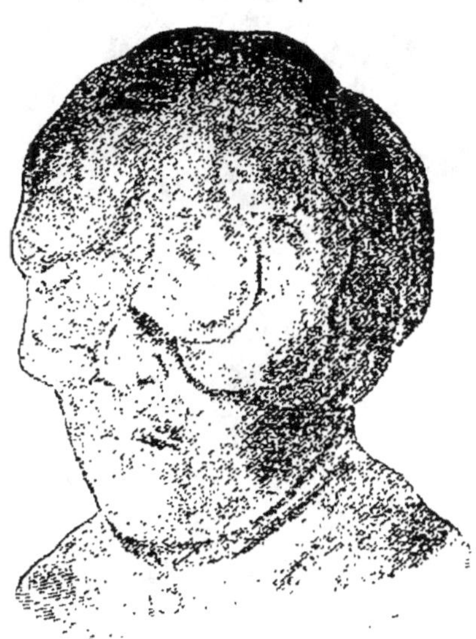

Fig. 114. — Eléphantiasis de la moitié supérieure du visage (Léontiasis).

MARWEDEL. Chirurgie générale.

20

elles y forment des masses volumineuses, mollasses, multilobées, tout à fait difformes, que l'on désigne souvent
sous le nom d'*éléphantiasis*. Les figures 113 et 114 repré-

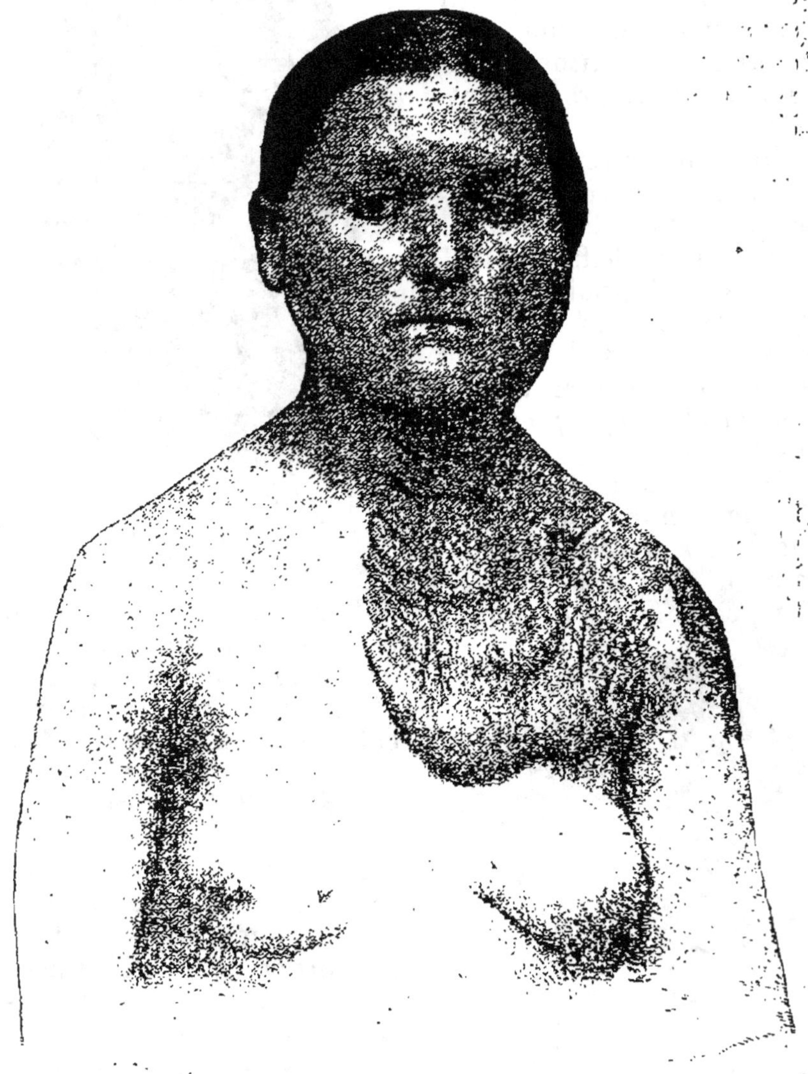

Fig. 115. — Eléphantiasis du cou et du thorax avec formations
pigmentaires.

sentent des éléphantiasis du visage dits aussi léontiasis
(Virchow). Certaines de ces formes éléphantiasiques présentent une pigmentation de la peau avec ou sans poils

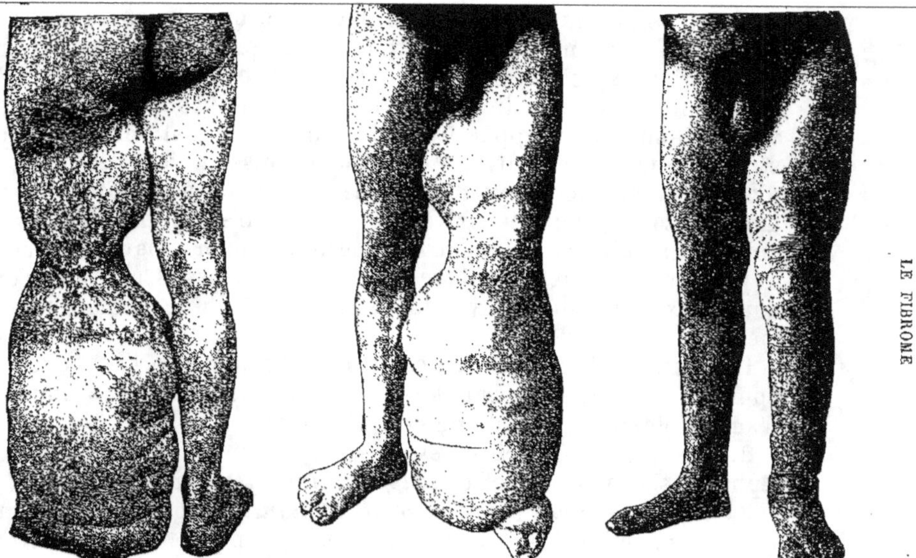

Fig. 116, 117, 118. — Eléphantiasis (des Arabes) inflammatoire chronique de la jambe gauche, développé à la suite d'un ulcère lupique. On voit les lésions lupiques spécialement sur la figure 117. Figure 116, aspect de la face antérieure. Figure 117, aspect de la face postérieure. Figure 118, résultat thérapeutique après grandes excisions elliptiques et compression élastique. (Observation de la clinique de Czerny à Heidelberg).

**Planche XXIII**. — Chéloïde cicatricielle de la joue.

---

(voy. figure 115). Ces formes d'éléphantiasis dépendent le plus souvent de malformations congénitales ; aussi les désigne-t-on sous le nom d'*éléphantiasis congénital*.

Il faut distinguer ces formes de processus analogues, désignés aussi sous le nom d'éléphantiasis, et qui provoquent des déformations considérables.

1. *Eléphantiasis des Arabes*. — On désigne sous ce nom une hypertrophie de la peau et du tissu cellulaire sous-cutané qui apparaît à la suite d'inflammations des téguments, et surtout d'inflammation des vaisseaux lymphatiques. La lésion met des mois et des années à se constituer ; elle se développe de préférence aux extrémités inférieures, et au niveau du scrotum ou de la vulve ; elle est beaucoup plus exceptionnelle aux extrémités supérieures. On la voit fréquemment apparaitre à la suite d'ulcérations lupiques ou syphilitiques ; elle peut être également consécutive à des infections d'ordre streptococcique telles que des érysipèles à répétition. On voit alors toute la peau des extrémités inférieures, prendre jusqu'aux cuisses ou seulement jusqu'aux jambes, des proportions monstrueuses ; le pied est habituellement respecté ; le processus s'arrête d'ordinaire aux malléoles (Voy. fig. 116 et 117, un éléphantiasis du membre inférieur).

Le traitement consiste en excisions elliptiques fort étendues ; on appliquera ensuite un bandage élastique. La figure 118 montre le résultat obtenu à la suite de ce traitement.

2. *Les ulcérations lépreuses* provoquent une deuxième forme d'éléphantiasis inflammatoire, *l'éléphantiasis leprosa*.

3. Il est une *troisième forme d'éléphantiasis* que l'on rencontre à l'état endémique dans la zone tropicale, dans l'Amérique centrale, aux Indes, sur le côté ouest de l'Afrique. Elle est due à une infection par la filaire du sang dont les embryons pénètrent dans les vaisseaux lymphatiques. L'obstruction des voies lymphatiques est suivie d'un œdème progressif. Cet éléphantiasis filarien se localise habituellement aux extrémités inférieures ou au scrotum.

Les fibromes présentent une croissance extrêmement lente et ne donnent lieu à aucun trouble bien appréciable, à moins qu'ils n'occupent un siège important, ou qu'ils ne présentent un volume considérable. Leur meilleur mode de traitement est l'extirpation au bistouri. Dans les éléphantiasis diffus on est souvent amené à pratiquer en divers point des excisions elliptiques.

Il existe une autre variété de fibromes durs, *les chéloïdes*, qui presque toujours se développent sur des cicatrices : chéloïdes cicatricielles. Elles se présentent sous l'aspect d'un épaississement de

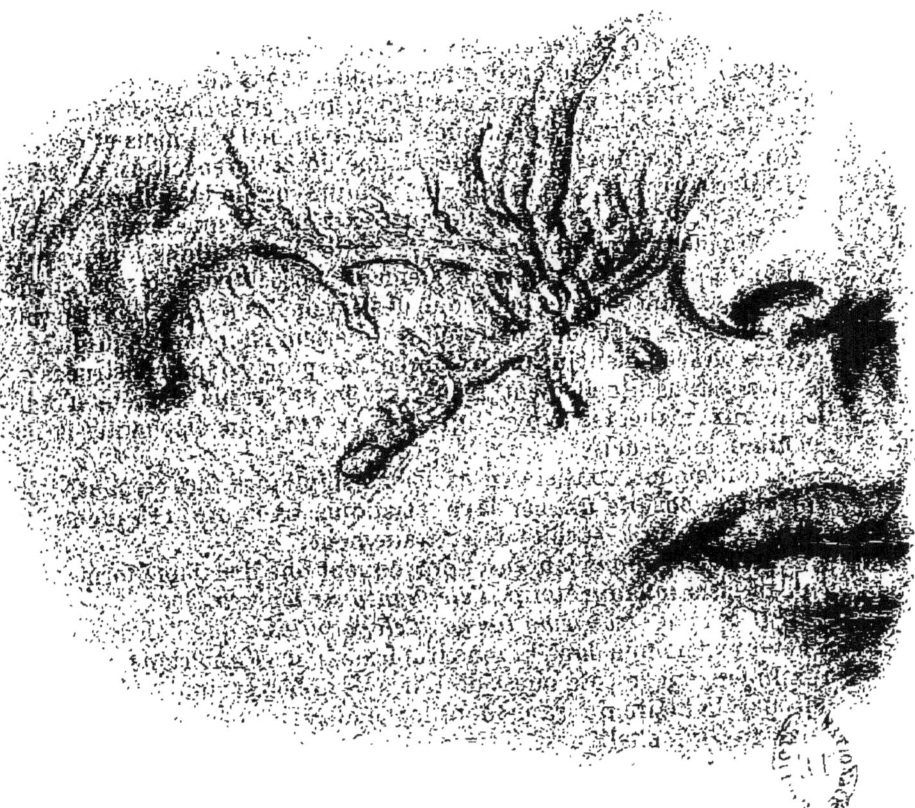

la peau, avec noyaux saillants ; leurs bords sont irréguliers, leur
aspect est lisse, brillant, de couleur blanc rosé (voy. planche XXIII).

*Les chéloïdes dites spontanées* (voy. fig. 119) ne sont probablement pas véritablement spontanées ; elles sont apparemment consécutives à de petites crevasses de la peau passées inaperçues ;
elles présentent à l'examen microscopique, comme les chéloïdes cicatricielles, un enchevêtrement de tissu fibreux. Il est curieux de
constater que certains individus ont une véritable prédisposition à
faire des chéloïdes, à ce point que chez eux toutes les cicatrices

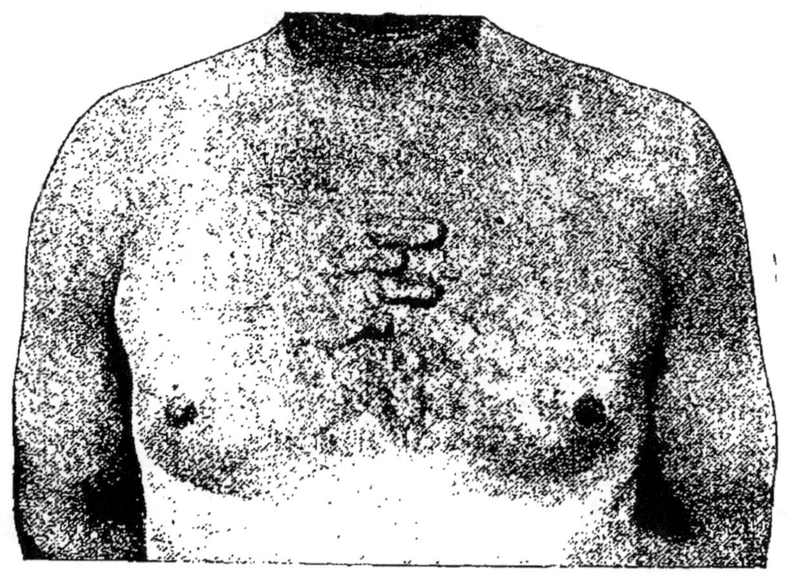

Fig. 119. — Chéloïdes spontanées de la peau du thorax.

deviennent chéloïdiennes, et qu'après l'extirpation d'une première
chéloïde on doit s'attendre à une récidive sur la cicatrice (1).

Aussi est-il prudent de traiter les chéloïdes, si du moins un traitement paraît nécessaire, soit par l'électrolyse, soit par l'extirpation sans suture, suivie d'une greffe à la méthode de Thiersch
(Goldmann.)


(1) [Les cicatrices semblent devenir plus facilement « chéloïdiennes » au niveau de la face et du cou, et des parties généralement découvertes. On a supposé, pour expliquer ces localisations,
que l'action de la lumière pouvait jouer un certain rôle dans leur
développement.]

## 2. Le lipome.

*Le lipome se développe aux dépens du tissu adipeux.*
Il forme des tumeurs de structure habituellement lobulée
et se rencontre principalement sous les téguments. On,
l'observe de préférence au niveau de la nuque, du cou, de
l'épaule et du dos, jusqu'à la région fessière.

Suivant leur siège on divise les lipomes en sous-cutanés, sous-aponévrotiques, sous-muqueux, sous-séreux.

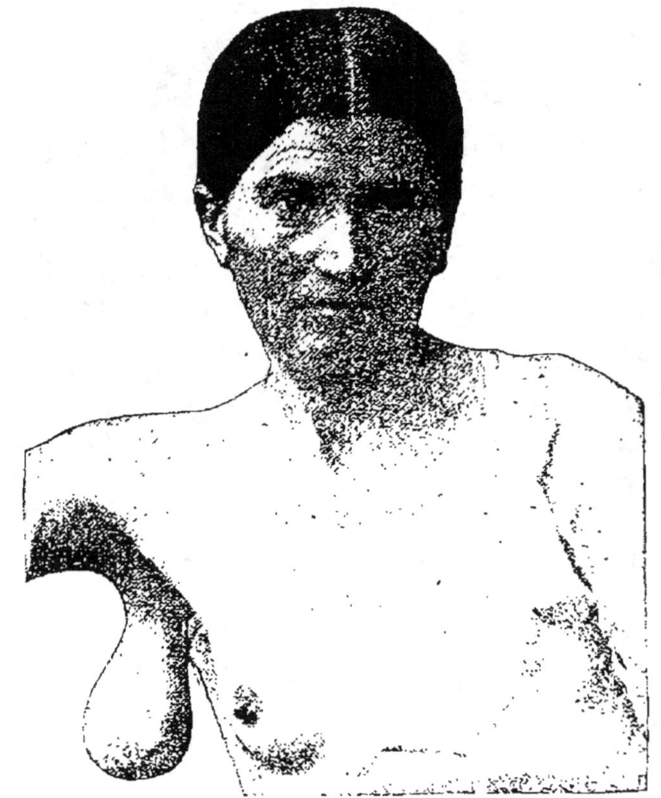

Fig. 120. — Lipome pédiculé de l'aisselle.

Plus rarement enfin ils sont sous-synoviaux, lorsqu'ils se
développent au niveau d'une articulation ; constitués alors
par une prolifération des masses adipeuses de l'article, ils
doivent à leur aspect le nom de « lipomes arborescents ».

Grosch a attiré l'attention sur ce fait que les lipomes de la peau se rencontrent surtout dans les points où les formations pileuses et les glandes de la peau sont relativement peu développées.

Le lipome est ordinairement bien limité au milieu du tissu graisseux dans lequel il se développe ; c'est un *lipome circonscrit* ; plus rarement, au cou en particulier, le *lipome est diffus*.

Les lipomes se développent surtout entre 30 et 50 ans ;

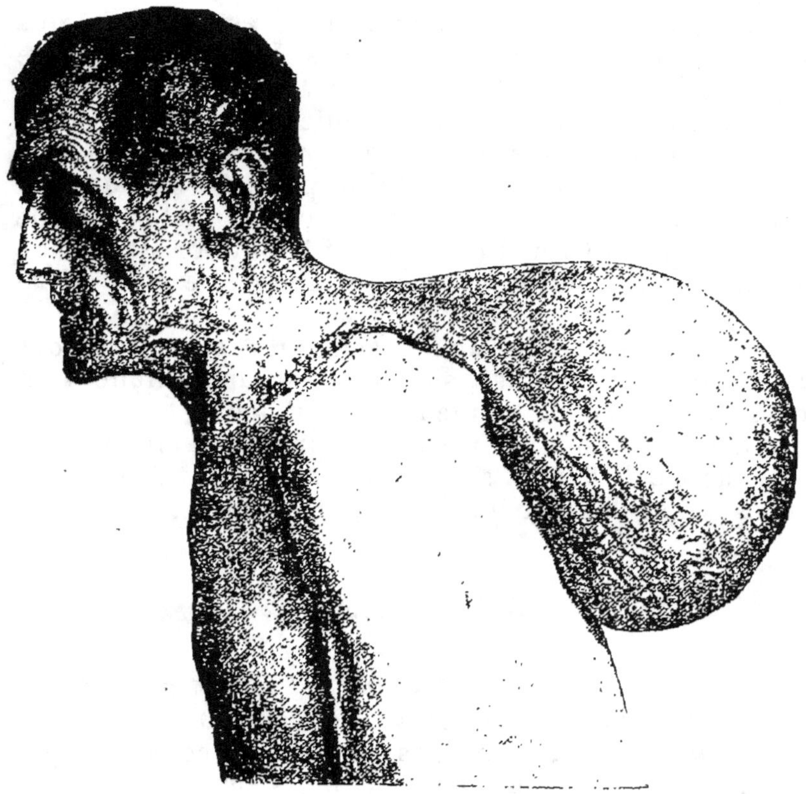

Fig. 121. — Lipome colossal de la nuque.

les lipomes congénitaux sont rares. Dans ce dernier cas ils sont toujours très riches en vaisseaux, ce qui nous amène à distinguer une forme spéciale de lipome, *le lipome télangiectasique ou caverneux* (1). Ordinairement au contraire les lipomes sont très peu riches en vaisseaux.

(1) [On peut rencontrer tous les intermédiaires entre les angio. mes et les lipomes (angiolipomes).]

Lorsque le lipome est très riche en travées conjonctives, il prend le nom de *fibrolipome*.

[*Beaucoup de lipomes ne sont que des tumeurs inflammatoires développées autour de foyers infectieux* plus ou moins virulents : tels les fibrolipomes qui entourent les reins infectés ; tels surtout les adéno-lipomes au centre desquels on découvre des ganglions tuberculeux. Le lipome arborescent des synoviales est lui-même une forme spéciale de tuberculose articulaire ; il est possible que beaucoup des lipomes les plus purs aient en réalité une origine inflammatoire.]

LA CROISSANCE DES LIPOMES est lente ; ce sont au maximum des tumeurs bénignes qui ne sont vraiment gênantes que par leur volume ; mais celui-ci peut, avec les années, atteindre parfois des dimensions colossales, tel ce malade de la clinique de Czerny (voy. fig. 121) qui portait sur son dos, comme un lourd fardeau, un lipome de plus de 20 livres.

LE DIAGNOSTIC DU LIPOME est facile ; il repose avant tout sur la structure lobulée, sur la consistance molle (1) et sur le développement très lent de la tumeur.

LE TRAITEMENT DES LIPOMES est l'extirpation ; elle ne présente aucune difficulté, surtout lorsqu'il s'agit de lipomes limités qui se laissent énucléer très facilement.


### 3. Le myxome


*Les myxomes sont des tumeurs d'aspect gélatineux, de consistance molle, qui se développent aux dépens du tissu muqueux* (2) ; au microscope ils sont constitués par des cellules très irrégulières, étoilées, entourées d'une

---

(1) [Le lipome donne habituellement l'impression de la fluctuation, tout comme une tumeur liquide ; mais sa lobulation est absolument caractéristique.]

(2) [En réalité, il n'existe pas normalement de « tissu muqueux » chez l'adulte. Néanmoins certaines tumeurs se peuvent développer dans le tissu conjonctif et présenter l'aspect du tissu muqueux de l'embryon. Rien ne ressemble aussi grossièrement au tissu muqueux que la banale « boule d'œdème » ; et *bien des myxomes ont été décrits qui n'étaient que de vulgaires inflammations chroniques avec infiltration œdémateuse du tissu conjonctif.*]

substance fondamentale muqueuse, parcourue par de fines fibrilles.

Le tissu muqueux constitue rarement des tumeurs à lui tout seul ; on le rencontre associé aux tissus conjonctifs, graisseux ou cartilagineux, si bien qu'on ne parle guère d'habitude que de myxofibromes, myxolipomes, myxochondromes. La plupart de ces tumeurs sont riches en vaisseaux, dont le trajet est facile à suivre grâce à la transparence du tissu néoplasique.

On rencontre le myxome au niveau du derme, dans le tissu cellulaire sous-cutané, dans le périoste et la moelle des os, dans les aponévroses et les interstices musculaires, enfin et surtout sous la muqueuse de l'intestin, de l'utérus et du nez où il constitue des tumeurs fréquemment pédiculées, polypes de l'intestin, de l'utérus, des fosses nasales.

[Il est très difficile, sinon impossible, de faire à priori le pronostic d'un myxome.]

## 4. Le chondrome ou enchondrome.

*Le chondrome est développé aux dépens du tissu cartilagineux.* Il provient avant tout du cartilage hyalin (voy. fig. 122) ; mais il peut être aussi constitué par du fibro-cartilage ou du cartilage réticulé. Au microscope, il est constitué par une quantité variable de cellules de formes diverses ; [plongées dans une substance fondamentale présentant les réactions de la substance cartilagineuse]. Elles possèdent souvent une *capsule*, mais peuvent n'en pas présenter ; habituellement arrondies, elles peuvent être également fusiformes ou étoilées.

Le chondrome constitue d'habitude une tumeur bosselée de consistance dure. *Il se développe aux points où existe normalement du cartilage à l'état permanent ou seulement à l'état passager ;* c'est ainsi qu'on le voit naître aux dépens des cartilages épiphysaires, des cartilages costaux, puis dans les os, dans la moelle osseuse, au niveau du périoste, dans le poumon (cartilage bronchique). Mais on le rencontre aussi dans d'autres points du corps, soit dans le tissu conjonctif, soit surtout au niveau des glandes salivaires, de la parotide en particulier, et au niveau du testicule (voy. tumeurs mixtes). Dans ce dernier cas on explique l'apparition du chondrome par l'existence de *germes cartilagineux congénitalement déplacés.*

Au niveau du squelette, ce sont principalement les phalanges des doigts et les métacarpiens qui sont pris (voy. fig. 123) puis le bassin et les côtes. Sur les os longs,

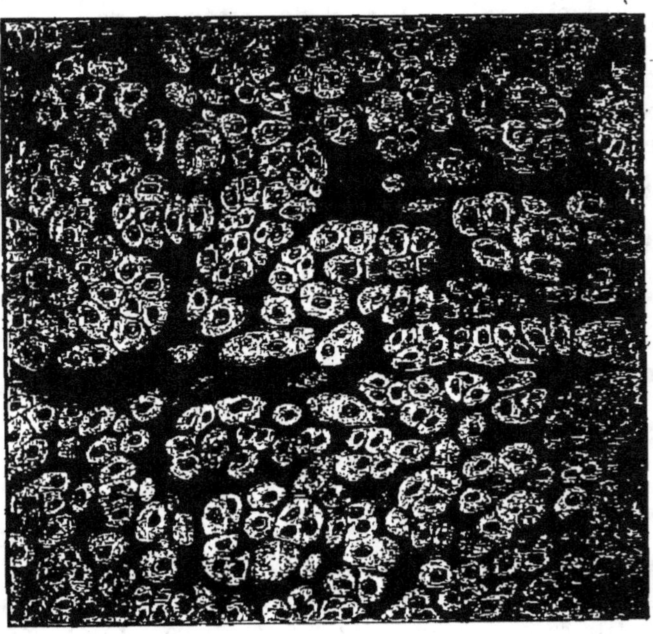

Fig. 122. — Aspect microscopique d'un enchondrome.

le chondrome siège essentiellement dans le voisinage des épiphyses (voy. sur la figure 123 l'extrémité supérieure du cubitus). Ils sont tantôt isolés, tantôt multiples et disséminés sur tout le système squelettique ; ils sont alors en rapport avec des troubles de développement du système osseux.

On a vu parfois un enchondrome apparaître à la suite d'un traumatisme, d'une fracture par exemple.

La croissance du chondrome est extrêmement lente, il en est qui mettent 20 à 30 ans à se développer. On voit assez souvent des modifications se produire dans la tumeur qui peut s'ossifier (ostéo-chondrome), se calcifier, ou subir la transformation muqueuse ou kystique (myxochondromes, chondromes kystiques).

En règle générale il s'agit là de tumeurs tout à fait bénignes, mais par exception le chondrome peut donner des
métastases, et subir la dé-
générescence maligne (1).
Il prend alors le nom de
chondro-sarcome (2) ; sa
croissance est rapide, et il
se généralise à tout l'organisme.

Le traitement consiste
dans l'extirpation qu'on
pratique au ciseau et au
marteau lorsque la tumeur
tient au squelette. Lorsque
les chondromes sont multiples, l'opération n'est indiquée que si le siège ou le
volume de l'un d'entre eux
rend nécessaire l'opération.

## 5. L'ostéome.

*Parmi les tumeurs déve-
loppées aux dépens du tissu
osseux*, on distingue des
*ostéomes éburnés* qui sont
constitués par du tissu osseux compact rappelant l'aspect de la substance corti-

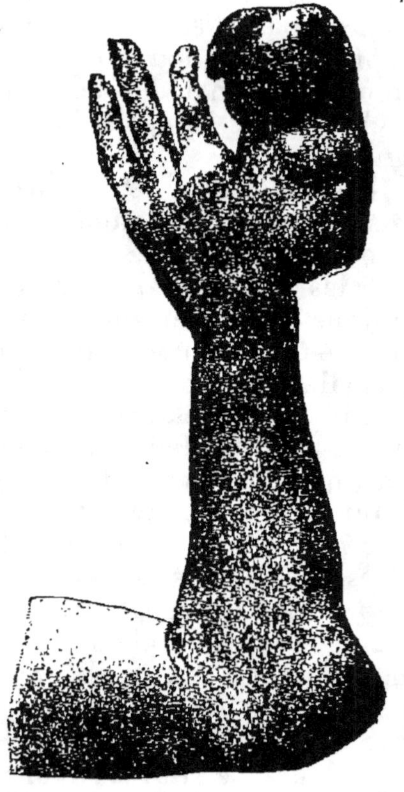

Fig. 123. — Enchondromes multiples de la main et du cubitus.

cale de l'os, et des *ostéomes spongieux* qui sont creusés
de cavités remplies de moelle osseuse, cavités plus ou
moins larges suivant les cas. D'après leur siège on distingue encore les ostéomes en *exostoses* qui naissent à la
face externe du squelette, et *énostoses* qui se développent
dans l'intérieur même de l'os.

(1) [Il est très difficile de faire histologiquement le diagnostic
entre un chondrome bénin et un chondrome malin.]

(2) [C'est la coutume de désigner les « chondromes malins » sous
le nom de « chondrosarcomes » ; l'expression chondrome malin n'est-
elle donc pas suffisante ? Pourquoi lui adjoindre l'épithète sarcome ?
elle ne sert qu'à entretenir la confusion dans un genre pourtant
assez confus déjà.]

*La tumeur prend naissance soit aux dépens du tissu conjonctif du périoste, c'est-à-dire du périchondre, soit aux dépens de l'os lui-même* ; dans des cas exceptionnels, l'ostéome apparaît en plein tissu conjonctif, en des points qui ne présentent aucune relation normale avec le squelette. On observe ainsi des ostéomes dans la langue, dans la trachée, dans la peau ; ce sont les *ostéomes hétéroplastiques*.

[Les ostéomes hétéroplastiques sont très exceptionnels, si l'on en élimine ceux qui font partie intégrante d'une tumeur mixte (voir plus loin). Faut-il admettre, pour les expliquer, la transformation directe des éléments conjonctifs en éléments osseux ? la chose est possible, car c'est de cette manière, en somme, que se fait l'ossification normale. Cependant, il s'agit en pareil cas d'un tissu conjonctif bien spécialisé, le périoste. Il est, jusqu'à nouvel ordre, plus prudent d'admettre que tout ostéome hétéroplastique provient d'un germe périostique aberrant. D'autre part, il convient de ne pas confondre les ostéomes hétéroplastiques avec les calcifications, forme de dégénérescence qui peut s'observer un peu partout.]

LES OSTÉOMES SQUELETTIQUES s'observent sur les os longs et sur certains os plats, comme le bassin, l'omoplate, la mâchoire et le crâne. Ils sont tantôt isolés, tantôt multiples. Ils se développent surtout dans la jeunesse jusque vers 25 ou 30 ans. Les tumeurs qu'ils constituent sont globuleuses et dures ; leur volume varie de celui d'une noisette à celui d'une tête et davantage ; leur évolution esttrès lente et se fait sans douleur.

*Les exostoses multiples* semblent liées à des malformations fœtales, elles sont souvent héréditaires dans la même famille, et s'accompagnent fréquemment de troubles dans le développement du squelette ; elles ont une parenté indiscuable avec les enchondromes multiples dont elles dérivent fréquemment par ossification.

Les *exostoses éburnées* ont une surface habituellement lisse, une forme hémisphérique, une large implantation. Les *exostoses spongieuses* présentent unesurface irrégulière et sont habituellement pédiculées.

Les exostoses développées sur les os longs siègent volontiers, comme les enchondromes, au voisinage des épiphyses (voy. fig. 124) ; elles sont souvent recouvertes d'une couche de cartilage (exostoses cartilagineuses).

là communication manque, ce qui s'expliquerait alors par une oblitération secondaire de la cavité séreuse.

Le traitement consiste en une ablation au ciseau et au marteau toutes les fois que les troubles fonctionnels ou les dimensions de la tumeur l'exigent. Dans l'exostosis bursata on se méfiera d'une ouverture éventuelle de l'articulation.

Sous le nom *d'ostéome des cavaliers* ou d'Exerzier-Knochen, on désigne des néoformations osseuses qui se développent à la suite de traumatismes répétés des adducteurs (cavaliers) ou du deltoïde (fantassins). Ce ne sont pas des tumeurs proprement dites, mais le résultat d'une sorte d'inflammation ossifiante du tissu conjonctif intra-musculaire.

A la même catégorie appartient jusqu'à un certain point la maladie désignée sous le nom de *myosite ossifiante progressive*, bien qu'ici les influences congénitales jouent certainement un rôle. Cette maladie apparaît dans le jeune âge sous forme d'un rhumatisme musculaire aigu avec gonflement, douleur et fièvre. Elle atteint surtout les muscles du dos, de la mâchoire et des extrémités. Il se forme d'abord des bourrelets, des bosselures, qui finalement s'ossifient.

Les lésions siègent dans le tissu conjonctif interstitiel du muscle; le muscle lui-même est secondairement touché et s'atrophie. A mesure que le processus s'étend, on voit apparaître des rétractions musculaires, les mouvements se limitent progressivement, finalement les patients demeurent complètement raides, ils sont réduits à l'immobilité; l'ossification des masséters rend impossible l'alimentation, etc. Tout traitement est en général impossible; on pourrait cependant chercher à extirper quelques masses osseuses particulièrement gênantes.

## 6. Les tumeurs vasculaires, les angiomes.

*Les angiomes sont des néoplasmes développés aux dépens des vaisseaux.* — On désigne sous le nom d'hémangiomes ou angiomes proprement dits, les tumeurs développées aux dépens des vaisseaux sanguins; le nom de lymphangiomes s'applique aux angiomes qui dérivent des vaisseaux lymphatiques.

### *a.* Hémangiomes.

On distingue diverses sortes d'hémangiomes, suivant qu'ils proviennent des capillaires, des veines ou des artères.

### 1. Hémangiomes capillaires.

*a.* Hémangiomes télangiestasiques, angiomes simples. — Ce sont des tumeurs formées par une série de vaisseaux capillaires, tortueux, épaissis et dilatés; ils ont une paroi propre et sont plongés dans un tissu conjonctif tantôt lâche, tantôt dense (voy. fig. 125). L'amas vasculaire est nettement isolé des tissus voisins; il n'est en relation avec ceux-ci que par une artère afférente et une veine efférente.

On rencontre ces angiomes principalement dans la peau et le tissu sous-cutané; ils siègent surtout au voisinage des orifices de la face, le front, les lèvres, l'aile du nez (angiomes fissuraires). Ils se présentent sous forme de taches de dimensions variables, tout à fait plates (naevus) (voy. pl. XXIV), ou sous forme de proéminence mollasse, tantôt bien limitée, tantôt plus diffuse. Ils sont presque toujours *congénitaux* et présentent une tendance manifeste à l'accroissement, mais souvent ils restent stationnaires lorsqu'ils ont acquis une certaine dimension. On les reconnaît à leur teinte rose claire et aux lacis de vaisseaux capillaires que l'on arrive à distinguer surtout à leur périphérie. La pression fait disparaître la rougeur et le gonflement qui se reproduisent dès que cesse cette pression.

b. Hémangiomes caverneux ou cavernomes. Ce sont des formations de structure spongieuse, comparables aux corps caverneux. Les cavités vasculaires ne sont pas nettement distinctes comme dans les télangiectasies, mais elles communiquent les unes avec les autres par des fentes tantôt larges, tantôt étroites (voy. fig. 126). On trouve entre les cavités vasculaires, soit du tissu conjonctif, soit des restes du tissu dans lequel s'est développée la tumeur. La paroi interne des cavités est revêtue par une couche

**Planche XXIV**. — Naevus flammeus ou hémangiome télangiectasique de la peau des fesses et de la cuisse (d'après Mracek).

**Planche XXV**. — Hémangiome caverneux de la tête chez un petit
enfant.

endothéliale. Ici encore il s'agit d'une tumeur limitée
avec artère afférente et veine efférente.

Les hémangiomes caverneux constituent des tumeurs
des dimensions d'une noisette à celles d'une pomme,
molles, de couleur rouge violacé (voy. pl. XXV) : elles

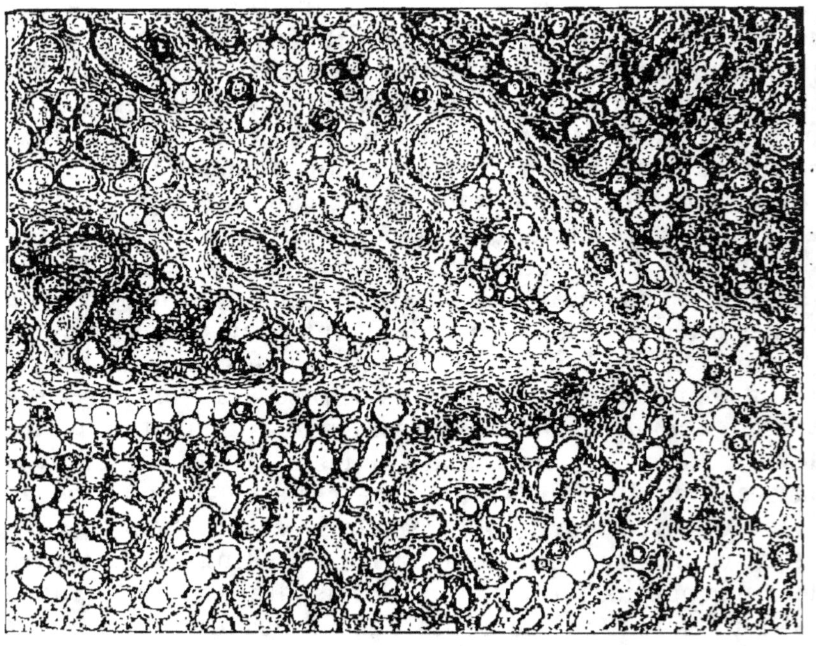

Fig. 125. — Coupe d'une télangiectasie de la peau.
Faible grossissement.

présentent une certaine érectilité. [Le symptôme le plus
caractéristique des angiomes caverneux est leur *augmentation sous l'influence de l'effort*, qui exagère la pression
dans le système veineux et distend de ce fait davantage les
cavités de l'angiome. D'autre part les angiomes sont toujours plus ou moins réductibles.]

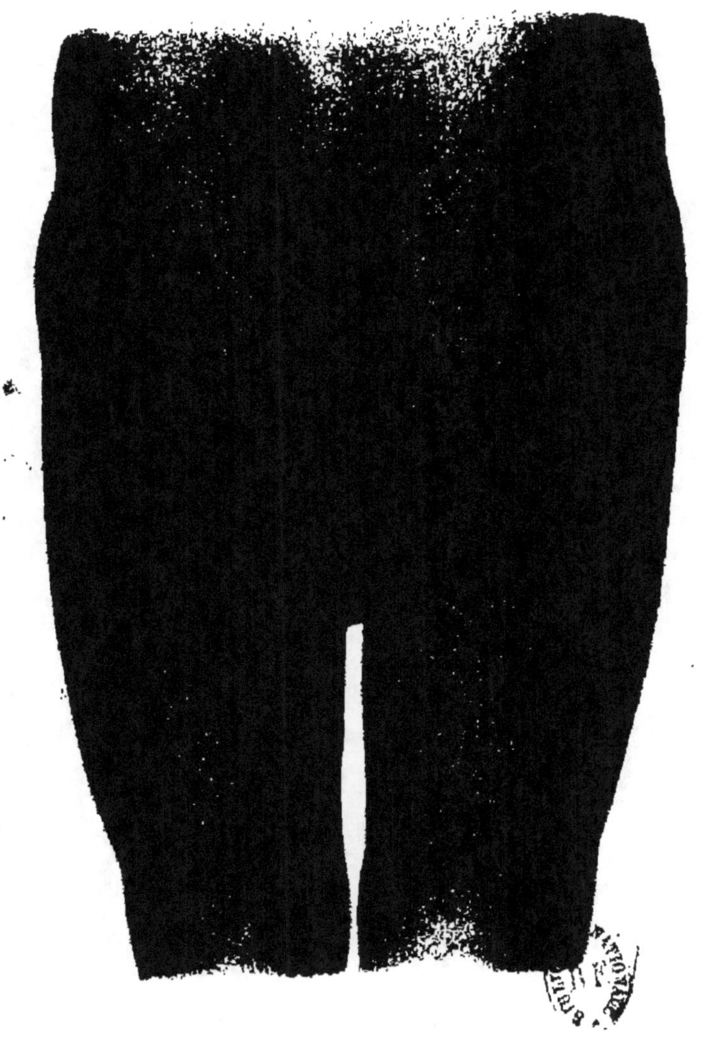

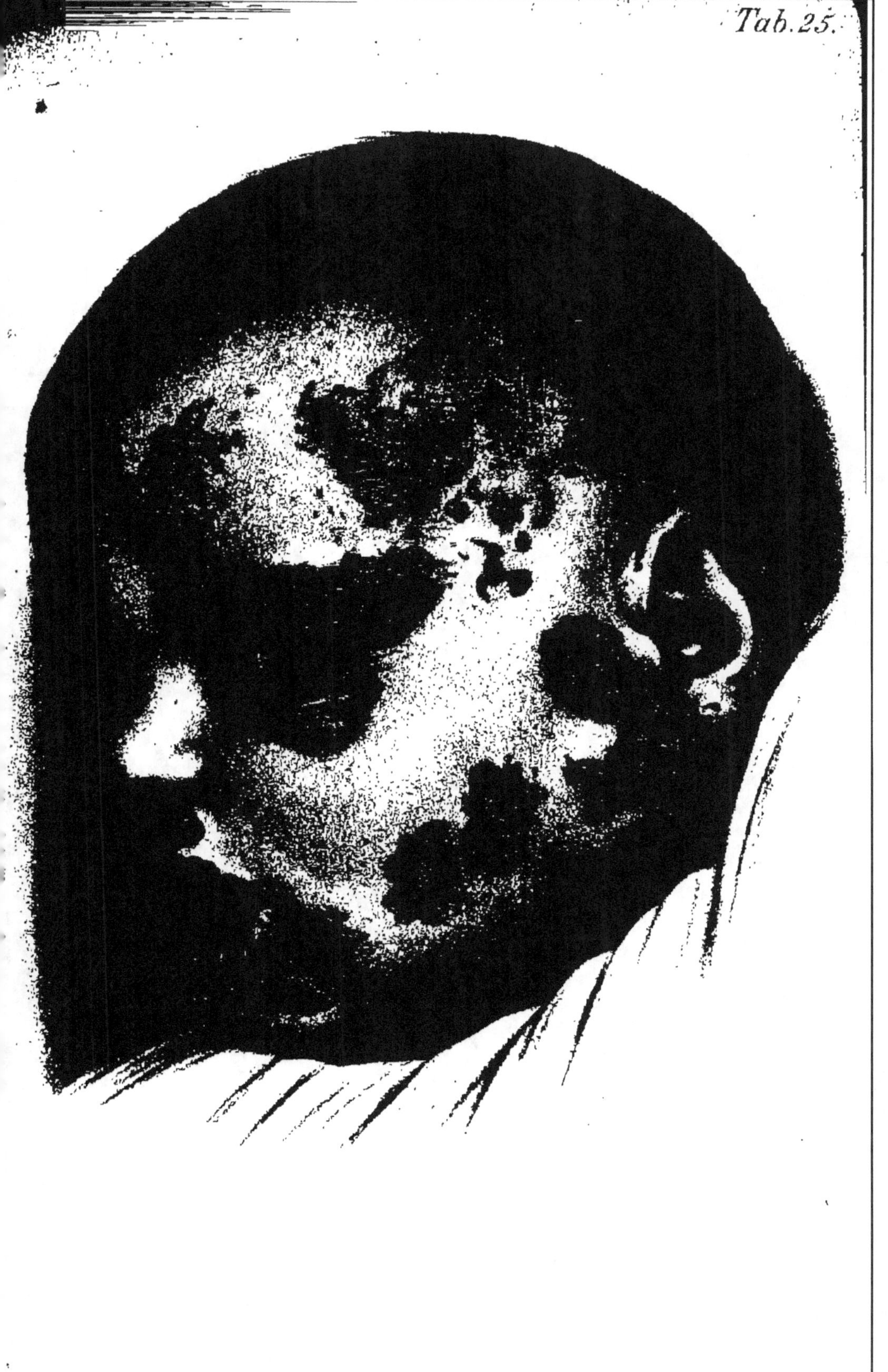

On les voit surtout au niveau de la peau et du tissu
sous-cutané, mais on les observe également au milieu du
tissu adipeux, dans les glandes et dans certains organes
profonds, comme le foie, la langue, etc.

Les cavernomes sont habituellement, eux aussi, *congé-*

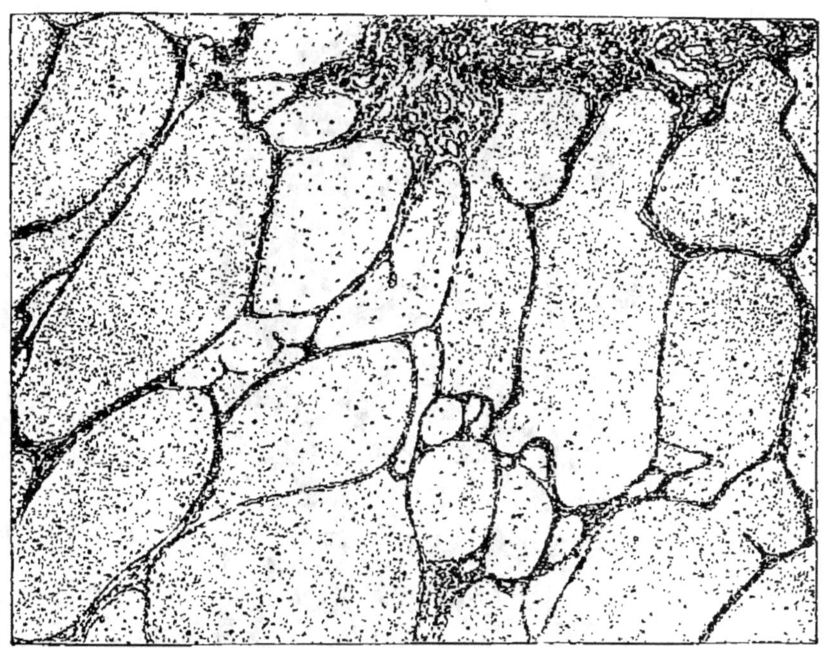

Fig. 126. — Coupe d'un cavernome du foie. (Faible grossissement).

*nitaux ;* ils sont souvent multiples. Lorsque le tissu conjonctif interstitiel de ces angiomes prend un grand développement, on les désigne sous le nom d'*angiomes fibreux ;*
s'ils sont combinés à des néoformations graisseuses, on
leur donne le nom d'*angiolipomes.* Lorsqu'un cavernome
de la peau du visage atteint un grand développement, on
peut voir ce cavernome présenter une véritable forme élé-
phantiasique (voy. fig. 127).


## 2. Hémangiomes veineux.

A cette catégorie se rattachent les hémorroïdes(1) cons-

(1) [Nous considérons en France les hémorroïdes, non pas comme

MARWEDEL. Chirurgie générale.                        21

tituées par des dilatations et des épaississements des branches terminales des veines hémorrhoïdales au niveau de l'extrémité inférieure du rectum. Elles sont dues à la stase et aux inflammations qui se produisent dans le rectum ; elles seraient, d'après Reinbach, de véritables néoforma-

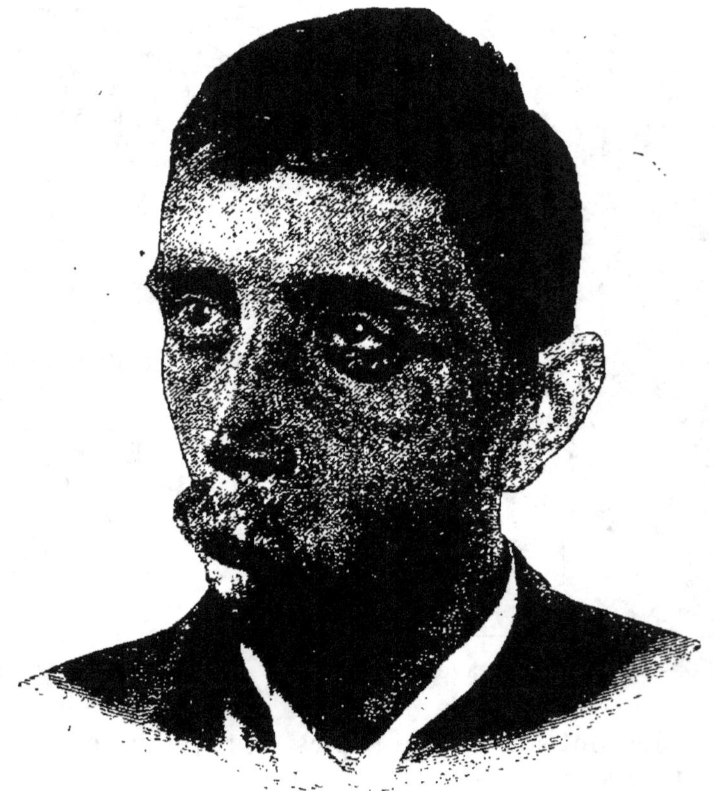

Fig. 127. — Volumineux cavernome de la moitié gauche du visage.

tions caverneuses d'origine veineuse qui, développées de bonne heure, atteindraient leur parfait développement sous l'influence de la stase, et des inflammations locales.

des tumeurs veineuses, mais comme des « dilatations » veineuses ; elles ne sont qu'une des localisations les plus fréquentes des varices.]

### 3. Hémangiomes artériels, angiomes racémeux ou plexiformes, anévrismes cirsoïdes.

Ils sont constitués par un enchevêtrement d'artères épais-

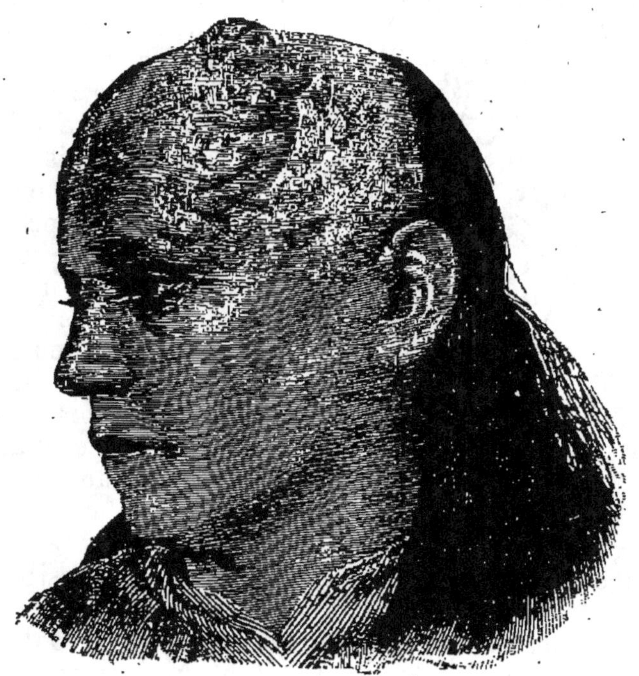

Fig. 128. — Angiome artériel racémeux (Clinique de Czerny).

sies et tortueuses qui ne communiquent pas les unes avec les autres (voy. fig. 128) et présentent des pulsations manifestes.

### Traitement des angiomes.

*Les petits angiomes, les nævi,* sont faciles à extirper au moyen d'une incision elliptique ; on peut séparer la petite tumeur des tissus qui l'entourent, sans hémorragie appréciable, à condition de lier les vaisseaux afférents (Müller).

*Dans les hémangiomes* plus étendus, l'extirpation totale est moins indiquée ; elle peut être dangereuse par les hémorragies qu'elle provoque. Il vaut mieux employer alors les procédés qui favorisent la coagulation du sang dans l'angiome et sa rétraction consécutive; soit l'ignipuncture (au moyen de la fine pointe du thermocautère), soit les injections d'alcool ou de perchlorure de fer, ou encore de liqueur de Piazza; soit la galvanopuncture (1) ou les scarifications. Dans les grands nævis en surface, Mikulicz pratique l'ablation au moyen d'un rasoir, suivie d'un pansement compressif.

[On aurait obtenu, tout récemment, des disparitions de nævi fort étendus sous l'influence d'applications de « radium ».]

*Dans les anévrismes cirsoïdes*, lorsque l'extirpation est impossible, on fera la ligature des vaisseaux afférents, ou des injections prudentes d'alcool à 30, 60 ou 90 0/0 entre les vaisseaux. Poursuivie pendant 1 an et plus, l'injection amènera une rétraction cicatricielle des vaisseaux et la disparition de la tumeur.

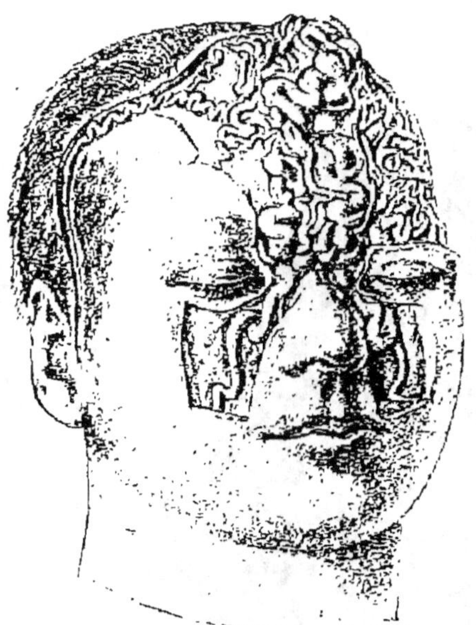

Fig. 128 *a*. — Anévrisme cirsoïde du visage (d'après P. Bruns).

## B. Le Lymphangiome.

*Le lymphangiome est constitué par des amas de vaisseaux lymphatiques dilatés et multipliés, avec épaississement de leur paroi.* On distingue des lymphangiomes simples et des lymphangiomes caverneux.

Ce sont des tumeurs molles, dépressibles ; elles siègent dans la peau et dans le tissu cellulaire sous-cutané ; il

(1) [*L'électrolyse* des angiomes rend de grands services, à condition de faire des piqûres profondes de manière à éviter les escharres superficielles.]

n'existe pas de changement de coloration à leur surface. Les
lymphangiomes sont rarement bien limités, ils sont plutôt
diffus et simulent alors les difformités éléphantiasiques.
On les observe au voisinage de la cavité buccale, soit aux

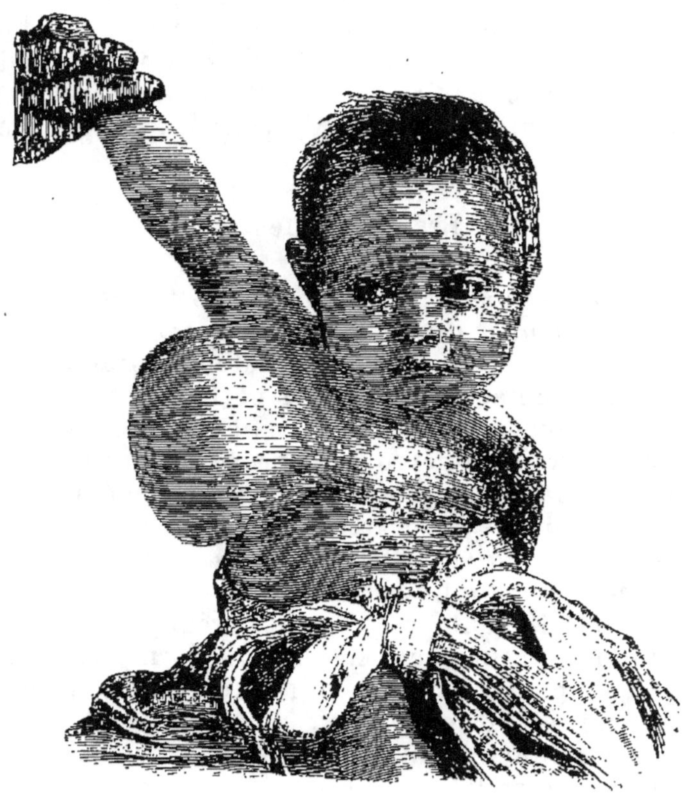

Fig. 129. — Hygroma kystique congénital de l'aisselle droite
chez un enfant.

lèvres (macrochilie), soit à la langue (macroglossie) ; ils
semblent souvent être d'origine congénitale.

*Des kystes* peuvent se développer dans la tumeur ; le
lymphangiome est dit alors kystique : le type en est donné
par l'hygroma kystique congénital du cou. Il forme une
tumeur du volume d'un œuf à celui du poing, de consistance mollasse, d'aspect polykystique ; les kystes contiennent un liquide séro-lymphatique. On les observe surtout
sous la peau du cou ou de l'aisselle (voy. fig. 129). Leur
extirpation est souvent très difficile en raison des rapports

intimes que peut présenter la tumeur avec les vaisseaux et les nerfs profonds ; on peut être amené à ne faire qu'une extirpation incomplète ; on termine alors en tamponnant à ciel ouvert.

Dans les formes habituelles du lymphangiome, la meilleure conduite à tenir est l'extirpation, soit totale lorsqu'elle est possible, soit sous forme d'excisions partielles lorsqu'on ne peut pas faire autrement ; accessoirement on aura recours aux injections modificatrices, à l'ignipuncture, etc.

### 7. Les Névromes.

**Les névromes purs,** *c'est-à-dire les tumeurs qui proviennent directement du tissu nerveux,* sont tout à fait rares. Ils intéressent surtout les anatomo-pathologistes. Suivant que la tumeur provient des nerfs myéliniques ou amyéliniques, ou des cellules ganglionnaires, on divise ces névromes vrais en névromes fibrillaires myéliniques, névromes fibrillaires amyéliques et névromes médullaires.

**Les faux névromes** sont très fréquents. *Ce sont des tumeurs développées aux dépens du tissu conjonctif de la gaîne des nerfs ;* ce sont donc des fibromes, ou mieux des *neuro-fibromes.* Ils sont isolés ou plus fréquemment peut-être échelonnés sur un tronc nerveux sous forme de noyaux multiples ; on peut même les voir se répandre sur toute l'étendue d'un territoire nerveux.

Ils siègent fréquemment dans la peau, forment de petites tumeurs arrondies, dont le volume s'accroît peu à peu, et qui sont parfois très douloureuses. Nous avons indiqué déjà ces tumeurs en décrivant les fibromes multiples, et nous avons mentionné alors que certains fibromes mous de la peau étaient en relation avec des altérations nerveuses, et constituaient de véritables neuro-fibromes.

*Les névromes d'amputation* sont, eux aussi, de faux névromes (1).

---

(1) [Mais ils ne sont pas de faux névromes dans le même sens que précédemment ; il existe, à leur niveau, une véritable prolifération de fibres nerveuses ; seulement il s'agit ici, non pas d'un processus néoplasique véritable, mais d'un simple processus de régénération. Nous aurons encore l'occasion de rencontrer bien des fois de semblables analogies entre les régénérations et les néoplasmes.]

On voit souvent dans les moignons d'amputation les extrémités des nerfs sectionnés présenter des renflements ; il s'agit d'une prolifération des éléments péri et endo-neurotiques au milieu desquels on peut distinguer des masses conjonctives séparant les faisceaux nerveux néoformés (voy. fig. 130).

Ces névromes d'amputation peuvent être cause de névralgies très pénibles, surtout lorsqu'ils se développent dans la cicatrice cutanée ou au niveau de la section osseuse. Pour éviter leur production il faudra, au cours de l'amputation, sectionner le plus haut possible les nerfs les plus volumineux ; ils se trouveront, grâce à cette précaution, enfouis dans les masses musculaires.

Il existe enfin une dernière forme de neurofibrome, le *névrome plexiforme*. Il est constitué par une intrication de nerfs enchevêtrés, irréguliers de forme et épaissis par points. On le rencontre au niveau de la peau du visage, du cou ou de la poitrine ; il présente l'aspect d'une excroissance des téguments, mollasse et flétrie (voy. fig. 113, névrome plexiforme du visage).

TRAITEMENT. — On traite les neurofibromes par l'extirpation, en conservant si possible

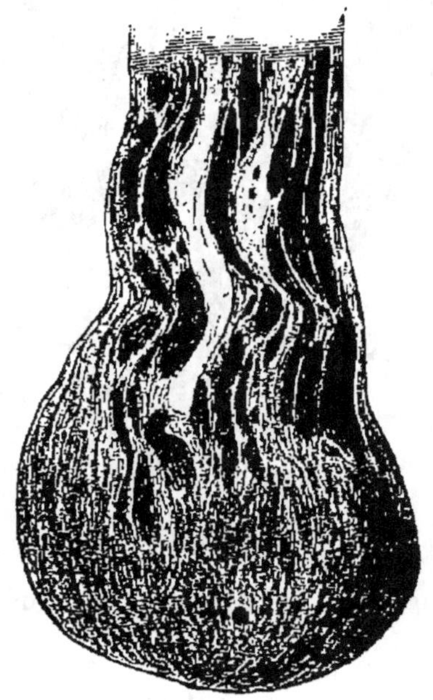

Fig. 130. — Coupe d'un névrome d'amputation. Les parties noires représentent les faisceaux nerveux (faible grossissement).

la continuité des troncs nerveux ; sinon, une résection du nerf suivie de suture s'impose. Dans les fibromes plexiformes, on enlèvera en même temps les parties molles exubérantes.

## 8. Les tumeurs musculaires, les myomes.

*a)* **Le rhabdomyome, ou myome striocellulaire,** *provient des muscles à fibres striées*. Il est très rare, et son diagnostic n'est fait d'habitude que par l'examen microscopique. Il s'observe au niveau des reins, du testicule, de l'utérus, du cœur. Dans la plupart des cas le rhabdomyome fait partie d'une tumeur mixte, et se trouve uni au chondrome ou au sarcome (1). C'est d'ordinaire une tumeur congénitale.

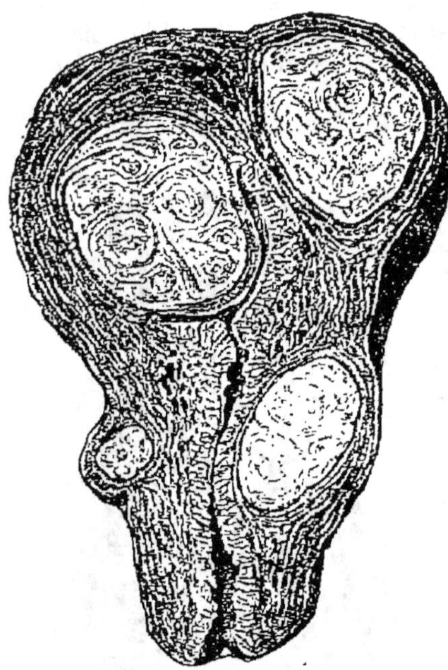

Fig. 131. — Myome de l'utérus.

*b)* **Le léiomyome ou myome lisso-cellulaire** *dérive des muscles à fibres lisses*. Il se rencontre au niveau de la musculature du tractus digestif, au niveau de la vessie, rarement d'ailleurs. Il se développe au contraire très fréquemment *dans l'utérus*. Là, il constitue des tumeurs arrondies, bien limitées (voy. fig. 131) qui peuvent atteindre le volume d'une tête et davantage. On n'observe presque jamais ces myomes à l'état pur, mais à l'état de *fibromyomes*, c'est-à-dire de myomes associés à des formations conjonctives plus ou moins abondantes.

## II. TUMEURS BÉNIGNES D'ORIGINE ÉPITHÉLIALE.
### TUMEURS FIBRO-ÉPITHÉLIALES

Nous avons étudié dans un premier groupe les tumeurs dérivées du tissu conjonctif ; nous abordons maintenant la description des tumeurs qui proviennent de l'épithélium. Mais si l'on ne conçoit guère d'épithélium sans l'adjonction d'un tissu de soutènement et d'entretien, tel que le système des vaisseaux, par exemple, on s'explique que ces tumeurs épithéliales présentent des relations intimes avec le tissu conjonctif et avec les vaisseaux. Aussi la dé-

(1) [On ne connait guère de rhabdomyomes purs qu'au niveau du cœur.]

nomination de tumeurs fibro-épithéliales mérite-t-elle
d'être appliquée à ces tumeurs constituées d'un côté par
un stroma conjonctif conducteur de vaisseaux, de l'autre
par des cellules épithéliales néoformées, qu'il s'agisse
d'ailleurs d'épithélium de revêtement ou d'épithélium glandulaire.

[Ces tumeurs, formées par la prolifération simultanée de plusieurs tissus qui conservent à peu près les rapports qu'ils présentent normalement dans les divers organes, méritent de rentrer dans une catégorie spéciale de tumeurs, les tumeurs « organoïdes », par opposition aux tumeurs « histioïdes », formées par la prolifération d'un seul tissu. C'est dans cette dernière catégorie que rentraient la plupart des néoplasmes que nous avons étudiés jusqu'ici. (Voir l'article des Néoplasmes de PIERRE DELBET, dans le *Nouveau Traité de chirurgie*).]

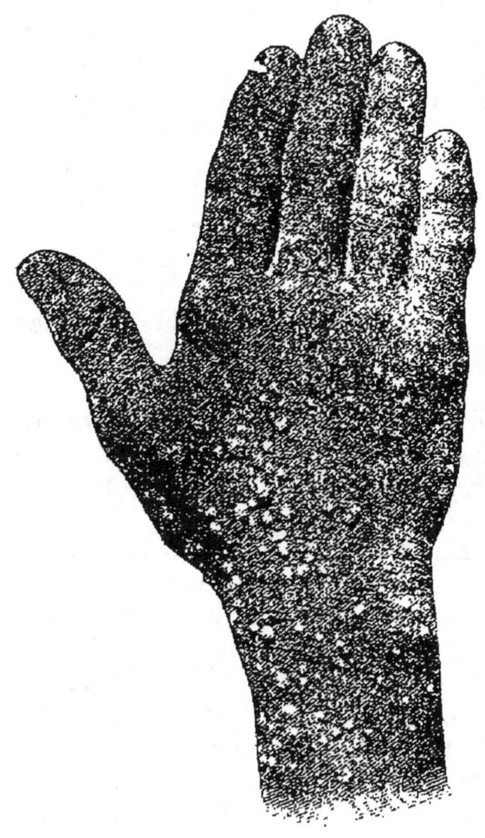

Fig. 132. — Verrues de la main.

## α) Papillomes.

Les papillomes naissent de l'épithélium des téguments
ou des muqueuses. Leur structure reproduit le type des
papilles qu'on observe au niveau de la peau et des muqueuses, d'où le nom de papillome sous lequel on les désigne.

**1. La verrue dure, ou verrue proprement dite.** — Les
verrues siègent dans la peau, spécialement à la main (voy.

fig. 132). Ce sont de petites tumeurs arrondies, à surface tantôt lisse et cornée, tantôt crevassée. Au microscope, la verrue est constituée par une papille basale sur laquelle s'élève une série de fines papilles filamenteuses, tapissées d'épithélium recouvert lui-même d'une épaisse couche cornée. La croyance populaire admet depuis longtemps que les verrues sont contagieuses. De fait, on est récemment parvenu à les reproduire expérimentalement par inoculation. Elles surviennent parfois en grand nombre, particulièrement chez les individus jeunes ; elles peuvent spontanément disparaître.

On les détruit au moyen d'attouchements répétés à l'acide azotique fumant. Elles pourraient aussi disparaître sous l'influence des rayons de Röntgen (Perthes), mais les rayons Röntgen pourraient également, semble-t-il, provoquer leur apparition.

Les cornes cutanées sont des verrues dans lesquelles la production cornée, poussée à l'extrême, finit par constituer des excroissances allongées, d'un brun jaunâtre, en forme de cornes ou de crochets ; elles s'observent chez les vieillards.

2. **La verrue molle, ou condylome acuminé.** — Ce sont des néoformations cutanées qui proviennent de la prolifération, de l'allongement et du dédoublement des papilles ; elles présentent l'aspect d'un chou-fleur ; leur couleur est rouge clair ou presque blanchâtre ; leur surface n'est pas revêtue de production cornée. On les observe presque exclusivement au voisinage des parties génitales, surtout au niveau du prépuce ou de la vulve ; elles semblent se développer à la suite de la macération et des irritations de la peau par des sécrétions inflammatoires, accumulation de smegma, pertes blanches, etc., le plus souvent elles succèdent à une inflammation blennorhagique.

*Le traitement* consiste avant tout à éviter les causes d'irritation. On fera disparaître les condylomes au moyen de cautérisations, on les touchera au thermocautère ; éventuellement ils pourront être enlevés au bistouri (ou à la curette) avec suture consécutive des téguments.

[A côté des papillomes des parties génitales, que l'on appelle vulgairement « végétations » et qui sont manifestement des proliférations d'origine inflammatoire, il faut placer les papillomes de la cavité buccale. Ils se présentent habituellement sous forme de plaques leucoplasiques, d'abord lisses, puis gaufrées, de teinte opaline et de contours nets. Ces papillomes sont probablement eux aussi d'origine inflammatoire ; on les met en particulier sur le compte de la syphilis. Leur étude est extrêmement importante ; *ils ont une tendance singulière à se transformer en cancer*, et il n'est pas toujours facile de saisir la transformation au début, même sous le microscope. D'où le précepte, qui tend à se répandre de plus en plus, d'en-

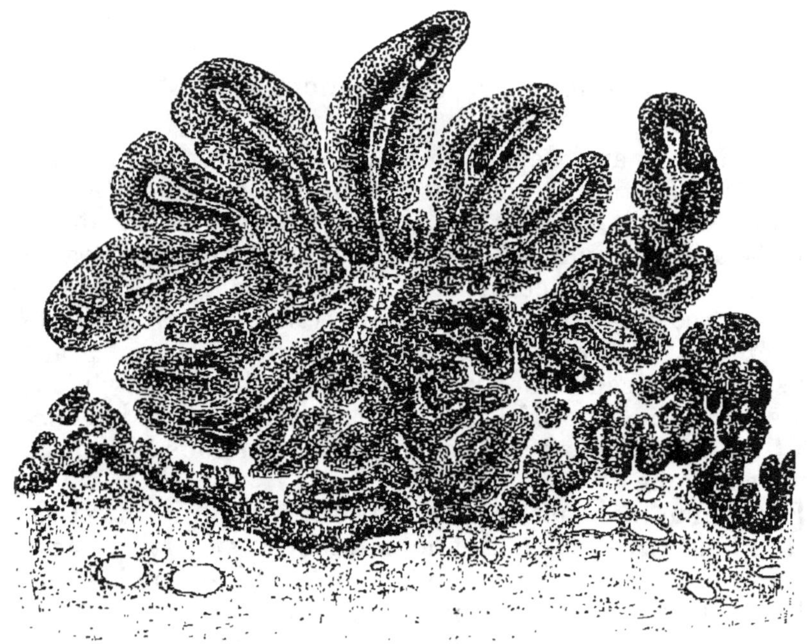

Fig. 133. — Papillome de la conjonctive, aspect microscopique
à un faible grossissement.

lever chirurgicalement les plaques de leucoplasie dès qu'elles deviennent tant soit peu saillantes et irrégulières.]
3. **Les tumeurs papillaires.** — Au niveau des muqueuses on rencontre, en plus des papillomes durs du type fibreux, des tumeurs molles d'aspect papillaire, auxquelles on donne le nom de tumeurs papillaires ou *tumeurs villeuses*. Relativement rares à la surface de l'estomac, de l'intestin, du vagin ou de l'utérus, elles s'observent plus fréquemment sur la muqueuse vésicale. Ce sont des tumeurs molles, riches en vaisseaux, hérissées de

multiples papilles longues et flottantes qui sont largement implantées sur la muqueuse (voy. fig. 133). Elles provoquent d'abondantes hémorragies et nécessitent des opérations de ce seul fait.

Les tumeurs villeuses sont des tumeurs bénignes, mais elles peuvent cependant présenter les allures de la malignité (carcinomes papillaires). [Elles font partie de ces tumeurs dont le microscope ne permet pas toujours d'établir de façon ferme le pronostic.]

## b) Adénomes. Cysto-adénomes.

Ils naissent aux dépens des épithéliums glandulaires, mais avec participation plus ou moins considérable du stroma. Ce sont en somme des tumeurs, qui, nées de la prolifération glandulaire, se développent sur une trame de tissu conjonctif néoformé ou s'étalent dans ce dernier. On peut reconnaître au microscope l'origine glandulaire de l'épithélium proliféré à l'existence de lumières caractéristiques au centre des proliférations cellulaires. Quand le tissu conjonctif prend une part considérable à la constitution du néoplasme, on désigne celui-ci sous le nom de fibro-adénome.

[Les adénomes sont des tumeurs qui reproduisent le type de la glande qui leur a donné naissance ; si certains adénomes peuvent être caractérisés, comme l'indique Marwedel, par l'existence des lumières glandulaires, beaucoup d'autres, développés aux dépens de glandes plus complexes (foies, reins, etc.), sont seulement caractérisés par leur ressemblance singulière avec la glande normale, tant dans leurs éléments cellulaires que dans l'agencement de ces éléments.

La plupart des adénomes sont apparemment d'origine inflammatoire (Pierre Delbet) ; les autres sont sans doute d'origine congénitale, et mériteraient davantage peut-être d'être classés dans les malformations que dans les néoplasmes. Tous ont d'ailleurs une certaine tendance à se transformer en tumeurs malignes.

En même temps qu'ils prolifèrent, les épithéliums glandulaires limitent souvent entre eux des cavités kystiques ; ainsi sont constitués les adénomes kystiques ou cysto-adénomes. La plupart des *kystes glandulaires* sont dus, si l'on en excepte les kystes par rétention, à un semblable processus de prolifération adénomateuse.]

Les adénomes se rencontrent :

1° Au niveau des glandes sébacées et sudoripares de la peau, fait rare ;

2° Au niveau des glandes de la muqueuse de l'estomac, de l'intestin, où ils constituent des tumeurs polypeuses souvent pédiculées d'une façon très nette, tels les polypes du rectum ;

3° Au niveau de la glande mammaire. Les adénomes

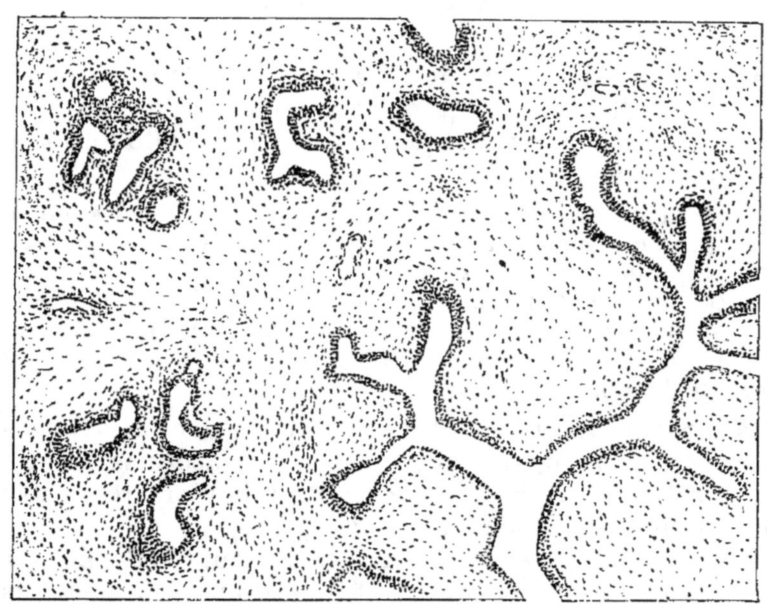

Fig. 134. — Fibro-cysto-adénome de la mamelle. Aspect microscopique à un faible grossissement.

du sein se développent dans l'intérieur de la mamelle sous forme de noyaux circonscrits, arrondis, de volume variable ; ce sont tantôt des fibro-adénomes, tantôt des tumeurs kystiques ou cysto-adénomes (voy. fig. 134) ;

4° Au niveau de l'ovaire. On les observe très fréquemment ici, surtout sous forme de cysto-adénomes qui peuvent prendre des dimensions considérables ;

5° Au niveau du foie, du rein, du corps thyroïde, du testicule.

Ce n'est pas ici le lieu d'insister sur les diverses formes

anatomiques des cysto-adénomes. Signalons seulement ce fait que certains adénomes prennent facilement le type carcinome, avec son caractère malin et ses tendances à la récidive et aux métastases; *il est parfois très difficile de distinguer les adénomes bénins de ces transformations malignes, tant au point de vue clinique qu'au point de vue microscopique.* Les adénomes purs sont d'habitude des tumeurs bénignes, à croissance lente.

## B. TUMEURS MALIGNES PURES

Les tumeurs de ce deuxième groupe méritent d'être désignées sous le nom de tumeurs « hétérologues », pour bien marquer que leur structure diffère de celle du tissu qui leur a servi de matrice.

L'expression « hétérologue » est opposée à l'expression « homologue » que l'on applique aux tumeurs du premier groupe qui rappellent par leur structure la structure du tissu qui leur a donné naissance (1). Mais étant donné que la distinction histologique qui sépare les deux groupes n'est pas toujours nettement accusée, nous préférons la division clinique et pratique en tumeurs bénignes et tumeurs malignes.

Les tumeurs malignes de ce deuxième groupe sont caractérisées, répétons-le encore : par leur accroissement à forme destructive, par leur tendance à la récidive, et par la production possible de métastases.

[Ce qui caractérise avant tout les tumeurs malignes, ce sont leurs propriétés envahissantes : elles ne refoulent pas

---

(1) [Nous remplaçons, en France, l'expression « hétérologue » par l'expression atypique ; mais nous n'oserions pas faire de cette propriété une caractéristique des tumeurs malignes. Si toutes les tumeurs atypiques sont des tumeurs malignes, il est des tumeurs malignes qui ne sont pas forcément atypiques. L'expression atypique est d'ailleurs beaucoup trop catégorique ; ce qui est atypique, c'est essentiellement la disposition réciproque des éléments cellulaires ; ils ont perdu souvent complètement, en effet, leurs relations primitives, mais les cellules de ces tumeurs dites « atypiques » conservent certains caractères propres, certains types qui permettent, dans la majorité des cas, de les rattacher à l'élément cellulaire normal qui leur a donné naissance. L'expression « paratypique » devrait seule être employée.]

les tissus, mais elles les effondrent, les infiltrent. Elles pénètrent ainsi très rapidement dans les vaisseaux lymphatiques et sanguins, d'où une véritable « infection néoplasique ».]

### 1. Le sarcome.

*Les sarcomes sont des tumeurs malignes développées aux dépens du tissu conjonctif.*

L'expression de sarcome est une expression ancienne qui s'explique par la ressemblance vulgaire que présentent ces tumeurs avec les « bourgeons charnus », nom sous lequel on désigne vulgairement le tissu de granulation (σαρξ = chair).

Les sarcomes se rapprochent encore des bourgeons charnus, c'est-à-dire du tissu conjonctif jeune, par d'autres caractères, en particulier par la forme de leurs cellules qui ne ressemblent pas à celles du tissu conjonctif adulte. Leurs cellules sont tantôt rondes, petites ou grosses, tantôt fusiformes ou ramifiées, tantôt elles constituent de gros éléments riches en protoplasma ou de véritables cellules géantes ; bref on retrouve ici tous les types embryonnaires que nous avons appris à distinguer dans le tissu de granulation. Mais si, dans le tissu de granulation, il s'agit de formations passagères qui disparaissent d'elles-mêmes en laissant à leur place un tissu de cicatrice, dans les sarcomes, les cellules persistent avec leurs caractères, et elles possèdent une énergie de croissance et de multiplication tout à fait spéciale.

La caractéristique du sarcome est avant tout la richesse de la tumeur en cellules ; elle est telle que la substance intercellulaire peut échapper complètement à l'examen. (Virchow avait pour cette raison rangé les sarcomes parmi les « tumeurs cellulaires » en même temps que les carcinomes.)

On divise les sarcomes, suivant les caractères de leurs cellules, en

*a.* **Sarcomes à cellules rondes**, que l'on divise eux-mêmes en sarcomes à petites et à grosses cellules rondes (1).

(1) [On a tendance à classer dans les sarcomes à cellules rondes toutes les tumeurs formées par des amas de cellules plus ou moins

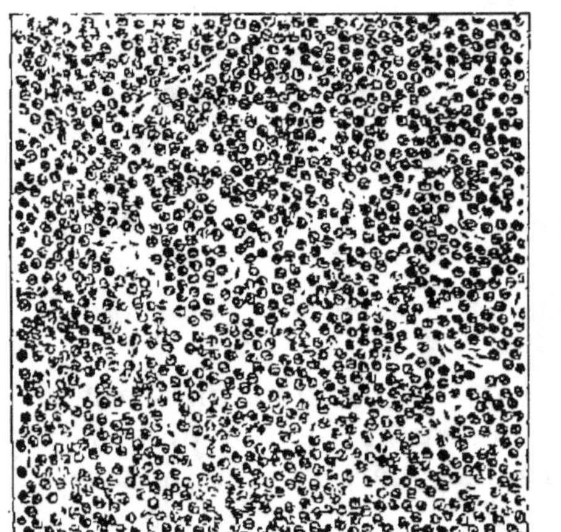

Fig. 135. — Sarcome à cellules rondes (aspect microscopique).

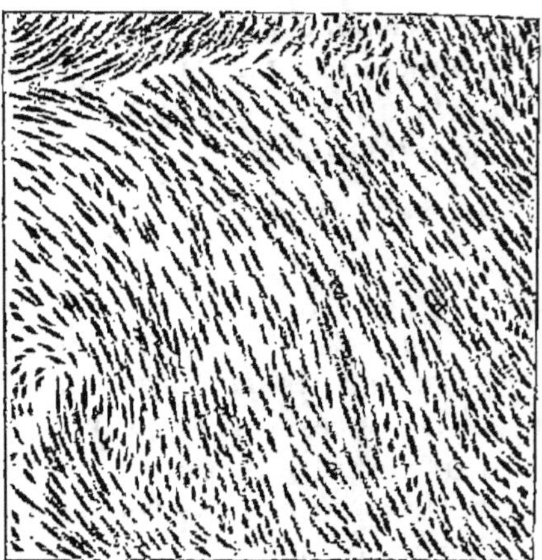

Fig. 136. — Sarcome à cellules fusiformes (aspect microscopique).

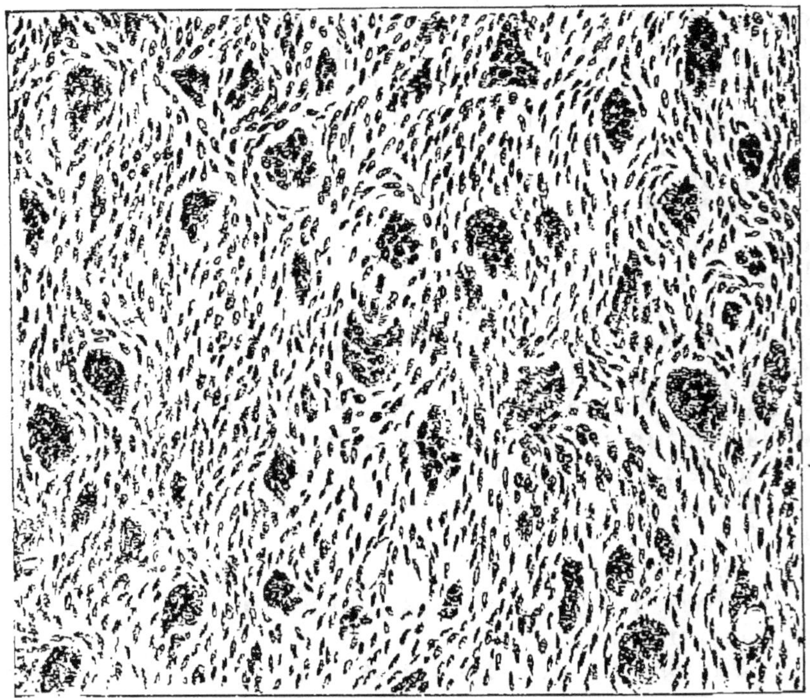

Fig. 137. — Sarcome à cellules géantes provenant d'une « épulis ». (Les cellules sombres, volumineuses, et à plusieurs noyaux, sont des cellules géantes.)

Ils sont constitués par une accumulation de petites cellules rondes à protoplasma très restreint (voy. fig. 135), ou de cellules volumineuses à protoplasma abondant, séparées par une substance intercellulaire très réduite, qui présente parfois la structure réticulaire. Ce sont, en règle générale, des tumeurs molles, riches en suc, à croissance rapide et par cela même malignes. Ces sarcomes se développent dans le tissu conjonctif, dans celui des muscles, des aponévroses, des os et de la peau, et surtout dans les ganglions lymphatiques (lymphosarcomes) (1).

*b.* **Sarcomes à cellules fusiformes.** — Il est formé de cellules en fuseau (voy. fig. 136) ou de cellules étoilées qui sont souvent disposées en faisceaux. Les sarcomes à cellules fusiformes sont plus durs que les précédents, leur croissance est en général plus lente, et, de ce fait, leur malignité moindre ; certaines de ces tumeurs peuvent être cependant des tumeurs molles. Les sarcomes à cellules fusiformes sont de beaucoup les plus fréquents.

arrondies et plus ou moins pressées les unes contre les autres. En fait, il n'y a là rien de caractéristique. *Beaucoup de tumeurs d'origine épithéliale prennent l'aspect « sarcomateux »* ; il suffit pour cela que les éléments épithéliaux soient infiltrés au maximum dans le tissu conjonctif. L'examen détaillé des caractères cytologiques des cellules ainsi infiltrées permet d'en rattacher un grand nombre à l'épithélium qui leur a donné naissance. La plupart, sinon la totalité des « sarcomes à grosses cellules rondes », ne sont que des épithéliomas infiltrés ; je me suis efforcé d'en donner la preuve pour les soi-disant sarcomes du testicule ; elle est déjà faite pour nombre de sarcomes de la peau, décrits aujourd'hui comme épithéliomas baso-cellulaires ; beaucoup de sarcomes du sein sont dans le même cas, etc. Les sarcomes, développés aux dépens d'un tissu conjonctif toujours le même, présentent, dans tout organe, les mêmes types de structure. Dès qu'on rencontre, dans un organe, une tumeur dont les cellules ont des caractères cytologiques inaccoutumés, fussent-elles disposées suivant le mode dit caractéristique des sarcomes, on a le droit et le devoir de chercher dans les cellules spéciales à cet organe — et ce sont presque toujours les cellules épithéliales — l'origine de la tumeur qui est spéciale à cet organe.]

(1) [Les ganglions lymphatiques ne sont pas constitués exclusivement par du tissu conjonctif ; ils contiennent des éléments très spécialisés qui caractérisent le tissu lymphoïde. L'expression de lympho-sarcome qui signifie : tumeur maligne développée aux dépens du tissu lymphoïde, serait remplacée avec avantage par celle de lymphome malin.]

Marwedel. Chirurgie générale. 22

*c.* **Sarcomes à cellules géantes.** — On rencontre également ment des cellules géantes dans les sarcomes que nous venons de signaler ; mais les sarcomes à cellules géantes s'observent surtout dans les sarcomes d'origine osseuse, développés aux dépens de la moelle des os. Leur désignation de sarcome à cellules géantes s'explique par leur simple aspect (voy. fig. 137).

[On peut rencontrer des cellules géantes dans les sarcomes, comme on en rencontre dans toutes les tumeurs malignes. Mais le sarcome à cellules géantes développé dans la moelle osseuse est une tumeur toute spéciale : c'est *le sarcome à myéloplaxes*. Il est constitué par une prolifération des divers éléments de la moelle osseuse normale, et en particulier des myéloplaxes qui lui donnent un aspect très caractéristique. Mais, fait capital, il ne s'agit pas ici de la prolifération d'une seule espèce de cellules ; toutes les cellules de la moelle prennent part à la prolifération. Ce caractère spécial permet de séparer le sarcome à myéloplaxes des autres sarcomes, et même des autres tumeurs. Il a beaucoup plutôt les allures d'une inflammation chronique proliférante. On tend d'ailleurs à mettre en doute de plus en plus la malignité de ces soidisant sarcomes.]

Certains sarcomes peuvent s'associer à des tumeurs d'autres sortes, fibromes, myxomes, chondromes, etc. On les désigne sous le nom de fibrosarcomes, myxosarcomes, chondrosarcomes, ostéosarcomes (1), adénosarcomes.

La richesse vasculaire des sarcomes est variable. Elle peut être telle que certaines tumeurs présentent des pulsations très nettes ; il en est ainsi dans un certain nombre de sarcomes des os, du tibia, par exemple, où la confusion

---

(1) [Les expressions de fibro-sarcome, myxosarcome, chondrosarcome, sont très exactes lorsqu'elles s'appliquent à une association véritable de fibrome, de chondrome, etc., avec les sarcomes. Mais on a pris la fâcheuse habitude d'appliquer les noms de fibrosarcome, myxosarcome, etc., aux tumeurs fibreuses, myxomateuses, etc. qui présentent une évolution maligne. Ne vaudrait-il pas mieux dire fibrome malin, myxome malin ? Le groupe si confus des sarcomes en serait allégé d'autant. L'expression d'ostéo-sarcome prête encore plus à discussion : l'ostéo-sarcome est une tumeur maligne développée tantôt aux dépens du périoste, tantôt aux dépens de la moelle osseuse, pourquoi ne pas dire périostome malin et myélome malin ?]

est possible avec un anévrisme. Ces tumeurs très vasculaires se caractérisent par leur tendance marquée aux hémorragies.

Il existe de plus des sarcomes qui se développent aux dépens mêmes des vaisseaux. On les divise en :

**Hémangiosarcomes et lymphangiosarcomes.** — La néoformation sarcomateuse provient soit de l'endothélium — et principalement de l'endothélium des lymphatiques — d'où le nom *d'enthotéliome* qui leur a été récemment appliqué, soit de la couche externe du vaisseau ou périthélium — d'où l'expression de *périthéliome* (1). Dans ces tumeurs les cellules du sarcome ont fréquemment une disposition alvéolaire, c'est-à-dire que les cellules se disposent en groupes plus ou moins volumineux séparés les uns des autres par des travées conjonctives d'épaisseur variable, tandis qu'au centre de chaque groupe il est possible de reconnaître une lumière vasculaire. Dans d'autres cas les cellules sarcomateuses sont ordonnées en forme de tubes, et le sarcome prend le nom de sarcome tubulaire (voy. fig. 139).

Quelques angiosarcomes, et surtout les endothéliomes développés aux dépens des vaisseaux lymphatiques, présentent, grâce à leur structure alvéolaire, une grande ressemblance avec les carcinomes, au point que leur différenciation est souvent des plus délicates. Les histologistes ne sont d'ailleurs pas d'accord sur la classification théorique des tumeurs de cet ordre, beaucoup rangent les endothéliomes parmi les carcinomes et les nomment cancer endothélial. [Quelle nécessité y a-t-il à ranger les endothéliomes soit dans les sarcomes, soit dans les épithéliomes ? la cellule endothéliale n'est ni épithéliale, ni conjonctive ; embryologiquement, les divers endothéliums ont des origines très diverses ; il est possible que les divers endothéliomes présentent, dans leur agencement, quelques

(1). [Autant il est naturel et juste de décrire un endothéliome, autant il est irrationnel de décrire un périthéliome. Il n'y a pas, anatomiquement, de périthélium comparable à l'endothélium. Aux dépens de ce tissu qui n'existe pas ne saurait donc se développer une tumeur spéciale, un périthéliome. Quant à appeler périthéliome tout sarcome infiltré entre des vaisseaux, c'est au moins inutile, car la plupart des sarcomes ont tendance à présenter une semblable disposition.]

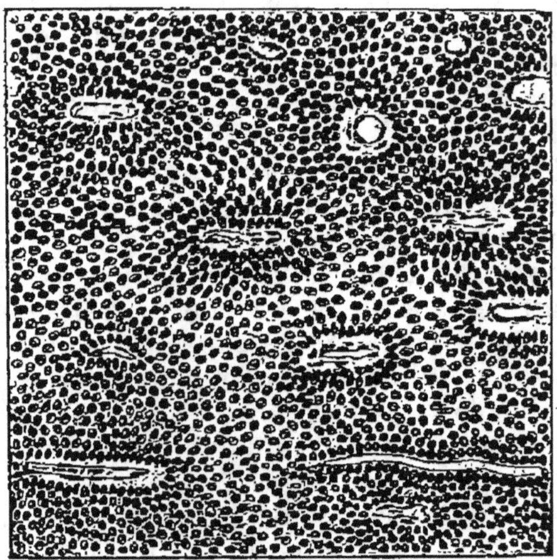

Fig. 138. — Hémangiosarcome de l'estomac (périthéliome).

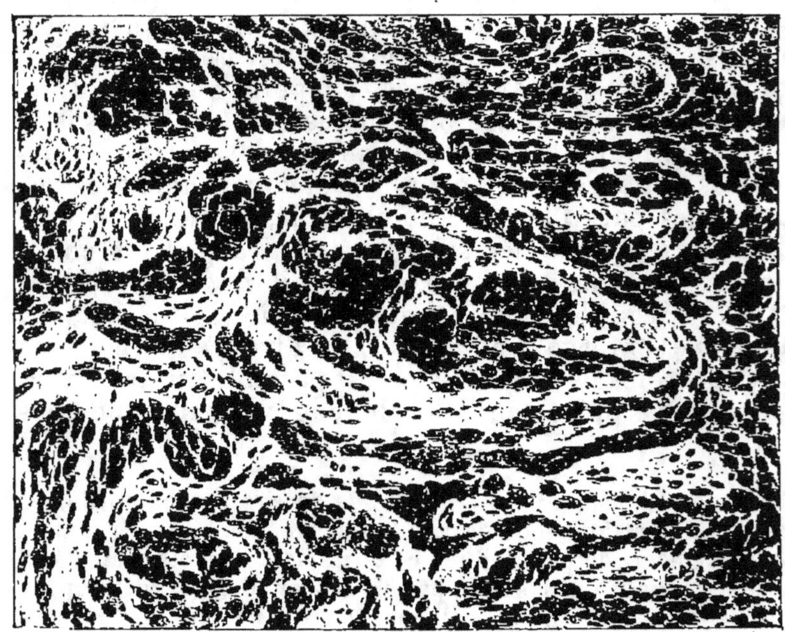

Fig. 139. — Sarcome tubulaire (endothéliome, lymphangiosarcome).

caractères rappelant leur origine première, qui les rapprocheront davantage tantôt des sarcomes, tantôt des épithéliomes. Les endothéliomes n'en restent pas moins avant tout « endothéliomes », et il n'y a que des inconvénients à les rattacher aux sarcomes.]

**Les sarcomes mélaniques** sont des sarcomes pigmentés ; ils naissent dans les points qui normalement présentent une certaine richesse pigmentaire au niveau de leurs cellules conjonctives. On les observe dans la choroïde, sur l'iris, sur les taches pigmentées congénitales ; ce sont des tumeurs très malignes, qui d'habitude se généralisent rapidement, envahissent le milieu sanguin, et amènent rapidement la mort.

[L'expression de sarcome mélanique est tout à fait justifiée, d'autant plus que le sarcome mélanique, à mesure qu'il récidive, devient en général moins mélanique et plus sarcome pur. Mais il importe de faire remarquer que les tumeurs malignes mélaniques ne sont pas toutes des sarcomes ; il existe également des épithéliomas mélaniques. Le groupe des « mélanomes » est donc assez disparate ]

Parmi les autres sarcomes qui se différencient encore par certains caractères chimiques de leurs cellules, nous citerons les *chloromes*, sarcomes exceptionnels caractérisés par leur couleur verte ; on les rencontre surtout au niveau des os de la face ou du crâne ; ils seraient spéciaux au jeune âge.

[Les sarcomes constituent, dans la classification actuelle des néoplasmes, un groupe tout à fait hétéroclite. *On y fait rentrer, au petit bonheur, toutes les tumeurs dont on ne trouve pas nettement l'origine*, et trop souvent sans même l'avoir soigneusement cherchée. Or on ne doit décrire comme sarcomes que les néoplasmes malins développés aux dépens des éléments du tissu conjonctif, c'est-à-dire des cellules conjonctives ; ces cellules, très polymorphes, affectent deux types essentiels, la cellule étoilée et la cellule fusiforme ; les sarcomes fuso-cellulaires sont de tous les plus caractéristiques ; dans les sarcomes globo-cellulaires on a fait rentrer mille tumeurs qui ne sont pas développées aux dépens des éléments du tissu conjonctif, et qui même ne sont pas véritablement des tumeurs.

*Avec les sarcomes on a confondu des quantités d'inflammations chroniques ;* il est très difficile de différencier un « sarcome globo-cellulaire à petites cellules » et une inflammation à éléments lymphoïdes, un « sarcome à grosse-cellules rondes » et une inflammation à éléments épithé-lioïdes. On a déjà séparé des sarcomes une série d'inflammations à allures néoplasiques : actinomycoses, blasto-mycoses, certaines tuberculoses et certaines syphilis ; on en séparera d'autres encore.

*Avec les sarcomes on confond encore des quantités de néoplasmes développés aux dépens d'éléments autres que les éléments conjonctifs*, et des épithéliomas, en particulier. Dès qu'un épithélioma s'est « infiltré », dès que ses diverses cellules ont perdu leurs connexions réciproques habituelles, on voit là un « aspect sarcomateux », et on a tort. Il suffit de faire l'étude cytologique de ces éléments infiltrés pour s'assurer qu'ils ont des caractères spéciaux, permettant de les rattacher aux épithéliums plus ou moins spécialisés qui leur ont donné naissance.

### Etude des sarcomes suivant leurs localisations.

**Les sarcomes de la peau** se présentent tantôt sous forme de noyaux, tantôt sous forme de tumeurs papillaires ou de tumeurs présentant l'aspect d'un champignon. Ce sont des sarcomes à cellules rondes, ou à cellules fusiformes. Il se développe également des mélanosarcomes cutanés sur certaines taches pigmentaires.

[On a, dans ces derniers temps, séparé des sarcomes de la peau les épithéliomas baso-cellulaires, développés aux dépens de la couche des cellules basales de l'épithélium cutané, et qu'on avait confondus jusqu'alors dans le groupe hétéroclite des sarcomes cutanés.]

L'affection désignée sous le nom de sarcomatose cutanée, caractérisée par des noyaux à croissance rapide, mais capables de régresser spontanément, se rattache plutôt au groupe des infections à type pseudo-leucémique.

**Les sarcomes musculaires** sont tantôt à cellules fusiformes (voy. fig. 150) et tantôt à cellules rondes ; ils peuvent aussi présenter la structure alvéolaire ; ce peuvent être enfin des fibro-sarcomes, myxosarcomes, etc. [On peut con-

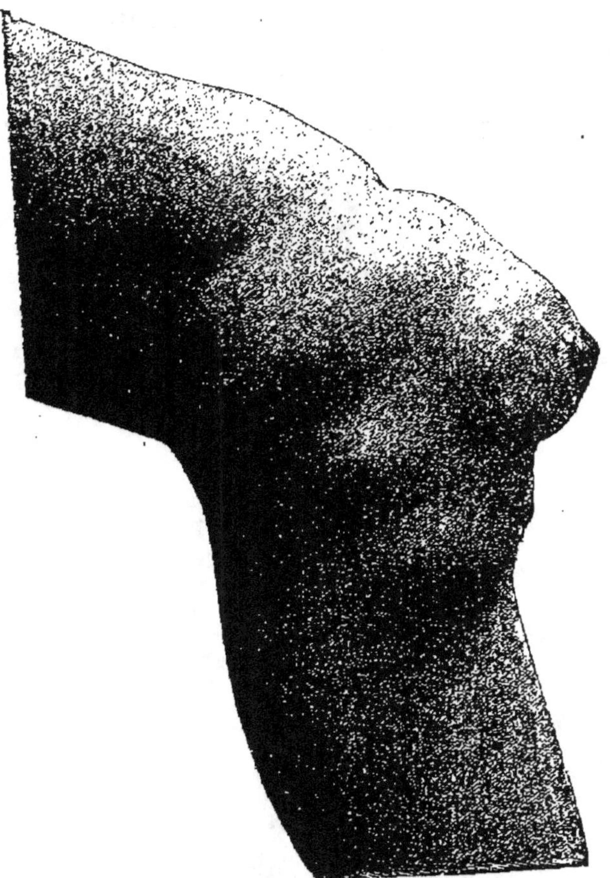

Fig. 140. — Sarcome globo et fuso-cellulaire développé aux dépens de l'aponévrose du genou.

fondre facilement les sarcomes musculaires à cellules fusiformes et les myomes, tout au moins les myomes malins.]

Entre les myomes malins et les sarcomes musculaires, il n'y a que des différences minimes ; on peut, pour les différencier, employer certains colorants spécifiques, comme le liquide de Van Gieson qui colore en jaune rougeâtre les éléments musculaires.]

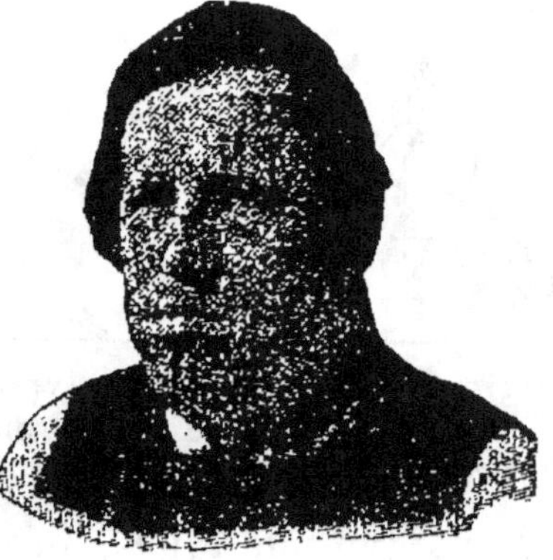

Fig. 141. — Lymphosarcome du cou.

Les sarcomes aponévrétiques (voy. fig. 140) sont surtout des sarcomes à cellules rondes ou fusiformes ; [ils se présentent le plus souvent sous l'aspect du « fibrome malin ».]

**Le lymphosarcome,** développé aux dépens des gan-

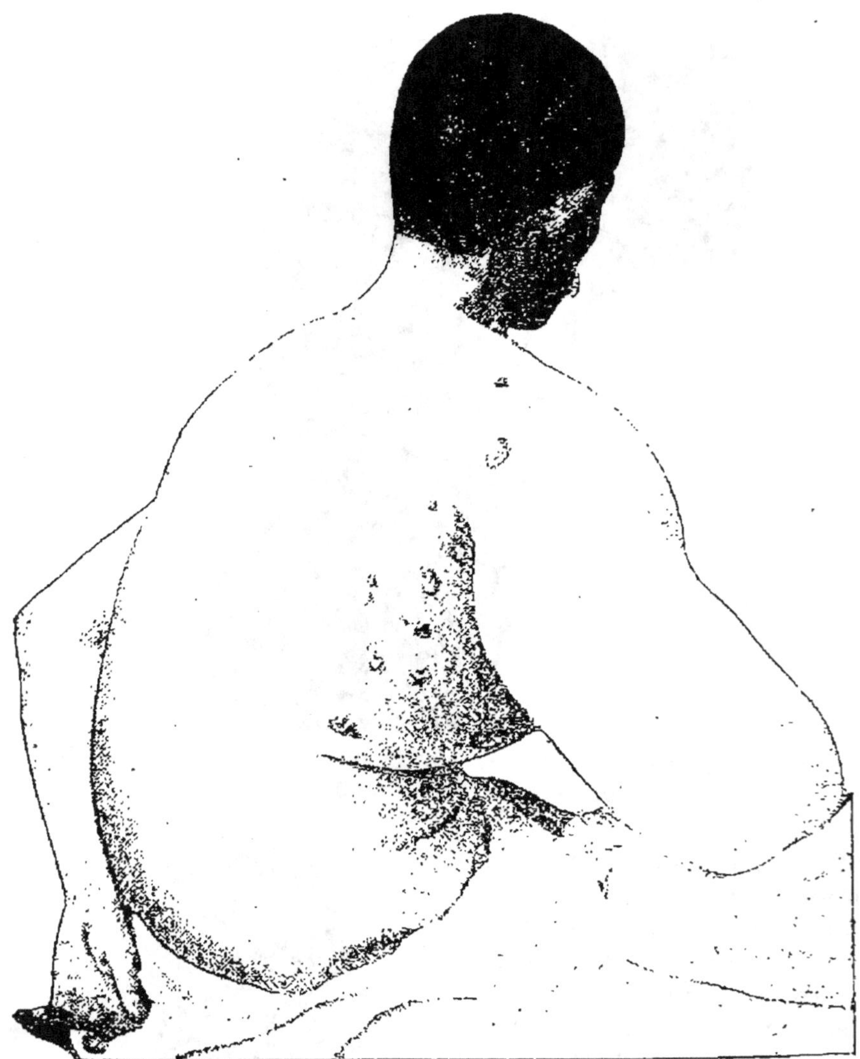

Fig. 142. — Volumineux lymphosarcome de l'aisselle avec métastases cutanées (le bras droit est œdémacié par suite de la compression de la veine axillaire par la tumeur).

glions lymphatiques, présente, suivant qu'il tire origine de l'un ou l'autre des tissus constituant le ganglion, tantôt l'aspect d'un sarcome mou à cellules rondes, tantôt celui d'un sarcome dur à cellules fusiformes ou celui d'un angiosarcome (voy. fig. 141 un lymphosarcome du cou, et fig. 142 un colossal lymphosarcome de l'aisselle avec noyaux métastatiques dans la peau avoisinante).

Les lymphosarcomes sont tantôt isolés, tantôt multiples. Ils atteignent un seul groupe ganglionnaire, les ganglions du cou, par exemple ; ils rompent rapidement leurs capsules, envahissant les organes voisins ou s'ouvrent à l'extérieur. Il faut les distinguer de certaines maladies de l'appareil ganglionnaire, dans lesquelles tous les ganglions du corps s'hypertrophient simultanément ou très rapidement les uns après les autres ; nous voulons parler de la leucémie lymphatique et du lymphome malin.

*a) La leucémie lymphatique* est une affection du système sanguin qui se traduit essentiellement par une multiplication des globules blancs du sang, d'où anémie. L'hyperproduction globulaire s'effectue surtout dans la rate (splénomégalie), dans les ganglions lymphatiques (hypertrophie des ganglions) et dans la moelle des os. On divise cette maladie suivant que la réaction est maxima dans l'un ou l'autre de ces appareils, en formes splénique, lymphogène,

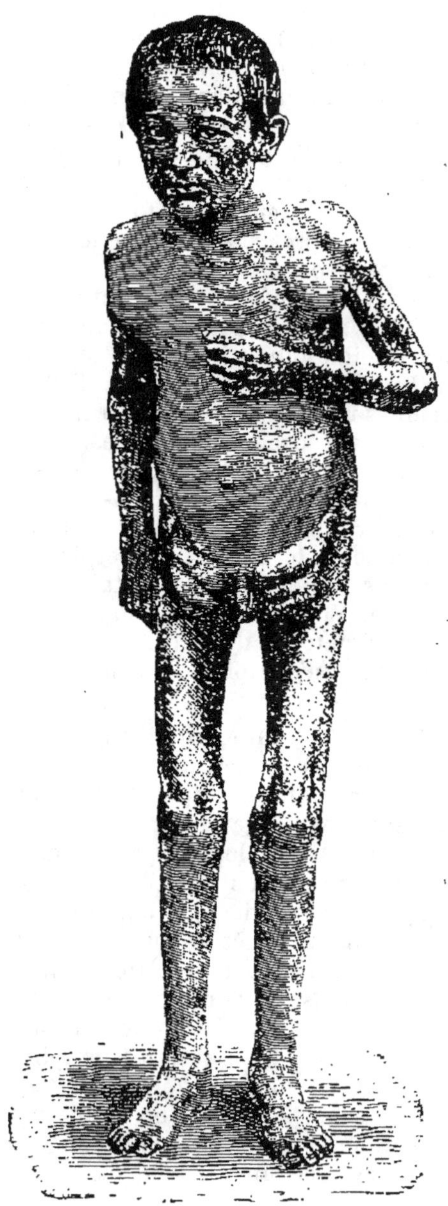

Fig. 143. — Lymphome malin.

ou myélogène de la leucémie ; mais les trois formes peuvent être combinées (1).

L'étiologie de l'affection est obscure ; l'hypertrophie des ganglions n'a rien à voir, en tous cas, avec les processus néoplasiques.

*b) Le lymphome malin* (2) est une affection qui atteint d'abord un groupe de ganglions lymphatiques, ceux du cou en particulier, et s'étend successivement à tous les autres ganglions de l'organisme (ganglions axillaires, inguinaux, épitrochléens, médiastinaux, etc.) Tous ces ganglions constituent autant de tumeurs molles d'abord, dures ensuite ; [formant des masses ganglionnaires élastiques, indolores, dans lesquelles les différents ganglions sont nettement indépendants les uns des autres] ; ils augmentent progressivement de volume et n'ont aucune tendance à la régression (voy. fig. 143). La maladie est indolore, se développe principalement chez les individus jeunes, et conduit progressivement à un état d'anémie, d'amaigrissement, d'affaiblissement, qui s'achève en quelques mois par la mort au milieu d'un cortège d'œdèmes et de phénomènes cachectiques. Les altérations du sang, l'hyperleucocytose, manquent en pareil cas, à l'inverse de ce qu'on observe dans la leucémie (3). Aussi a-t-on désigné le lymphome malin sous le nom de pseudo-leucémie (Cohnheim). Histologiquement, l'affection consiste en une hyperplasie du tissu ganglionnaire ; et il n'est pas toujours facile d'établir la distinction avec un lymphosarcome. Virchow avait désigné cette maladie sous le nom de lymphosarcomatose ; d'autres, avec Trousseau, la dénomment adénie, cependant qu'elle porte en Angleterre le nom de maladie de Hodg-

(1) [Par l'examen du sang, on peut distinguer deux grandes classes de leucémies, les leucémies lymphogènes, essentiellement formées par une multiplication rapide des éléments lymphoïdes qui naissent dans les ganglions lymphatiques, les amygdales, etc. — et les leucémies myélogènes, constituées par une prolifération des leucocytes qui naissent au niveau de la moelle des os.]

(2) [Marwedel désigne ici, sous le nom de *lymphome malin*, l'affection que nous désignons habituellement sous le nom de *lymphadénome*. Les deux appellations sont également inexactes ; le lymphadénome se différencie complètement des processus néoplasiques habituels : il a toutes les allures d'une infection, et l'on a bien du mal à distinguer les lymphadénomes véritables des « pseudo-lymphadénomes » que l'on est parvenu à rattacher à l'infection tuberculeuse. L'expression de lymphome malin doit être réservée aux tumeurs malignes développées aux dépens d'un ganglion, et que Marwedel range parmi les lympho-sarcomes.]

(3) [Au début, on peut différencier, de par l'état du sang, les leucémies des lymphadénies. Mais, même dans le lymphadénome, les altérations sanguines ne tardent pas à apparaître, et la distinction devient, à une certaine période, cliniquement difficile entre les deux formes.]

kins. *Il est probable que le lymphome malin n'est qu'une infection chronique*, mais nous n'avons jusqu'à présent sur ce point aucune certitude. Elle semble cependant présenter des *rapports assez étroits avec la tuberculose.*

Dans quelques cas, malheureusement peu fréquents, on obtient de bons résultats thérapeutiques au moyen de l'arsenic administré sous forme de liqueur de Fowler à l'intérieur ou en injections, soit sous-cutanées, soit en pleine tumeur (solution d'arséniate de soude à 1 %, ou mieux axotyl en solution à 10 %, qui a l'avantage d'être indolore). De toutes façons, le traitement doit être continué pendant longtemps, pendant des semaines et des mois. [La radiothérapie améliore très rapidement les lymphadénomes, mais il ne semble pas prouvé qu'elle les guérisse d'une façon définitive.]

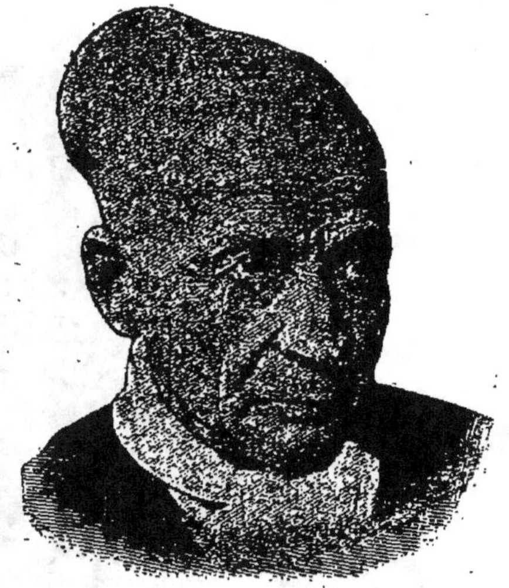

Fig. 144. — Sarcome périostique du crâne.

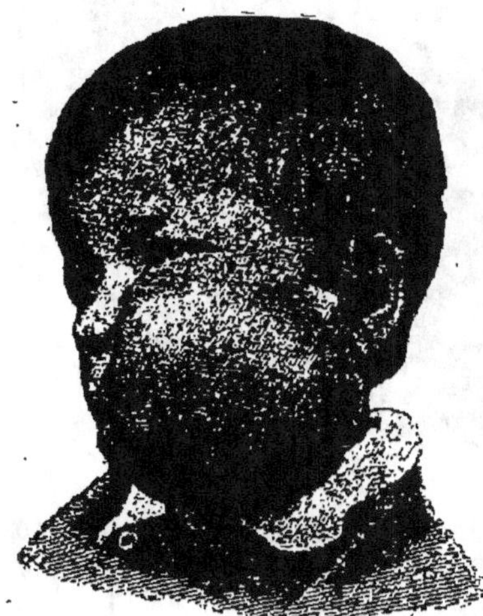

Fig. 145. — Sarcome périostique fuso-cellulaire de la mâchoire supérieure.

**Sarcomes des os.** — Ils comprennent plusieurs variétés.

*a*) LES SARCOMES PÉRIOSTIQUES. — Ils proviennent de la couche interne du périoste, et la tumeur à laquelle ils donnent naissance se développe vers l'extérieur. Ce sont des néoplasmes largement implantés sur l'os (voy. fig. 144 un sarcome périostique du crâne, et fig. 145 un sarcome de la mâchoire supérieure) ; leur croissance est rapide ; ce sont habituellement des sarcomes à cellules fusiformes ou à cellules rondes. Ils siègent de préférence sur les os longs, en particulier sur le tibia, et ils se développent d'une part en dedans

vers le squelette, d'autre part en dehors vers les muscles.
Leur malignité extrême rend nécessaire, lorsqu'ils se dé-

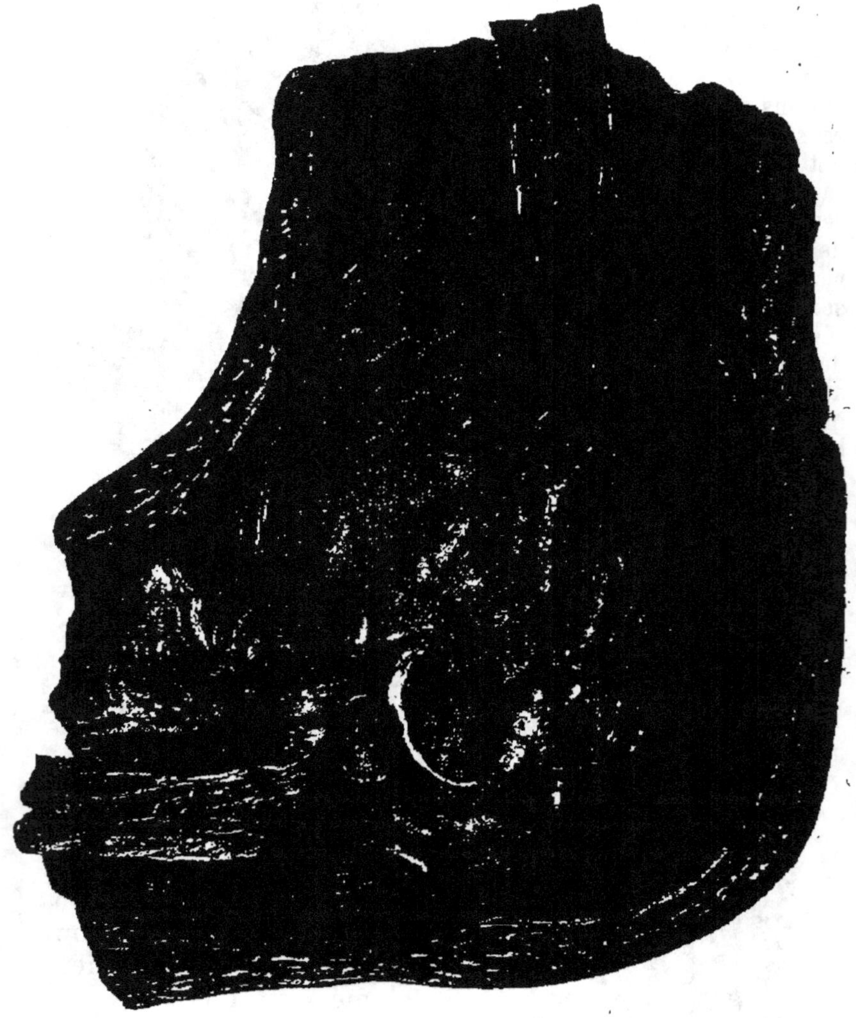

Fig. 146. — Sarcome myélogène de l'extrémité inférieure de
l'humérus. Coupe verticale. On aperçoit encore dans l'articulation
un reste du cartilage articulaire. La partie sus-jacente de l'humérus est confondue dans la tumeur qui a envahi également les
muscles de la région.

veloppent sur les membres, une amputation ou une désarticulation précoce.

b. SARCOME MYÉLOGÈNE. — Il se développe aux dépens

de la partie spongieuse de l'os, spécialement au voisinage
des épiphyses (voy. fig. 146). Il prend surtout le type sarcome mou à cellules géantes (1), parcouru par places par des

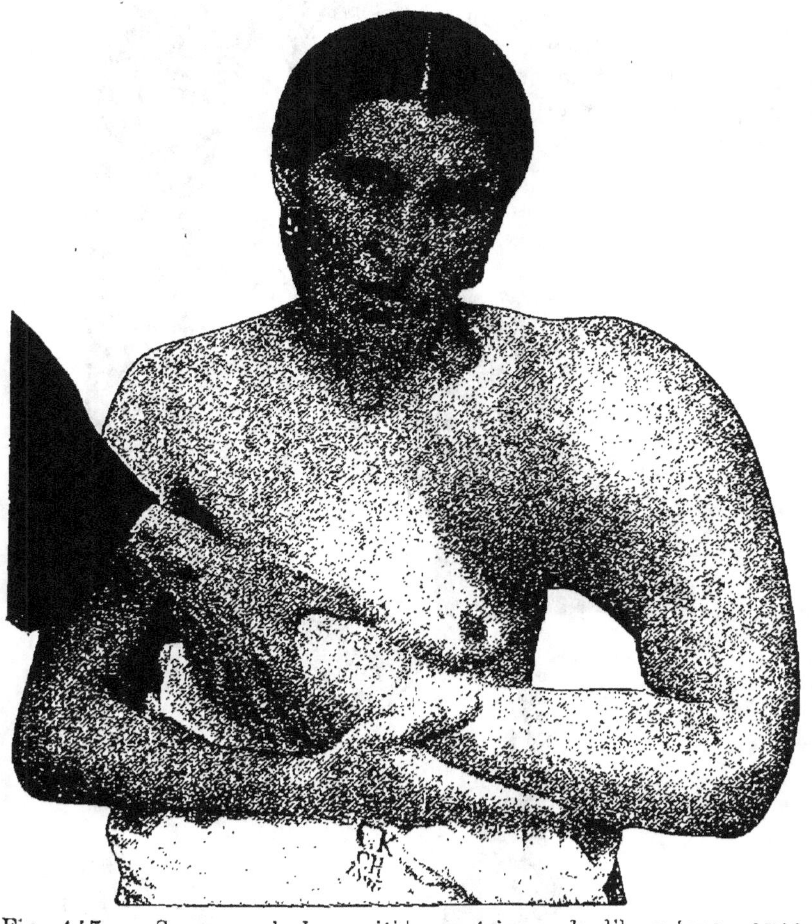

Fig. 147. — Sarcome de la moitié supérieure de l'humérus, avec
fracture spontanée de l'os, et grosse adénopathie axillaire.

(1) [Il convient de séparer, autant que possible, les tumeurs malignes développées aux dépens des éléments, ou mieux *de l'un* des
éléments de la moelle osseuse, et qui constituent les myélomes malins, des proliférations massives de tous les éléments de la moelle
osseuse, en particulier des myéloplaxes, qui sont habituellement désignés sous le nom de sarcomes à myéloplaxes. Ces derniers rentrent
plutôt dans la catégorie des infections chroniques, peut-être même
des régénérations (car ils succèdent souvent à des traumatismes),
que dans la catégorie des néoplasmes. Mais il faut savoir que, dans

Fig. 148. — Cystosarcome du
   tibia, aspect extérieur.
Fig. 149. — Le même sur la
   coupe, après amputation de
   la cuisse.

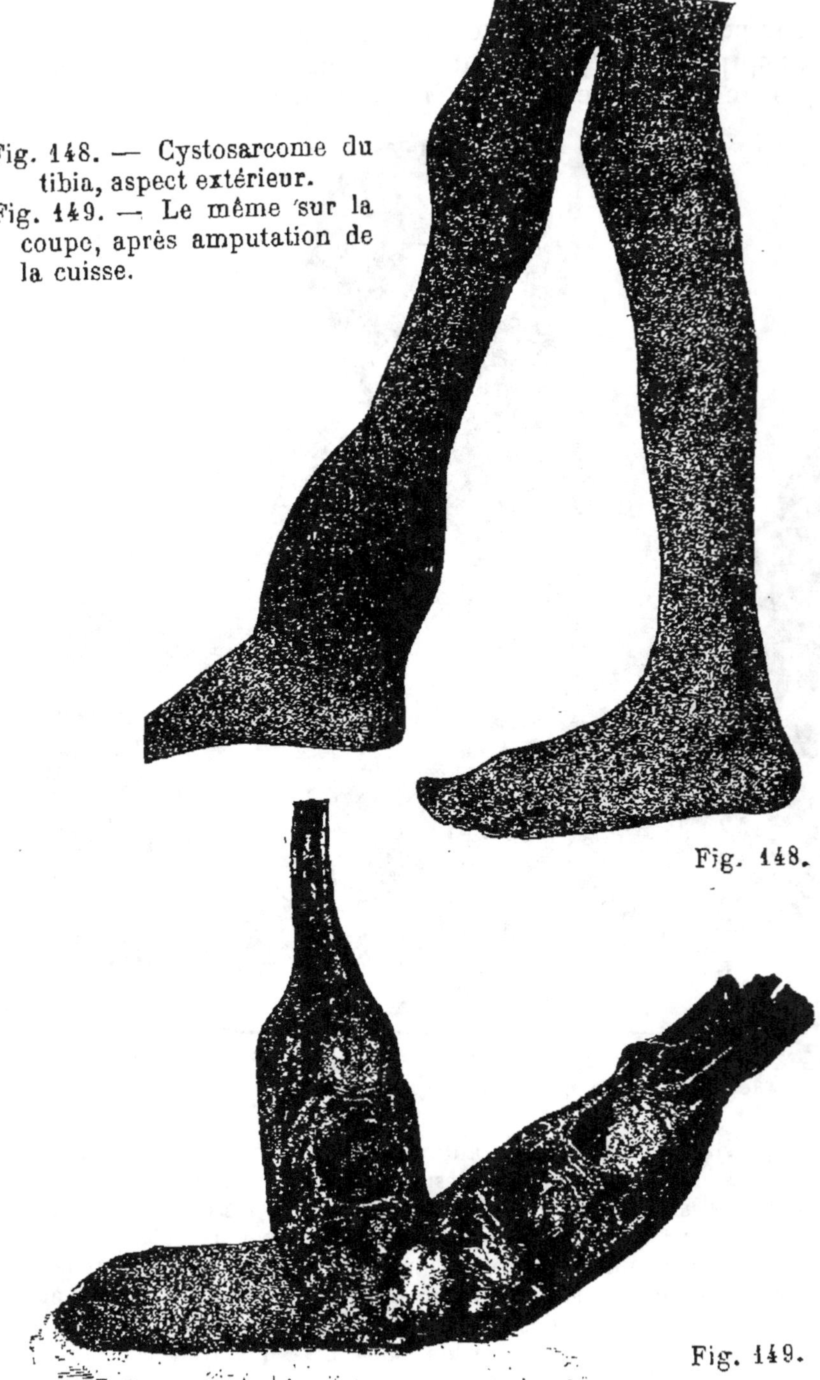

Fig. 148.

Fig. 149.

restes de minces travées osseuses. Pendant que la tumeur creuse le centre de l'os et le souffle en forme de fuseau, le périoste édifie de minces couches d'os néoformé, qui peuvent constituer à la surface de la tumeur de véritables pellicules. [C'est l'écrasement de ces minces lamelles osseuses qui donne le signe de la « crépitation parcheminée », considéré comme caractéristique des tumeurs développées dans l'os, du centre à la périphérie.] Certaines de ces tumeurs sont très riches en vaisseaux et pulsatiles.

Dans la plupart des sarcomes myélogènes des extrémités, on peut, vu leur malignité relativement faible, tenter un *traitement plus conservateur*, en substituant à l'amputation une simple résection dans la continuité. Il est même des cas dans lesquels une ouverture large de la coque osseuse avec curettage des masses néoplasiques a abouti à la guérison. [Ces cas de guérison répondent exclusivement aux « sarcomes à myéloplaxes », qui ne sont pas de vraies tumeurs malignes.]

L'épulis est un des plus bénins parmi les sarcomes à cellules géantes ; tumeur développée au niveau du rebord alvéolaire de la mâchoire, elle doit son nom à son siège spécial = ἐπὶ τὸ οὖλον, sur la gencive.

Au niveau des sarcomes osseux il n'est pas rare d'observer des fractures spontanées (voy. fig. 147).

On peut observer dans les sarcomes myélogènes, par suite du ramollissement et de la liquéfaction de certains points du néoplasme, des formations kystiques. Ainsi se constituent des cystosarcomes multiloculaires, comme la fig. 149 en représente un cas.

*Le diagnostic* des sarcomes des os, surtout au début, présente de réelles difficultés. On hésite en général entre un sarcome, une ostéomyélite chronique, et une syphilis osseuse.

## Évolution des sarcomes.

Les sarcomes, tout au moins les sarcomes périphériques, sont des tumeurs habituellement nodulaires, arrondies,

les myélomes malins, comme dans tous les néoplasmes, on peut rencontrer des cellules géantes ; on a trop tendance à confondre ces formes franchement malignes avec les proliférations dites « sarcomes à myéloplaxes ».]

paraissant bien limitées au début, à ce point que leur extirpation semble ordinairement facile (1). Néanmoins la règle est qu'ils récidivent malgré une extirpation paraissant radicale. Cette récidive est habituellement régionale, c'est-à-dire qu'elle se fait soit au niveau de la cicatrice, soit à côté d'elle.

En règle générale, les sarcomes mous sont plus graves que les durs, les sarcomes à cellules rondes plus dangereux que les sarcomes à cellules fusiformes, les sarcomes périostiques croissent plus rapidement et récidivent plus volontiers que les sarcomes myélogènes. Il n'est pas rare qu'à la tumeur primitive, dure, succèdent des tumeurs secondaires plus molles, à apparition rapide, qui entraînent vite la mort par métastases, hémorragies, et cachexie.

Comme exemple de l'évolution rapide de ces sarcomes très malins, je rapporte ici rapidement l'histoire d'un cas observé dans la clinique de Czerny. En mai 1896 on extirpait chez un homme vigoureux un noyau de la grosseur d'une prune situé dans le muscle deltoïde. Le diagnostic porté fut celui de sarcome dur à cellules fusiformes. Trois mois après survenait une récidive au niveau de la cicatrice ; ablation du muscle tout entier. Deux mois après, le patient présentait dans l'aisselle et à la partie supérieure du bras une tumeur molle, du volume du poing. On fit alors la désarticulation du membre supérieur avec évidement de l'aisselle. Trois mois ne s'étaient pas écoulés que l'opéré revenait avec une tumeur grosse comme une tête au niveau de la région de l'omoplate, comme le montre la figure 150. On dut extirper alors toute la ceinture thoracique, clavicule, omoplate avec les muscles attenants, mais la cicatrisation

(1) [On a trop de tendance à admettre qu'au point de vue clinique les sarcomes sont habituellement des tumeurs molles, encapsulées, apparaissant chez les jeunes, se développant rapidement en refoulant les tissus plutôt qu'en les envahissant, et finissant par faire éclater les téguments à leur surface. Si ces différents caractères se rencontrent dans certains sarcomes, ils se rencontrent également dans les épithéliomas mous, épithéliomas dits jadis encéphaloïdes, à croissance très rapide, et surtout développés chez les individus jeunes. Inversement les sarcomes peuvent être durs, infiltrés et apparaître chez des individus âgés. Il serait en général très difficile de faire cliniquement le diagnostic entre un sarcome et un épithélioma, si l'on ne savait que les épithéliomas et les sarcomes ont habituellement des localisations différentes, et que les sarcomes ne se propagent guère par la voie lymphatique, c'est-à-dire respectent d'ordinaire les ganglions — encore ce dernier caractère est-il souvent sujet à caution.]

n'était pas obtenue encore que déjà trois gros noyaux apparaissaient dans le moignon. On fit une tentative désespérée en inoculant des streptocoques de l'érysipèle, mais la mort suivit en quelques jours. A l'autopsie on trouva une série de noyaux sarcomateux du volume d'une noix à celui du poing dans les poumons et les plèvres.

La fig. 151 nous montre un deuxième exemple de la malignité extrême de ces sarcomes. Celui-ci s'était développé en quelques

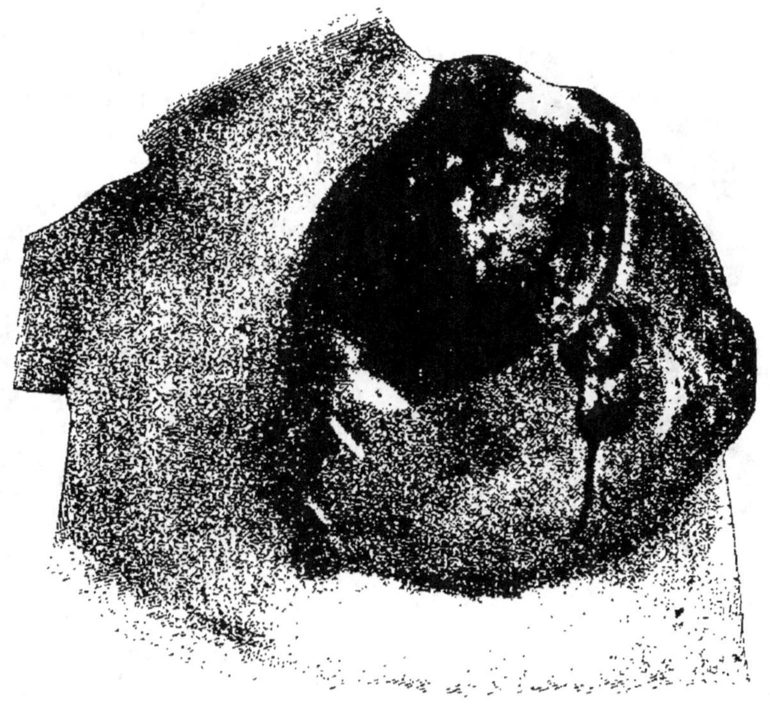

Fig. 150. — Récidive d'un sarcome hémorragique à cellules fusiformes, développé dans le moignon des muscles après désarticulation de l'omoplate.

semaines chez un jeune homme ; il siège à la mâchoire supérieure, a envahi la joue, l'orbite, le globe de l'œil, et s'étend jusqu'au niveau du front.

Il est important de signaler ce fait que *les sarcomes ne se propagent pour ainsi dire jamais aux voies lymphatiques comme fait le carcinome. La dissémination des sarcomes se fait beaucoup plutôt par la voie sanguine* ; elle emprunte apparemment la voie veineuse ; des bourgeons néoplasiques poussent dans les veines, et de là sont disséminés par le courant sanguin, dans le poumon d'abord,

**Planche XXVI**. — Sarcome à cellules rondes de la mâchoire supérieure droite et de l'orbite avec métastases dans le sein droit et dans la cuisse gauche.

---

puis dans la rate, les reins, le foie, le cerveau, la moelle des os, etc. La planche XXVI représente un cas de sarcome à cellules rondes de la mâchoire supérieure, avec des métastases propagées par la voie sanguine tant dans le sein que dans la région des adducteurs.

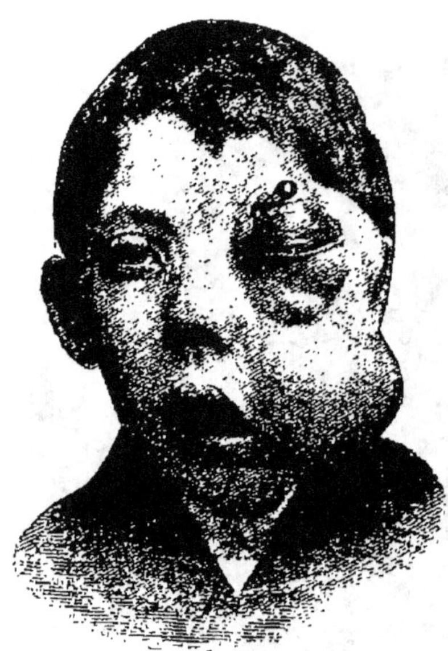

Fig. 151. — Sarcome de la mâchoire supérieure.

Les sarcomes atteignent de préférence les adolescents et les adultes ; on les observe rarement chez les vieillards; ils sont parfois d'origine congénitale, certains sarcomes du rein, par exemple. Leur évolution est très variable, leur durée diffère essentiellement suivant tel ou tel type de sarcome. Les sarcomes mélaniques peuvent aboutir à la mort en quelques semaines, tandis que dans certains sarcomes fusocellulaires des années peuvent s'écouler entre la première manifestation, la récidive, et la terminaison mortelle.

### Traitement des sarcomes.

**Le traitement** est essentiellement opératoire. Il consiste en une ablation, passant largement en parties saines, loin des limites appréciables de la tumeur. Nous renvoyons à ce que nous avons dit plus haut pour les amputations, les désarticulations, qu'on pratique en pareil cas.

Etant donné que les notions que nous possédons sur l'étiologie du sarcome sont encore des plus obscures, il est impossible de se baser sur elles pour tenter un traitement non opératoire rationnel. Dans un certain nombre de cas on aurait vu disparaître définitivement des sarcomes sous

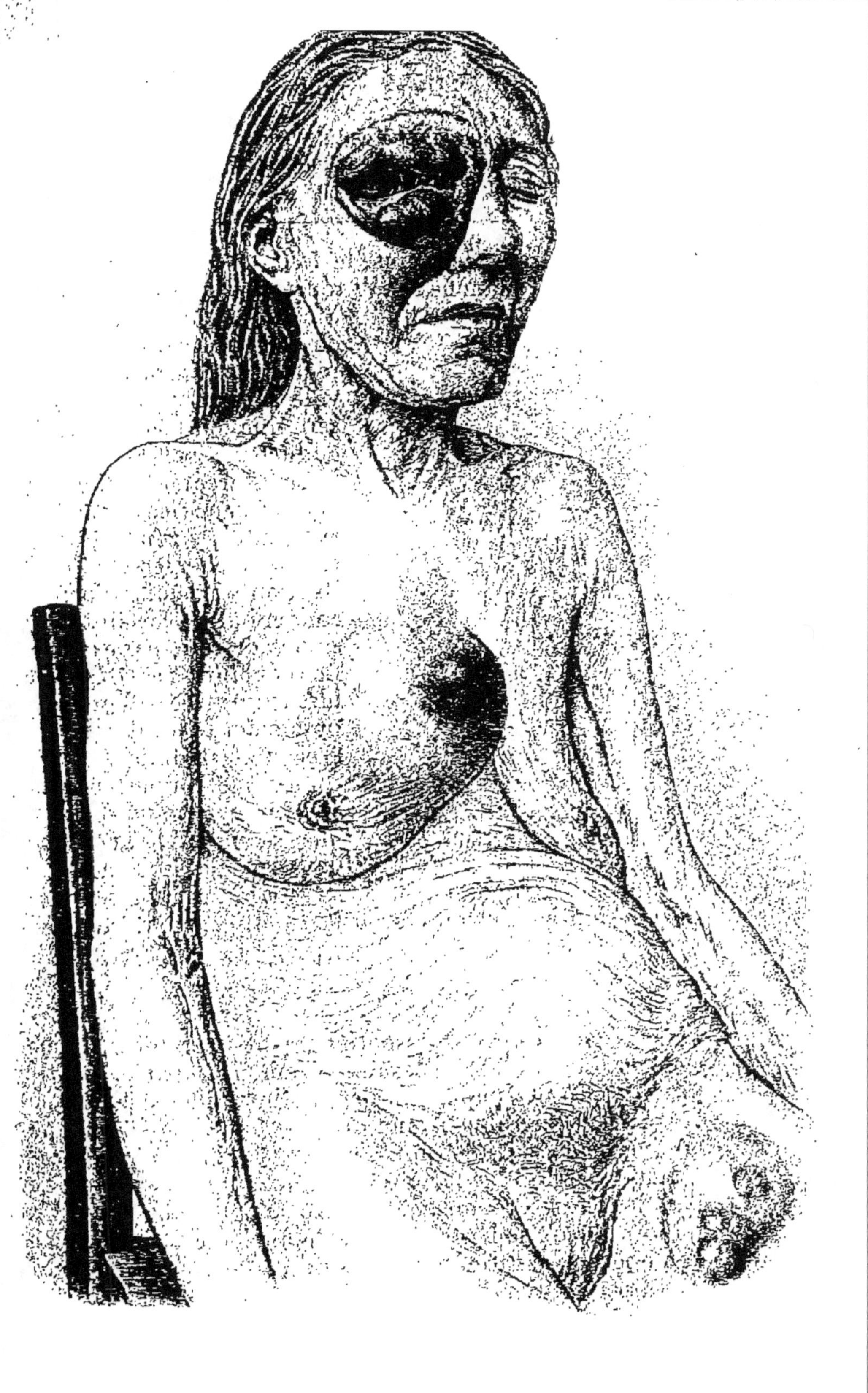

l'effet d'un érysipèle intercurrent (1) (voy. page 198). Se basant sur ces constatations, on a à plusieurs reprises inoculé l'érysipèle à des malades, mais ces tentatives sont dangereuses et ont dû être abandonnées. On a cherché dans le même ordre d'idées à injecter des toxines streptococciques, soit pures, soit mélangées à d'autres toxines, comme celles du bacillus prodigiosus, par exemple (Coley, etc.). Mais si l'on a obtenu ainsi quelques bons résultats, le procédé est malheureusement incertain ; on peut néanmoins l'employer dans les cas où il est impossible de tenter aucune opération. On peut encore, en pareil cas, essayer des rayons de Röntgen. L'emploi de l'arsenic est enfin toujours indiqué, de même que celui de l'iodure de potassium, qui permettra du moins d'affirmer qu'il ne s'agit pas dans l'espèce d'une manifestation syphilitique.

Quant à l'emploi du chlorure de zinc dans les tumeurs, nous en parlerons à propos du carcinome.

## 2. LE CARCINOME. LE CANCER. [L'ÉPITHÉLIOMA]

*On désigne sous le nom de carcinome ou cancer une néoformation maligne développée aux dépens du tissu épithélial.*

[L'expression de « carcinome » s'expliquait jadis lorsque l'histologie constatait les faits sans les interpréter ; elle signifiait : cellules néoplasiques disposées au milieu d'un tissu conjonctif qui tend à les encercler dans des sortes d'alvéoles. Aujourd'hui nous savons que les cellules ainsi infiltrées sont le plus souvent des cellules épithéliales, parfois des cellules conjonctives, endothéliales, etc. Le mot « carcinome » perd donc l'importance qu'il avait autrefois, il passe au second plan derrière l'épithéliome, l'endothéliome, dont il ne représente qu'une des modalités. Mieux vaudrait, pour éviter toute confusion, le faire disparaître complètement, puisqu'il est toujours insuffisant à lui seul pour caractériser une tumeur].

(1) [Il est probable que les sarcomes qui ont guéri sous l'influence d'un érysipèle intercurrent, — il n'en existe d'ailleurs que quelques observations, — n'étaient pas des sarcomes véritables, mais des inflammations chroniques à allures sarcomateuses.]

[Le mot « cancer » doit être, lui, considéré comme synonyme de « tumeur maligne »; il est donc une expression générale, et ne doit pas être appliqué exclusivement aux tumeurs épithéliales : il existe au point de vue de la pathologie générale, des cancers conjonctifs, musculaires ou cartilagineux, tout aussi bien que des cancers épithéliaux.

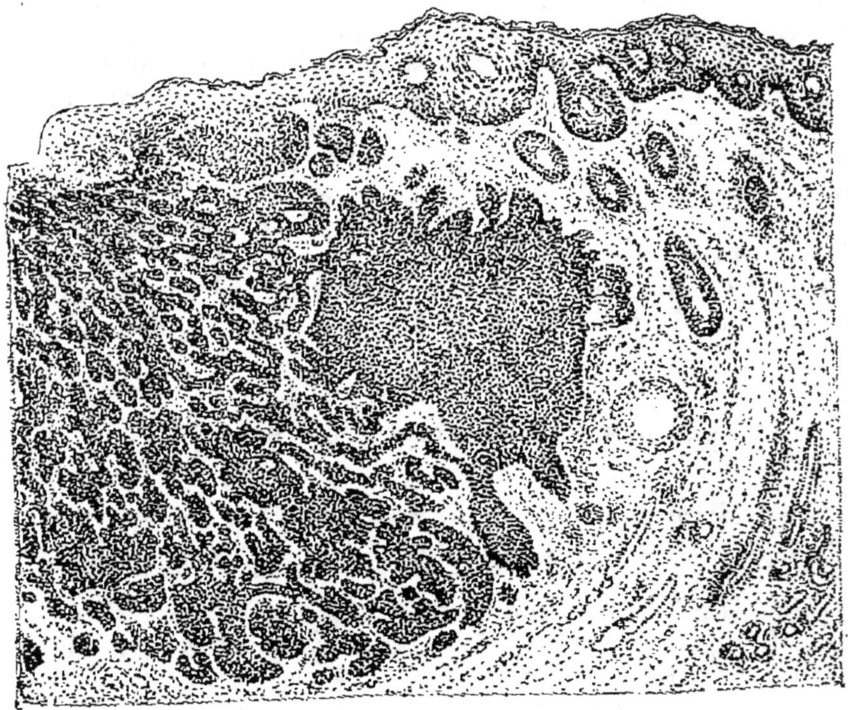

Fig. 152. — Cancer épithélial à cellules pavimenteuses de la peau (faible grossissement) ; à droite, le revêtement épithélial normal, à gauche le tissu cancéreux ou prolifération.

Une seule appellation doit donc être placée en tête d'un chapitre destiné à l'étude des tumeurs malignes d'origine épithéliale, c'est celle d'*épithélioma*].

Les cellules épithéliales dérivées, pour faire du cancer, de leur destination primitive, proviennent du revêtement cutané, des muqueuses ou des glandes ; elles se développent excentriquement et atypiquement, envahissent le tissu conjonctif sous-jacent, et s'y étalent, en infiltrant les mailles conjonctives et les fentes lymphatiques, sous forme de traînées ou de boyaux (voy. fig. 152). Elles infiltrent et dilacèrent les différents tissus, les muscles, les aponévroses, le périoste, et même les os, qu'elles finissent par ronger et par détruire. *La pénétration des celulles épithéliales dans les voies lymphatiques et dans les vaisseaux sanguins conduit à la généralisation* dans tout l'organisme. Partout où elles sont transportées par métastase,

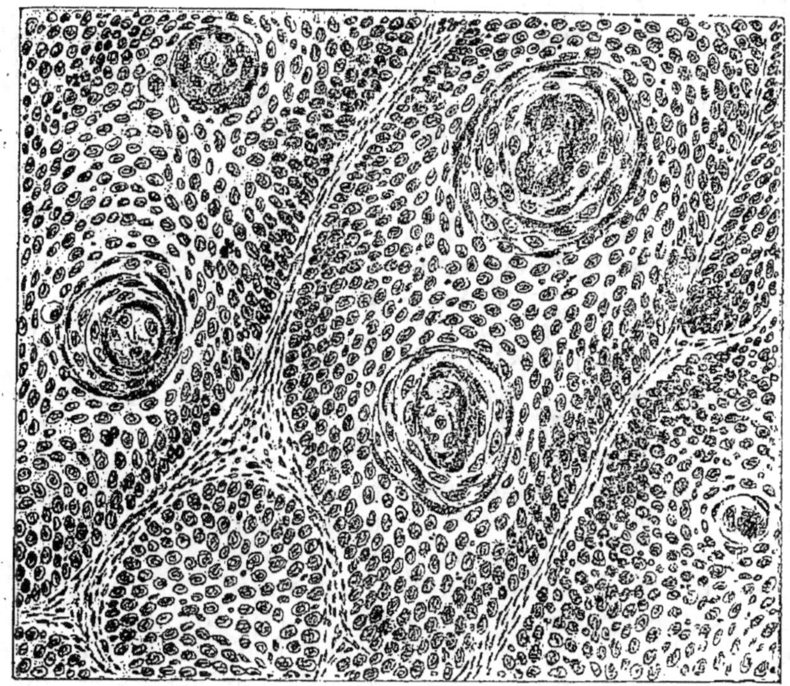

Fig. 153. — Cancer épithélial pavimenteux corné de la peau (fort grossissement). Dans l'intérieur des alvéoles, perles cornées en bulbe d'oignon.

ces cellules provoquent de nouvelles tumeurs à développement illimité. Ainsi se produit en définitive une intoxication véritable qui aboutit à la perte des forces, à la cachexie cancéreuse et finalement à la mort.

**Aspect macroscopique.** A l'œil nu un cancer constitue une tumeur saillante ou relativement étalée *qu'aucune limite très nette ne sépare des tissus environnants* (1). A

(1) Les cancers sont habituellement des tumeurs mal limitées, qui poussent dans les tissus voisins des prolongements irréguliers; ce sont, en un mot, des tumeurs *infiltrées, non encapsulées*, et c'est là un de leurs plus importants caractères.

la coupe, sa consistance est plus ou moins molle, de couleur blanchâtre, ou d'un gris rosé ; la surface de coupe n'est pas homogène, on y voit souvent l'indication d'une véritable structure alvéolaire ; et dans les cancers mous on peut d'habitude, en râclant la surface avec un bistouri, recueillir un *suc laiteux* assez spécial formé par une accumulation de cellules épithéliales.

**Aspect microscopique.** Au microscope, les tumeurs cancéreuses sont constituées par un stroma conjonctif dans lequel les cellules épithéliales sont disposées en amas irrégulièrement limités, tantôt allongés et étroits, tantôt plus larges (voy. fig. 152-155).

Les boyaux épithéliaux sont tantôt disposés au contact même du revêtement épithélial normal, tantôt isolés ; ils forment alors des îlots en plein tissu conjonctif, et ce tissu leur constitue de véritables « alvéoles ». Si les amas de cellules épithéliales sont très pressés les uns contre les autres, si le stroma est faiblement développé, on dit du cancer qu'il est un « *cancer mou* » ou « carcinome médullaire » (voy. fig. 153 et 154). Si au contraire le tissu conjonctif est très développé et semble étouffer en quelque sorte les boyaux épithéliaux, on désigne le cancer sous le nom de « *cancer dur* », c'est un « carcinome dur », ou « squirrhe » (voy. fig. 156). Le stroma conjonctif ne joue, dans tout le processus néoplasique qu'un rôle secondaire ; s'il est vrai qu'il prend part à la formation de la tumeur, s'il s'accroît et se multiplie avec elle, il n'en est pas moins vrai que l'extension du néoplasme est due essentiellement à la prolifération des cellules épithéliales.

Au point de vue histologique on distingue :

a) **Le cancer à épithélium pavimenteux** (ou cancroïde) que l'on peut rencontrer *partout où il existe de l'épithélium pavimenteux ;* il s'observe essentiellement au niveau du *tégument externe* (voy. fig. 152). Il peut provenir alors soit du revêtement cutané lui-même, soit des follicules pileux ou des glandes sébacées. On le rencontre encore au niveau de certaines muqueuses, *les muqueuses à épithélium pavimenteux,* comme celles de la cavité buccale, du pharynx, du larynx, de l'œsophage, du vagin, de la vessie, etc. Les cellules de l'épithélium pavimenteux normal se disposent alors, sous le microscope, en boyaux ou en nids qui constituent le carcinome (voy. fig. 153); on y retrouve [tous les éléments qui constituaient primitivement l'épithélium normal :] les grandes cellules de la couche basale, les cellules dentelées de la couche de Malpighi, puis les éléments plus aplatis, et enfin les cellules cornées (1) ; ces couches sont régulièrement disposées de la périphérie au centre du nodule cancéreux. [Les cellules nées de la couche basale ne se portent plus, comme

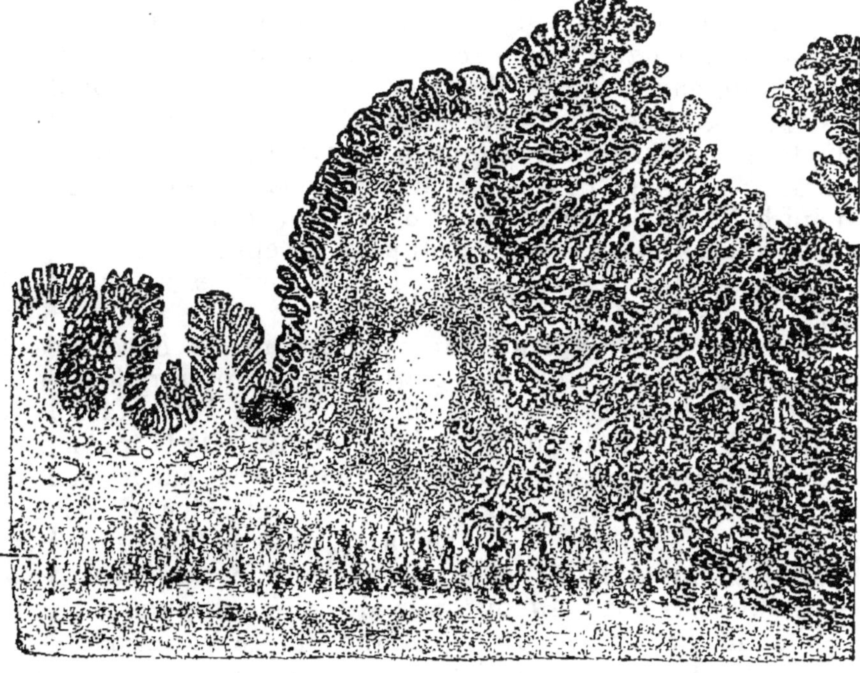



Fig. 154. — Cancer à cellules cylindriques de l'intestin. Les travées épithéliales ont proliféré jusque dans la tunique musculeuse (*m*) de l'intestin.

normalement, vers la surface du tégument ; elles semblent progressivement repoussées vers la profondeur, refoulant avec elles la couche basale qui leur donne naissance. Ainsi se forment des bourgeons épithéliaux qui se dirigent dans la profondeur, empruntant sans doute rapidement la voie des réseaux lymphatiques. Chaque cellule de la couche basale incluse dans le tissu conjonctif suffit à re-

(1) [A condition que l'épithélium sur lequel se développe l'épithélioma soit corné, normalement, ou au moins pathologiquement (leucoplasies).]

produire par divisions successives un lobule d'épithéliome
pavimenteux.] Ces nids épithéliaux présentent souvent
une disposition toute spéciale, en bulbe d'oignon, au
centre duquel on peut voir des perles cornées brillantes
[globes cornés] (voy. fig. 153). On peut souvent expulser
sur la coupe ces perles épithéliales qui forment autant de
petits bouchons blanchâtres.

[Il faut distinguer deux types d'épithélioma pavimenteux,
l'*épithélioma pavimenteux corné* et l'*épithélioma pavimenteux muqueux ;* dans ce dernier type, le centre du lobule
n'est pas occupé par un globe corné, mais par des produits
de desquamation qui s'échappent souvent sur les coupes en
laissant à leur place une cavité.] [Quant aux expressions
d'épithélioma pavimenteux « lobulé » ou « tubulé », elles
sont inutiles à conserver ; la plupart des épithéliomas présentent à la fois les deux types, formant ici des tubes et là
des lobules.]

b) **Le cancer à épithélium cylindrique** se développe
*aux dépens des épithéliums cylindriques ;* on le rencontre
donc essentiellement sur la muqueuse de l'estomac, de
l'intestin, de l'utérus, de la vésicule biliaire, de la trachée,
des bronches, etc. ; plus rarement on l'observe encore dans
la mamelle, [épithélium des canaux excréteurs], dans
l'ovaire, [épithélium de la surface], dans le foie [épithé-
lium des canaux hépatiques.] Au microscope le diagnostic
peut être, surtout au début, très difficile entre un cancer
cylindrique et un adénome, [ou une simple inflammation
chronique], car dans les deux cas on observe des cavités
tapissées de cellules épithéliales cylindriques. Il est vrai
que dans le carcinome les cavités ont à peine de lumière,
et les nids sont souvent tout à fait solides et compacts. En
fait, il n'y a guère d'autre moyen de diagnostiquer avec
certitude le carcinome que si l'on constate l'extension des
néoformations épithéliales au delà de la sous-muqueuse,
en pleine couche musculaire (voy. fig. 154) (1). Les cancers cylindriques ont d'habitu de le type des cancers mous.

c) [**Le cancer glandulaire**] **Le carcinome simple** (**carcinoma simplex**). — Il s'observe dans les principaux or-

(1) [L'examen cytologique des éléments néoplasiques montre
une prolifération toute spéciale du noyau, des mitoses nombreuses,
un aspect bourgeonnant, qui permettent. en général, de porter de
manière très précoce le diagnostic de cancer (Quenu).]

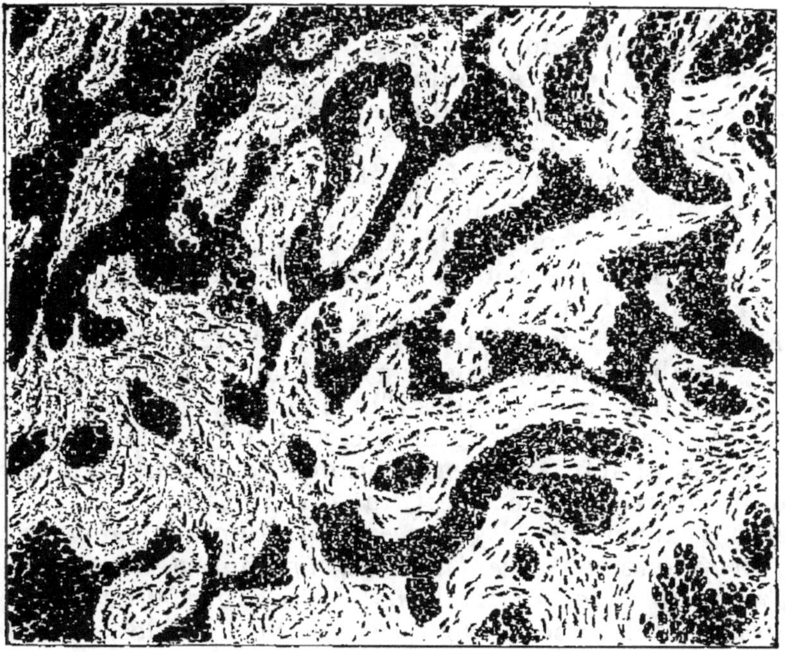

Fig. 155. — Carcinoma simplex, ou cancer glandulaire
de la mamelle (faible grossissement).

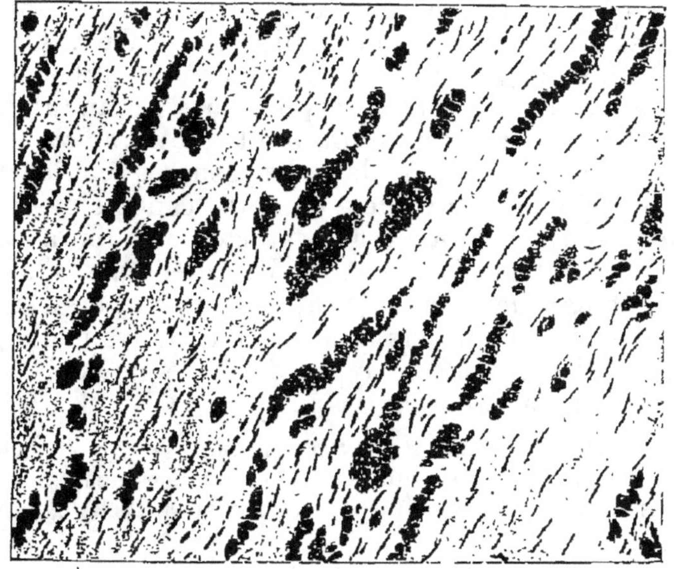

Fig. 156. — Carcinoma simplex, cancer glandulaire dur
ou squirrhe de la mamelle (faible grossissement).

ganes glandulaires : le sein avant tout, puis le testicule, l'ovaire, le foie, le rein, la prostate, le corps thyroïde, etc. ; plus rarement on le rencontre dans la peau ou les muqueuses — [il se développe alors aux dépens des glandes de la peau ou de la muqueuse].

Les cellules épithéliales n'ont ici aucune particularité spéciale, elles sont polymorphes, tantôt arrondies, tantôt anguleuses ou allongées ; les amas cellulaires sont compacts, sans lumière centrale (distinction avec l'adénome pur)(1) (voy. fig. 155 et 156).

[Marwedel reflète ici la théorie habituellement admise sur les épithéliomes d'origine glandulaire. Sous prétexte qu'ils sont formés de cellules plus ou moins isolées et plus ou moins infiltrées dans le tissu conjonctif, on admet que les cancers glandulaires se ressemblent tous, et qu'ils n'ont rien de caractéristique ; c'est une erreur absolue. A part quelques exceptions, *les cancers glandulaires, même les plus atypiques, conservent un certain nombre de caractères qui permettent de les rattacher à la glande qui leur a donné naissance ;* s'ils ne conservent pas la disposition des cellules glandulaires, ils en conservent au moins certaines caractéristiques cytologiques ; si atypique qu'il soit, un cancer du sein ne ressemble que très grossièrement à un cancer du corps thyroïde, de même qu'un cancer du sein ne rappelle que de très loin un néoplasme malin du foie. On ne saurait trop s'élever contre la confusion que l'on établit, par insuffisance d'examen, entre les divers cancers glandulaires ; il n'y a jamais entre eux qu'un point commun, c'est l'infiltration de leurs cellules dans les espaces conjonctifs, caractères qu'on retrouve déjà dans les cancers pavimenteux ou cylindriques. A part ce caractère commun à tous les cancers infiltrés, il est impossible de donner d'autres signes histologiques communs aux divers cancers glandulaires ; ils ont chacun leur type spécial, qui rappelle plus ou moins directement le type cellulaire normal de la glande qui leur a donné naissance.]

ORIGINE DES CELLULES CARCINOMATEUSES. — Nous devons à Thiersch la notion que les cellules carcinomateuses éparses au milieu du tissu conjonctif proviennent de la couche épithéliale qui revêt

---

(1) Beaucoup d'épithéliomas glandulaires présentent une lumière centrale, mais elle est généralement moins régulière que la lumière des adénomes.

ce tissu conjonctif ; Thiersch établit cette notion à l'occasion du cancer de la peau. Waldeyer en fit autant pour les carcinomes glandulaires, Hauser pour les cancers à cellules cylindriques de l'estomac et de l'intestin. La notion de l'origine du carcinome aux dépens d'un épithélium préexistant est aujourd'hui universellement acceptée, ou bien peu nombreux sont les auteurs qui soutiennent encore la vieille théorie de Virchow d'après laquelle les soi-disant cancers épithéliaux peuvent naître d'une sorte de « transformation épithéliale du tissu conjonctif », des endothéliums, des cellules lymphatiques, etc. Ribbert a récemment soutenu que si la nature épithéliale des cellules cancéreuses n'est pas douteuse, il semble que le tissu conjonctif joue un rôle actif dans l'apparition du cancer. De petites inflammations conjonctives sous-épithéliales pourraient, d'après lui, par une sorte de processus cicatriciel, provoquer un déplacement de cellules épithéliales isolées, qui s'incluraient dans le tissu conjonctif. Ces cellules ainsi détachées pourraient secondairement entrer en prolifération. Nous reviendrons d'ailleurs sur ce sujet.

Le début de la croissance du cancer se fait sur un seul point du revêtement épithélial, le développement est alors *unicentrique* ; mais il peut être aussi *multicentrique*, c'est-à-dire se développer successivement en plusieurs points. Le carcinome de l'intestin est un exemple du premier type ; le mode multicentrique peut s'observer dans le cancer de la peau (W. Petersen).

*Les carcinomes [épithéliomas] ont en général une tendance marquée aux modifications régressives.* Les parties centrales se nécrosent, le carcinome se détruit, des ulcérations apparaissent à sa surface, tandis qu'à la périphérie le processus néoplasique continue à s'étendre.

*Dans les cancers de la peau* la tumeur est souvent peu de chose, il s'agit plutôt d'une ulcération rongeante, et seuls ses bords épaissis témoignent de la formation d'une tumeur proprement dite (voy. planche XVII et fig. 157).

*A la surface des muqueuses* les carcinomes constituent des tumeurs papillaires ou végétantes, qui souvent présentent des ulcérations destructives. D'autres fois, ce sont plutôt des infiltrations irrégulières, et sans grand relief. [On peut, d'après ce caractère, les diviser en cancers végétants et cancers rongeants.]

*Dans les glandes*, au niveau du sein, du foie, du rein, du testicule, etc., le cancer apparaît d'ordinaire sous forme de tumeurs nodulaires arrondies.

Les cellules épithéliales de certains carcinomes sécrètent

**Planche XXVII.** — Carcinome de la peau de la joue droite. Sur la peau du visage de cette vieille femme on remarque de nombreuses croûtes épithéliales.

des produits divers, sécrétions muqueuses ou colloïdes et analogues à de la gelée ; cela se voit dans les cancers de l'estomac et de l'intestin, dans les cancers du sein, du corps thyroïde (substance colloïde). On dit alors du cancer

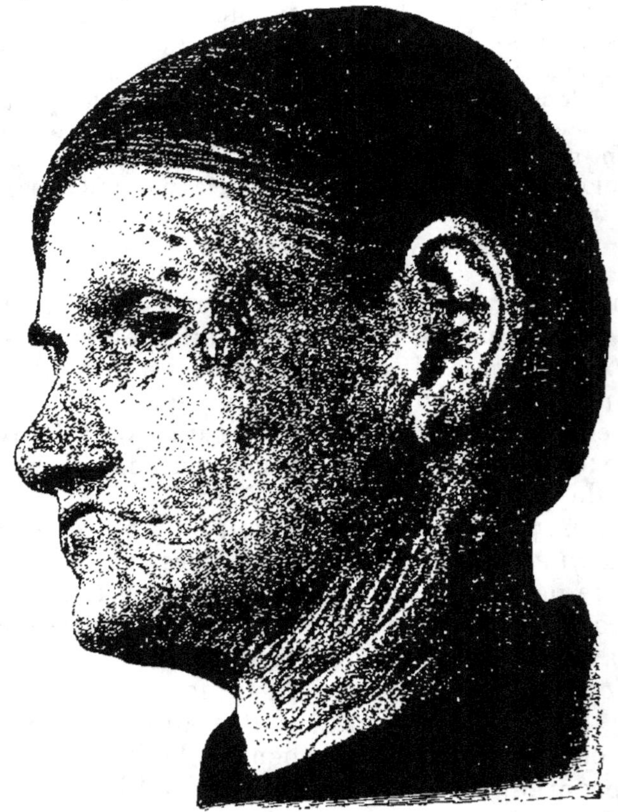

Fig. 157. — Même malade que planche XXVII. Côté gauche du visage avec 3 petits carcinomes cutanés au début.

qu'il est muqueux, gélatineux, ou colloïde. La trame conjonctive du cancer peut également présenter des transformations myxomateuses. [Néanmoins, d'une façon générale, lorsque les épithéliums se mettent à proliférer avec la rapidité qui caractérise le cancer, leurs propriétés sécrétoires diminuent ou disparaissent même complètement ; ils tendent à redevenir à l'état de cellules indifférentes.]

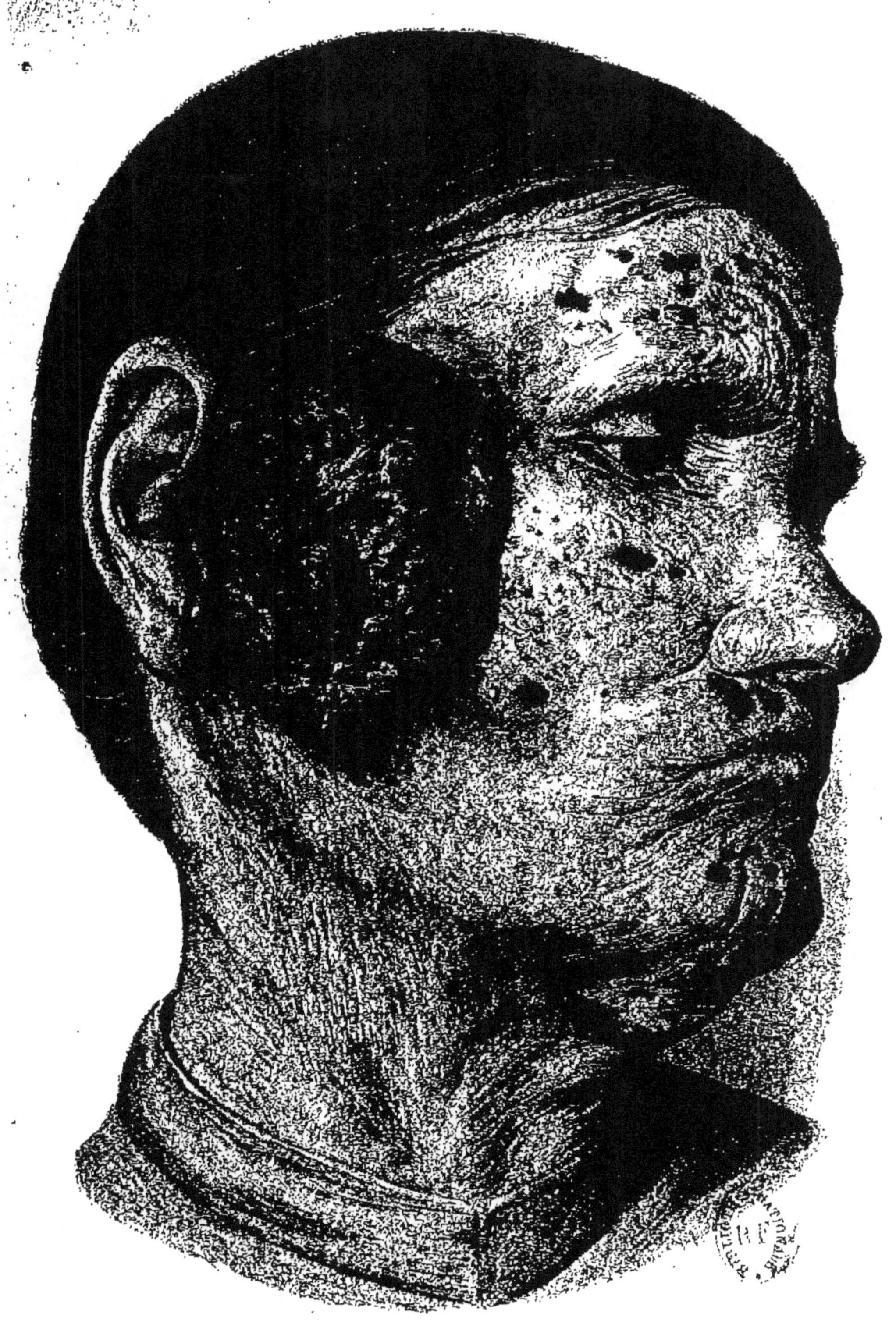

[Le tissu conjonctif au milieu duquel s'infiltrent les épithéliomas présente d'une manière à peu près constante des *réactions inflammatoires* assez comparables à celles que l'on observe au cours des infections ; ces réactions inflammatoires donnent souvent l'impression d'un sarcome globocellulaire ou fuso-cellulaire, et on parle alors d'épithélio-sarcome, ou de sarco-épithélioma. Bien que l'association du sarcome et de l'épithéliome soit possible, la plupart des soi-disant sarco-épithéliomes ne sont que des épithéliomas infiltrés avec réaction conjonctive inflammatoire particulièrement intense.]

Le carcinome [épithélioma] est une maladie qui s'observe essentiellement chez les *gens âgés*, au delà de quarante ans ; mais elle peut atteindre cependant les jeunes gens ; c'est ainsi qu'on a observé des cancers du rectum chez des individus de 12 ans, des cancers de la vésicule biliaire et de l'estomac à 18 et à 20 ans (1). Le sexe masculin présente une prédisposition toute particulière aux cancers de la peau, cancers de la face, des lèvres (fumeurs!), de même qu'à certains cancers des muqueuses, bouche, langue, larynx, pharynx, œsophage et rectum, tandis que chez les femmes on observe surtout les cancers glandulaires, ceux du sein et de l'utérus en particulier. Quant au cancer de l'estomac, il sévit à peu près également sur les deux sexes.

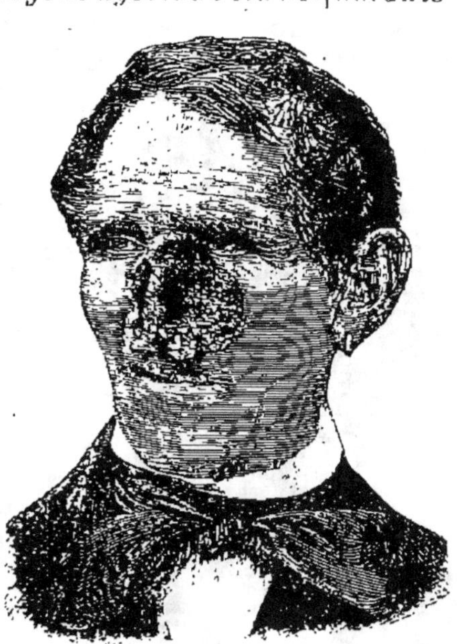

Fig. 158. — Volumineux ulcus rodens du nez.

(1) [On a une tendance trop marquée à admettre que les épithéliomas ne se développent guère que chez les vieux ; une tumeur maligne apparaissant chez un jeune est a priori diagnostiquée sarcome, d'autant plus facilement que les épithéliomas des jeunes sont habituellement mous et croissent très rapidement ; il y a là une exagération manifeste.]

**Le cancer de la peau** commence tantôt sous forme d'une petite verrue indurée, tantôt sous forme d'un noyau qui s'accroît lentement. On peut cliniquement en distinguer deux formes.

α) LE CANCER PLAT OU ULCUS RODENS. — La croissance est extrêmement lente. La prolifération des cellules épithéliales se contente d'envahir les couches profondes du derme ; il se forme des ulcérations aplaties, à bords peu épais, qui durent des années, finissent par acquérir des proportions considérables et par envahir la plus grande partie du visage. La figure 158 représente un ulcus rodens de cet ordre, qui a fini par détruire la peau du nez et d'une partie du visage. Leur évolution très lente, la façon très tardive dont ils envahissent les ganglions lymphatiques, ont de bonne heure fait élever des *doutes sur la nature carcinomateuse de l'affection ;* elle n'est peut-être qu'une sorte d'inflammation chronique, c'est d'ailleurs là ce que signifie l'expression d'ulcus rodens sous laquelle on la désigne.

β) LE CANCER ÉPITHÉLIAL DIT INFILTRÉ. — Il commence, comme le montre la figure 159, par la formation d'un noyau papillaire. Le noyau se développe progressivement jusqu'à former une volumineuse tumeur (voy. fig. 160), ou bien il aboutit de bonne heure à une large ulcération qui creuse en plein muscle, et attaque

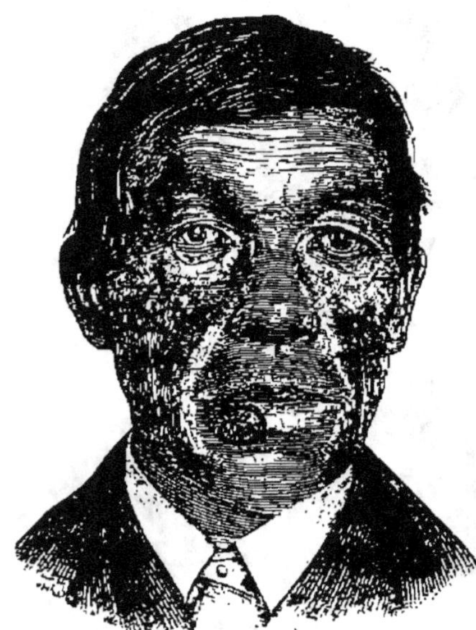

Fig. 159. — Cancer de la lèvre inférieure.

jusqu'aux os ; sa croissance est beaucoup plus rapide que celle des tumeurs du premier groupe. Les ganglions lymphatiques du voisinage sont pris de bonne heure, ils forment des noyaux volumineux et douloureux qui peuvent à leur tour s'ulcérer. *Les bords sont épaissis et surélevés* (voy. pl. XXVII).

Ces cancers cutanés ont une prédilection toute particulière

pour la peau du visage, pour les lèvres, et surtout pour
la lèvre inférieure, qui est si particulièrement atteinte chez
les hommes, alors que la lèvre supérieure l'est très rarement. On observe encore ces carcinomes cutanés au niveau
de la peau du nez et de la joue, aux paupières, sur la
muqueuse de la bouche, de la langue, du larynx, de l'œ-
sophage, etc. ; en tous ces points ils provoquent des ulcérations sanieuses (1), et finis-
sent souvent, par leur croissance progressive, à diminuer la lumière de la cavité
dans laquelle ils se développent ; il en résulte des troubles progressifs de l'alimentation.

On rencontre encore le cancer cutané au niveau des parties génitales, sur le vagin et
la vulve chez les femmes, sur
le gland et le prépuce chez
les hommes ; il y prend souvent une forme papillaire en
chou-fleur.

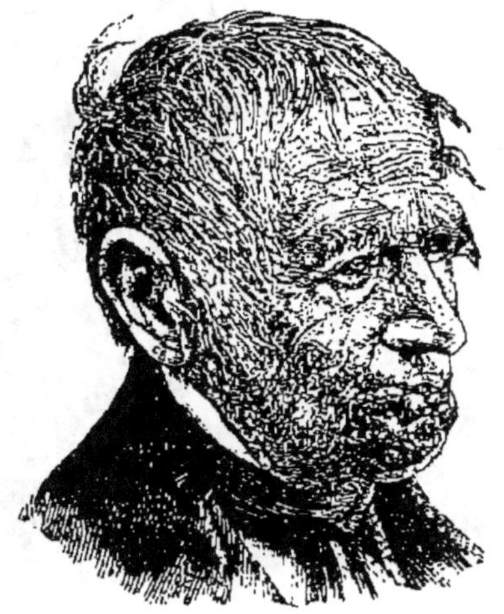

Fig. 160. — Carcinome infiltré
de toute la lèvre inférieure.

**Le cancer glandulaire.**
On peut en prendre comme
type le plus fréquent de tous, le cancer du sein chez la
femme. Lorsqu'un petit noyau arrondi se développe sans
douleur dans le sein d'une femme d'un certain âge, il est
très suspect de carcinome. Il existe des *formes molles* de
cancer du sein, qui s'ouvrent à l'extérieur et forment de
vastes ulcérations, [les « encéphaloïdes »] puis des *formes
dures*, ratatinées, les « squirrhes ». Dans ce dernier cas,
la croissance peut être extrèmement lente, toute la glande
se transforme en une cicatrice ratatinée, le mamelon se

(1) [Il est important de mettre en relief *le degré extrême de
septicité des ulcérations cancéreuses*; dans le tube digestif en particulier, chaque ulcération néoplasique constitue un véritable creu-
set où pullulent les microbes les plus septiques, les anaérobies en
particulier. Cette septicité toute spéciale explique la gravité qu'offrent
la plupart de ces cancers au point de vue opératoire, par les
risques d'infection que comporte leur ablation, lorsqu'elle ne peut
pas être pratiquée « en vase clos ».]

rétracte, il ne reste finalement plus à la place du sein
qu'un noyau dur, ou qu'une ulcération indurée.

Il en était ainsi du cas représenté fig. 161. L'évolution date de

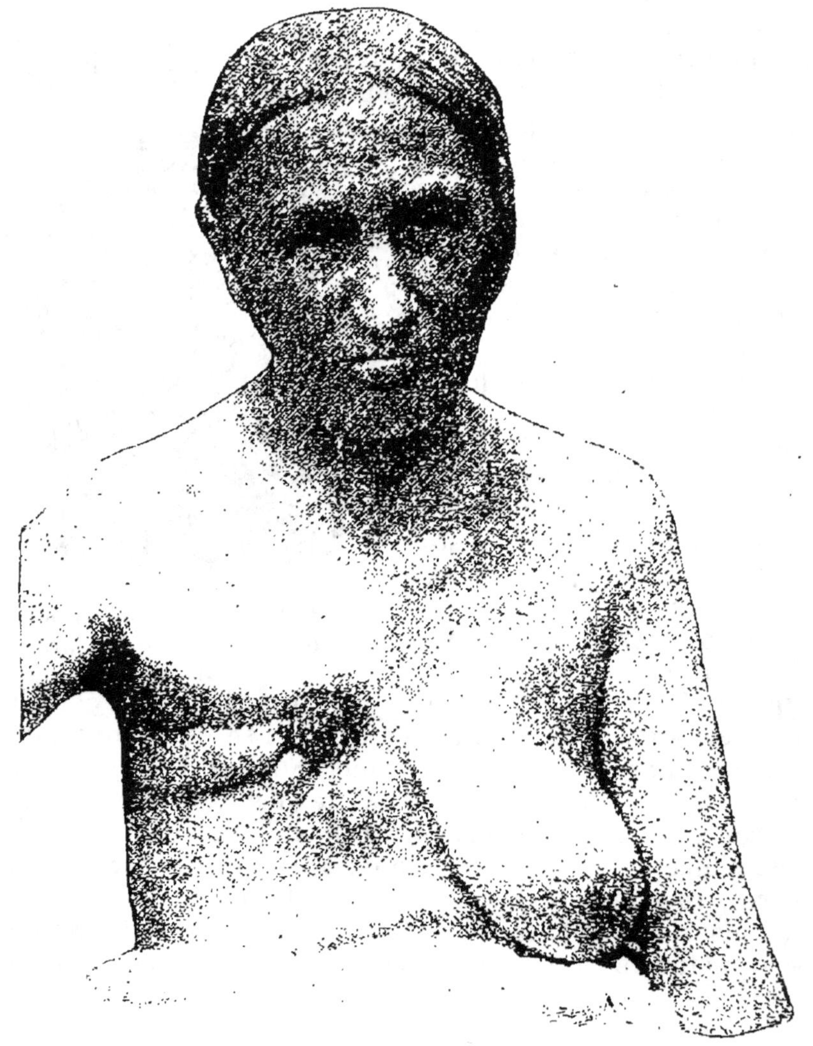

Fig. 161. — Squirrhe atrophique de la mamelle droite (voy. le
texte).

plus de 10 ans, sans qu'aucune opération ait été faite. La mamelle, qui était naturellement volumineuse, a disparu à peu près
complètement. Elle est remplacée par une ulcération irrégulièrement limitée, des dimensions d'une pièce de 5 francs; tout autour

d'elle la peau a l'aspect cicatriciel. Dans l'aisselle, sous le bord externe du grand pectoral, il existe une adénopathie cancéreuse des dimensions d'un œuf d'oie.

Une évolution aussi lente et aussi bénigne est une chose exceptionnelle dans le cancer du sein. D'habitude, on voit de bonne heure apparaître des *ganglions dans l'aisselle*, puis dans la région claviculaire, et de là partent des métastases dans le foie, le poumon, le squelette ; si l'on n'est pas intervenu heureusement par une extirpation précoce, la mort survient au bout d'un an ou d'un an et demi.

**Le cancer à cellules cylindriques.** — Il s'observe surtout dans l'estomac, de préférence au pylore, plus rarement au cardia, puis sur l'intestin, en particulier dans la région iléo-cécale, aux angles des colons, et avant tout sur le rectum, soit dans l'ampoule, soit au voisinage de l'anus. Il forme des tumeurs papillaires ou multilobées à surface ulcérée, plus rarement des tumeurs polypeuses implantées sur un point de la paroi. Ces tumeurs provoquent souvent une infiltration circonférentielle qui aboutit à la *sténose* du conduit incriminé ; on observe d'abord des troubles de la circulation dans le canal alimentaire, puis finalement des accidents d'*occlusion*. On doit rattacher aux cancers cylindriques ceux des fosses nasales et de l'antre d'Highmore.

## [Les étapes du cancer.]

[Le cancer présente d'abord une longue **phase insidieuse** pendant laquelle il se développe sans attirer l'attention, car il est essentiellement *indolore*. C'est la longueur de cette phase insidieuse qui constitue l'écueil essentiel de la chirurgie cancéreuse ; le *début clinique* des cancers n'apparaît d'ordinaire qu'un temps très long après leur début véritable, et pendant cette longue phase silencieuse, le cancer a parfois eu le temps de se propager au loin.

**L'extension du cancer** se fait suivant deux types : extension locale et extension à distance.

L'EXTENSION LOCALE est marquée par l'accroissement progressif du volume de la tumeur, c'est un accroissement par *envahissement* des parties voisines, par infiltration, par destruction véritable.

MARWEDEL. Chirurgie générale.                    24

L'EXTENSION A DISTANCE se fait *par la voie lymphatique*. Les vaisseaux lymphatiques, perforés par les infiltrations du cancer, collectent dans le courant lymphatique les cellules néoplasiques et les conduisent aux ganglions régionaux. C'est l'*étape ganglionnaire du cancer*, elle est relativement précoce. Les ganglions, envahis par le cancer, constituent pour un temps une barrière à l'envahissement néoplasique; puis ils se laissent forcer, et les cellules néoplasiques, par les voies lymphatiques efférentes, gagnent en suivant le cours centripète de la lymphe des ganglions plus lointains. De ganglion en ganglion, les cellules néoplasiques finissent par aboutir aux plus grosses voies lymphatiques, canal thoracique ou grande veine lymphatique, et elles se trouvent finalement déversées dans le système veineux. A l'*étape lymphatique* du cancer succède alors *l'étape sanguine*.

*Étape sanguine.* — Les éléments néoplasiques sont déversés par les troncs veineux dans le cœur droit ; de là ils gagnent le poumon dont le filtre capillaire les arrête fréquemment, *étape pulmonaire* ; traversent-ils le poumon, ils reviennent au cœur gauche qui les dissémine par la voie artérielle dans l'économie tout entière, c'est la dernière étape, celle de la *généralisation*.

Ces diverses étapes sont réunies par Marwedel sous le nom un peu ancien de « *métastases* ».]

LES MÉTASTASES CANCÉREUSES. — Les cellules épithéliales cancéreuses, nous l'avons vu, s'étendent dans les fentes et dans les conduits lymphatiques du tissu conjonctif, aussi est-il tout naturel que les premières propagations du cancer dans l'organisme se fassent, et se fassent de bonne heure aux ganglions lymphatiques les plus proches. Les cellules épithéliales se répandent dans les espaces lymphatiques du ganglion, elles prennent la place du tissu adénoïde (voy. fig. 162) et sont finalement transportées du système lymphatique jusqu'au système sanguin. D'ailleurs, si l'on en croit Goldmam, on pourrait dans le carcinome constater, et relativement de bonne heure, un envahissement direct des veines par le néoplasme.

*Les ganglions lymphatiques* augmentent de volume et forment des noyaux durs (voy. fig. 161), qui peuvent s'ulcérer et former pour leur propre compte une ulcération cancéreuse (voy. fig. 163). On peut aussi voir le cancer donner des métastases dans la peau avoisinante, sous forme

d'une série de noyaux lenticulaires (voy. fig. 163), qui
indiquent toujours un cancer à croissance rapide et particulièrement malin.

Lorsque les métastases cancéreuses ont gagné le courant
sanguin, c'est en général le poumon qui se trouve d'abord
atteint, puis le foie — ce dernier surtout dans les cancers
développés sur le territoire de la veine porte — enfin la
plèvre, le péritoine, les reins, la moelle des os, etc. Dans

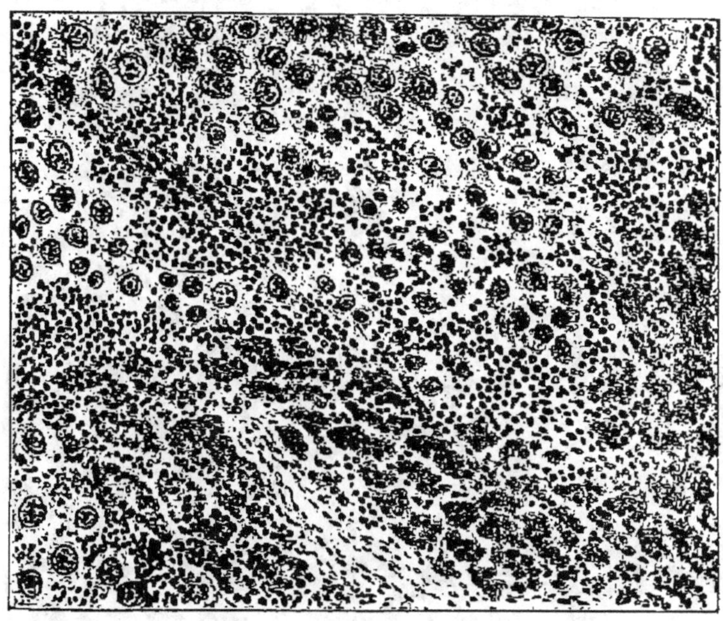

Fig. 162. — Ganglion lymphatique envahi par le cancer
(aspect microscopique).

certains carcinomes, ceux de la prostate ou du corps thyroïde, par exemple, on observe une prédilection marquée
des métastases osseuses. Les métastases cancéreuses ont
en général la forme de noyaux arrondis. *Les cellules épithéliales de la métastase présentent les mêmes caractères
que les cellules de la tumeur primitive.*

Dans les carcinomes qui évoluent depuis un certain
temps déjà, et surtout dans ceux qui présentent des désin-
tégrations putrides, on observe une diminution progressive des forces du malade, une véritable « *cachexie cancéreuse* ». Elle est due à un trouble des échanges orga-

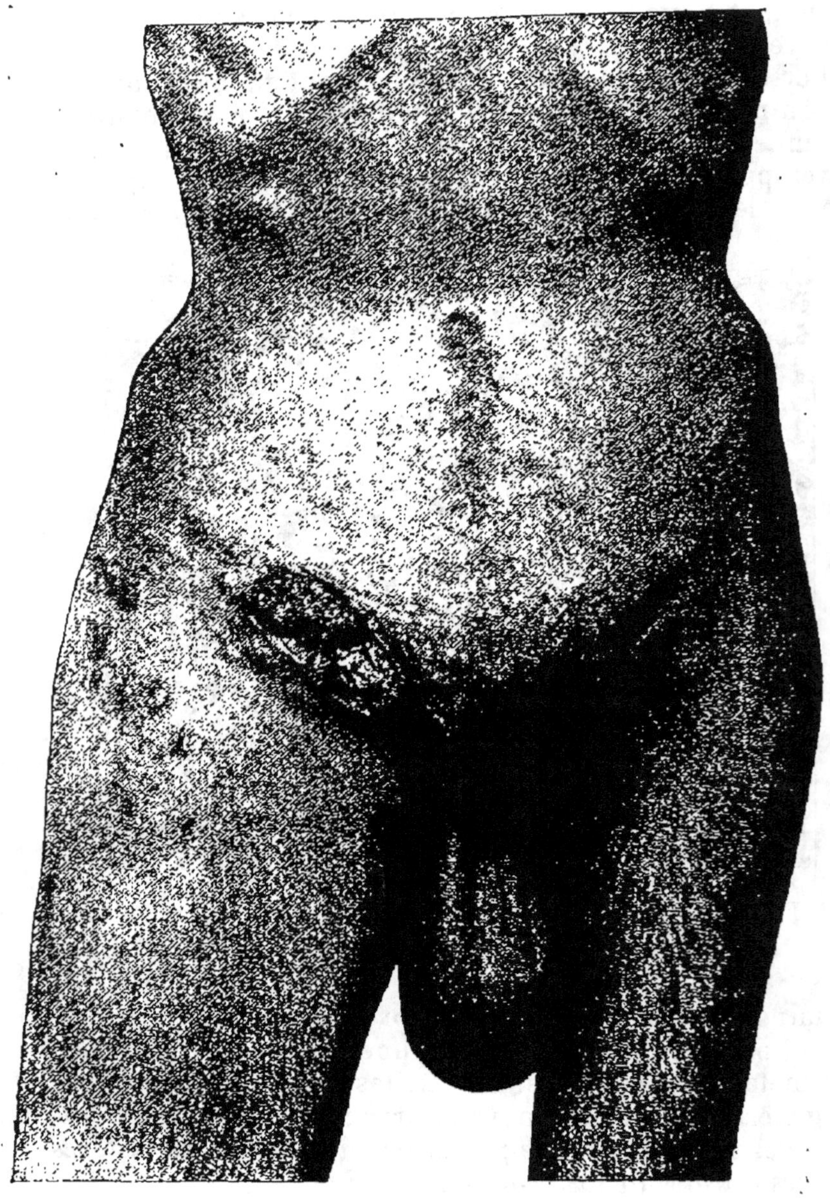

Fig. 163. — Récidive ganglionnaire après amputation d'un cancer de la verge ; métastases lenticulaires dans la peau de la région génitale et de la cuisse droite.

niques avec exagération des pertes en albuminoïdes, et tient à une intoxication de l'organisme par des toxines produites par la désintégration du carcinome.

## Le pronostic du carcinome.

Il est toujours très grave. Il n'existe guère [pas] de guérison spontanée. Dans certains cas le carcinome paraît, malgré plusieurs années d'évolution, rester une infection locale qui semble ne s'étendre que très lentement (ulcus rodens et certains squirrhes). Mais en règle générale, le cancer aboutit à la mort en 1 à 3 ans ; et même dans les cas où l'on a pratiqué une intervention heureuse, il est malheureusement trop fréquent de voir le carcinome récidiver, et finir malgré tout par emporter le patient (1).

LES RÉCIDIVES peuvent être locales ; elles proviennent alors *de particules cancéreuses qui ont été méconnues* et laissées en place au cours de l'opération, *ou qui ont été greffées pendant les manœuvres opératoires* ; ou bien les récidives sont régionales, elles se font dans des ganglions lymphatiques qui étaient déjà envahis au cours de l'opération (2).

## Traitement du carcinome.

On a préconisé bien des moyens de guérir le cancer ; ils ont dû être abandonnés comme étant inefficaces. A l'heure

(1) On ne saurait trop insister sur la gravité du cancer, toujours mortel à plus ou moins brève échéance ; cette notion autorise les entreprises chirurgicales souvent hardies qu'on lui oppose aujourd'hui. Mais s'il faut reconnaître que le succès ne couronne pas toujours nos tentatives opératoires, on doit crier bien haut *que beaucoup de cancers* ont été guéris d'une façon définitive par le traitement chirurgical.

(2) [La récidive du cancer est, comme le montre ici Marwedel, une simple apparence. La plupart des soi-disant récidives ne sont que des « continuations » dues à une ablation incomplète. La récidive peut être locale, ou à distance ; cette dernière se voit tantôt dans les ganglions, tantôt dans les viscères ; elle montre qu'au moment de l'opération tous les ganglions envahis n'ont pas été enlevés, ou qu'il existait déjà dans les viscères des métastases, passées alors inaperçues, et qui ne se sont manifestées que par la suite.]

àctuelle le moyen de traitement le plus sûr et le meilleur est l'ablation précoce du cancer, l'opération radicale. [C'est même le seul moyen ayant fait ses preuves, et on doit dire bien haut qu'à l'heure actuelle *il n'existe pas d'autre traitement du cancer que le traitement chirurgical.*]

L'OPÉRATION RADICALE CONTRE LE CANCER comporte d'abord l'extirpation de la totalité du tissu dans lequel le cancer s'est développé ; cette extirpation doit être faite loin des limites du carcinome. L'opération comporte un deuxième temps, qui consiste dans l'ablation des ganglions lymphatiques tributaires du cancer. C'est une règle générale que *dans chaque cas de cancer on doit enlever les ganglions lymphatiques voisins* [c'est-à-dire les ganglions *tributaires* des voies lymphatiques de l'organe en question] et le tissu adipeux qui les environne, *même si ces ganglions ne présentent encore aucune augmentation de volume* ni aucun changement de consistance. C'est dans ces cas seulement, opérés à la manière radicale, qu'une intervention a des chances de procurer la guérison. Malgré cela les récidives sont malheureusement très fréquentes encore.

On a l'habitude de parler de guérisons définitives, en matière de cancer, lorsqu'aucune récidive ne s'est produite au bout de 3 ans révolus ; cependant ce n'est pas une limite absolue, et l'on connaît des récidives locales survenues 5 et même 10 ans après une opération.

L'intervention se pratique d'habitude au bistouri ; on peut aussi la faire au thermocautère qui présente certains avantages, car il permet d'éviter les hémorragies et du même coup les inoculations opératoires.

LES TRAITEMENTS NON OPÉRATOIRES *du cancer n'ont pas jusqu'à présent tenu ce qu'ils avaient promis.* Il en est ainsi des inoculations artificielles d'érysipèle, qui semblent avoir donné quelques résultats dans les sarcomes. Tout récemment on a appliqué à la thérapeutique du carcinome les rayons de Röntgen ; il semble, en fait, qu'ils donnent des résultats dans les formes superficielles de cancer de la peau, dans l'ulcus rodens en particulier, où ils provoquent véritablement la disparition de la tumeur. Il faut attendre encore pour savoir si la guérison observée en pareils cas est une guérison durable ; il est actuellement trop tôt pour le dire. Sur les cancers profonds, même ceux de la peau, les rayons de Röntgen ne donnent que des résultats tout à fait passagers.

TRAITEMENT PALLIATIF. — Enfin il est toute une série de cancéreux qui viennent consulter trop tard pour qu'une opération radicale ait quelque chance de succès. Dans ces cas inopérables, nous avons encore à notre disposition une série de moyens palliatifs. L'un des plus employés est la *cautérisation* du cancer et des ulcérations cancéreuses ; on emploie, par exemple, le chlorure de zinc, dont on applique des solutions à 15 ou 30 0/0 sur des compresses de gaze qui sont laissées en place pendant 6, 12 et 24 heures ; il se produit une volumineuse escharre qui s'évacue au bout de quelques jours, mais il faut se méfier des hémorragies qui peuvent accompagner cette chute. D'autres emploient dans la même intention des pâtes ou des flèches caustiques au chlorure de zinc, d'autres préfèrent le simple thermocautère.

Dans les formes particulièrement sanieuses et fétides on emploiera les absorbants et désodorisants, compresses, poudres, etc. Enfin n'oublions pas que nous avons toujours à notre disposition l'arsenal de la thérapeutique interne pour le traitement des symptômes ; il faut essayer de relever les forces, soutenir l'état général (arsenic, condurango, etc.), calmer les douleurs, [morphine], etc.

Il semble que dans certains cas de cancer externe l'emploi des rayons de Röntgen ait notablement atténué les douleurs ; on aurait observé en particulier un véritable adoucissement, passager d'ailleurs, dans les cancers du sein inopérables.

### c. TUMEURS MIXTES, TUMEURS TÉRATOIDES

Les tumeurs que nous avons jusqu'à présent décrites étaient toutes constituées par des tissus d'une seule espèce. Nous abordons maintenant l'étude des tumeurs mixtes, qui doivent leur nom à ce fait que *plusieurs tissus différents prennent part en même temps à leur constitution.* La composition singulière de ces tumeurs, dans lesquelles on rencontre en certains cas des *ébauches des trois feuillets blastodermiques*, leur a fait donner depuis bien longtemps déjà le nom de « Wundergeschwülsten » (tumeurs merveilleuses), de *tératomes.* On rencontre des exemples de ces tératomes complexes au niveau de la région sacro-coccygienne ; ils y constituent des tumeurs arrondies, de volume variable, à contenu tantôt solide, tantôt kystique. On a pu trouver à leur intérieur de l'épiderme avec des glandes, des dents ou des cheveux, des ébauches de système nerveux, des yeux, des os, des fragments d'intestin, etc. Bref, *on peut y rencontrer tous les éléments qui constituent l'embryon.*

On a cru d'abord qu'il s'agissait là d'une sorte de monstre double, dans lequel un des embryons s'atrophiait tout en restant uni au fœtus normal né en même temps que lui (tératome bigermimal). Mais beaucoup de tératomes sacro-coccygiens semblent de simples formations monogerminales, développées aux dépens des tissus propres du fœtus par suite d'une perturbation dans le développement de cette ébauche ; certaines cellules embryonnaires isolées continueraient leur développement en dehors de leur situation primitive. Il existe en effet, à l'extrémité caudale de l'embryon, une série de formations transitoires, comme le canal neurentérique, l'intestin post-anal, certaines portions du massif vertébral, etc., qui peuvent donner naissance à des tumeurs, et ces tumeurs complexes constituent des *tumeurs mixtes* (1).

(1) [Il semble possible d'établir une distinction assez nette entre les tératomes et les tumeurs mixtes. Les tératomes sont essentiellement constitués par un mélange d'*organes* divers, qui se rapprochent volontiers du type des organes adultes ; les tumeurs mixtes sont plutôt formées par un mélange de *tissus*, et ces tissus se rapprochent des tissus du jeune embryon.]

De pareils troubles de développement peuvent provoquer la formation de tératomes en d'autres points ; on en observe, par exemple, au niveau de la cavité bucco-pharyngienne, où ils constituent les polypes dermoïdes du pharynx, dans l'intérieur desquels on rencontre de la graisse, de l'os, du muscle, etc.

Il est d'autres points de prédilection des tumeurs mixtes, l'ovaire, le testicule, le rein, les glandes salivaires et surtout la parotide, l'utérus [?], etc.

DANS L'OVAIRE, ce sont souvent des tumeurs kystiques, et elles peuvent acquérir des dimensions considérables. La paroi des kystes peut être constituée par un épithélium pavimenteux stratifié présentant les caractères de l'épiderme ; on y rencontre souvent des dents, des cheveux, des os plats, tandis que la poche kystique elle-même est pleine d'un contenu sébacé, constitué par un mélange de cellules épidermiques, de cholestérine, de graisse, etc. L'aspect de ces kystes leur a fait donner il y a longtemps le nom de « *kystes dermoïdes de l'ovaire* » (1).

Wilms a récemment proposé de désigner ces tumeurs, surtout au niveau de l'ovaire et du testicule, sous le nom « *d'embryomes* ». Il s'appuie sur cette hypothèse que ces tumeurs seraient dues au développement anormal d'une cellule ovulaire ou blastomérique, qui après avoir cherché vainement à produire un embryon, n'aboutirait qu'à la production d'un néoplasme contenant des dérivés des trois feuillets blastodermiques.

[Tératomes et tumeurs mixtes s'expliquent par la théorie très générale de l' « *inclusion* ». Cette inclusion peut se produire à des stades divers de développement. Au début, alors que l'embryon n'est encore constitué que par un assemblage de blastomères, on admet depuis Bonnet que l'inclusion d'un de ces blastomères non encore différenciés est capable de donner naissance à un embryon

(1) Les kystes dermoïdes de l'ovaire sont des *embryomes* très caractérisés ; il suffit de faire des coupes dans la « papille » qui normalement fait saillie à l'intérieur du kyste pour y retrouver les éléments les plus complexes d'un organisme tout entier. J'ai attiré l'attention sur ce fait que si la papille incluse dans le kyste dermoïde pouvait être considérée comme un embryon véritable, la cavité même du kyste dermoïde n'était souvent pas autre chose qu'une véritable cavité amniotique, tapissée par un amnios véritable dont la paroi du kyste, dans ses parties lisses, présente tout à fait la structure.

plus petit, plus ou moins malformé, qui croîtra peu à peu avec l'embryon mieux formé dans lequel il s'est inclus (théorie blastomérique). Si l'inclusion se produit plus tard, au niveau de cellules déjà différenciées, elle aboutira à la formation d'une tumeur moins complexe, rappelant seulement par sa structure non plus un individu tout entier, mais les portions de cet individu aux dépens desquelles elle s'est développée. Les premières tumeurs méritent le nom *d'embryomes* que Wilms leur a donné ;

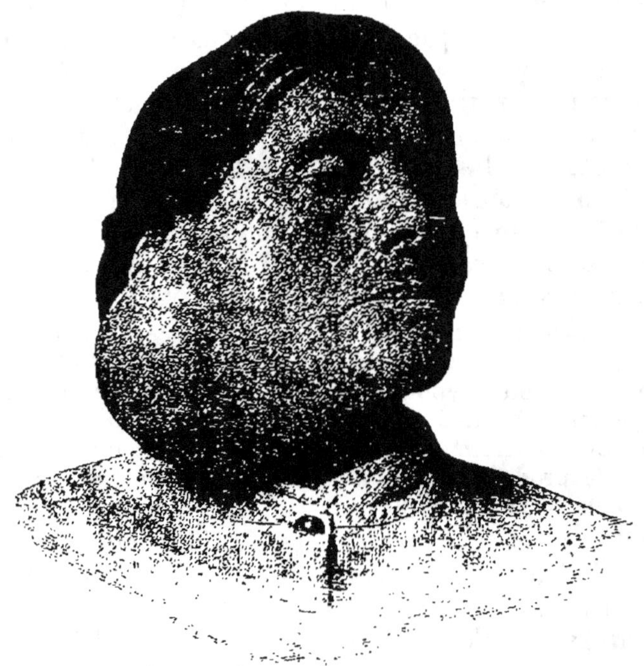

Fig. 164. — Tumeur mixte de la parotide.

les deuxièmes ne répondent qu'à des parcelles d'embryon, ce sont des embryomes incomplets ou parcellaires ; elles n'ont pas de nom spécial, et sont rangées suivant leur complexité et leur aspect général, tantôt dans les tératomes, tantôt dans les tumeurs mixtes.]

Au niveau du testicule, du rein, on rencontre des tumeurs solides à contenu polymorphe ; on y trouve des épithéliums pavimenteux, cylindriques, et à cils vibratils, du cartilage, de l'os, du muscle lisse ou strié. C'est dans cette catégorie qu'il faut ranger les tumeurs décrites jadis comme rhabdomyomes ou rhabdomyosarcomes du testicule et du rein.

Dans la parotide (voy. fig. 164) on trouve également de ces tumeurs à constitution complexe, avec des épithéliums variés, du cartilage, et même des noyaux osseux. [Ce sont des embryomes parcellaires essentiellement développés aux dépens des résidus des fentes branchiales (Branchiomes mixtes).]

Ces tumeurs présentent encore un autre intérêt : au niveau du rein et du testicule en particulier, elles se transforment assez souvent en tumeurs malignes, donnent des métastases, etc.

[Au niveau du testicule, les tératomes sont rares et les tumeurs mixtes relativement fréquentes. Les tératomes sont des tumeurs bénignes ; les tumeurs mixtes sont primitivement bénignes, mais ont une tendance très marquée à dégénérer rapidement, à « faire du cancer ». Dans ces tumeurs mixtes dégénérées, la dégénérescence peut se produire aux dépens de tel ou tel des éléments constituants de la tumeur primitive. (Chevassu, *Tumeurs du testicule*, thèse de Paris, 1906).]

Les cellules jeunes, embryonnaires, qu'on rencontre en pareil cas dans ces tumeurs présentent tantôt les caractères du sarcome, tantôt les caractères du carcinome. Aussi les auteurs désignent-ils souvent ces tumeurs mixtes dégénérées sous les noms d'adénosarcome, d'adénocarcinome, d'endothéliome malin, etc.

## Kystes.

Nous devrons classer parmi les troubles de développement certains *kystes* dont la paroi présente la structure du tégument externe, de la muqueuse intestinale, etc.

**1. Kystes présentant la structure de la peau.**

*a*) Les kystes dermoïdes. — Leur paroi est constituée au microscope par un épiderme avec papilles, des glandes sudoripares, des follicules pileux, des glandes sébacées ; elle rappelle donc complètement la structure de la peau. Leur contenu est une bouillie formée par un mélange de cellules épidermiques, de sécrétions sébacées, de cheveux, de cholestérine, de graisse.

Ce sont des tumeurs arrondies, qui sont situées sous la peau ou sous les aponévroses. On les observe au cou (voy.

fig. 165), à la face, surtout au voisinage de l'orbite [kystes dermoïdes de la queue du sourcil], au crâne et en particulier au niveau des sutures crâniennes (voy. fig. 166), enfin dans le médiastin, dans l'abdomen, dans le tissu cellulaire du bassin, etc.

*b)* LES KYSTES ÉPIDERMOIDES. — Ils se distinguent anatomiquement des kystes dermoïdes par ce fait que leur paroi est constituée par une membrane conjonctive tapissée d'un épithélium pavimenteux stratifié, mais *sans papilles;* ils contiennent de la bouillie de détritus épithéliaux, etc., mais pas de cheveux.

Les kystes dermoïdes proviennent de germes cutanés aberrants, [ou mieux d'une inclusion de fentes ectodermiques préexistantes], les kystes épidermoïdes de cellules épithéliales congénitalement déplacées. La preuve est faite

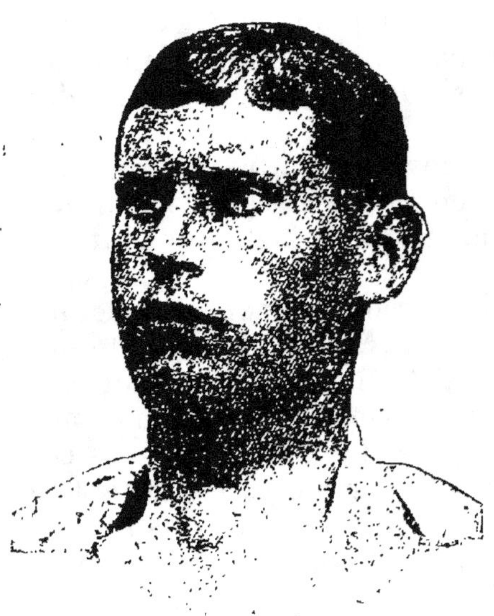

Fig. 165. — Kyste dermoïde du cou, dans le creux sus-sternal.

de ces inclusions, car on a pu reproduire expérimentalement ces kystes en faisant des inclusions de fragments de peau. Aux doigts on peut d'ailleurs voir apparaître, à la suite de traumatismes, de petits kystes qui se développent aux dépens de cellules épithéliales déplacées par le traumatisme (*kystes épidermiques*).

En ce qui concerne les kystes dermoïdes du cou, il faut faire jouer dans leur développement un certain rôle aux restes de certains conduits embryonnaires, tels que le canal thyréo-glosse [et les résidus des fentes branchiales] (« kystes branchiogènes »).

On désigne sous le nom de *cholestéatomes* des tumeurs arrondies, grosses comme un pois ou un œuf, et remplies d'un magma de cellules épithéliales à reflets brillants et soyeux. On les observe surtout dans le cerveau, où ils doivent être considérés comme des kystes dermoïdes nés aux dépens de cellules épidermiques aberrantes situées dans l'intérieur de la pie-mère. Ces kystes se rencontrent encore dans l'oreille moyenne, ainsi que dans les voies urinaires. Mais ici leur origine n'a plus rien de congénital : elle s'explique par un processus inflammatoire : les desquamations épithéliales de l'oreille externe s'accumulent, à travers le tympan perforé, dans l'oreille moyenne où elles arrivent à former de grosses tumeurs qui peuvent par compression user le squelette et finir par le détruire.

Une partie des tumeurs désignées sous le nom de *kystes athéromateux* [ou sébacés] doit être rattachée aux tumeurs dermoïdes ou épidermoïdes d'origine congénitale.

On les observe dans ou sous la peau, spécialement au niveau du cuir chevelu (voy. fig. 167), où ils sont souvent multiples ; on les rencontre encore au niveau des téguments de la face, etc. Ils sont formés par une capsule conjonctive supportant une mince lame épithéliale ; leur contenu est la bouillie granuleuse que nous avons rencontrée déjà et qui leur a valu leur nom.

Néanmoins, le plus grand nombre des kystes athéromateux mérite une autre explication. Ce sont des kystes par rétention, c'est-à-dire liés à l'*occlusion des orifices des follicules cutanés*. Il se produit alors une accumulation des sécrétions sébacées aboutissant lentement

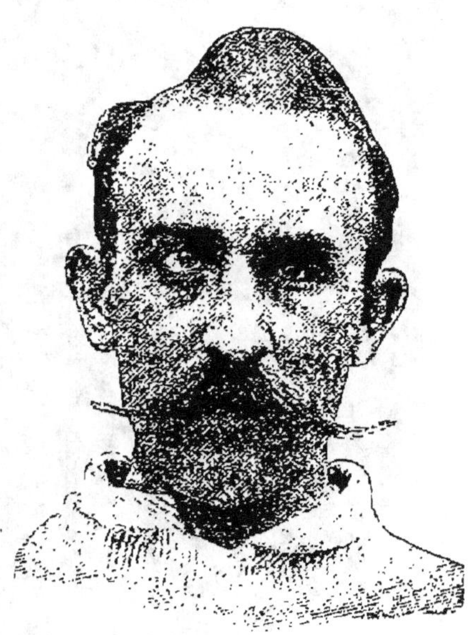

Fig. 166. — Kyste dermoïde de la région crânienne.

et progressivement à la constitution des tumeurs arrondies qui nous occupent.

On observe dans la peau d'autres *kystes par rétention*, les comédons, qui naissent dans les follicules pileux comme le milium naît par oblitération des glandes sébacées.

Dans les glandes volumineuses, comme le sein, le foie, les glandes salivaires, on peut rencontrer des kystes par rétention du même ordre ; ils se développent dans le foie aux dépens des canaux biliaires ; dans le sein ils sont dits

« galactocèles » ; dans le rein, les kystes sont dus à l'oblitération des conduits urinifères.

2. De même que certains kystes se développent aux dé-

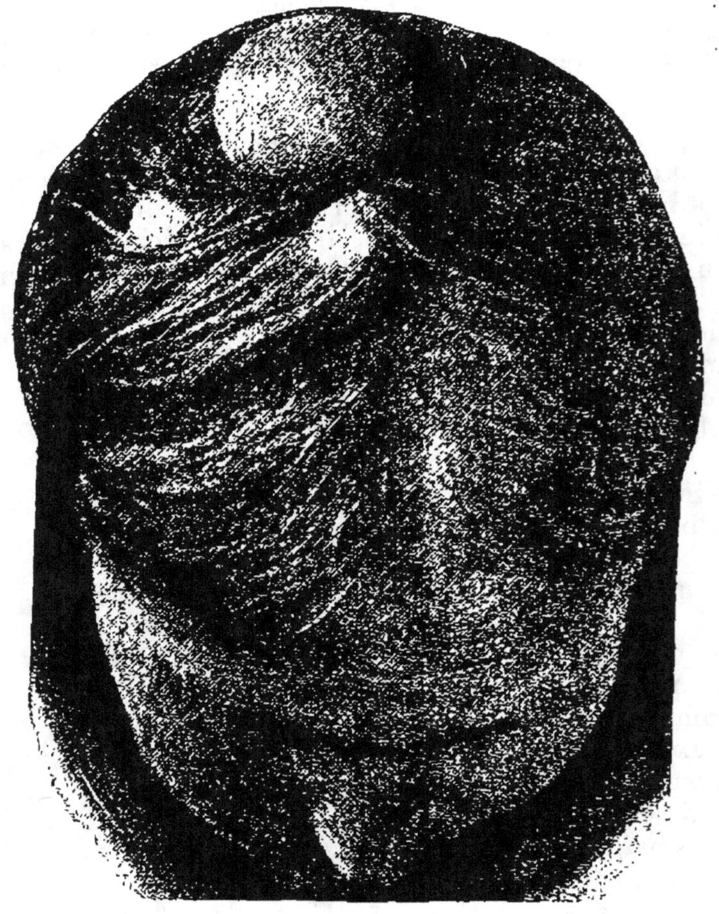

Fig. 167. — Kyste athéromateux du cuir chevelu.

pens de l'ectoderme, *d'autres peuvent naître de l'endoderme* aux dépens de germes endodermiques congénitalement déplacés [et surtout aux dépens de formations qui n'ont pas subi, au cours du développement de l'embryon, l'atrophie qu'elles subissent normalement et qui les fait disparaître. La plupart des kystes, en dehors des kystes par rétention, méritent ainsi d'être rangés dans la catégorie des kystes d'origine congénitale.] On voit ainsi des kystes qui proviennent du tractus intestinal, et qui sont

tapissés de cellules cylindriques ou à cils vibratiles (enté-
rokystomes). [Des kystes du même genre peuvent naître
également aux dépens du mésoderme. Tous ces kystes
congénitaux sont des kystes « par inclusion ».]

LE TRAITEMENT de ces divers kystes, kystes dermoïdes ou
athéromateux, consiste en l'extirpation, véritable décorti-
cation prudente du sac et de son contenu. *Il faut prendre
soin d'enlever la paroi du sac en sa totalité*, car il suffit
d'en laisser quelques fragments pour que se produise une
fistule difficile à tarir ou pour que le sac se reforme et
constitue un nouveau kyste.

## GÉNÉRALITÉS SUR L'ORIGINE DES TUMEURS

La genèse des tumeurs mixtes, des kystes dermoïdes
que nous avons étudiée dans le chapitre précédent, est relativement claire. Nous avons admis que ces tumeurs proviennent de cellules embryonnaires persistantes qui ont
perdu leurs connexions primitives ; transportées en
d'autres points elles auraient acquis de ce fait une énergie
de croissance particulière qui leur permettrait de former
des tumeurs.

Cohnheim a appliqué une théorie analogue à l'explication des autres tumeurs, des tumeurs simples ; elles seraient sous la dépendance d'un trouble de développement,
d'une déviation cellulaire congénitale. Pour certains cas
la chose est parfaitement admissible, n'avons-nous pas vu
que bien des fibromes, des neuro-fibromes, des chondromes, des ostéomes, des myomes, des névromes, des
angiomes pouvaient provenir d'une malformation congénitale. Mais pour beaucoup d'autres tumeurs la théorie
nous paraît insuffisante et nous serons obligés d'admettre,
pour expliquer la production de ces néoplasmes, des influences d'une autre nature. Quant à dire ce qu'est exactement cette influence, c'est là une chose bien difficile à
l'heure actuelle. La pathogénie des tumeurs est en somme
des plus discutables, surtout quand on parle des tumeurs
malignes, les sarcomes et les carcinomes.

**Pathogénie des sarcomes.** — Ils peuvent recevoir, selon
les cas, plusieurs explications. Certains sarcomes, comme
les sarcomes à cellules polymorphes du rein, du testicule, etc., dépendent de *modifications congénitales*.

A côté d'eux, il est toute une série d'autres sarcomes dont l'apparition est liée sans aucun doute à l'influence d'un *traumatisme* ; bien que nous ne nous expliquions pas très bien la chose, il n'est pas douteux que les cellules d'une tumeur peuvent prendre tout à coup, à la suite d'un traumatisme, une évolution maligne à croissance illimitée (1).

Un troisième groupe de sarcomes, les sarcomes à cellules rondes, présente une *certaine parenté morphologique avec les maladies infectieuses ;* certains lymphosarcomes se rapprochent par exemple beaucoup de la tuberculose ; et que de ressemblances entre les ostéosarcomes et bien des ostéomyélites chroniques ou des tumeurs syphilitiques. Nous sommes cependant bien loin encore de pouvoir admettre que les sarcomes sont d'origine infectieuse. Toutes les recherches entreprises pour éclaircir cette question sont jusqu'à présent restées sans succès (2).

**Pathogénie des carcinomes [épithéliomes].** — Elle est plus difficile encore à résoudre que celle des sarcomes.

Rôle des irritations chroniques. — On sait cependant que le carcinome se développe volontiers dans les points qui ont subi certaines influences extérieures, au niveau de zones irritées, au niveau de petites excoriations sans cesse renouvelées. Ainsi s'explique que certaines parties du corps soient beaucoup plus exposées aux dangers du carcinome, telles les zones de transition de la peau à la muqueuse au niveau des lèvres, de l'anus, du méat urinaire. On a expliqué la fréquence toute spéciale des cancers de la lèvre et de la bouche chez les hommes par l'influence nuisible du tabac chez les fumeurs. On observe assez souvent des carcinomes du gland ou du prépuce chez les individus atteints de phimosis ; à la suite du rétrécissement du prépuce il se produit une rétention du smegma qui provoque à ce niveau des inflammations

(1) [Il est très délicat d'affirmer que certains sarcomes sont d'origine traumatique ; beaucoup de sarcomes sont « remarqués » à l'occasion ou à la suite d'un traumatisme, mais il semble que dans la plupart des cas le traumatisme n'a pas eu d'autre action que d'attirer l'attention sur eux.]

(2) [Les sarcomes qu'on peut actuellement rattacher à une origine infectieuse ne méritent pas d'être rangés dans la catégorie des sarcomes (voy. plus haut, page 342).]

répétées. On a expliqué de même la prédilection du cancer de l'œsophage pour certains points de ce conduit, des cancers de l'estomac pour le pylore, des cancers de l'intestin pour la région iléo-cœcale, la flexure sigmoïde, l'ampoule rectale et l'anus, parce que ces points sont ceux au niveau desquels le contenu digestif stagne davantage. On est allé jusqu'à en conclure que le carcinome se développait sur de petites crevasses ou des excoriations minimes. A cette même catégorie appartiennent les carcinomes qui se développent sur les vieux ulcères de jambe (voy. fig. 168), ceux qui naissent sur les anciennes fistules, ceux qui apparaissent à la place d'anciens lupus (voy. fig. 169 et 170) ; ainsi s'expliquerait encore le développement fréquent du carcinome de l'estomac sur les anciens ulcères simples. On connaît enfin l'existence de certains cancers cutanés chez les ouvriers

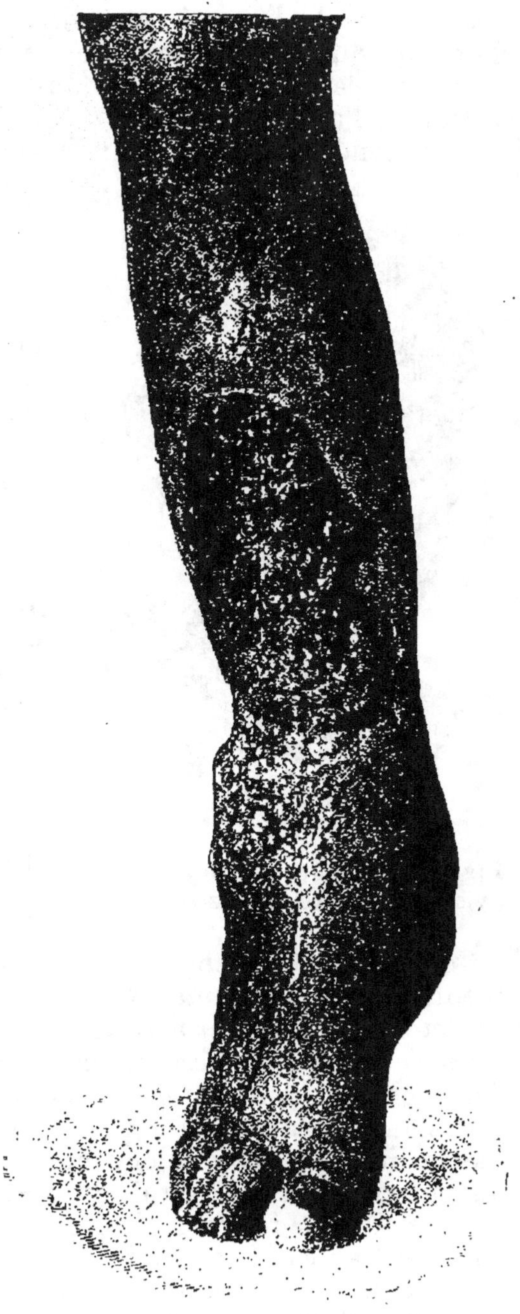

Fig. 168. — Carcinome développé sur un vieil ulcère de jambe.

MARWEDEL. Chirurgie générale.       25

en paraffine, les cancers du scrotum chez les ramoneurs, les cancers de la vessie chez les fabricants d'aniline, et l'on explique ces cancers par l'irritation chronique produite par la suie, par les produits chimiques de la fabrication de l'aniline, etc.

Les conditions que nous avons énumérées jusqu'à présent sont, à n'en pas douter, des causes favorisantes dans le développement du cancer. Mais beaucoup d'individus présentent les mêmes irritations prédisposantes sans être pour cela atteints de cancers. Il doit donc exister une sorte de prédisposition au carcinome, telle que *l'hérédité*, par exemple, ou quelque autre cause qui nous est encore inconnue.

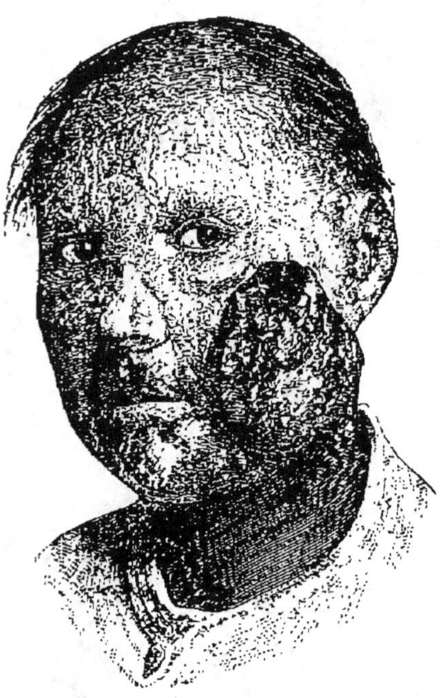

Fig. 169. — Lupus exfoliativus du visage avec carcinome secondaire.

Théorie infectieuse du cancer. — Les conditions que nous venons de passer en revue nous permettent de penser qu'il y a, dans le développement du cancer, une influence d'ordre extérieur. Aussi dans ces derniers temps a-t-on surtout cherché à expliquer le carcinome par la théorie infectieuse, *mais tous les efforts pour découvrir un bacille ou un microbe quelconque du cancer sont restés vains jusqu'à présent.* On a pu voir au microscope, dans certaines cellules néoplasiques, des inclusions spéciales qui ont fait espérer que des organismes plus élevés que les microbes pourraient jouer un rôle dans l'étiologie du cancer; le cancer serait dû à des protozoaires, à des sporozoaires, à des coccidies, qui sont déjà l'agent de certaines maladies des animaux et des plantes. En fait on n'a jusqu'à présent apporté aucune démonstration de cette hypothèse. Le plus grand nombre des anatomo-pathologistes admet au contraire que les figures microscopiques mises en cause doivent être considérées comme des produits de dégénérescence cellulaire ou comme des particules étrangères phagocytées ; elles ne joueraient en tout cas aucun rôle étiologique. On a voulu faire intervenir aussi dans le débat certains champignons, mais sans succès.

Pour prouver que le carcinome est une maladie infec-

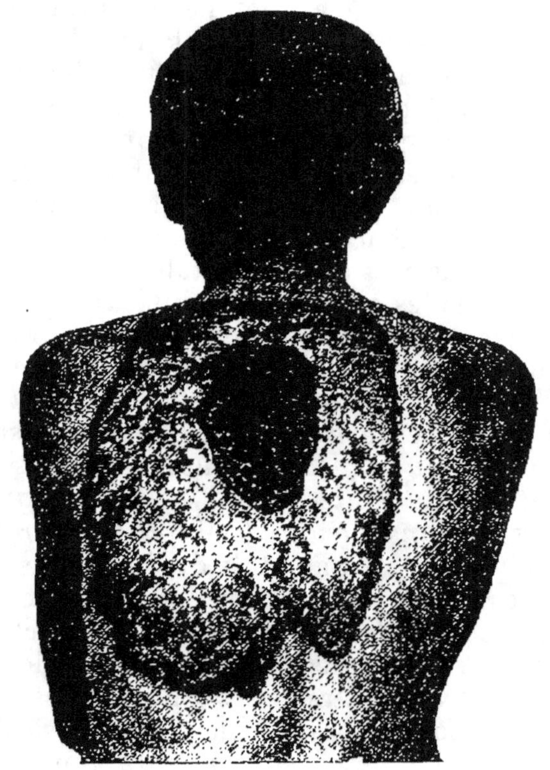

Fig. 170. — Volumineux lupus vulgaris du dos
avec carcinome au centre.

tieuse, il faudrait d'abord établir qu'il peut être transmis expérimentalement d'un individu à un autre. Le transport du cancer humain aux animaux n'a pas réussi jusqu'à présent, mais on connaît un certain nombre de cas où le cancer d'un animal a pu être transmis avec succès à un animal de la même espèce (rats, souris). Plus récemment on a extirpé chez des hommes cancéreux de petits fragments de cancer et on les a transplantés en d'autres points du corps où ils se sont développés avec succès. Mais il s'agit plutôt ici en somme de *transplantations* véritables, c'est-à-dire d'un déplacement de tissu cancéreux capable de continuer à croître en un autre point, que d'une véritable inoculation. On peut voir, cependant, dans certains carcinomes, au niveau des grandes lèvres, par exemple, apparaître au bout d'un certain temps un deuxième carcinome au point correspondant de la grande lèvre du côté opposé; il est difficile d'en donner une autre explication qu'en admettant une véritable inoculation. De pareils faits sont très frappants, mais difficilement explicables.

Les principaux adversaires de la théorie parasitaire du cancer, les anatomo-pathologistes, lui opposent les raisons suivantes : 1° les résultats négatifs obtenus dans la recherche du parasite par les chercheurs pourtant innombrables qui se sont lancés dans cette voie; 2° l'aspect anatomique des métastases qui sont totalement différentes des métastases observées au cours des infections. Dans le cas d'infection, les parasites transportés au loin transforment les tissus qui constituent leur nouvelle résidence en un nouveau tissu pathologique; *dans les métastases cancéreuses, au contraire, le tissu envahi reste passif, ce sont seulement les cellules néoplasiques déplacées qui s'accroissent et se multiplient, et c'est un fait qui n'existe jusqu'à présent dans aucune des infections connues.*

Si donc le cancer est une maladie infectieuse, il appartient à une catégorie toute nouvelle d'infection, qui s'écarte complètement de tous les modes d'infection actuellement admis. L'agent infectieux serait la cellule cancéreuse elle-même, qui transmettrait à ses cellules filles le « germe » qui provoque leur croissance indéfinie. Les cellules épithéliales du carcinome ne sont plus du tout des cellules épithéliales normales; elles ont perdu leurs caractères primitifs, comme le montre leur faculté de croissance destructive, comme le montre aussi la variation d'aspect de leurs mitoses, etc. Hansemann a insisté sur ces changements de caractères des cellules épithéliales du carcinome; il les désigne sous le nom d' « anaplasie », et voit en eux la raison principale du développement du cancer.

[Les cellules du cancer, par leur croissance indéfinie, rappellent de très près les cellules fécondées; la théorie qui voit dans le cancer une véritable fécondation cellulaire par un agent qui reste à trouver est actuellement, de toutes les théories du cancer, de beaucoup la plus séduisante.]

Si ce ne sont pas des parasites qui provoquent les modifications intracellulaires, quelle peut bien être la cause qui confère aux cellules les propriétés de cellules cancéreuses ? Sont-ce certains produits toxiques, sont-ce des ferments ?

Thiersch a insisté sur ce fait que, chez les gens âgés qui sont spécialement prédisposés au cancer, le tissu conjonctif sous-épithélial perdait son élasticité ; il pense que pour ce motif les cellules épithéliales pourraient présenter un véritable « excès de croissance ». Cette énergie de croissance serait la cause de la prolifération des cellules épithéliales.

D'après Ribbert, les processus inflammatoires, les traumatismes, produits au niveau du tissu sous-épithélial, pourraient provoquer un déplacement des cellules épithéliales dans le tissu conjonctif ; les cellules épithéliales, délivrées de la pression qu'exercent sur elles à l'état normal les cellules voisines, devraient à leur liberté ainsi acquise un pouvoir de croissance illimité.

Nos connaissances d'anatomie générale nous montrant partout, dans la disposition des cellules de l'organisme, un ordre parfait soumis à une véritable règle, et le pouvoir merveilleux de régénération de ces cellules dans les situations les plus diverses, nous permettent difficilement d'admettre que les cellules épithéliales puissent avoir les propriétés que leur attribue Ribbert. Dans le carcinome, les cellules épithéliales entrent pour ainsi dire en rébellion, elles se révoltent contre l'état de choses établi — et la chose se peut comprendre pour les tumeurs malignes qui proviennent d'un trouble de développement congénital, et dans lesquelles les cellules ont conservé toute l'énergie de croissance de l'époque embryonnaire. Mais pour les cancers, qui sont si manifestement des maladies des vieillards, et dans lesquels les influences extérieures jouent, cliniquement du moins, un rôle vraisemblable, la théorie de Cohnheim est en défaut.

En fait, la question de l'étiologie du cancer reste encore en suspens, malgré les recherches les plus récentes. Espérons qu'avant qu'il soit longtemps on apportera quelque lumière dans cette pénible obscurité.

# VI. MALADIES CHIRURGICALES DES VAISSEAUX

Parmi les maladies des vaisseaux, la plus intéressante pour le chirurgien est celle à laquelle on donne le nom d'*endartérite*.

L'ENDARTÉRITE est une inflammation chronique des artères due à l'épaississement des vaisseaux et à une prolifération conjonctive de leurs tuniques, en particulier de leur tunique interne. Elle reconnaît plusieurs causes, telles qu'un processus inflammatoire chronique de la paroi vasculaire sous l'influence de la syphilis, par exemple, ou d'une série d'intoxications chroniques comme le saturnisme, l'alcoolisme, la goutte ; elle s'observe aussi à la suite des modifications régressives qui sont si fréquentes à un âge avancé. On désigne encore ces modifications inflammatoires chroniques de la tunique interne des artères sous le nom d'*artériosclérose*.

L'ARTÉRIOSCLÉROSE *se traduit* tantôt par un épaississement diffus de la paroi vasculaire, tantôt par une modification très localisée et nettement circonscrite. C'est surtout dans cette dernière forme qu'on voit se produire dans la paroi du vaisseau une induration aplatie, fibreuse, capable de présenter des métamorphoses multiples. La plaque peut se ramollir, dégénérer, se transformer en une sorte de bouillie granuleuse, à laquelle on donne le nom d' « athérome » de la paroi artérielle ; ou bien il se forme de véritables ulcérations athéromateuses, ou ben encore, et la chose est fréquente, la plaque se calcifie et se transforme en une plaque calcaire dure comme de l'os.

*Les conséquences de l'artériosclérose* sont multiples. Elle peut conduire à l'élargissement ou à la rupture des vaisseaux, elle est cause d'anévrysmes ; par l'oblitération des artères qu'elle provoque, elle est l'origine des gangrènes par endartérite oblitérante.

## [ANÉVRYSMES

Nous avons déjà décrit les anévrysmes traumatiques consécutifs aux plaies par arme blanche ou par arme à feu (voy. page 75) ; nous laisserons de côté ces anévrysmes pour ne nous occuper ici que des *anévrysmes dits spontanés*, c'est-à-dire liés à une maladie propre de la paroi vasculaire.

LES ALTÉRATIONS QUI LES PROVOQUENT sont, avant tout, des modifications de la tunique interne par artériosclérose, mais ce peuvent être aussi des maladies de la tunique moyenne ou même des altérations périartérielles. Toutes ces lésions ont ceci de commun de *diminuer l'élasticité et la résistance de la paroi vasculaire*. La paroi artérielle cède sous l'impulsion du courant sanguin, et ainsi se forment sur le vaisseau des dilatations cylindriques ou fusiformes (*anévrysme cylindrique ou fusiforme*) ; ou bien un seul point cède dans la paroi et il se forme latéralement une dilatation sacciforme (*anévrysme sacciforme*).

LA CAUSE HABITUELLE des anévrysmes sacciformes est un *effort*, un mouvement violent, un choc brutal, etc., qui provoquent *l'éclatement* d'un point limité de la paroi vasculaire déjà malade. La lésion peut siéger sur la tunique interne, sur la tunique moyenne et souvent sur les deux. Une fois affaiblie la paroi se laissera facilement dilater et la dilatation peut aller jusqu'à la rupture. Il se peut que le sang puisse, par l'éraillure produite dans les tuniques, s'insinuer dans l'intervalle de ces tuniques ; ainsi est constitué l'anévrysme disséquant.

Nous renvoyons pour l'étude des anévrysmes cirsoïdes à la page 323.

SIÈGE. — Les anévrysmes spontanés siègent de préférence sur les gros vaisseaux, d'abord l'aorte thoracique, puis la sous-clavière, la poplitée, la carotide, etc. Parmi les petits vaisseaux, les plus fréquemment pris sont les artères cérébrales (syphilis).

LE DIAGNOSTIC repose sur la constatation d'une tumeur à pulsations systoliques qui présente un frémissement et un murmure intermittents perceptibles au doigt et à l'oreille. La compression du vaisseau afférent fait disparaître l'expansion (1) de l'anévrysme et son frémissement.

L'ÉVOLUTION. — La guérison spontanée par coagulation du sang dans l'anévrysme est extrêmement rare ; elle s'observe surtout dans les petits anévrysmes sacciformes. Si aucun traitement n'intervient le sac tend à s'accroître de plus en plus, il comprime les tissus qui l'environnent, et parvient à les user jusqu'aux os ; son évolution se termine à la rupture du sac ; pour les anévrysmes volumineux, cette rupture est presque toujours mortelle.

## TRAITEMENT

1. Dans les anévrysmes sacciformes, la méthode idéale est l'*extirpation du sac* avec suture latérale du vaisseau ; mais dans les gros anévrysmes, elle n'est ni facile ni exempte de dangers [elle n'est presque jamais réalisable].

2. Il est plus prudent de faire *la ligature du vaisseau au-dessus et au dessous de l'anévrysme avec extirpation du sac* (Philagrius) [c'est la méthode la plus ordinairement employée aujourd'hui après les éloquents plaidoyers de Pierre Delbet], ou avec ouverture et tamponnement du sac (Antyllus).

3. La méthode de Hunter est moins sûre mais donne encore des succès ; elle consiste dans *la ligature de l'artère au-dessus du sac*, entre le sac et le cœur.

4. Dans les anévrysmes de l'aorte on peut utiliser les méthodes de Brasdor ou de Warthrop, qui consistent en une *ligature de l'artère au-dessous du sac* ; on espère dans cette méthode obtenir une thrombose qui s'étendra du niveau de la ligature jusque dans l'intérieur du sac.

Si les méthodes opératoires paraissent inapplicables, il faudra se contenter de recourir à la compression temporaire du vaisseau afférent, telle que nous l'avons exposée déjà page 64 (compression digitale, pelote, etc.). On pourra

(1) [Il importe d'insister sur la valeur diagnostique de l'expansion des anévrysmes ; « l'expansion » perçue par les doigts est tout autre chose qu'une impression de pulsation ou de soulèvement, elle est caractérisée par le *gonflement* rythmique de la tumeur anévrysmale entre les doigts qui la saisissent et qu'elle écarte à chaque secousse.]

aussi recourir à l'acupuncture du sac : on introduit une aiguille dans le sac, espérant obtenir ainsi la coagulation ; on peut enfin tenter l'électropuncture. Le danger de l'acupuncture est dans la mobilisation des caillots et la mort par embolie.

Les *injections sous-cutanées ou parenchymateuses de gélatine*, qui augmenteraient le pouvoir de coagulation du sang, sont assez discutées ; on peut toujours en tenter l'expérience. Dans les anévrysmes syphilitiques l'iodure de potassium est évidemment indiqué.

## VARICES, PHLÉBECTASIES

Les varices sont des dilatations veineuses ; elles se développent à la suite d'une gêne apportée au courant veineux ; cette gêne se traduit par la stase du sang dans les veines périphériques. Chez certains individus on peut de plus invoquer une certaine prédisposition due à l'anormale faiblesse de la paroi veineuse (1) et même une « insuffisance valvulaire, une insuffisance des valvules veineuses ».

Les varices s'observent surtout aux extrémités inférieures, sur le territoire de la saphène interne ou de la saphène externe. Elles forment des sinuosités, des dilatations serpentines visibles à travers la peau sous forme de traînées bleuâtres et de cordons irréguliers (voy. planche XXVIII).

A la suite de la stase sanguine on voit apparaître de l'œdème au niveau des extrémités et des *troubles de nutrition cutanée* ; les moindres traumatismes, des inflammations légères se transforment en ulcérations cutanées, les *ulcères variqueux* (voy. planche XXVIII), qui évoluent de façon torpide et guérissent difficilement. Il se peut aussi que des dilatations variqueuses particulièrement distendues *se rompent* sous l'influence d'un choc ou spontanément ; elles donnent alors naissance à d'abondantes hémorragies.

Les varices de la saphène se développent surtout chez les individus qui restent longtemps debout. On les observe

(1) [« Si les veines se dilatent, c'est qu'elles sont malades » (Quenu).]

**Planche XXVIII**. — Varices du membre inférieur, ulcères variqueux de la jambe droite.

---

**Planche XXIX**. — Gangrène humide du pied et de la jambe consécutive à une plaie avec thrombose de l'artère fémorale commune.

---

particulièrement chez les femmes au cours de la grossesse, par suite de la pression de l'utérus gravide sur les veines du bassin ; on voit souvent en pareil cas les veines des grandes lèvres, du mont de Vénus, etc. se dilater en ampoules de la grosseur du doigt. On observe encore une autre sorte de varices au niveau de la paroi abdominale à la suite de thromboses dans le territoire de la veine cave, de cirrhoses du foie ; on leur donne le nom de têtes de Méduse.

Les varices peuvent se thromboser, donner des *thrombo-phlébites*. Dans les vieilles varices on observe fréquemment des calcifications qui constituent les *phébolithes*.

Le traitement des varices consiste avant tout dans la suppression de l'agent de compression, cause de stagnation. On peut, par des moyens prophylactiques, bas élastiques, situation élevée du membre, ou en interdisant au malade de trop longues stations sur ses jambes, essayer d'enrayer la dilatation veineuse. Le traitement radical des varices consiste dans leur extirpation, dans la ligature centrale de la saphène ; nous renvoyons pour cette étude aux traités spéciaux.

### GANGRÈNES

On observe la gangrène d'un membre lorsque la circulation et la nutrition des tissus sont interrompues d'une façon persistante à son niveau. Suivant l'aspect des tissus gangrenés on divise les gangrènes en gangrènes sèches et gangrènes humides.

**Gangrène sèche**. — Dans la gangrène sèche les tissus gangrenés se ratatinent, ils se dessèchent ; la peau devient brune, puis noire ; la partie gangrénée finit par prendre l'aspect d'une momie et l'on peut parler à juste titre d'une véritable *momification*. La planche V représente une gangrène sèche tout à fait caractéristique.

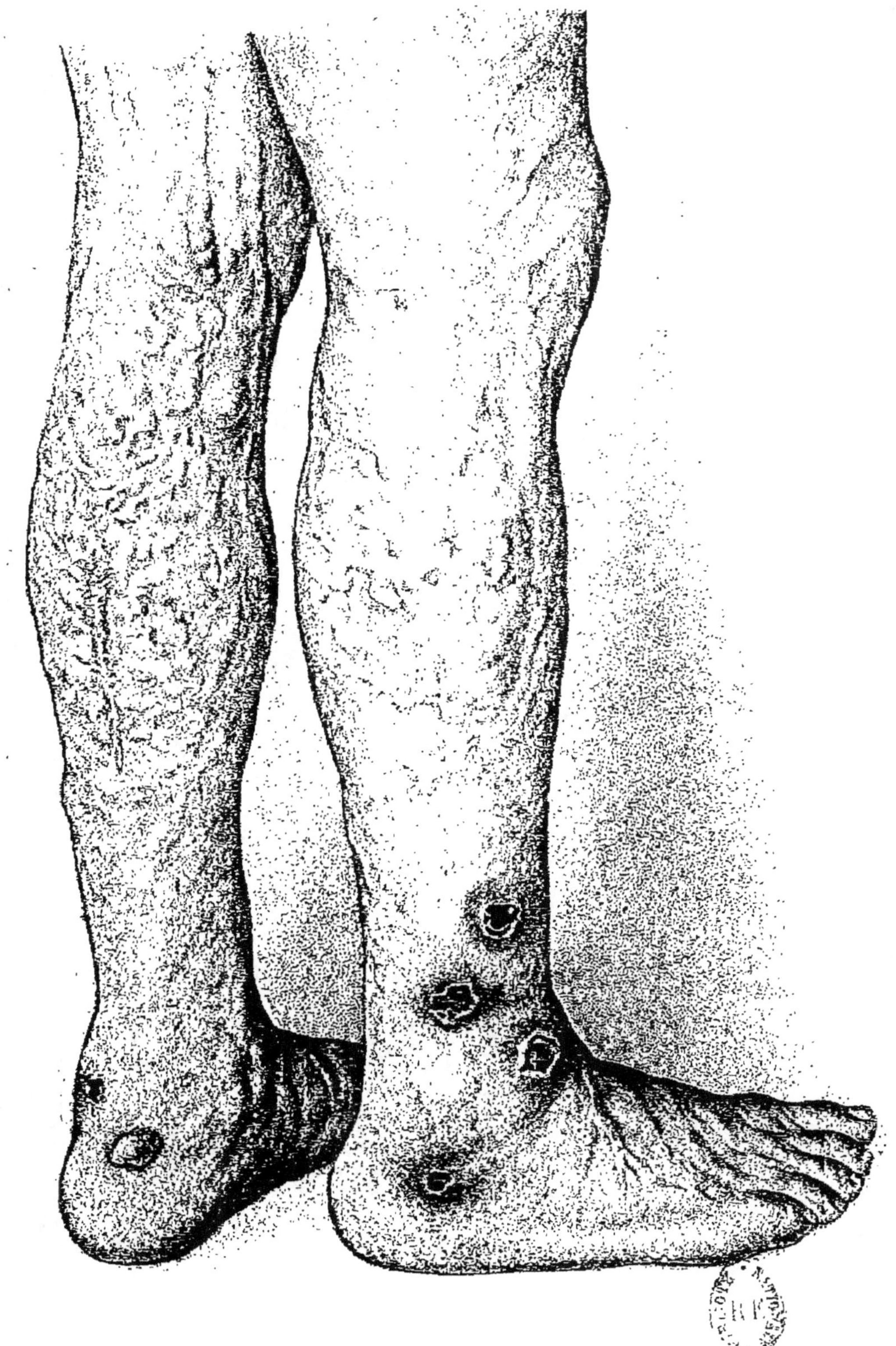

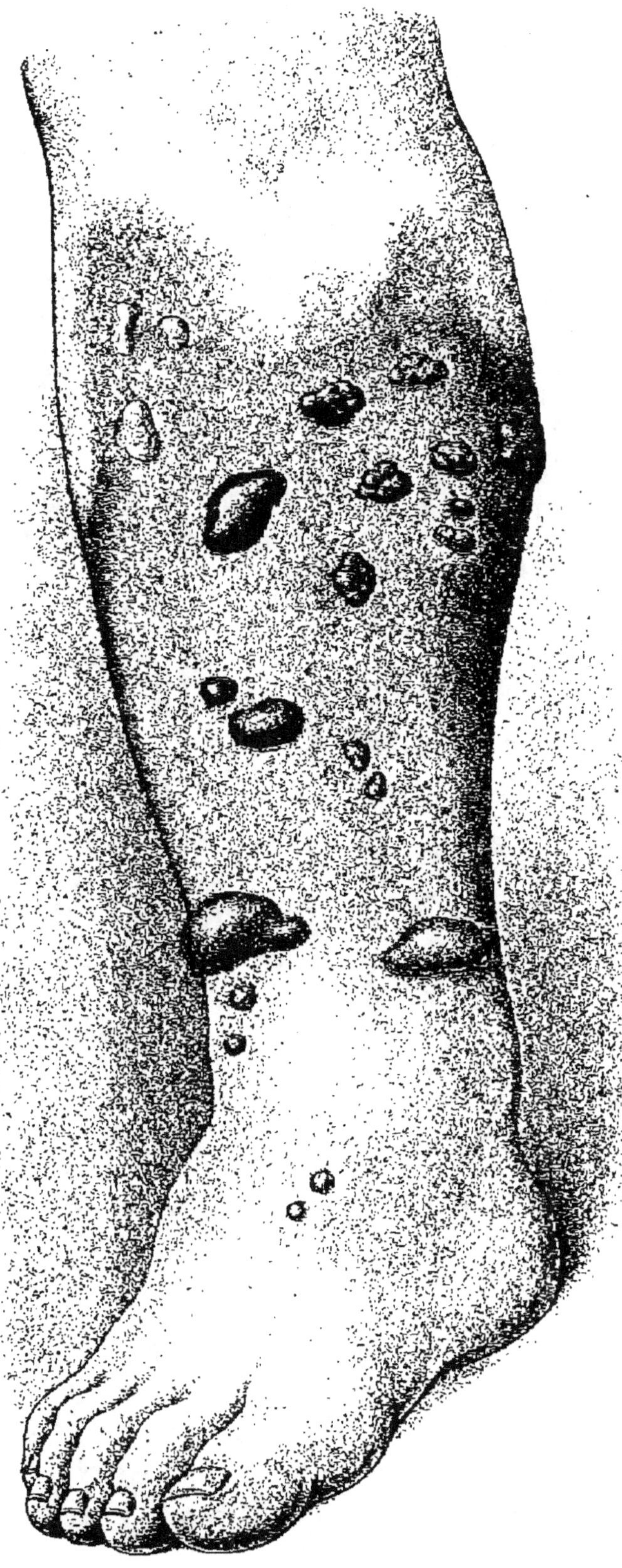

**Gangrène humide.** — Dans la gangrène humide les tissus morts se décomposent et se *putréfient*. La peau blanchit d'abord, puis prend une teinte bleue verdâtre; des vésicules vertes ou noires apparaissent à sa surface. Une section pratiquée en pleine gangrène humide laisse écouler un liquide trouble, fétide, dont sont infiltrées les parties molles qui contiennent en même temps des bulles de gaz. La planche XXIX est un type de ces gangrènes humides, elle représente une gangrène de la jambe développée chez un homme à la suite d'une blessure suivie de thrombose de l'artère fémorale directement au-dessous de l'arcade de Fallope.

On voit nettement sur la même planche comment, à la limite des parties mortes et des parties saines, il se forme sur la peau un liseré rougeâtre, un véritable *sillon de démarcation* bien visible aussi sur la planche IV. Cette réaction inflammatoire finit par séparer lentement les parties mortes des parties vivantes; des tissus restés sains bourgeonnent les granulations qui exécutent la séparation définitive; la planche V est très démonstrative à cet égard.

**Signes généraux des gangrènes.** — *Dans la gangrène sèche* il est de règle, si l'on en excepte les douleurs qui annoncent l'apparition de la gangrène, que le reste de l'organisme soit peu touché; les tissus morts restent sans réaction; il faut cependant faire une exception pour certains cas particuliers de gangrène spontanée, comme nous le verrons plus loin.

*Dans la gangrène humide* il se produit une inflammation secondaire de l'organisme due à la résorption des toxines élaborées au niveau du foyer gangréneux, des produits putrides, etc. La fièvre s'allume, on voit apparaître un véritable complexus bactérihémique ou toxémique qui nécessite de la part du chirurgien une intervention prophylactique précoce. Par des moyens appropriés on peut arriver à transformer jusqu'à un certain point la gangrène humide en gangrène sèche; on emploie pour cela les pansements desséchants tels que l'alcool, les poudres antiseptiques ou même les larges incisions.

**Étiologie des gangrènes.** — Les causes qui président au développement de la gangrène sont extrêmement variables.

*a.* **Gangrènes traumatiques.** — Elles apparaissent à la suite de l'écrasement ou de l'attrition profonde des tissus ; les vaisseaux sont tellement meurtris qu'aucune circulation n'est plus possible dans les parties atteintes.

Une pression directe et continue exercée sur la peau et sur les tissus sous-jacents peut suffire à provoquer la gangrène ; cela s'observe avec des pansements trop serrés ou des attelles mal appliquées.

Une des formes les plus fréquentes de ces gangrènes par compression est la *gangrène dite par décubitus* ; elle s'observe chez les malades gravement atteints, chez les paralytiques ; elle se localise aux points où le squelette exerce une pression continue sur des parties molles peu résistantes, au niveau du siège d'abord (escharres sacrées), au niveau de l'os iliaque, des trochanters, de l'omoplate, du talon, etc. Ces escharres sont encore favorisées par la dureté du lit, les plis des draps, mais surtout par les macérations de la peau dues à la sueur et aux excréments, comme cela se voit chez les grands malades. Sans que les patients éprouvent de douleurs spéciales, sans même parfois qu'ils s'en aperçoivent, la peau rougit, puis elle prend une teinte hémorragique ; finalement elle devient noire et se mortifie ; une perte de substance se produit, capable de creuser profondément dans les muscles et d'arriver jusqu'aux os.

Dans toutes les maladies de longue haleine, et chez les paralytiques en particulier, il faut chercher à prévenir ces escharres du décubitus. On y parvient par des lavages quotidiens à l'eau chaude et au savon, par des nettoyages d'ailleurs pénibles des malades après chaque selle ; il faudra poudrer les fesses, faire reposer les malades sur des matelas d'air ou des coussins d'eau, etc.

*b.* **Gangrènes par caustiques**. — Elles succèdent à l'action des agents chimiques et en première ligne des acides ou des alcalis concentrés. Mais il est des produits chimiques qui, même en solutions faibles et inoffensives en apparence, peuvent, par leur emploi prolongé, devenir cause de gangrène ; tel est l'acide phénique dont l'emploi est malheureusement si populaire.

Gangrène phéniquée. — Des solutions d'acide phénique à 1 ou 2 % employées comme pansements humides peuvent, au niveau des doigts ou des orteils, provoquer la gangrène comme la figure 171 en montre un exemple ; il s'agit là d'une gangrène sèche de l'annulaire apparue après deux jours à peine d'un pansement humide phéniqué à 2 % ; dans les limites exactes de la zone cachée par le pansement, le doigt devint d'abord blanc et insensible, puis brun, finalement tout à fait noir : il était mort, et une amputation fut nécessaire. Donc *méfions-nous des pansements phéniqués !*

*c.* **Gangrènes par brûlures et par gelures** (voy. p. 126).

*d.* **Gangrènes par obliterations artérielles.** — Elles surviennent lorsqu'après oblitération d'une artère il ne reste pas de collatérales suffisantes pour assurer la nutrition.

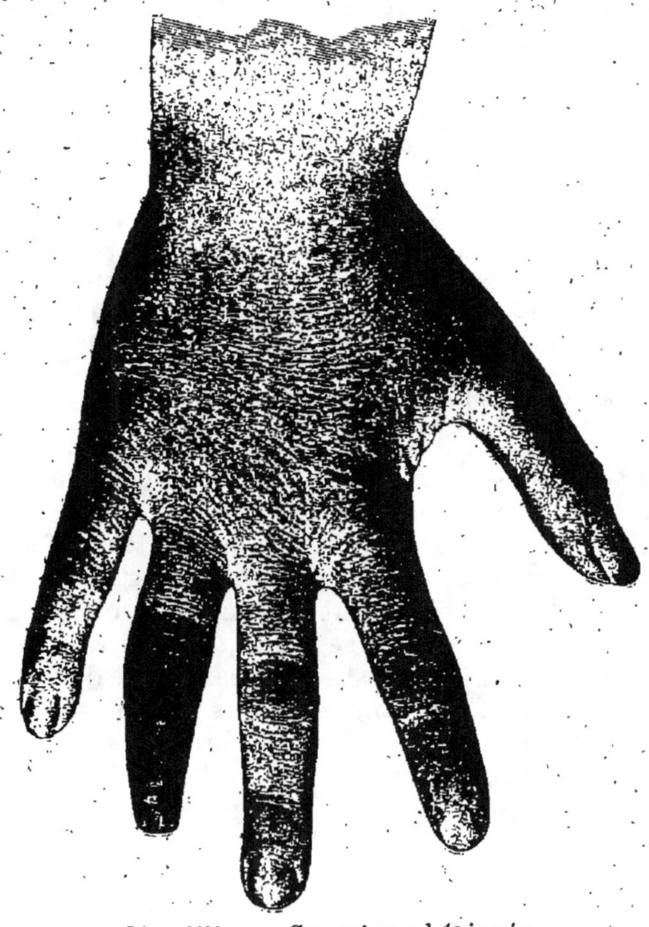

Fig. 171. — Gangrène phéniquée
(gangrène sèche du quatrième doigt).

C'est le cas des *artères dites terminales*, télles que l'artère spermatique dont l'occlusion par ligature ou par torsion du cordon entraîne la gangrène du testicule (1). Dans les

(1) [L'artère spermatique n'est pas à proprement parler terminale ; elle présente des anastomoses avec les artères funiculaires

artères de petit ou de moyen calibre une circulation collatérale se développe en général assez rapidement, mais dans les grosses artères comme l'iliaque, la fémorale, la poplitée, l'axillaire, le temps nécessaire au rétablissement de la circulation d'une extrémité jusqu'à l'autre du membre peut être trop long. Si cette période critique pendant laquelle le sang ne circule plus dans le membre dépasse une certaine limite, le membre meurt.

Causes. — On observe la gangrène par occlusion des grosses artères soit *après leur ligature*, soit *après leur blessure* si celle-ci est suivie de thrombose.

Il en était ainsi chez le sujet de la planche XXIX dont l'artère fémorale avait été sectionnée par un couteau de table immédiatement au-dessous du ligament de Poupart. Une compression énergique de la plaie, pratiquée par un médecin qui avait pu arriver à temps, avait arraché le malade à une mort immédiate par hémorragie ; mais il se produisit par thrombose une oblitération de l'artère qui aboutit à une gangrène humide de la jambe.

Enfin on peut observer des *oblitérations emboliques* des artères lorsqu'un embolus détaché dans la circulation vient se coincer à leur niveau (1).

Dans tous les cas où l'oblitération artérielle se produit brusquement, comme à la suite d'une ligature, d'une embolie, etc. il est de règle que la gangrène soit une gangrène humide. Si l'oblitération se produit au contraire lentement, peu à peu, la gangrène est sèche, parce que dans ce dernier cas l'écoulement du sang et des sérosités peut encore se faire par les veines et les lymphatiques.

*L'oblitération vasculaire liée à l'artériosclérose* se développe lentement, aussi la gangrène par artériosclérose

et déférentielles au niveau de la queue de l'épididyme. Si la gangrène se produit dans les torsions du cordon, c'est que toutes ces artères sont également comprimées.]

(1) [Marwedel n'établit pas ici la distinction capitale entre les gangrènes et les nécrobioses. La suppression de la circulation dans un organe entraîne sa mort, mais la gangrène ne survient que si le tissu mort *se putréfie*. D'où la nécessité de distinguer les *nécrobioses* qu'on observe par exemple au niveau des viscères à artères terminales : rate, cerveau, etc., qui sont des gangrènes aseptiques, et les *gangrènes avec putréfaction*, les seules vraies gangrènes, qui sont dues à l'envahissement primitif ou secondaire des agents microbiens.]

prend-elle presque toujours l'aspect d'une gangrène sèche.

On désigne encore ce dernier mode de gangrène sous le nom de gangrène spontanée, ou, comme elle se développe particulièrement chez les personnes âgées, sous celui de *gangrène sénile*. Cependant il importe de signaler que, dans certains cas, la gangrène par artériosclérose a été observée chez des individus jeunes, entre 20 et 40 ans (gangrène présénile). Les hommes sont beaucoup plus fréquemment atteints que les femmes. Cette gangrène occupe presque toujours les artères de l'extrémité inférieure et elle touche souvent tout l'arbre artériel jusqu'à la fémorale.

Lésions. — Lorsqu'on a l'occasion d'examiner des artères ainsi atteintes, on voit que la paroi vasculaire est épaissie par une véritable prolifération de la tunique interne ; il se produit des thromboses qui s'organisent et qui réduisent la lumière du vaisseau à un canal capillaire. On est même souvent étonné, en voyant de pareilles artères, que la nutrition du membre ait pu continuer pendant si longtemps. Le moindre trauma, un durillon enflammé suffit sur de pareils membres à provoquer l'apparition de la gangrène.

Symptômes. — On voit apparaître une petite tache noire, ou bien un orteil présente une teinte d'abord blanc bleuâtre, puis plus sombre. Le pied se refroidit tandis que la tache sombre s'étend lentement ; elle peut finir par envahir le reste du pied et la jambe. Il n'est pas rare que les malades atteints de ces gangrènes par artériosclérose se plaignent de *douleurs extrêmement vives* au niveau du pied et surtout au niveau de la petite tache noire du début ; ces douleurs sont accrues par le plus léger attouchement, elles présentent d'ailleurs des exacerbations spontanées.

Il se peut que simultanément ou consécutivement à la première gangrène, une gangrène aussi lamentable se développe du côté opposé.

Il se peut aussi que le processus se limite à un ou à quelques orteils ; ils tombent ou on les enlève, et la gangrène s'arrête là, mais trop fréquemment la gangrène continue à s'étendre.

Qu'on n'oublie pas, dans les cas de ce genre, d'examiner les urines, on constatera souvent qu'il existe de *l'albuminurie* traduisant une artériosclérose concomitante du rein, une néphrite ; mais on rencontrera plus fréquemment encore du *sucre* dans les urines. Si la recherche du sucre est positive, il s'agira alors d'une *gangrène diabétique* qui presque toujours est une pure gangrène par artériosclérose, mais dans laquelle l'altération spéciale du sang et des tissus favorise singulièrement l'apparition de la gangrène. En pareil cas il faudra mettre le malade au traitement antidiabétique, chercher à diminuer la glycosurie, etc.

*e.* **Gangrènes par oblitérations veineuses.** — Elles peuvent succéder à l'oblitération de la lumière des veines volumineuses telles que l'iliaque, la fémorale, l'axillaire, la poplitée, soit par ligature, par plaie suivie de thrombose, par compression, etc. En pareille circonstance le sang artériel peut encore arriver jusqu'aux extrémités, mais à ce niveau la circulation est suspendue, le sang stagne et s'accumule. Le membre atteint gonfle et s'œdémacie, il prend une teinte violacée puis noirâtre, et la gangrène humide survient.

*f.* **Gangrènes toxiques.** — Elles s'observent à la suite de l'administration du *seigle ergoté* qui a la propriété de provoquer la contracture des petits vaisseaux ; après une période de paresthésie, de fourmillements, on voit survenir aux doigts, aux orteils, aux oreilles, une gangrène caractéristique.

*g.* **Gangrènes infectieuses.** — Nous avons déjà appris à connaître les diverses formes d'inflammation gangréneuse qu'on peut observer dans les phlegmons, l'érysipèle, et surtout dans le noma. Au déclin d'un certain nombre de maladies infectieuses telles que la fièvre typhoïde on peut observer, rarement d'ailleurs, et chez les individus particulièrement affaiblis, une gangrène dite marastique consécutive à une thrombose marastique des vaisseaux.

*h.* **Gangrènes nerveuses.** — Ces dernières se développent à la suite d'altérations tropho-névrotiques. La gangrène lépreuse se rattache à cette catégorie, elle atteint les doigts ou les orteils à la suite d'altérations lépreuses des nerfs ou de leurs gaînes. On doit y rattacher également une gangrène qui se développe au cours de la syringomyélie et à laquelle on donne le nom de gangrène symétrique ou de maladie de Raynaud [?].

**Diagnostic des gangrènes.** — Dans toutes les formes de gangrène qui succèdent à des troubles circulatoires, l'*examen du pouls* est d'une importance capitale. Il faudra toujours chercher quelle est l'amplitude du pouls au niveau du membre atteint ; s'il s'agit d'une gangrène de la jambe, par exemple, on explorera successivement le pouls de la fémorale, de la poplitée, des tibiales, de la pédieuse, on appréciera sa vigueur, et l'on cherchera à savoir jusqu'à quelle partie du membre la gangrène semble devoir s'étendre. Ces recherches sont importantes pour fixer le point où l'on devra pratiquer éventuellement l'amputation.

**Traitement.** — Les tissus, une fois gangrénés, sont définitivement perdus. Dans la plupart des formes de *gangrène sèche*, on peut instituer un traitement d'attente. On cherchera, par la situation élevée du membre, par des enveloppements chauds, à favoriser du mieux possible la circulation. Dans les cas de gangrène par embolie ou par thrombose, on évitera avant tout de provoquer des mouvements brusques au niveau du membre atteint, pour se mettre à l'abri de la mobilisation des thromboses et de la production d'embolies dangereuses. Lorsque la gangrène est nettement délimitée, on enlève prudemment les parties mortes, de manière à permettre la cicatrisation du moignon par seconde intention. En règle générale, le meilleur mode de traitement est *l'amputation en parties saines ;* le point où l'on devra faire l'amputation sera commandé suivant chaque cas par les résultats de l'examen du pouls.

*Dans les gangrènes humides* il faut éviter avant tout les dangers d'infection du reste de l'organisme par les poisons émanés du foyer gangréneux. On traitera les parties gangrenées par les méthodes antiseptiques habituelles, incisions, lavages ; on cherchera à dessécher les parties atteintes ; et l'on pourra être amené, pour éviter l'extension, à pratiquer l'amputation en parties saines.

*Contre les gangrènes par artério-sclérose* on luttera au début par la position élevée, les bains, un massage très prudent du membre, effectué par le médecin lui-même ; on parviendrait ainsi à obtenir le rétablissement de la circulation et à arrêter l'extension de la gangrène. Dans les formes d'artério-sclérose qui semblent se rattacher à la syphilis, le traitement interne par l'iodure de potassium sera toujours indiqué.

Si la gangrène s'étend malgré tout, *il ne faudra pas*

*différer trop longtemps l'amputation*, pour ne pas opérer un malade par trop affaibli. On pourra opérer sous l'anesthésie rachidienne, si une anesthésie générale semble présenter des dangers. Comme les proliférations de l'endartère s'étendent loin, dans ces gangrènes par artério-sclérose, l'amputation devra porter en règle générale au niveau de la région du genou (amputation de Gritti). Cependant si le pouls est bien conservé au niveau de la tibiale, on peut se contenter d'une amputation de jambe. On évitera pendant l'opération de contusionner les tissus, et il sera préférable de laisser la plaie d'amputation largement ouverte (1).

Le traitement des gangrènes diabétiques a été exposé plus haut.

(1) [On a beaucoup discuté pour savoir si, en cas de gangrène du genre gangrène sénile, il fallait faire l'amputation haute ou l'amputation basse ; les deux méthodes donnent des succès et des échecs ; elles peuvent donner des succès lors même qu'aucune artère ne saigne au cours de l'amputation, et alors qu'on a fait une réunion plus ou moins complète des lambeaux, comme cela se pratique habituellement en France.]

FIN

TABLE ALPHABÉTIQUE

# TABLE ALPHABÉTIQUE

FIN DE LA TABLE ALPHABÉTIQUE

# TABLE DES PLANCHES & DES FIGURES HORS TEXTE

FIN DE LA TABLE DES PLANCHES

# TABLE DES FIGURES

FIN DE LA TABLE DES FIGURES

# TABLE DES MATIÈRES

FIN DE LA TABLE DES MATIÈRES

DIJON, IMPRIMERIE DARANTIERE

**Atlas manuel de Chirurgie,** par le Dr *G. Marwedel* et *M. Chevassu,* prosecteur à la Faculté de médecine de Paris. 1908, 1 vol. in-18 de 400 p., avec 200 fig. et 29 planches coloriées, relié maroquin souple, tête dorée...................................................... **16** fr.

**Atlas manuel de Chirurgie orthopédique,** par les Drs *Lüning* et *Schulthess. ..dition française,* par le Dr *Paul Villemin,* chirurgien des hôpitaux de Paris. 1902, 1 vol. in-16 de 348 pages, avec 16 pl. coloriées et 250 fig., relié maroquin souple, tête dorée...... **16** fr.

**Clinique chirurgicale,** par *A. Le Dentu,* professeur de clinique chirurgicale à la Faculté de médecine de Paris. 1904, 1 vol. gr. in-8 de xxvii-634 pages, avec 45 figures............................ **15** fr.

**Les Grands Processus morbides en chirurgie,** traumatismes, infections, troubles vasculaires et trophiques, cicatrices, par *P. Delbet, Chevassu, Schwartz* et *Veau.* 1907, 1 vol. gr. in-8 de 588 pages, avec 53 figures.................................... **10** fr.

**Nouveaux Eléments de Pathologie chirurgicale,** par *Fr. Gross* et *J. Rohmer,* professeur de clinique, *A. Vautrin* et *André,* professeurs agrégés à la Faculté de médecine de Nancy. *Nouvele édition.* 1900, 4 vol. in-8, ensemble 4474 pages, reliés.................. **60** fr.

**Consultations chirurgicales,** à l'usage des praticiens, par les Drs *Braquehaye* et *de Rouville.* Préface du professeur *Duplay.* 1901, 1 vol. in-8 de 350 pages.................................... **6** fr.

**Aide-mémoire de Pathologie externe et de Chirurgie des régions,** par le professeur *Paul Lefert.* 4e *édition.* 1899, 3 vol. in-18 de 930 pages, cart..................................... **9** fr.
    Le même en 1 volume relié maroquin souple, tête dorée.  **10** fr.

**Tableaux synoptiques de Pathologie externe,** par le Dr *Villeroy.* 2e *édition.* 1899, 1 vol. gr. in-8 de 200 pages, cart............ **5** fr.

**Aide-mémoire de Clinique chirurgicale,** par le professeur *Paul Lefert.* 1895, 1 vol. in-18 de 308 pages, cartonné.............. **3** fr.

**La Pratique journalière de la Chirurgie dans les Hôpitaux de Paris,** par le prof. *Paul Lefert.* 1894, 1 vol. in-18, cart,... **3** fr.

**Tableaux synoptiques d'Exploration chirurgicale** des organes, par le Dr *Champeaux.* 1901, 1 vol. gr. in-8 de 176 p., cart..... **5** fr.

**Traité de l'Anesthésie générale et locale,** par *F.-L. Dumont* et *F. Cathelin,* ancien chef de clinique de la Faculté de médecine de Paris. 1904, 1 vol. in-8 de 376 pages, avec 180 figures........ **8** fr.

**Formulaire de l'Antisepsie, de la Désinfection et de la Stérilisation,** par *H. Bocquillon-Limousin.* 3e *édition.* 1905, 1 vol. in-16 de 340 pages, avec 23 figures, cartonné...................... **3** fr.

**La Pratique de l'Asepsie et de l'Antisepsie en Chirurgie,** par le Dr *Ed. Schwartz,* professeur agrégé à la Faculté de médecine de Paris. 1893, 1 vol. in-18 jésus de 380 pages, avec 51 fig., cart. **6** fr.

**L'Antisepsie dans la Pratique de la Chirurgie journalière,** par *E. Nicaise,* professeur agrégé à la Faculté de médecine de Paris. 1895, 1 vol. in-16 de 264 pages, 30 figures, cart............... **4** fr.

**La Pratique de l'Antisepsie dans les Maladies contagieuses et en particulier dans la Tuberculose,** par le Pr *Ch. Burlureaux,* agrégé à l'Ecole du Val-de-Grâce. 1892, 1 vol. in-16, cart.. **5** fr.

**Manuel d'Asepsie,** par le Dr *Vinay,* agrégé à la Faculté de médecine de Lyon. 1898, 1 vol. in-18 de 531 p., avec 74 fig., cart.... **8** fr.

**Atlas manuel de Médecine et de Chirurgie des Accidents,** par *Golebiewski*. Édition française, par le D^r *P. Riche*, chirurgien des hôpitaux de Paris. 1903, 1 vol. in-16 de 496 p., avec 143 pl. et fig. noires et 40 pl. coloriées, relié maroquin souple, tête dorée.   **20 fr.**

**Atlas manuel des Fractures et Luxations,** par les D^rs *Helferich* et *Paul Delbet.* 3^e édition. 1901, 1 vol. in-16 de 448 pages, avec 68 planches coloriées et 137 figures, relié................ **20 fr.**

**Aide-mémoire de chirurgie des régions,** par *P. Lefert.* I. *Tête, Rachis, Cou, Poitrine, Abdomen.* 1898, 1 vol. in-18, cart...... **3 fr.** II. *Organes génito-urinaires et Membres.* 1898, 1 vol. in-18, cart. **3 fr.**

**Chirurgie intestinale d'urgence,** par le D^r *Mouchet.* 1903, 1 vol. in-16 de 96 pages avec 23 fig., cart.................... **1 fr. 50**

**Chirurgie nerveuse d'urgence,** par le D^r *A. Chipault.* 1904, 1 vol. in-16 de 95 pages, cart...................... **1 fr. 50**

**Chirurgie des Centres nerveux,** par le D^r *Glantenay.* 1897, 1 vol. in-16 de 300 pages, avec 30 fig., cartonné .............. **5 fr.**

**Chirurgie des Voies biliaires,** par le D^r *Pauchet.* 1900, 1 vol. in-16 de 96 pages, avec 9 fig., cartonné.................... **1 fr. 50**

**Chirurgie du Médiastin,** par *A. Auvray,* chirurgien des hôpitaux de Paris. 1904, 1 vol. in-8 de 224 p. avec 23 pl................. **6 fr.**

**Hernies,** par les D^rs *M. Jaboulay,* professeur, et *M. Patel,* professeur agrégé à la Faculté de médecine de Lyon. 1908, 1 vol. gr. in-8 de 427 pages, avec 128 figures.................... **8 fr.**

**Le Canal vagino-péritonéal,** diagnostic et traitement de la hernie inguinale, des hydrocèles congénitales et de l'ectopie testiculaire, par le D^r *P. Villemin.* 1904, 1 vol. in-16 de 96 p., 17 fig., cart.. **1 fr. 50**

**Maladies des Os. Lésions infectieuses, parasitaires, trophiques, néoplasiques,** par le D^r *Ph. Mauclaire,* professeur agrégé à la Faculté de médecine de Paris. 1908, 1 vol. gr. in-8 de 318 pages, avec 161 fig................ **6 fr.**

**Arthrites tuberculeuses,** par le D^r *Michel Gangolphe,* professeur agrégé à l'Université de Lyon. 1908, 1 vol. gr. in-8 de 235 pages, avec 76 figures.................... **5 fr.**

**Lésions traumatiques des Articulations,** par *L. Cahier,* médecin principal de l'Armée, 1908, 1 vol. gr. in-8 de 332 pages, avec 136 fig................ **6 fr.**

**Maladies des Muscles, Aponévroses, Tendons, Tissus péri-tendineux, Bourses séreuses,** par *M. Ombrédanne,* professeur agrégé à la Faculté de médecine de Paris. 1907, 1 vol. gr. in-8 de 198 pages, avec 45 figures.................... **4 fr.**

**Maladies chirurgicales de la Peau,** par *J.-L. Faure,* professeur agrégé à la Faculté de médecine de Paris. 1908, 1 vol. gr. in-8 de 144 pages, avec figures.................... **3 fr,**

**Corps thyroïde, Myxœdèmes, Thyroïdites et Strumites, Goitres, Cancers thyroïdiens,** par le D^r *L. Bérard,* professeur agrégé à la Faculté de médecine de Lyon. 1908, 1 vol. gr. in-8 de 407 pages, avec 112 figures.................... **8 fr.**

**Chirurgie artérielle et veineuse,** par *P. Delbet,* professeur agrégé à la Faculté de médecine de Paris. 1906, gr. in-8, 104 pages.. **3 fr.**

**Atlas d'Anatomie topographique,** par le professeur *A. Schultze.* *Edition française*, par le D<sup>r</sup> *P. Lecène,* professeur agrégé à la Faculté de médecine de Paris. 1905, 1 vol. gr. in-8 de 180 pages, avec 70 pl. coloriées, cartonné.................................................. **24 fr.**

**Précis d'Anatomie topographique,** par le D<sup>r</sup> *N. Rudinger. Édition française*, par *P. Delbet.* Introduction par le P<sup>r</sup> *Le Dentu.* 1893, 1 vol. gr. in-8, 252 p. et 68 fig. noires et coloriées, cart............. **8 fr.**

**Aide-mémoire d'Anatomie topographique,** par le professeur *Paul Lefert.* 1894, 1 vol. in-18 de 248 pages, cart.............. **3 fr.**

**Tableaux synoptiques d'Anatomie topographique,** par le D<sup>r</sup> *Boutigny.* 1900, 1 vol. gr. in-8, 176 p., 117 fig., cart....... **6 fr.**

**Précis de Dissection des Régions,** par le D<sup>r</sup> *Régnault,* 1904, 1 vol. in-8 de 176 pages, avec 50 planches coloriées................. **5 fr.**

**Atlas-Manuel de Chirurgie opératoire,** par les D<sup>rs</sup> *Zuckerkandl* et *Mouchet.* 2<sup>e</sup> *édition.* 1899, 1 vol. in-16 de 268 pages, avec 271 fig. et 24 pl. coloriées, relié maroquin souple, tête dorée............. **16 fr.**

**La Chirurgie enseignée par la Stéréoscopie,** par les D<sup>rs</sup> *P. Camescasse* et *R. Lehman, 260 stéréoscopies sur verre en boîtes 45 × 107 —* **Prix**......................................................... **260 fr.**

*Chacune des dix opérations se vend séparément.*

    I. Cure radicale de la hernie inguinale, 32 plaques.............. **35 fr.**
   II. Hystérectomie vaginale, 29 plaques....................... **32 fr.**
  III. Laparotomie pour lésion unilatérale. 17 plaques.............. **20 fr.**
  IV. Curettage, 24 plaques................................ **26 fr.**
   V. Hystéropexie abdominale, 28 plaques................. **32 fr.**
  VI. Amputation du Sein, 20 plaques...................... **22 fr.**
 VII. Amputation de la jambe, 27 plaques....... .... ....... **30 fr.**
VIII. Appendicite, 34 plaques............................ **38 fr.**
  IX. Lipomes, 24 plaques............................... **26 fr.**
   X. Hygroma sous tricipital, 25 plaques.................... **28 fr.**

Prix de la brochure explicative de chaque opération....... **1 fr. 50**

**Guide des opérations courantes,** par les D<sup>rs</sup> *Camescasse* et *Lehman.* 1906, 1 vol. in-18 de 172 p., avec 60 photogravures............ **5 fr.**

**Guide Pratique de Technique opératoire,** par le D<sup>r</sup> *Brault,* professeur à l'École d'Alger. 1904, 1 vol. in-18 de 332 p., cart.... **3 fr.**

**Tableaux synoptiques de Médecine opératoire,** par le D<sup>r</sup> *Laoarède.* 1900, 1 vol. gr. in-8 de 208 p., avec 150 figures, cart... **6 fr.**

**La Pratique des Opérations nouvelles en Chirurgie,** par le D<sup>r</sup> *Guillemain.* 1895, 1 vol. in-18 jésus de 350 pages, cart...... **5 fr.**

**Aide-mémoire de Médecine opératoire,** par le professeur *Paul Lefert.* 2<sup>e</sup> *édition.* 1904, 1 vol. in-18 de 300 pages, cart........ **3 fr.**

**Précis de Médecine opératoire,** par le D<sup>r</sup> *Ed. Lebec,* chirurgien de l'Hôpital St-Joseph. 1885, 1 vol. in-18 de 468 p., avec 410 fig. **6 fr.**

**Précis d'Opérations de Chirurgie,** par le professeur *J. Chauvel.* 3<sup>e</sup> *édition.* 1891, 1 vol. in-18 de 818 p., avec 350 fig., cart.... **9 fr.**

**Aide-mémoire de Petite Chirurgie** et de thérapeutique chirurgicale, par le professeur *P. Lefert.* 1901. 1 vol. in-18, cart...... **3 fr.**

**Atlas manuel des Bandages, Pansements et Appareils,** par le professeur *Hofla. Édition française,* par *P. Hallopeau.* Préface de *M. Berger,* professeur à la Faculté de médecine de Paris. 1900, 1 vol. in-16 de 160 pages, avec 128 pl. en couleur, relié.......... **14 fr.**